Harrer ■ Weiss

Wirkfaktoren der Achtsamkeit

Michael E. Harrer
Halko Weiss

Wirkfaktoren der Achtsamkeit

– wie sie die Psychotherapie verändern und bereichern

Mit einem Geleitwort von Ulrich Clement

Mit 7 Abbildungen

Schattauer

Dr. med. Michael E. Harrer
Jahnstraße 18
6020 Innsbruck
Österreich
E-Mail: michael.harrer@chello.at

Weitere Informationen rund um das Thema dieses Buches finden Sie auch auf der Webseite der Autoren:
www.achtsamkeitinderpsychotherapie.at

Halko Weiss, Ph.D.
Alsterweg 5
22339 Hamburg
E-Mail: halkohd@aol.com

Bibliografische Information der Deutschen Nationalbibliothek
Die Deutsche Nationalbibliothek verzeichnet diese Publikation in der Deutschen Nationalbibliografie; detaillierte bibliografische Daten sind im Internet über http://dnb.d-nb.de abrufbar.

Besonderer Hinweis:
Die Medizin unterliegt einem fortwährenden Entwicklungsprozess, sodass alle Angaben, insbesondere zu diagnostischen und therapeutischen Verfahren, immer nur dem Wissensstand zum Zeitpunkt der Drucklegung des Buches entsprechen können. Hinsichtlich der angegebenen Empfehlungen zur Therapie und der Auswahl sowie Dosierung von Medikamenten wurde die größtmögliche Sorgfalt beachtet. Gleichwohl werden die Benutzer aufgefordert, die Beipackzettel und Fachinformationen der Hersteller zur Kontrolle heranzuziehen und im Zweifelsfall einen Spezialisten zu konsultieren. Fragliche Unstimmigkeiten sollten bitte im allgemeinen Interesse dem Verlag mitgeteilt werden. Der Benutzer selbst bleibt verantwortlich für jede diagnostische oder therapeutische Applikation, Medikation und Dosierung.

Schattauer
www.schattauer.de

Printed in Germany
Umschlagabbildung: © barneyboogles; www.fotolia.com
Gesetzt von Fotosatz H. Buck, Kumhausen
Gedruckt und gebunden von
Friedrich Pustet GmbH & Co. KG, Regensburg
ISBN 978-3-608-42825-4

1. Nachdruck, 2019

Projektleitung: Ruth Becker, M. A.

Auch als E-Book erhältlich

Geleitwort

Was für ein großartiges Buch! Es wurde mir als »bescheidener« Beitrag zur schulenübergreifenden Psychotherapie angekündigt. Ich mag es ja, wenn der Anspruch der Autoren kleiner ist als das, was sie dann liefern. Aber das Werk, das Michael E. Harrer und Halko Weiss hier vorlegen, ist alles andere als ein bescheidenes Produkt. Es ist die beste Übersicht zur wuchernden Publikationslandschaft der achtsamkeitsorientierten Psychotherapien, die ich kenne.

Und es ist brillant geschrieben. Mit einer Kombination von inhaltlicher Durchdringungstiefe und Leichtigkeit in der Diktion hat es alle Qualitäten eines »Pageturners«. Ich wollte es rezipierend überfliegen und was herauskam: Ich habe es gelesen.

Keine kleine Aufgabe, die sich Harrer und Weiss gestellt haben. Immerhin arbeiten sich an der Frage nach schulenübergreifenden Konzepten der Psychotherapie schon zwei Forschergenerationen ab und die Gefahr ist nicht gering, sich auf methodische Details einzulassen und sich darin zu verlieren. Dieser Wald-vor-lauter-Bäumen-Gefahr erliegen die Autoren nicht und stellen stattdessen den Stand der Kunst in angenehm anschaulicher Kürze vor.

Dem folgt eine von theoretischer Substanz und gründlichster Literaturkenntnis strahlende Übersicht über die buddhistischen Wurzeln der Achtsamkeitstradition und der im Westen angekommenen Rezeption in den unterschiedlichen Therapieschulen. Sie unterfüttert das Anliegen des Buches, den Achtsamkeitsansatz als integrativ für die Idee konzeptionell verbundener »Common Factors« stark zu machen. Dass damit das Veränderungs-Paradigma, das den meisten Therapieschulen zugrunde liegt, in Frage gestellt wird, ist den Autoren sehr klar. Gelegentlich bekomme ich von Kollegen die genervte Aussage mit, dass sie das Wort »Achtsamkeit« nicht mehr hören können. Vielleicht hängt dieser Affekt mit der Zumutung einer paradigmatischen Umstellung zusammen: weg von einer zielgerichteten Macher-Haltung zum ergebnisoffenen Mitgehen, neugierigen Erforschen und Annehmen dessen, was ist. Ich habe aber amüsiert gelesen, wie die Autoren die Abgrenzungs- und Profilierungsbedürfnisse der Schulen mit milder Nachsicht kommentieren und gar nicht erst den Gedanken aufkommen lassen, dass die sanfte Invasion der Achtsamkeit aufzuhalten wäre.

Mit einer klugen kulturrelativistischen Sicht favorisieren sie die Perspektive einer – ich würde sagen – mittleren Adaptation östlichen Denkens, die weder auf der vordergründigen Ebene von Tools stehenbleibt, ohne die entsprechende Haltung zu verstehen, die aber auch nicht davon ausgeht, dass westliche Therapie-Ausbildungen ab sofort mehrwöchige Schweige-Retreats vorschreiben sollten. Spiritualität in überschaubaren Dosierungen also, die angenehmerweise in sehr weltlichen Tönen vorgestellt wird und nicht so heilig daherkommt wie manches, was sich in dieser Landschaft esoterisch verirrt hat.

Was die Autoren nicht besonders herausgestrichen haben, was aber eine Überlegung wert ist: Die buddhistische Idee vom unabweisbaren Leiden ist nicht einfach eine Ergänzung, sondern ein radikaler Gegenentwurf zum lösungsorientierten Pragmatismus und zur simplen Konjunktur des positiven Denkens. Geht das zu integrieren?

Gut gefallen hat mir, wie die verschiedenen Entwicklungslinien über ihre Gründungsfiguren (Kabat-Zinn, Hayes, Linehan, Kurtz und andere) erzählt werden. Das macht das zentrale Anliegen nachvollziehbar, dem es nicht primär um Techniken, das »Tun«, sondern um das »Sein«, die Person und die therapeutische Begegnung geht.

In der zweiten Hälfte des Buches wird die Hakomi-Therapie als Beispiel für eine konsequente Integration der Achtsamkeit in die psychodynamische Psychotherapie vorgestellt. Wohlgemerkt, in die psychodynamische Therapie, nicht in die kognitiv-behaviorale, die ja bislang am meisten davon in ihr theoretisch trockenes Gerüst aufgesogen hat. Und auch nicht in die systemische, die aber auch ein paar Inspirationen mit Gewinn vertragen könnte, zum Beispiel zur therapeutischen Neutralität, die hier mit der Begrifflichkeit des »reinen Beobachtens« noch einmal gründlicher durchbuchstabiert wird. Ich hatte die Gelegenheit, die Grundlagen der Hakomi-Therapie kennenzulernen und bin besonders von der subtilen Arbeit mit Körperresonanzen beeindruckt, auf die sie mehr als andere achtsamkeitsorientierte Therapieformen mit besonderer Sorgfalt fokussiert. Meinem systemischen Blick hat das zu einer zusätzlichen Tiefenschärfe verholfen.

In diesem zweiten Teil werden die handwerklich interessierten Leser gut bedient. Mit illustrativen Fallvignetten, klar und konkret beschriebenen Interventionen, beispielhaften Mini-Dialogen präsentieren Harrer und Weiss eine klug zusammengestellte Sammlung von theoretisch plausibel begründeten Einzeltechniken. Dem Ganzen schließt sich nahtlos ein störungsspezifisches Kapitel an.

Und wo ist der Haken? Positive Kommentare lesen sich ja immer glaubwürdiger, wenn sie mit einer Prise Kritik versetzt sind. Insofern wäre es gut, wenn ich das eine oder andere Haar in der Suppe gefunden hätte. Habe ich aber nicht. Es ist ein ziemlich gutes Gefühl, ein Geleitwort zu einem Buch zu schreiben, das ein Meilenstein-Kandidat in der vitalen Psychotherapie-Landschaft ist.

Heidelberg, im Oktober 2015

Ulrich Clement
Professor für Medizinische Psychologie,
Lehrtherapeut für
Systemische Familientherapie

Inhalt

3. Teil: Wirkfaktoren der Achtsamkeit

4. Teil: Hakomi – die umfassende Anwendung von Achtsamkeit in der psychodynamischen Einzelpsychotherapie

5. Teil: Störungsspezifische Anwendungen der Achtsamkeit

6. Teil: Die Achtsamkeit des Psychotherapeuten

7. Teil: Kritik, Grenzen und Gefahren der Anwendung von Achtsamkeit in der Psychotherapie

8. Teil: Neurobiologische Wirkungen der Achtsamkeitspraxis

Einführung

Es ist schon eine erstaunliche Entwicklung, dass die Jahrtausende alte Tradition der Achtsamkeitsschulung einen so schnellen und auffälligen Weg in die moderne Psychotherapie gefunden hat. Noch mehr überrascht es, dass die Verhaltenstherapie dabei eine Vorreiterrolle übernehmen sollte. Wie passt ein aus spirituellen Quellen stammendes Konzept, bei dem das Bewusstseinspotenzial des Menschen im Mittelpunkt steht, zu einem Verfahren, das sich in oft manualisierten Behandlungen in erster Linie Defiziten zuwendet, und für das – zumindest in seiner klassischen Form – subjektives Erleben und die zwischenmenschliche Beziehung kaum eine Bedeutung hatten?

Die wichtigsten Wegbereiter für diesen Erfolg sind die vielen Studien, die beweisen konnten, dass Achtsamkeit wirkt. Es ist in der Tat sehr beeindruckend, was die Achtsamkeit alles fördern und heilen kann, selbst wenn sie ohne ihre geistesgeschichtliche Einbettung und ohne ihre buddhistischen Wurzeln vermittelt wird. Ihr Heilungspotenzial ist vielfältig und die Anwendungsgebiete reichen inzwischen von Schmerz bis zur Depression, von Autoimmunerkrankungen bis hin zur Paartherapie.

So hat die Achtsamkeitspraxis nun ihren Weg aus den Klöstern und Meditationszentren in die Schulmedizin und in die Psychotherapie gefunden. Die bewährten Übungen wurden in den meisten Ansätzen sogar in ihren ursprünglichen reinen Formen übernommen; das tradierte Wissen in aktuelle und allgemein anerkannte Behandlungsformen integriert.

Wie dieses Buch zeigen wird, wirkt die Achtsamkeit im Bereich der Psychotherapie über *viele* Wege, von denen fast alle auch jetzt schon von den herkömmlichen Therapieverfahren genutzt werden. Dass sich diese mit dem *einzelnen* Menschen, seiner *persönlichen* Innenwelt, seiner *einzigartigen* Geschichte und seinen Beziehungen beschäftigen, steht allerdings im Gegensatz zum buddhistischen Ursprung, dessen Psychologie sich mit den *allgemeinen* Ursachen von menschlichem Leid beschäftigt und für alle Menschen *einen* großen Weg vorschlägt.

Psychotherapie hat im Gegensatz zu spirituellen Traditionen auch nicht das Ziel, Menschen zur Erleuchtung zu führen. So begnügt sich beispielsweise Sigmund Freud damit, Menschen dabei zu unterstützen, liebesfähige und arbeitsfähige Wesen zu sein. Die Humanistische Psychologie, die vielleicht der natürlichste Partner achtsamkeitsorientierten Vorgehens ist, geht darüber hinaus. Wie die buddhistischen Wege regt sie dazu an, das jedem Menschen innewohnende Wachstumspotenzial zu entfalten.

In diesem doppelten Sinne ist das vorliegende Buch zu verstehen: Es soll einerseits zeigen, wie die kleinen Schritte des großen Übungsweges all die Elemente unterstützen, die auch heute schon in den unterschiedlichsten Psychotherapieformen als Heilfaktoren geschätzt sind. Es will aber darüber hinaus auf größere und erstaunliche Möglichkeiten des menschlichen Bewusstseins hinweisen, die sich auf diesem Übungsweg entfalten, und Heilung auf Ebenen in den Blick rücken, die von der Psychotherapie bisher kaum berührt wurden.

In diesem Buch geht es allerdings nicht um die umfassende spirituelle Tiefe, die Achtsamkeitspraxis eröffnen kann. Stattdessen wird untersucht, wie die ersten kleinen Schritte des buddhistischen Weges in diesem Feld nutzbar gemacht werden können. Dennoch führen auch diese Schritte schon zu einer Bewusstseinserweiterung, allerdings nicht annähernd in dem umwälzenden Sinne, den die großen östlichen Lehrmeister ihren Schülern vermitteln wollten.

Um Achtsamkeit mit der Psychotherapie integrierend zu verknüpfen, scheint uns ihre Betrachtung aus der Perspektive der Wirkfaktoren sinnvoll. Das Wissen um ihre Komponenten kann das eigene Vorgehen in einem neuen Licht erscheinen lassen und die Arbeit mit Klienten bereichern, indem diese Komponenten im Sinne einer effektiven therapeutischen Praxis noch konsequenter umgesetzt und nutzbar gemacht werden können. Der Blickwinkel der Wirkfaktoren macht auch deutlich, dass die unterschiedlichen Psychotherapieverfahren in ihrem konkreten Vorgehen einen höheren Grad an Verwandtschaft aufweisen, als es auf den ersten Blick scheint. Die Perspektive der Wirkfaktoren ermöglicht so einen Diskurs, der über alle Vorurteile hinweg die gemeinsamen Fundamente würdigt.

Die Betonung der Gemeinsamkeiten sollte aber – wie wir hoffen – keineswegs im Versuch enden, eine »Einheitspsychotherapie« zu schaffen. Uns liegen die Unterschiede zwischen den Methoden, was ihr Menschenbild, ihre Herangehensweisen und Gewichtungen betrifft, ebenso am Herzen. Unser Anliegen ist es daher, eine lebendige Auseinandersetzung anzuregen, einen Dialog im Sinne Martin Bubers, der über die Betrachtung der Gemeinsamkeiten und Unterschiede dazu beiträgt, sowohl das Eigene als auch das Besondere des Anderen zu erkennen und anzuerkennen. Mit einer partnerschaftlichen Differenzierung würde somit gleichzeitig ein Raum für gegenseitige Inspiration und Kreativität gefördert.

In ihrem Ringen darum, Psychotherapie wirksam zu gestalten, sind Psychotherapeutinnen und Psychotherapeuten[1] aller Ausrichtungen verbunden. Die Wirkfaktorenperspektive kann zu diesem Bemühen vielleicht beitragen, genauer zu verstehen, was die Arbeit voranbewegt und effektiv macht. Und der Gesichtspunkt der Achtsamkeit regt vielleicht an, ihre Kräfte noch konsequenter zu nutzen. Da sich das Buch an Psychotherapeuten *aller* Schulen richtet, verknüpfen wir die Wirkkomponenten der Achtsamkeit mit jenen, die in den vier großen psychotherapeutischen Traditionen – unter den verschiedensten Bezeichnungen – schon enthalten sind. Falls wir in unserem Versuch, über den Tellerrand zu blicken, deren Vorgehen falsch oder ungenügend dargestellt haben sollten, bitten wir um Nachsicht und laden dazu ein, uns zu korrigieren. Vielleicht können ja auch gerade mögliche Missverständnisse zu einer klärenden Debatte zwischen den Schulen anregen. Unsere Erläuterungen buddhistischer Perspektiven sind hier ebenfalls nur bruchstückhaft, vereinfachend und verallgemeinernd ausgeführt. Auch in dieser Hinsicht bitten wir um Verständnis.

Bei der Entwicklung der meisten derzeit existierenden achtsamkeits*basierten* Verfahren wurden einzelne Facetten der Achtsamkeit aus ihrem ursprünglichen Kontext herausgelöst und in bestehende Theoriegebäude verpflanzt. Dadurch bleiben wesentliche – sogar zentrale – Aspekte oft unberücksichtigt, und die übernommenen Bausteine bekommen im neuen Kontext eine andere Bedeutung. Sie können auf diese Weise viel von der ihnen inhärenten Kraft verlieren, besonders wenn sie im neuen Anwendungskontext in Widerspruch zu basalen Wirkmechanismen geraten, die die buddhistische Psychologie charakterisieren. Denn auf diesem über Generationen gepflegten »Befreiungsweg«, in den die Achtsamkeit eingebettet ist, gibt es sehr klare Vorstellungen von den Ursachen von Leiden und den sich daraus ergebenden Mitteln, mit ihm umzugehen. Schon das Herantreten an den leidenden Menschen zum Beispiel ist ein ganz anderes, als es in der zeitgenössischen Psychotherapie

1 Wenn im Folgenden meist die männlichen Formen verwendet werden, dann dient dies dazu, den Text lesefreundlich zu gestalten. Es sind selbstverständlich beide Geschlechter gemeint.

oft üblich ist. Statt seine Wirklichkeiten durch diagnostische Etikettierungen festzuschreiben, werden die Vorstellungen von Realität eher hinterfragt und gefestigte Sichtweisen als Illusionen entlarvt. Zwar zielen unter anderem konstruktivistisch begründete Vorgehensweisen, die verhärtete dysfunktionale Realitäten zu verflüssigen suchen, unter einigen Gesichtspunkten in eine ähnliche Richtung, doch der *»große Weg«* soll auf viel grundlegendere Weise eine ganz andere Art von Erwachen aus illusionären Welten ermöglichen.

So wird z. B. der buddhistische Zugang zu Veränderung im Wirkfaktor der Akzeptanz ein Stück weit realisiert. Er verliert jedoch in jenen Kontexten an Kraft, die darauf abzielen, Symptome und Störungen zu beseitigen. Denn alleine schon durch ihre Zielorientierung wenden sie sich implizit *gegen* etwas Unerwünschtes.

Die Brille der Achtsamkeit – wenn man sie in ihrem ursprünglichen Sinn versteht – lässt große Teile des herrschenden Heilungsparadigmas in einem neuen Licht erscheinen. Es aus dieser Sicht kritisch zu hinterfragen, wäre eine große Chance für eine Weiterentwicklung der Vorstellungen zum psychischen Wachstum des Menschen. Ansatzweise wurden solche Herausforderungen ja schon von der Humanistischen Psychologie an die drei anderen Traditionen herangetragen. Aber nun, da die Achtsamkeit im Mainstream der Psychotherapie ankommt, wird eine breiter angelegte Diskussion paradigmatischer Fragen immer dringlicher. Dazu gehören auch solche zum Verständnis von Widerstand, Deutungen, Reflexion, Behandlungsplänen, Übungen usw. Auch zu einem solchen Diskurs will das vorliegende Buch beitragen.

Darüber hinaus stellt sich die Frage, welche Vorgehensweisen und Haltungen sich ergeben, wenn man *nicht* versucht, die Achtsamkeit in das vorbestehende Gebäude einer traditionellen psychotherapeutischen Schule einzubauen, sondern, anders herum, eine Methode entwickelt, die die Achtsamkeit in ihr Zentrum nimmt, und rund um sie herum ein ganz neues Haus errichtet. Seit den späten 1970er-Jahren gibt es ein solches Verfahren: die Hakomi-Methode. Ihr widmet sich der vierte Teil des Buches. In ihr sind die innere Einstellung und die Haltung des Therapeuten genauso konsequent von den Qualitäten der Achtsamkeit durchdrungen wie jedes einzelne ihrer methodischen Elemente. Erst in zweiter Linie berücksichtigt sie dann ausgewählte Elemente moderner Psychotherapie.

Die Praxis der Achtsamkeit kultiviert sowohl beim Klienten als auch beim Therapeuten neue, leicht veränderte Bewusstseinszustände. Aus buddhistischer Sicht führen sie zu Erkenntnissen und Erfahrungen, die man im Alltagsbewusstsein *nicht* erlangen kann. Die Achtsamkeit eignet sich insbesondere dazu, die eigene Innenwelt tiefer und genauer zu erleben und zu erforschen. Aber auch die Außenwelt – z. B. die Welt der zwischenmenschlichen Beziehungen – kann sie mit geschärften Sinnen und einem weiteren Bewusstsein neu beleuchten. Darüber hinaus unterstützt sie neben einer Reihe anderer wertvoller Beiträge zur psychischen Gesundheit die Fähigkeiten zur Selbstregulation, pflegt Mitgefühl und Selbstmitgefühl, lässt den Menschen ruhiger und gelassener sein und erhöht die Toleranz gegenüber belastenden Erfahrungen.

Trotz der buddhistischen Wurzeln der Achtsamkeit braucht man kein Buddhist zu sein, um Achtsamkeit für sich oder in der Psychotherapie zu nutzen. Um die überlieferten Erfahrungen auch für sich selbst zu prüfen, muss man sich allerdings bis zu einem gewissen Grad auf deren Übungsweg einlassen. Auch eine Weitervermittlung – wie in achtsamkeitsbasierten Verfahren – lässt sich nur dann integer und glaubhaft anbieten, wenn genügend praktische Erfahrungen gemacht wurden, um ihre Wirkungen zu kennen. So geht es fast allen, die in den letzten Jahrzehnten die Achtsamkeit in die Psychotherapie integriert haben, *nicht* um einen Glauben an eine religiöse Lehre, sondern um die Nutzung eines wertvollen Werkzeuges, um die Innenwelt zu erforschen und das Bewusstsein mit zusätzlichen Fähigkeiten auszustatten.

Aus diesen Gründen weisen wir im Sinne einer Rekontextualisierung und eines umfassenderen Verständnisses von Achtsamkeit immer wieder auf ihre Einbettung in die buddhistische Psychologie hin. Der besondere Blick auf ihre Wirkung in Beziehungskontexten soll dabei ihr ursprüngliches Anliegen eines reifenden Menschen mit einer hochentwickelten zwischenmenschlich und ökologisch bewussten Einstellung nachdrücklich betonen. Auf der anderen Seite versuchen wir aber auch jene Personen, die sich um die Integration von Achtsamkeit in die Psychotherapie verdient gemacht haben, in ihren Kontexten zu sehen, und so flechten wir immer wieder biografische und zeitgeschichtliche Einflüsse mit ein.

Insgesamt ist dieses Buch in **acht Teile** gegliedert:

Der **erste Teil** dieses Buches gibt einen Überblick über die Geschichte der Wirkfaktorenforschung. Er beleuchtet in knapper Zusammenfassung einige der bestehenden Modelle, die abzubilden versuchen, was in der Psychotherapie wirkt.

Der **zweite Teil** erzählt über die vielen Wege und Umwege, wie Achtsamkeit Eingang in die Psychotherapie fand. Er erläutert anhand der vier Traditionen, wie einzelne ihrer Komponenten – durchaus oft schon ganz selbstverständlich – in der therapeutischen Arbeit enthalten sind.

Die Art und das Ausmaß, in dem Achtsamkeit in die psychotherapeutische Arbeit integriert werden kann, lassen sich dabei in *vier Stufen* beschreiben (Germer 2009a):

- Der Therapeut kann auf der *ersten* Stufe selbst – durch Praxis der Achtsamkeit geschult – ihre Haltung verinnerlicht haben und sich während der Therapiestunde immer wieder bewusst in einen Zustand der Achtsamkeit versetzen: die Ebene des übenden Therapeuten.
- Er kann *zweitens* mit dem Konzept der Achtsamkeit vertraut sein und es bei der Arbeit als Hintergrundwissen nutzen, *ohne* es explizit zu benennen. Er leitet seine Klienten auch nicht ausdrücklich zu Achtsamkeit an: achtsamkeits*informierte* Therapie.
- *Drittens* kann der Therapeut das Konzept der Achtsamkeit benennen und seine Klienten in der Stunde mit Achtsamkeitsübungen vertraut machen. Diese können dann auch außerhalb der Therapie geübt werden. Er nutzt z. B. die Verfahren der dritten Welle der Verhaltenstherapie oder der Achtsamkeitsbasierten Stressreduktion. Für die meisten Verfahren gilt dabei die eigene Praxis des Therapeuten als unabdingbare Voraussetzung. Dann spricht man von achtsamkeits*basierter* Psychotherapie.
- Auf der *vierten* Stufe der Integration steht Achtsamkeit im Zentrum des Vorgehens. Die Methodik wird um die Achtsamkeit herum aufgebaut. Beispiele dafür sind Hakomi und – mit einigen Einschränkungen – Focusing. Ansätze dieser Art könnten als achtsamkeits*zentrierte* Psychotherapie bezeichnet werden (Cole et al. 2007).

Im **dritten Teil** werden sieben Wirkfaktoren der Achtsamkeit vorgestellt, von denen jeweils Teilaspekte in den verschiedenen achtsamkeitsbasierten Verfahren zum Einsatz kommen. Zusammengenommen liefern sie die Bausteine zu bestehenden und möglichen Verfahren, die umfassend von der Achtsamkeit geprägt sind.

Das derzeit am weitesten elaborierte Beispiel für ein konsequentes achtsamkeitszentriertes Vorgehen ist die Hakomi-Methode (Kurtz 1994; Weiss et al. 2019). Wie bereits angesprochen, wurde sie vom Geist der Achtsamkeit geformt und ist von ihm durchdrungen. So wird das konkrete Vorgehen dieses Verfahrens im **vierten Teil** des Buches ausführlich dargestellt und anhand zahlreicher Fallbeispiele illustriert. Die Hakomi-Methode bietet sich als ein Modell dafür an, wie das alte Wissen um die Achtsamkeit – durch die Erkenntnisse der modernen Psychologie bereichert – zur Verstärkung der Wirksamkeit von Psychotherapie beitragen kann. So ist z. B. die unmittelbare achtsame Zusammenarbeit zwischen Therapeut und Klient während der therapeutischen Selbsterforschung auf dem klassischen Übungsweg unbekannt. Auch das Wissen über psychische Strukturen, wie es die westliche Psychologie entwickelt hat, kann die buddhistische Psychologie ohne innere Widersprüche erweitern. Und nicht zuletzt bedeutet es eine Bereicherung für das psychotherapeutische Anwendungsfeld der Achtsamkeit, wenn die Praxis nicht nur – wie im traditionellen Verständnis – darauf abzielt, Erfahrungen *loszulassen*, sondern sie dem Ziel therapeutischer Arbeit auch dadurch dienen kann, dass spezifische problematische Erfahrungen im Fokus gehalten und vertieft werden.

In den **Teilen 6–8** dieses Buches wird dann noch auf störungsspezifische und gesundheitsfördernde Aspekte der Anwendung der Achtsamkeit eingegangen, ferner auf Gesichtspunkte zur Ausbildung, zu Gefahren und Kontraindikationen sowie zur Forschung und zur Neurobiologie der Achtsamkeit. Diese Teile können auch unabhängig vom übrigen Text gelesen werden. Sie laden zur weiteren Vertiefung und zum Nachschlagen ein.

Somit bieten sich dem Leser viele Möglichkeiten, in die Welt der Wirkfaktoren der Achtsamkeit und ihrer konkreten Umsetzung in der Psychotherapie einzusteigen. Wir hoffen, dass mit dem entstehenden Diskurs über die tieferen Aspekte der Achtsamkeit ein Feld entstehen kann, das Therapeuten aller Schulen inspiriert, sinnvolle Elemente der uralten Lehre in ihre Haltung, ihre Arbeit und in ihr Leben einfließen zu lassen. Die damit verbundene paradigmatische Diskussion könnte aus unserer Sicht das allgemeine Verständnis von Psychotherapie ganz wesentlich bereichern.

Für Beiträge zu dieser Diskussion laden wir auf der Website www.achtsamkeitinderpsychotherapie.at ein.

1. Teil: Wirkfaktoren in der Psychotherapie

1.1 Einleitung

Die Frage, was in der Psychotherapie wirkt, stellt sich, seit es diese gibt. Die Antworten veränderten sich im Laufe der Zeit. Das folgende Kapitel bietet einen komprimierten Überblick über fünf aus unserer Sicht wegweisende Modelle aus der Geschichte der Wirkfaktorenforschung. Den Ausgangspunkt bildet das von **Saul Rosenzweig** aufgegriffene, paradox anmutende Ergebnis einer Unzahl von Studien, dass sehr unterschiedliche Wege der Psychotherapie zu erstaunlich äquivalenten Resultaten führen: das sogenannte Äquivalenzparadoxon. Es legt nahe anzunehmen, dass es in den unterschiedlichen Psychotherapieverfahren *gemeinsame* Faktoren gibt. **Jerome Frank** ging der Frage nach, inwieweit diese *Common Factors* die moderne Psychotherapie auch mit alten Heilungstraditionen verbinden. Das im deutschsprachigen Raum wohl bekannteste Modell lieferte **Klaus Grawe** mit seinen vier Wirkperspektiven. In einer großen amerikanischen Metastudie wird das medizinische Modell linear kausaler Wirkzusammenhänge grundsätzlich in Frage gestellt. **Bruce Wampold** schlägt als Alternative ein kontextuelles Modell vor, das schon rein mathematisch besser mit den Ergebnissen vieler Therapiestudien in Einklang zu bringen ist und sich mit dem von Frank überschneidet. Das von **Günter Schiepek** beschriebene Metamodell der komplexen dynamischen Systeme scheint geeignet, sich diesen kontextuellen Faktoren und dem Prozesscharakter von Psychotherapie forschend anzunähern.

Diesem Einstieg in die Welt der Wirkfaktoren folgen Begriffsklärungen und ein Einblick in Versuche, die vielfältigen Faktoren zu ordnen. So wird etwa zwischen allgemeinen und (methoden-)spezifischen Faktoren unterschieden. Besonders häufig wird **Michael Lambert** zitiert, der die »großen Vier« differenziert und gewichtet. Der letzte Abschnitt erinnert an die Chance, sich durch eine methodenübergreifende Sprache auf der Ebene der Wirkfaktoren auf konstruktive Weise zwischen den Schulen auszutauschen und voneinander zu lernen. Denn das gesamte Buch zielt letztendlich darauf ab, Achtsamkeit auf dieser Ebene in die Diskussion einzubringen.

1.2 Fünf Modelle aus der Wirkfaktorenforschung

1.2.1 Saul Rosenzweig und der Richterspruch des Dodo-Vogels

Die Geschichte der Wirkfaktoren – so wie wir sie heute in der Psychotherapie verstehen – beginnt wohl im Jahre 1936. In diesem Jahr veröffentlichte der amerikanische Psychologe und Therapeut Saul Rosenzweig (1936) seine Gedanken zu den gemeinsamen Wirkfaktoren der damals konkurrierenden Psychotherapieverfahren. Als Barry Duncan (2002) zur Jahrtausendwende im Internet nach diesem Artikel suchte, stieß er zu seinem Erstaunen auf eine aktuelle Homepage des damals 93-Jährigen. Sofort griff er zum Telefonhörer; und wenig später traf er Rosenzweig zu einem Interview, um ihn zur Geschichte seiner Idee der **»Common Factors«** zu befragen. Zunächst unterhielten sich die beiden über ein in Rosenzweigs Büro hängendes Kunstwerk mit dem Titel »Das Panorama der Psychotherapie«. Es war unmittelbar vor Abschluss seines Studiums aus dem

Interesse für Geschichte und Psychotherapie entstanden und zeigte unterschiedlichste Gestalten und Objekte aus der Welt des Heilens: ein Bild des Hindu-Gottes Indra; Symbole für die vier Elemente; die Sternzeichen; ein Stück geschnitztes Redwood aus Kalifornien; einen Glasrahmen, den ein Patient in der Ergotherapie angefertigt hatte; den Äskulap-Tempel und eine Szene in Epidaurus mit Kranken im Tempelschlaf; König Ludwig X., der durch »königliche Berührung« Leiden lindert; Jesus, wie er den Teufel austreibt; die ägyptische Göttin Isis, die ihren Sohn Horus heilt; ganz oben einen indianischen Medizinmann in Aktion; links Franz Anton Mesmer, der einen Patienten hypnotisiert, während andere einander an den Händen haltend in mesmerisiertem Wasser baden; dann den Psychiater Philippe Pinel, wie er in Paris die Geisteskranken von den Ketten befreit; einen Drehstuhl aus einer »Irrenanstalt«; ein Amulett gegen den bösen Blick; ein Bild von Rembrandt, auf dem die Klänge von Musik die Melancholie Sauls lindern; Sigmund Freud und die Äskulapschlange als Symbol der ärztlichen Kunst.

Die faszinierende Vielfalt der Ansätze zur Heilung von Menschen ließ Rosenzweig ahnen, dass all diese Vorläufer der modernen Psychotherapie mehr gemeinsam haben, als sie voneinander unterscheidet. Für den damals wie heute erstaunlichen Befund, dass sehr unterschiedliche Wege Leiden lindern oder wissenschaftlich ausgedrückt Symptome reduzieren, fand er aufgrund seines Interesses für Literatur eine einprägsame Analogie, die als *»Dodo Bird Verdict«* in die Psychotherapie-Literatur einging. Er verglich den Konkurrenzkampf der zu seiner Zeit bestehenden Psychotherapieschulen untereinander mit dem Wettrennen der Tiere in »Alice im Wunderland«. In der Erzählung sollte ein Wettlauf der Tiere dazu dienen, sich zu trocknen, nachdem die Tränen von Alice auf jene herabgetropft waren. Sobald es ihnen einfiel, begannen sie zu laufen. Sie blieben zwischendurch auch wieder stehen. Und als alle trocken waren, rief der Dodo – ein phantastisch-exotischer Vogel: »Das Rennen ist aus!« Sofort bedrängten ihn die Tiere mit der Frage: »Aber wer hat gewonnen?« Dies konnte der Dodo-Vogel allerdings nicht ohne tieferes Nachdenken beantworten. So saß er lange mit einem Finger an die Stirn gelegt, während alle schweigend warteten. Endlich sprach er: *»Jeder hat gewonnen, und alle sollen Preise haben«* (Carroll 2009, S. 30).

Dieser im Rückblick prophetisch anmutende Spruch des Dodo-Vogels aus dem Jahr 1865 wurde inzwischen nicht nur zu einer Metapher für den aktuellen Zustand der Psychotherapie-Forschung. Er wurde auch zum Symbol für das Wettrennen von rivalisierenden störungs- und schulenspezifischen Ansätzen um die besten Ergebnisse in kontrollierten Studien und um die Anerkennung als empirisch qualifizierte Behandlungsmethoden.

In einer weiteren Arbeit: *»Schools of Psychology. A Complementary Pattern«* griff Rosenzweig (1937) die damals in der Luft liegende Idee der **Komplementarität** auf. Der Physiker Niels Bohr hatte vorgeschlagen, die beiden widersprüchlichen und unvereinbaren Theorien zur Wellen- oder Teilchen-Natur des Lichts auf eine Weise zu integrieren, dass sie als einander ergänzend, als komplementär anerkannt werden. Sobald man versteht, dass sie sich aus unterschiedlichen Herangehensweisen in der Beobachtung ergeben, wird klar: Beide Theorien sind berechtigt, beide sind gleich richtig.

1.2.2 Jerome Frank und die allgemeinen Elemente des Heilens

In *»Persuasion and Healing«* versuchte Jerome D. Frank im Jahr 1961 (dt. 1997) zum ersten Mal, Wirkfaktoren in einer Systematik zu ordnen. Er beschrieb vier »Allgemeine Elemente« der Psychotherapie, die er – ähnlich wie Rosenzweig – aus einer zeit- und kulturübergreifenden Betrachtung von Heilung herausdestillierte. Da wäre zunächst eine bestimmte emotional besetzte Art von **Beziehung** zwischen Hilfesuchenden und Heilern: Die Patienten vertrauen auf die Kompetenz des Therapeuten; dieser zeigt Akzeptanz, Einfühlung, Anteilnahme und Verständnis. Das zweite wiederkehrende Element ist der **Kontext** der Behandlung: Die Behandlungsorte sind als Stätten der Heilung mit einer Aura von wissenschaftlicher Heilkunst umgeben. Sie tragen dazu bei, dass der Patient an die Wirksamkeit des Tuns seines Behandlers glaubt. Der Heilung liegt ein **Mythos** zugrunde, eine Theorie, eine Erklärung der Ursache des Leidens und seiner Behandlung. So wird es möglich, den Symptomen einen Namen und Sinn zu geben. Ein weiterer Bestandteil der Heilung ist ein **Ritual**, das dem Patienten eine Aktivität, eine Anstrengung oder ein Opfer abverlangt. So kann er sein Gesicht wahren, wenn er die Symptome zu dem von ihm gewählten Zeitpunkt aufgibt.

Dass Theorien und Techniken ihre Wirkung entfalten, liegt nach Frank nicht unbedingt an ihren spezifischen Inhalten. Die allgemeinen Elemente wirken vielmehr auf verschiedenen Wegen zusammen (Frank 1997):

1. Der Patient bekommt ein Angebot, Neues zu **lernen**, erwirbt Wissen und Verständnis, kann neue Erfahrungen machen.
2. Im Glauben an den Therapeuten und seine Behandlungsmethode gewinnt er **Hoffnung** auf Besserung.
3. In der Therapie sollte der Leidende durch die Vermittlung von **Erfolgserlebnissen** gestärkt und an seine Kompetenzen erinnert werden und daran, dass er dazu in der Lage ist, sein Leben zu meistern.
4. Der Patient entdeckt, dass er mit seinem Problem nicht allein ist. Durch Verständnis und eine anteilnehmende Beziehung überwindet er die »**demoralisierende Entfremdung**«.
5. Ein gewisses Ausmaß an **emotionaler Erregung** trägt zur Heilung bei.

1.2.3 Klaus Grawe und seine »Berner Brille«

Etwa drei Jahrzehnte später machte der wohl einflussreichste Psychotherapieforscher im deutschsprachigen Raum, der 2005 verstorbene Hamburger Klaus Grawe, von sich reden. Die Beiträge seiner Berner Forschergruppe waren richtungsweisend, auch wenn sie sehr kontrovers diskutiert wurden. Ein großer Teil der heftig aufflammenden Auseinandersetzungen ist wohl nur auf dem Hintergrund von Ideologien, von Berufspolitik und Verteilungskampf zu verstehen (vgl. Petzold 2006a).

Der Titel seiner großen Metastudie: »Psychotherapie im Wandel. Von der Konfession zur Profession« (Grawe et al. 1994) spielt auf die Kämpfe zwischen Therapieschulen an, die bisweilen an Glaubenskriege erinnern. Grawe kristallisiert aus seinem großen Forschungsprojekt Erkenntnisse heraus, die er in der Idee eines übergreifenden Ansatzes, einer »Allgemeinen Psychotherapie« umzusetzen versucht. Seine »Berner Brille« beleuchtet Therapie aus vier Perspektiven:

- aus der motivationalen Perspektive (Klärung),
- aus der Ressourcenperspektive (Ressourcenaktivierung),
- der Problemperspektive (Problemaktualisierung)
- und der Kompetenzperspektive (Unterstützung bei der Bewältigung).

Auf früheren Forschungen aufbauend rückten die Wirkfaktoren ins Zentrum seines Interesses. Er wandte sich dabei speziell jenen Wirkfaktoren zu, die in vielen Methoden für gute Ergebnisse verantwortlich sind. Auf dem Boden einer wissenschaftlichen Psychologie versuchte er in diesem Sinne eine Synthese. Nach seinen Vorstellungen sollte die »Psychologische Therapie« (Grawe 1998) als eine Art Einheitstherapie die anderen Psychotherapieansätze ablösen.

Auf der praktischen Ebene blieb es bei den oben beschriebenen vier therapeutischen Perspektiven bzw. Wirkprinzipien. Indes wurde die Wortwahl nicht gerade anwendungsfreundlicher, sondern abstrakter: Problembewältigung nannte er jetzt Intentionsrealisierung. Klärung oder motivationale Klärung wurde zur Intentionsveränderung und Problemaktualisierung zur prozessualen Aktivierung. Nach seinem Konzept wirken diese Prinzipien in der Psychotherapie, indem sie dabei helfen, **Grundbedürfnisse** zu befriedigen. So soll die Aktivierung von Ressourcen eines Patienten in der Therapie z. B. dazu führen können, dass sein Wunsch nach Kontrolle oder Steigerung des Selbstwertes – den ersten zwei Grundbedürfnissen – erfüllt wird (vgl. Schulte 2007). Die beiden anderen Grundbedürfnisse sind – nach Grawe – das Bindungsbedürfnis und der Lustgewinn (bzw. die Unlustvermeidung). Kurz vor seinem Tod hat Grawe in seinem Werk »Neuropsychotherapie« (2004) auf etwas hingewiesen, das heute selbstverständlich geworden ist: Die Wirkungen von Psychotherapie zeigen sich auch im Gehirn. Und neurowissenschaftliche Erkenntnisse können die Psychotherapieforschung – auch im Bereich der Wirkfaktoren – möglicherweise ergänzen.

1.2.4 Bruce Wampold und der Kampf der Modelle

In der Einleitung zu »*The Great Psychotherapy Debate*« – einem bahnbrechenden Werk der Wirkfaktorenforschung – erzählt Bruce Wampold (2001) von zwei Welten. Bittere Lebenserfahrungen brachten ihn dazu, Gegensätze in sich zu verknüpfen, die in der aktuellen Diskussion um die Psychotherapie-Forschung aufeinanderprallen. Er betont: »*I am born of two worlds*« (S. XI). Er liebte schon als Kind die Klarheit und Schönheit der Mathematik. Als er dann im Alter von fünf Jahren seine Mutter verlor, erkannte er, dass reine Logik nicht ausreichte, um seine Wunden zu heilen. Später entdeckte er die Psychotherapie, wobei ihn als Wissenschaftler speziell die kontrollierten Studien, Diagnosen und standardisierte Behandlungen nach dem **»medizinischen Modell«** faszinierten. Denn vordergründig scheint in diesem Modell alles bestechend klar und eindeutig: Der Patient hat eine Störung, die in ein Diagnosesystem eingeordnet wird. Diese Störung wird durch eine bzw. mehrere alternative Hypothesen erklärt. Auch die Mechanismen der Veränderungen ergeben sich je nach methodischem Ansatz aus dessen Grundannahmen. Jeder Ansatz beschreibt (methoden-)spezifische Wirkkomponenten, die für die Veränderung verantwortlich und daher notwendig sind. In diesem Modell überwiegen die spezifischen bei weitem die unspezifischen oder allgemeinen Faktoren. Als Wampold schließlich klar wurde, dass dieses »medizinische Modell« viele Studienergebnisse nicht erklären konnte, machte er sich auf die Suche nach einer Alternative. Dabei stieß er auf die Forschungen von Jerome Frank, der ja besonders die Bedeutung des Kontextes von Heilung betont. So wählte Wampold die Bezeichnung **»kontextuelles Modell«**, weil es den Kontext, in dem Psychotherapie oder ganz allgemein Heilung geschieht, in den Vordergrund rückt.

In seinem eindrucksvollen Übersichtswerk stellt Wampold zunächst dar, welche Hypothesen bzw. Voraussagen sich aus den beiden Modellen ergeben. Anschließend untersucht er eine Vielzahl von Studien auf die Frage hin, mit welchem der beiden Modelle die Ergebnisse zu erklären sind und mit welchem nicht. Er nimmt seine Schlussfolgerung schon auf der zweiten Seite vorweg und warnt vor einer Medikalisierung der Psychotherapie. Denn seine strikt empirische Argumentation zeigt, dass Psychotherapie mit dem medizinischen Modell nicht kompatibel ist. Psychotherapie in dieses Modell zu pressen »*... verzerrt die Natur unseres Vorhabens. In einem dringlicheren Ton gesagt, die Medikalisierung der Psychotherapie könnte durchaus die verbale Therapie als*

Heilbehandlung von psychosozialen Problemen zerstören« (Wampold 2001, S. 2; Übersetzung durch die Autoren).

Seine Analyse ergibt, dass die unspezifischen Faktoren bei weitem die spezifischen überwiegen. Maximal acht Prozent der Wirkung sind auf spezifische Effekte zurückzuführen. Zumindest 70 Prozent sind unspezifische, eben kontextuelle Faktoren. 22 Prozent bleiben ungeklärte Varianz.

1.2.5 Günter Schiepek: Veränderungsprozesse in komplexen dynamischen Systemen

Um der Komplexität, den Kontextfaktoren und dem Prozesscharakter von Psychotherapien gerecht zu werden, wurden Modelle entwickelt, die Menschen und ihre Umwelten als komplexe dynamische Systeme betrachten. Ein Forscher, der sich diesem Gebiet leidenschaftlich verschrieben hat, ist der aus Bayern stammende Günter Schiepek. Als Psychologe leitet er das »Institut für Synergetik und Psychotherapieforschung« an der Paracelsus Medizinischen Privatuniversität Salzburg. Er liefert ein theoretisches Rahmenmodell von Veränderungsprozessen in Psychotherapien und bietet ein ausgefeiltes computergestütztes Dokumentationssystem an. Als Systemiker beschäftigt er sich mit Psychotherapieforschung aus Sicht der Synergetik (vgl. Haken u. Schiepek 2010) und bezieht neurobiologische Parameter in seine Prozessforschung mit ein.

Im Rahmen der Synergetik versteht er Psychotherapie als *»prozessuales Schaffen von Bedingungen für die Möglichkeit von Selbstorganisation, d.h. von Übergängen zwischen Ordnern, die sich als Kognitions-Emotions-Verhaltens-Muster manifestieren und von bio-psycho-sozialen Systemen erzeugt werden.«* (Schiepek et al. 2010, S. 570).

Als solche Bedingungen für Selbstorganisationsprozesse in Psychotherapien destillierten Schiepek und sein Team (2010) aus der Synergetik acht sog. **generische Prinzipien** (► Tab. 1-1). Auch wenn diese Prinzipien in den verschiedenen Phasen einer Therapie von unterschiedlicher Bedeutung sind, wirken sie vielfach parallel. Sie umfassen auch – früher als unspezifische Wirkfaktoren bezeichnete – Prozessvariablen und erklären deren Funktionsweise.

Schiepek formuliert zusammenfassend folgende Thesen:

- Selbstorganisation ist ein spontaner Prozess der Muster- und Strukturbildung in einem komplexen System, der nicht von außen gemacht wird und von außen (z.B. durch »Interventionen«) nur sehr bedingt beeinflussbar ist.
- Dies korrespondiert mit der Befundlage, dass Interventionen und Therapietechniken im Vergleich zu anderen Aspekten des Therapiegeschehens (Patientenvariablen, Therapeutenvariablen, Bedingungen des sozialen Umfelds) nur einen geringen Anteil der Outcome-Varianz erklären.
- Lineare Input-Output-Modelle der Psychotherapie dürften dementsprechend obsolet sein. Alternativen liegen im Bereich von nichtlinearen Resonanzmodellen.
- In der Konsequenz geht es um eine optimierte Passung von therapeutischem Vorgehen und der Eigendynamik des Patientensystems. Eine geeignete Informationstechnologie sollte diese Eigendynamik abbilden können.
- Nichtlineare Prozesse (wie z.B. Therapieverläufe) sind langfristig nicht vorhersehbar, weshalb ein »Frühwarnsystem« für relevante Therapiephasen und -zustände zu einem optimierten Einsatz von vorliegenden Behandlungstechniken führen sollte.

(Schiepek et al. 2010, S. 569).

Tab. 1-1 Generische Prinzipien enthalten die Bedingungen für psychotherapeutische Selbstorganisationsprozesse (Schiepek et al. 2010, S. 570).

Generisches Prinzip	Erläuterung
Stabilitätsbedingungen	Erlebt der Patient strukturelle und emotionale Sicherheit? Gibt es eine Vertrauensbasis? Wird sein Selbstwertgefühl unterstützt?
Identifikation von Mustern im System	Welches ist das »Subsystem«, auf das bezogen Veränderungen beabsichtigt sind? Beispiele: individuelles Verhalten, Gedanken oder Gefühle, Interaktionsmuster in Partnerschaften, Familien oder Gruppen. Erforderlich ist eine Beschreibung und Analyse dieser Muster oder Systemprozesse, um zu erkennen, was sich verändert und wohin die Interventionen zielen sollen.
Sinnbezug	Klären und Fördern der sinnhaften Einordnung und Bewertung des Veränderungsprozesses durch den Patienten; Bezug zu Lebensstil und persönlichen Entwicklungsaufgaben. Vor welchen Herausforderungen sehen sich Patienten im Moment? Was ist ihre Lebenssituation? Wertschätzung gegenüber den Lebensentwürfen von Patienten.
Kontrollparameter/ Energetisierungen	Aktivierung von intrinsischer Motivation für die Veränderung; Ressourcenaktivierung; Bezug zu Annäherungszielen und Anliegen des Patienten.
Destabilisierung/ Fluktuationsverstärkungen	Rechtzeitiges Erkennen, Zulassen und positives Konnotieren von kritischen Instabilitäten; Erlaubnis und Unterstützung für persönliche »Innovationen« und Entwicklungsschritte; Verhaltensexperimente; Musterunterbrechungen; Einführung von Unterscheidungen und Differenzierungen; Ausnahmen; Erprobung von ungewöhnlichem, neuem Verhalten etc.
»Kairos« beachten: Resonanz und Synchronisation ermöglichen	Zeitliche Passung und Koordination therapeutischer Vorgehensweisen und Kommunikationsstile mit psychischen und sozialen Prozessen/Rhythmen des Patienten.
Gezielte Symmetriebrechung	Zielorientierung, Antizipation und geplante Realisation von Strukturelementen eines neuen Ordnungszustands.
Re-Stabilisierung	Maßnahmen zur Stabilisierung und Integration neuer Kognitions-Emotions-Verhaltensmuster.

Ziel der Therapie sind nach diesem Modell Veränderungsprozesse im Patientensystem. Ereignisse in der Umwelt der Systeme oder Input in die Systeme können nur zum Tragen kommen, wenn sie (1.) wahrgenommen werden, (2.) Bedeutung erlangen und (3.) mit den systeminternen Prozessen in Resonanz treten und dort weiter prozessiert werden. Es ist zudem von Bedeutung, ob sich eine Systemdynamik am Rande der Instabilität befindet oder hoch stabil ist. Unter stabilen Bedingungen werden Störungen schnell wieder ausgeglichen. In instabilen Phasen können andererseits minimale Anregungen große Effekte auf das weitere Geschehen haben. Nach dieser Theorie kommen Effekte über eine Folge von Ordnungsübergängen zustande. Therapie ist somit kein kontinuierlicher und linearer Prozess zum Erfolg, sondern ein diskontinuierlicher Prozess.

1.3 Theorie der Wirkfaktoren

1.3.1 Erwartungen

Wenn man daran glaubt, dass Psychotherapie wirkt, ist es wahrscheinlich gar nicht möglich, sich *keine* Vorstellung davon zu machen, *wie* sie wirkt. Therapeuten haben ihre privaten Theorien (Eckert u. Biermann-Ratjen 1990; ▶ Kap. 1.4), und auch ihre Klienten haben Erwartungen und Vorstellungen, seien sie nun implizit oder explizit, vage oder konkret, mechanistisch oder magisch. Diese Erwartungen der Klienten sowie das Vertrauen des Therapeuten in die Wirksamkeit seiner Therapie – die **Allegianz** – haben wiederum wesentlichen Einfluss darauf, dass die gemeinsame Arbeit ihr Ziel erreicht. Wenn auf der anderen Seite die Vorstellungen zu weit auseinanderklaffen und die Passung fehlt, können Therapien scheitern.

Obwohl zunehmend darüber diskutiert wird, auf welche Weise Psychotherapie die Menschen verändert, ist das empirisch fundierte Wissen darüber erstaunlich gering. »Jeder spricht über das Wetter, aber niemand weiß etwas darüber.« Diesen Ausspruch Mark Twains zitiert Alan Kazdin von der Yale Universität und fährt fort: *»Die Wirkmechanismen sind das Wetter der Psychotherapieforschung«* (Kazdin 2007, S. 2; Übersetzung durch die Autoren). Grundsätzlich ist zu hinterfragen, inwieweit es mit den bisher gängigen Herangehensweisen der Forschung überhaupt möglich ist, die hoch komplexen Wirkzusammenhänge zu erfassen, die sich bei der Interaktion von Therapeut und Klient z. B. in deren innerem Erleben ergeben, oder wie sich einzelne Umweltfaktoren auf den Therapieverlauf auswirken.

1.3.2 Begriffsklärungen

Insofern wird unabhängig von der empirischen Basis des Wissens über diese Mechanismen gesprochen und geschrieben. So finden sich im Wortfeld der »Wirkfaktoren« einige Begriffe, die sehr unterschiedliche Assoziationen anklingen lassen und damit verschiedene Vorstellungen der Wirklichkeiten schaffen. Der Begriff der **Wirkfaktoren** lehnt sich an die englische Wortwahl *Common Factors* an. Er erinnert an Statistiken, an Diagramme mit Pfeilen, Zahlen und Sternchen, die auf signifikante Zusammenhänge hinweisen. Er entstammt eher einem linear-kausalen Denken. Das Wort **Wirkkomponenten** macht hingegen deutlich, dass nicht nur *ein* Faktor für Veränderungen verantwortlich ist, sondern dass mehrere Elemente zusammenwirken. Wie bei einem Orchesterstück wird eine Komposition erst durch das aufeinander abgestimmte Zusammenspiel der einzelnen Musiker zum gelungenen Konzert. Der Ausdruck **Wirkkonzepte** weist eher darauf hin, was in den Köpfen der Psychotherapeuten vorgeht, welche Vorstellungen sie sich davon machen, wie sie und ihre Interventionen wirksam werden. Die Wortzusammensetzung **Wirkhypothesen** macht den hypothetischen Charakter klar, den die meisten der Überlegungen haben. **Wirkprinzipien** lassen an Grundlegendes denken. **Wirkmechanismen** erinnern an das Maschinen-Modell, an dem sich in Medizin und Psychotherapie viele Metaphern orientieren. Dabei ist es sinnvoll, sich den warnenden Ausspruch Heinz von Foersters ins Gedächtnis zu rufen, der Mensch sei keine triviale Maschine. In Zeiten von Psychotherapie-Studien, die nach dem medizinischen Modell konstruiert sind, ist das leider gar nicht so selbstverständlich. Die Bezeichnung als **Wirkmodelle** hebt hervor, dass wir es mit dem Versuch einer Abbildung der Wirklichkeit zu tun haben, und erinnert uns daran, dass die Landkarte nicht das Gebiet selbst ist. Trotzdem sind Landkarten sinnvoll und hilfreich, um sich in schwer überschaubaren Gebieten zu orientieren. **Erklärungsmodelle** verweisen auf das menschliche Grundbedürfnis, die Vorgänge in unserer Welt zu verstehen und einzuordnen. Unabhängig von ihrem Wahrheitsgehalt geben Erklärungen Sicherheit und stiften Sinn. Nicht zuletzt tragen gerade der Glaube der Therapeuten und ihrer Klienten an ihre persönlichen Erklärungsmodelle dazu bei, dass Therapie wirkt.

Ein Punkt sorgt im Feld der Forschung rund um die Wirkmechanismen oft für Verwirrung: Nicht selten überschneiden sich die als Ergebnis definierten Größen mit jenen Mechanismen, die für die Veränderung in die Zielrichtung verantwortlich sein sollen. Gerade bei der Achtsamkeit finden wir diese Thematik. Sie ist Weg und Ziel zugleich. Sie wird als Mediator erhoben; zugleich werden Komponenten der Achtsamkeit als Zielvariablen definiert. Wen verwundert es, dass mehr Achtsamkeit zum Ziel führt, wenn sich Faktoren der Achtsamkeit und Zielvariablen überschneiden, wenn also mehr Üben von Achtsamkeit mehr Achtsamkeit bewirkt. Folglich ist es sinnvoll, Hypothesen über Wirkketten zu bilden, die dann auch durch Messungen zu unterschiedlichen Zeitpunkten verifiziert oder falsifiziert werden können. Eine solche hypothetische Wirkkette wäre etwa die von der Achtsamkeitspraxis über Aufmerksamkeitsregulation und Emotionsregulation zu einer erhöhten Empathiefähigkeit (► Kap. 3.3.3).

Um die Vielfalt der Beschreibungen von Wirkfaktoren zu ordnen, kann man das, was in Therapien geschieht und wirkt, in verschiedene Ebenen untergliedern: Auf der Ebene der **Metatheorien** lassen sich das Menschenbild und die Grundannahmen ansiedeln. Auch wenn diese **»privaten« Theorien** (Sandler 1983) den Therapeuten oft gar nicht voll bewusst sind, werden sie implizit vermittelt, wenn etwa der Therapeut seinem »selbstverständlichen« Wertesystem entsprechend meint, er müsse immer gute Erklärungen für alles finden. Es bleibt nicht ohne Auswirkungen, welches Menschenbild einem Vorgehen zugrunde liegt, was der Therapeut in seinem Klienten sieht, was er bewusst oder auch intuitiv zu beheben sucht und was er fördert.

Auf der Ebene der **Strategien** sind eher allgemeine Vorstellungen von Heilungsverläufen und übergreifende Verhaltensregeln anzusiedeln. Auf der Ebene der **Methoden** lehrt jedes Verfahren ein Set von Interventionen, die definierten Zielen dienen. Die am häufigsten vertretene Auffassung verortet die Wirkfaktoren auf dieser Ebene. Nach der entsprechenden Definition von Wirkfaktoren als »kleinste beobachtbare Elemente in einer Psychotherapie« finden sich diese auf der Interventions-Ebene als konkrete Handlungen des Therapeuten (Frauchinger 1997).

Unsere Beschreibung der Wirkfaktoren der Achtsamkeit beinhaltet die Wirkkonzepte und deren Konkretisierung auf all diesen genannten Ebenen: Es beginnt beim Menschenbild und dem expliziten Formulieren von Grundannahmen und endet bei der Darstellung kleinster Verhaltenselemente in der Hakomi-Methode. Mit diesem Verfahren im Hintergrund heben wir im dritten Teil »sieben Wirkfaktoren« der Achtsamkeit hervor. Die in ihnen enthaltenen und auch schon von anderen Autoren als Wirkfaktoren beschriebenen Mechanismen werden – um eine Begriffsverwirrung zu vermeiden – als Wirkmechanismen, Wirkkomponenten und Wirkprinzipien bezeichnet.

1.3.3 Gemeinsame und spezifische Wirkfaktoren

Eine weitere Unterscheidung der Wirkfaktoren betrifft ihre Spezifität. Kommen sie – als spezifische Wirkfaktoren – methodenspezifisch nur in *einem* Therapieverfahren zum Einsatz? Oder sind sie ansatzübergreifend – unspezifisch – Wirkkomponenten in mehreren, vielen oder gar allen Verfahren? Der für diese Mechanismen genutzte englische Begriff *Com-*

mon Factors kann mit »allgemein« oder »gemeinsam« übersetzt werden. So gilt etwa »eine vertrauensvolle Beziehung« als gemeinsamer oder sogar universeller Faktor, der wohl allen Therapieschulen gemeinsam ist. Es bestehen allerdings unterschiedliche Auffassungen darüber, ob diese und andere Komponenten in der therapeutischen Beziehung allein schon heilsam sind und genügen. In der personzentrierten Psychotherapie gelten die Kernvariablen Echtheit, Empathie und Wertschätzung als »spezifische« Wirkfaktoren. In anderen Schulen werden sie lediglich als unspezifische Vehikel betrachtet, um die »wirklichen«, d.h. aus ihrer Sicht spezifischen Wirkmechanismen wie etwa Deutung oder Exposition zum Einsatz bringen zu können.

Die einzelnen Faktoren sind somit eng miteinander verwoben; spezifische sind ohne die allgemeinen und unspezifischen oft nicht umsetzbar. Auch sind kaum spezifische Faktoren zu finden, die – bei näherer Betrachtung – wirklich nur von einem Verfahren »gepachtet« sind. Es scheint vielmehr, dass die jeweiligen Verfahren sich mehr in der Gewichtung und Betonung der einzelnen Mechanismen unterscheiden. Auch nutzen sie für Ähnliches oft unterschiedliche Fachbegriffe. Manche der Faktoren werden allerdings in einigen Schulen gar nicht genutzt. Dies führte zu der Idee, genauer zu untersuchen, welche Verfahren auf welche Wirkprinzipien Gewicht legen. Einige Forscher, wie Klaus Grawe, schlussfolgern, dass in der therapeutischen Praxis möglichst viele potenzielle Mechanismen zum Wohle des einzelnen Patienten eingesetzt werden sollten.

1.3.4 Versuche der Systematisierung von Wirkfaktoren

Es gibt eine Reihe von Versuchen, die Wirkfaktoren aufzuzählen und zu ordnen. Im englischsprachigen Raum sind wohl die »großen Vier« am bekanntesten. Michael Lambert (2013) hat zusätzlich eine Gewichtung der Bedeutung seiner vier Kategorien vorgenommen. Er macht deutlich, wie wichtig extratherapeutische Faktoren sind und relativiert die Bedeutung (methoden-)spezifischer Faktoren.

Michael Lambert und die »großen Vier«

In dieser Auseinandersetzung mit der Gewichtung unterschiedlicher Faktoren kommt Michael J. Lambert als Herausgeber des inzwischen in der sechsten Auflage erschienenen »*Handbook of Psychotherapy and Behavior Change*« (2013) schon im Jahr 1992 zu folgender Schätzung:

- **40% sind extratherapeutische Faktoren:** Klientenfaktoren – wie Ich-Stärke und andere homöostatische Mechanismen; Faktoren des Umfeldes – wie soziale Unterstützung, die unabhängig von der Psychotherapie zur Erholung beitragen.
- **30% sind allgemeine, gemeinsame Faktoren:** Eine Reihe von Variablen, die bei Therapeuten unabhängig von deren therapeutischer Orientierung gefunden werden – wie Empathie, Wärme, Akzeptanz oder die Ermutigung, Risiken einzugehen.
- **15% sind Erwartungsfaktoren (Placebo-Effekt):** Die Behandlungserwartungen resultieren aus dem Wissen des Patienten, dass er behandelt wird, und aus der Glaubwürdigkeit der Behandlungen.
- Nur **15%** sind **methodisch-technische Faktoren:** Faktoren, die zu spezifischen Therapien gehören – wie Biofeedback, Hypnose oder systematische Desensibilisierung.

Der Ulmer Wirkfaktorenwürfel

Der Ulmer Wirkfaktoren-Würfel (Kächele 2005; ► Abb. 1-1) bezieht sich auf die von der Arbeitsgruppe Lamberts beschriebenen Wirkfaktoren. Er ordnet sie in die drei Kategorien Lernen, Handeln und Unterstützung, die auf die sechs Seiten des Würfels verteilt werden. Diese Anordnung soll deutlich machen, dass wie bei einem Würfel nie alle Seiten gleichzeitig sichtbar sein können.

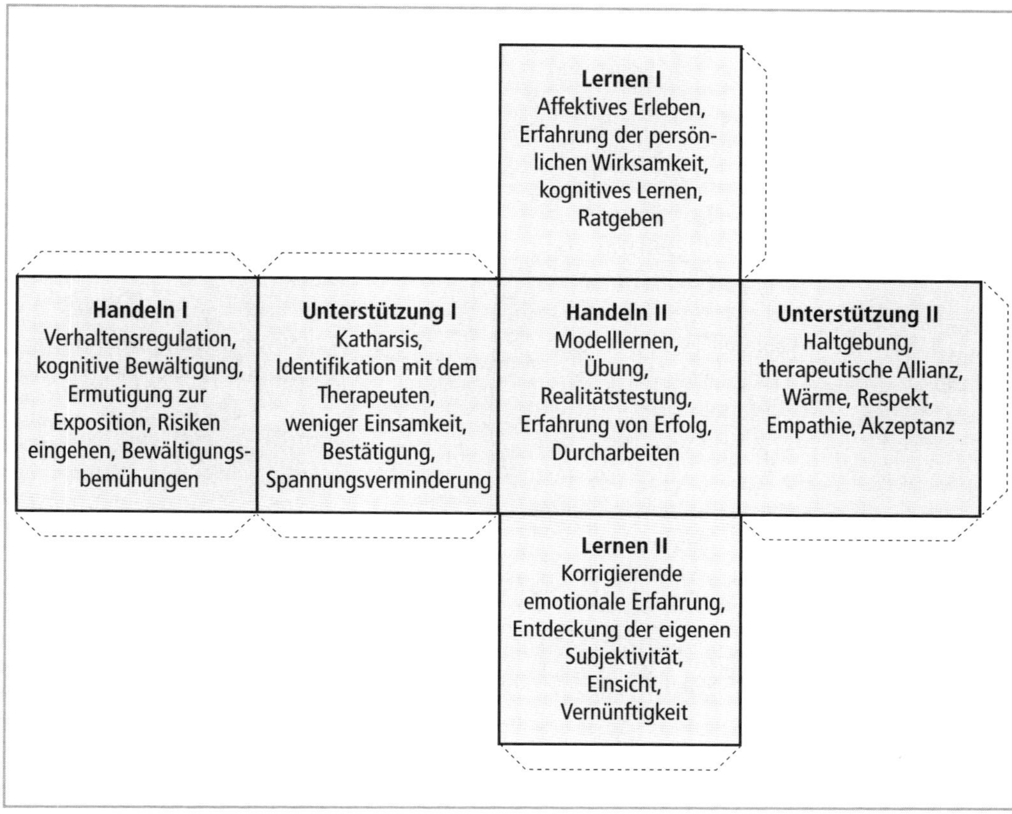

Abb. 1-1 Der Ulmer Wirkfaktoren-Würfel© (nach Kächele 2005; basierend auf Lambert et al. 1994).

Ein Modell der dritten Welle der Verhaltenstherapie

Ein Modell aus der Verhaltenstherapie schließt aktuelle Entwicklungen der sogenannten dritten Welle mit ein. In einem Artikel mit dem Titel: »*United we stand*« arbeiten Douglas Mennin und seine Mitarbeiter (2013) drei Kernprinzipien heraus, welche die Familie der kognitiv-behavioralen Therapien verbinden (► Abb. 1-2):

1. *Context Engagement:* Adaptive Vorstellungen werden gefördert, und im Handeln werden neue Erfahrungen ermöglicht. Auf diese Weise wirkt man alten und ausgedienten Mustern von maladaptiven Assoziationen und Verstärkungsmechanismen entgegen.
2. Veränderungen von Aufmerksamkeitsprozessen: Eine anhaltende, flexible und breitere Aufmerksamkeit für sich verändernde Kontexte wird angestrebt.
3. Kognitive Veränderungen: Die Klienten werden darin unterstützt, Situationen aus einer adaptiven Perspektive zu sehen, um auf diese Weise verbale Bedeutungsgebungen und deren emotionale Signifikanz zu modifizieren.

Der Einfluss des Therapeuten

Eine andere Einteilung verortet Wirkfaktoren entweder beim Klienten oder beim Therapeuten. Aus tiefenpsychologischer Perspektive wären das auf der Klientenseite z. B. emotional besetzte Einsicht, Prozesse der Verinnerlichung

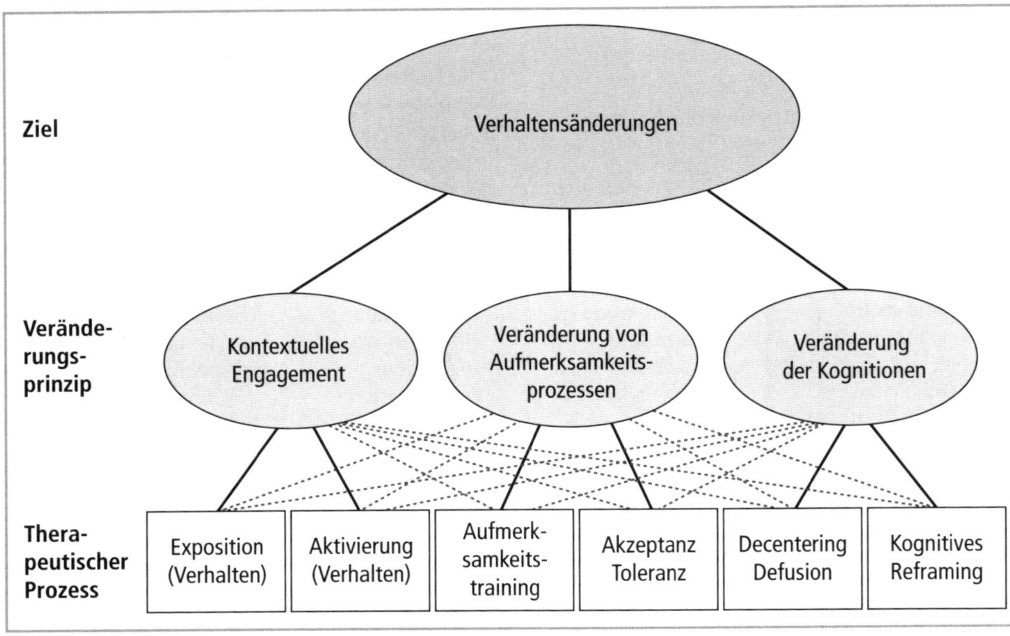

Abb. 1-2 Gemeinsame Charakteristika der Veränderung in der Kognitiven Verhaltenstherapie (nach Mennin et al. 2013, S. 238; Übersetzung durch die Autoren).

und neue Beziehungserfahrungen. Diese werden durch sogenannte **Therapeutenfaktoren** begünstigt. Dies sind etwa Fähigkeiten, verbale und nonverbale Mitteilungen des Klienten zu entschlüsseln und die in ihnen zum Ausdruck kommenden Wünsche und Gefühle annehmen, halten und transformieren zu können. Dies ist die Fähigkeit zum Zuhören, zu Empathie, zu Rekonstruktion und Deutungen. Ein gelingendes Zusammenwirken von Klienten- und Therapeutenfaktoren wird als **Passung** beschrieben.

Wenn man der Logik der bisherigen Erforschung von Wirkprinzipien folgt, bleibt es die Aufgabe des Psychotherapeuten, einzuschätzen, welche davon im Einzelfall die größte Aussicht auf Erfolg haben könnten. Dies wird auch davon abhängen, in welchen Bereichen der Klient seine Ziele definiert und welche Wege dafür passend scheinen.

1. Geht es darum, nicht bewusste innere Konflikte biografisch einzubinden, oder darum, Entwicklungsanforderungen zu bewältigen, die sich in entsprechenden Symptomen ausdrücken?
2. Geht es um die Auswirkungen gelernten Verhaltens und die zugrunde liegenden kognitiven Prozesse und darum, die Verhaltensmöglichkeiten zu erweitern?
3. Geht es darum, eigene innere Anteile, die Angst machen und vermieden werden, zu integrieren? Und darum, das individuell innewohnende Potenzial zu entwickeln und ins Leben zu bringen?
4. Geht es darum, in den Beziehungen zu anderen aus limitierenden Mustern auszusteigen, neue Sinn- und Interaktionsmuster in die jeweiligen Systemdynamiken zu bringen und destruktive Erzählungen über sich selbst und andere durch neue zu ersetzen?

In diesen vier Kernfragen lassen sich nach Jürgen Kriz (2012) von der Universität Osnabrück unschwer die vier Traditionen der Psychotherapie erkennen – die psychodynamische, die verhaltenstherapeutische, die humanistische und die systemische. Die in der Sprache der einzelnen Traditionen formulierten Fragen beschreiben nicht etwa vier unterschiedliche Prozesse. Aus der Sicht von Kriz handelt es sich dabei um vier verschiedene, voneinander unabhängige Perspektiven, aus denen man erfolgreiche Veränderungen betrachten kann. Werden – um im Folgenden nur einige Aspekte zu nennen – regressive Prozesse und Übertragungsdynamiken gefördert und nutzbar gemacht? Zählt der Therapeut auf Exposition, indem Vermiedenes bewusst aufgesucht wird, seien es innere Erfahrungen oder äußere Situationen? Glaubt er daran, dass sich in einer empathischen Begegnung Persönlichkeitsanteile zeigen können, die sonst keinen Raum bekommen und auf diese Weise integriert werden können? Oder hilft er seinem Klienten, über zirkuläre oder lösungsfokussierende Fragen Beziehungen oder Narrationen zu verändern?

Ein »heimlicher« Wirkfaktor auf der Therapeutenseite scheint von besonderer Bedeutung zu sein: die **Allegianz**. Sie wird definiert als der Glaube des Therapeuten an die Effizienz seiner Behandlung. Für diesen Faktor wurde eine größere Effektstärke berechnet, als sie sich für die methodenspezifischen Faktoren ergab (Wampold 2001). Die Allegianz korrespondiert mit Erwartungsfaktoren und Hoffnungen vonseiten des Klienten. Sie hängt mit den Theorien des Therapeuten zusammen, oft auch mit seinen Vorstellungen darüber, *wie* Therapie wirkt, was die entscheidenden Wirkfaktoren sind. Somit kann die Auseinandersetzung mit diesen Faktoren möglicherweise auch die Allegianz und damit die Wirksamkeit von Psychotherapien erhöhen.

1.4 Fazit: Voneinander lernen statt miteinander konkurrieren

Die Psychotherapieforschung ist an einem Punkt angelangt, an dem sie – außer aus berufspolitischen Gründen – nicht mehr nachweisen muss, *ob* sie wirkt. Das steht außer Zweifel. Es stellt sich vielmehr die Frage, *wie* denn Psychotherapie wirkt. Welche Faktoren wirken auf welche Weise in den einzelnen Verfahren und beim jeweiligen Klienten-Therapeuten-Paar im Therapieverlauf zusammen? Bei dieser Art von Forschung fand z. B. die Berner Arbeitsgruppe, dass sich der Einsatz einzelner Wirkfaktoren im Verlauf einer Therapie verändert. Am Anfang und zu Beginn der mittleren Therapiephase komme mehr die Klärungsperspektive zum Tragen, gegen Ende der mittleren Phase der Bewältigungsaspekt (Bleichenbacher u. Preiswerk 1998). Zum Zusammenspiel einzelner Komponenten zeigte z. B. eine Studie, dass sich eine Problemaktualisierung dann negativ auf den Behandlungserfolg auswirkte, wenn sie mit einer schwierigen Therapiebeziehung und wenig Ressourcenaktivierung zusammentraf.

Darüber hinaus wird noch eine andere Entwicklung sichtbar: Der Blick von Forschern, insbesondere aber auch von Praktikern, wagt sich zunehmend über die Grenzen der eigenen Methode hinaus. Auch in der Psychoanalyse wurden regelmäßige Treffen von »klinischen Diskussionsgruppen« mit Therapeuten unterschiedlicher Schulen eingeführt (Tuckett 2007). Dort wird anhand von Fallbeispielen das konkrete Vorgehen der Therapeuten im Hinblick auf die zugrunde liegenden Kernüberzeugungen untersucht. Der Psychoanalytiker Joseph Sandler (1983) spricht dabei von **»privaten Theorien«**, die sich jeder Therapeut aufgrund seiner Ausbildung und seiner praktischen Erfahrung bildet. Diese sind meist aus mehreren Teiltheorien zusammengesetzt. Je nach Klient und Situation findet dann der eine oder andere Theorieteil seine Umsetzung in die

Praxis. Theorien und die Betrachtung der Praxis auf der Ebene der Wirkfaktoren seien dabei schulenübergreifend oft besonders klärend und bereichernd. Es werden Gemeinsamkeiten erkannt; aber es können auch – und da wird es besonders spannend – Unterschiede deutlich werden, aus denen man Neues lernen kann.

Die folgende Hinführung zum Thema Achtsamkeit in der Psychotherapie bildet die Basis dafür, sich anschließend den Wirkfaktoren der Achtsamkeit zuzuwenden, um dann in weiteren Teilen Möglichkeiten zu deren Umsetzung aufzuzeigen.

2. Teil: Achtsamkeit in der Psychotherapie

2.1 Einleitung

Der zweite Teil des Buches soll in die Grundlagen der Achtsamkeit einführen und sie mit der Welt der Psychotherapie verknüpfen. Dazu blicken wir zurück auf die Geschichte und die Wege, auf denen die Achtsamkeit in die Psychotherapie fand: von den ersten Berührungen östlicher Weisheitslehren mit der Psychoanalyse und der Humanistischen Psychologie bis hin zu Jon Kabat-Zinn, über dessen Programm zur Stressreduktion die Achtsamkeit in Medizin und Psychotherapie Eingang fand. Etwa zur gleichen Zeit wie dieses Gruppenprogramm wurde die Hakomi-Methode entwickelt, in der die Prinzipien der Achtsamkeit im Rahmen einer psychodynamischen Einzelpsychotherapie konsequent umgesetzt werden. Weitere Verbreitung fand die Achtsamkeit durch die Kognitive Verhaltenstherapie, die sie in einige ihrer Programme einbaute und beforschte. Da auch viele neurowissenschaftliche Untersuchungen zum Verständnis der Wirkung von Achtsamkeit beitrugen, führen wir zu deren Ausgangspunkt: Wir begleiten Richard Davidson nach Nordindien und berichten über seine ersten Erfahrungen mit der neurobiologischen Forschung.

Es folgt ein kleiner Einblick in die Vielfalt der Definitionen der Achtsamkeit und ihrer Komponenten. Fast alle Psychotherapiemethoden nutzen unter den verschiedensten Bezeichnungen einzelne dieser Komponenten und so beleuchten wir die vier psychotherapeutischen Traditionen im Hinblick darauf. Diese Darstellung soll dem individuellen Psychotherapeuten helfen, zu erkennen, welche Aspekte der Achtsamkeit durchaus schon in seiner Arbeit enthalten sind. Sie soll aber ebenso klar machen, welche Komponenten der Achtsamkeit er in seinem Vorgehen und seiner Haltung (noch) *nicht* nutzt.

Den Abschluss bildet das, worum es eigentlich geht: die konkrete Praxis der Achtsamkeit.

2.2 Indras Netz: Wie Achtsamkeit ihren Weg in die Psychotherapie fand

In der hinduistischen Mythologie illustriert das Bild von »Indras Netz«, wie alles mit allem zusammenhängt. Es ist das Netz des vedischen Gottes Indra, das über seinem Palast auf dem Berg Meru an der Weltenachse aufgehängt ist. An jedem Knotenpunkt dieses Netzes findet sich ein Juwel; und so funkeln diese Juwelen wie der schönste Sternenhimmel. Wenn man genau hinschaut, sieht man, dass sich in den unendlich vielen Facetten jedes einzelnen Juwels alle anderen spiegeln. Ungefähr so kann man sich den Weg der Achtsamkeit in die heutige Psychotherapie vorstellen. Er hat keinen definierbaren Beginn, viele Ereignisse wirkten zusammen und viele Personen haben Teil an diesem sich immer weiter entfaltenden Prozess (vgl. Kabat-Zinn 1999; 2011a).

Als ein Mensch, der Entwicklungen lange vorausahnte, war **William James** (*1842 in New York, †1910) wohl so ein Juwel. Er gilt als einer der Begründer der modernen Psychologie und hielt Vorlesungen in Harvard. Als er unter seinen Hörern den buddhistischen Mönch Dharmapala wiedererkannte, wandte er sich an ihn und sagte: »*Nehmen Sie meinen Stuhl! Sie bringen bessere Voraussetzungen mit, über Psychologie zu reden, als ich.*« Nach dem Vortrag des Mönchs erläuterte James seinen Studenten: *»Das ist die Psychologie, die in 25 Jahren jedermann studieren wird«* (Fields 1992, S. 135; Übersetzung durch die Autoren). Allerdings wurde aus den 25 Jahren fast ein Jahrhundert, bis die buddhistische Psychologie das Interesse eines Mainstreams der wissenschaftlichen Forschung gewonnen hatte.

2.2.1 Berührungen mit der Psychoanalyse

Auch einige Pioniere der Psychoanalyse rund um Sigmund Freud fanden Interesse an östlichem Gedankengut, das sich damals langsam ausbreitete. Manche ordneten es in ihr Denksystem ein, deuteten und bewerteten es aus psychoanalytischer Perspektive. Einige fühlten sich vom Fremden und Unaussprechlichen inspiriert, den meisten aber blieb es fremd. **Freud** (1930) selbst lehnte – wie der Teufel das Weihwasser – alles ab, was seinen Vorstellungen von Wissenschaftlichkeit nicht entsprach. Als Reaktion auf seine religionskritische Schrift »Die Zukunft einer Illusion« erhielt er vom französischen Literaturnobelpreisträger **Romain Rolland** einen Brief. Der Dichter warf ihm vor, das – wie er es nennt – ozeanische Gefühl als Quelle der Religiosität in seiner Schrift gänzlich vernachlässigt zu haben. Rolland hatte ein Buch über Mahatma Gandhi veröffentlicht, das er Freud schenkte, und er war ein begeisterter Anhänger des hinduistischen Mönchs Vivekananda.

Für **Carl Gustav Jung** wurde das »Tibetische Totenbuch« zu einem ständigen Begleiter, der ihm viele Ideen und Einsichten in das Geheimnis der menschlichen Psyche gewährt habe. So verwundert es nicht, dass Jung 1935 zur ersten deutschsprachigen Ausgabe dieses klassischen Werks aus dem 8. Jahrhundert einen einleitenden Kommentar beisteuerte. Später schrieb er in einem Geleitwort zu dem 1958 erschienenen Buch »Die große Befreiung« von Daisetsu T. Suzuki, einer Einführung in den Zen-Buddhismus, dass die zentralen subjektiven Erfahrungen in der Meditation mit Sprache nicht zu erfassen seien.

Zur Begegnung von »Zen-Buddhismus und Psychoanalyse« trug **Erich Fromm** bei. Im Jahr 1957 veranstaltete er in Cuernavaca, seinem Wohnort in Mexiko, eine Konferenz zu diesem Thema und gab später die Vorträge in einem Buch (1972) heraus. Die Tagung wurde von dem damals wohl bekanntesten Zen-Gelehrten **Daisetsu Teitaro Suzuki** geprägt, der wesentlich zur Verbreitung des Buddhismus im Westen beigetragen hat. Seine Meditationspraxis war spürbar: er verkörperte das, wovon er sprach. Erich Fromm schreibt in einem Nachruf:

> Sollte ich über seine unfehlbare Güte, über seine Entschiedenheit und Wahrheitsliebe, seine Konzentration, die Abwesenheit von Eitelkeit und Ego in ihm schreiben? Die ihn kannten, wissen das alles; und für die, die ihn nicht kannten, können solche Worte nicht viel bedeuten. Vielleicht sollte ich sein ständiges Interesse allen ihn umgebenden Dingen gegenüber erwähnen. Er war begeistert, einen mexikanischen Teppich zu sehen, ein Tongefäß oder ein Stück Tafelsilber. Und es ging nicht allein darum, es zu sehen, sondern es zu berühren, seine Textur und seine Form zu fühlen. Durch sein Interesse und seine aktive Bezogenheit hauchte er allem Leben ein. Eine Person, eine Katze, ein Baum, eine Blume – sie alle wurden durch seine Lebendigkeit lebendig. Die folgende Geschichte mag das illustrieren: Er hatte zwei Jahre zuvor in Mexico das Haus meines Kollegen und Freundes, Dr. Francisco Garza, besucht und den wunderschönen Garten mit seinen alten Bäumen bewundert. Zwei Jahre später, als er zurück kam und Dr. Garzas Haus wieder besuchte, betrachtete er einen der Bäume und fragte: »Was ist mit dem Ast passiert, der das letzte Mal hier war?« Tatsächlich war der Ast abgesägt worden, aber Dr. Suzuki erinnerte sich und vermisste ihn.
>
> (Fromm 1967, S. 86; Übersetzung durch die Autoren).

2.2.2 Kontakte mit der Humanistischen Psychotherapie und weitere Entwicklungen

Auf der Cuernavaca-Konferenz hielt auch **Charlotte Selver** einen Vortrag. Sie leitete ab 1963 in Esalen Workshops zu *Sensory Awareness* und gab der Körpertherapie wichtige Impulse. Man kann sich vorstellen, wie es war, in den heißen Quellen von Esalen zu baden und mit allen Sinnen zu genießen: den Blick auf die Weite des Pazifiks zu richten, die Wellen zu hören und die Wärme des Wassers auf der Haut zu spüren. Selver gehörte wie auch **Allen Watts** dem *Human Potential Movement* (► Kap. 2.3.6) an. Esalen wurde zu einem Treffpunkt der Vertreter dieser oft östlich inspirierten Gegenkultur, der auch **Abraham Maslow, Fritz Perls, Carl Rogers** und **Moshe Feldenkrais** angehörten. Sie alle entwickelten Grundlagen, auf denen später Ron Kurtz die Hakomi-Methode aufbaute.

In Rom und Florenz hatte **Roberto Assagioli** in den 1920er-Jahren das Institut für »Psychosynthese« gegründet. Er war schon früh über seine Mutter und ihr Studium der Theosophie mit östlichen Weisheitslehren in Berührung gekommen. Ein wesentliches Ziel der von ihm beschriebenen Therapieform ist es, Teilpersönlichkeiten zu differenzieren und Gegensätzliches auf einer höheren Ebene zu vereinen, indem sich durch die »Psychosynthese« ein neues und umfassender integriertes Ganzes entwickelt. Assagioli beschreibt in seinem Persönlichkeitsmodell einen »Beobachter« als einen reinen, objektiven und liebevollen Zeugen des unablässig ablaufenden Gewahrseinsstroms. Er betont die Bedeutung des durch die Beobachterposition eingeleiteten Perspektivenwechsels und führte auch den Begriff »Disidentifikation« ein, der als methodenübergreifender Wirkfaktor der Achtsamkeit gilt.

In Deutschland gründete **Karlfried Graf Dürkheim** Anfang der 1950er-Jahre in Todtmoos im Schwarzwald eine Begegnungsstätte. Er hatte 1938 in Japan den Zen-Buddhismus aus erster Hand kennengelernt und dabei außergewöhnliche Erfahrungen gemacht. Er verband in seiner »initiatischen Therapie« Elemente aus der Tiefenpsychologie und der Humanistischen Psychologie mit der Schulung der Wahrnehmung des Leibes und mit Meditation. In Süddeutschland gründete im Jahre 1973 sein Neffe Wolf Büntig als Vertreter einer humanistisch geprägten Form der Körpertherapie das Seminarzentrum ZIST. Damit entstand auch hier ein Ort, der mit vielen Workshops und Fortbildungen Platz bot, sich in Richtung achtsamer Körperwahrnehmung fortzubilden.

In den Vereinigten Staaten beschäftigten sich unterschiedlichste Forscher mit der Integration von östlichem und westlichem Wissen. So machte sich **Ken Wilber** mit Bemühungen um Differenzierung und Integration verdient. **Daniel Goleman** (1971) erforschte die psychologischen Auswirkungen meditativer Praxis und auch **Charles Tart** (1996, 2001b) beschäftigte sich schon früh mit außergewöhnlichen Bewusstseinszuständen sowie mit Vergleichen zwischen Hypnose und Meditation.

2.2.3 Achtsamkeitsbasierte Stressreduktion

Im September 1979 startete in Massachusetts in den USA erstmals ein Programm, das entscheidend zur Verbreitung der Achtsamkeit in Medizin und Psychotherapie beigetragen hat: Die »Achtsamkeitsbasierte Stressreduktion« – *Mindfulness-Based Stress Reduction (MBSR)*. Das Programm und seine Erforschung ist untrennbar mit dem Namen **Jon Kabat-Zinn** (*1944 in New York) verbunden. Kabat-Zinn hatte sich zu diesem Zeitpunkt schon viele Jahre lang mit Meditation und Yoga beschäftigt. Er hatte Molekularbiologie studiert und berichtet in einem Rückblick (2011a), dass ihm die Arbeit im Labor keineswegs als Antwort auf die Frage erschien, was seine persönliche Bestimmung sei. Er war auf der Suche nach einer Aufgabe, die er so sehr liebte, dass er sogar dafür zahlen würde, sie erfüllen zu können. So begann er 1976 an der damals brandneuen medizinischen Fakultät der Universität von Massachusetts unter anderem Anatomie und Biologie zu unterrichten. Nebenbei leitete er Yoga- und Meditationsklassen. Auf einem zweiwöchigen Vipassana-Retreat hatte er ganz unverhofft für einige Sekunden eine »Vision« vor Augen. Sie wies ihn nicht nur auf ein praktikables Modell hin, sondern ließ ihn auch die Verbreitung ahnen, die sein Programm später in den Krankenhäusern und Forschungslabors in aller Welt finden sollte. Was lag näher, als sein Projekt an jenem Ort zu starten, an dem er ohnehin schon beruflich tätig war. So sprach er mit den leitenden Ärzten der allgemeinen Ambulanz, der Schmerzklinik und der orthopädischen Abteilung. Da diese immer wieder erleben mussten, dass sie mit ihren Mitteln nicht allen Patienten helfen konnten, nahmen sie sein Angebot gerne an und wiesen ihm Patienten zu. Sein Programm erklärte er den Ärzten als intensives Training in buddhistischer Meditation und Yoga – allerdings ohne Buddhismus. Dabei war Kabat-Zinns Handeln von einem buddhistischen Menschenbild geleitet. Es war ihm daher ein zentrales Anliegen, dass die Haltung der Gruppenleiter und die Vermittlung des Programms vom Geist des buddhistischen Weltverständnisses getragen werden. Auf der anderen Seite wollte er aber auch verhindern, dass Vorurteile – etwa gegenüber dem Buddhismus oder Strömungen aus dem New Age – kranke Menschen daran hindern, an dem Programm teilzunehmen. Es sollte für möglichst viele – gleichsam als »Public Health«-Maßnahme – zugänglich sein. So nannte er sein Angebot zunächst »Stress Reduction and Relaxation Program«. Aus dem Wortschatz von durchschnittlichen Amerikanern schöpfend erschien ihm das Wort »Stressreduktion« geeignet, denn es drückte etwas Unspezifisches, allgemein Menschliches aus, was man in der buddhistischen Terminologie als die Verringerung von menschlichem Leiden bezeichnen könnte. Zugleich war »Stress« auch ein in der Wissenschaft akzeptierter Begriff, zu dem in dieser Zeit intensiv geforscht wurde. Damit knüpfte er die Verbindung zur Naturwissenschaft, an der ihm ebenfalls sehr gelegen war. 1982 erschien eine Studie, in welcher der heutige Name der »Mindfulness-Based Stress Reduction« (MBSR) erstmals auftaucht. Darin wurde auch explizit benannt, dass es sich um ein Training in Achtsamkeitsmeditation handelt.

Kabat-Zinn (2011a) schildert rückblickend die große innere Spannung, unter der er lange Zeit stand: Inwieweit sollte er die buddhistischen Wurzeln seines Programms nach außen hin deutlich machen? Kurz vor dem Erscheinen seines Buches »*Full Catastrophy Living*« (1990; dt. 2011b), in dem er seine neue Methode erläutert, bat er einige für ihn bedeutsame Menschen um ein Statement zu seinem Werk. Unter ihnen war der als buddhistische Autorität weithin anerkannte vietnamesische Mönch **Thich Nhat Hanh**. Seine Schrift »Das Wunder der Achtsamkeit« war 1975 erschienen und hatte viel Anklang gefunden. Es kam für Kabat-Zinn fast überraschend, als ihm der bekannte Lehrer wirklich einen Text schickte. Dass darin das Wort »Dharma« nicht nur einmal, sondern sogar viermal vorkam, stürzte Kabat-Zinn in eine Krise. »Dharma« bezeichnet die Essenz der Lehren Buddhas, jene Prinzipien und jenen Geist, von dem sein Buch durchdrungen war, ohne dass dies auch nur einmal explizit benannt wurde. Allerdings war es genau das, was er den Gruppenteilnehmern anhand ihrer unmittelbaren persönlichen Erfahrung vermitteln wollte. Er überlegte sehr lange, ob er das Vorwort Thich Nhat Hanhs in sein Buch aufnehmen sollte. Letztendlich entschied er sich dafür.

Jon Kabat-Zinn wird nicht müde zu betonen, dass Achtsamkeit in ein großes Ganzes eingebettet sein muss und nur von innen heraus zu verstehen ist. Achtsamkeit dürfe nicht auf eine weitere Technik im Arsenal der Methoden zur Verhaltensveränderung reduziert werden, sie sei vielmehr im buddhistischen Sinne das Herzstück des Weges. Sie ist eine besondere Weise, auf die Welt zu blicken und in der Welt zu sein, und prägt unser Leben von seinen Wurzeln bis in seine letzten Verästelungen. Die Qualität von MBSR als Intervention hänge daher primär davon ab, wie der einzelne MBSR-Lehrer die Achtsamkeit verkörpert und lebt, und von seinem Verständnis dafür, worum es im Kern geht. Für das »Center for Mindfulness« in Massachusetts stellt aus diesem Grunde eine längere und regelmäßige eigene Achtsamkeitspraxis das zentrale Zulassungskriterium zur Ausbildung zum MBSR-Lehrer dar.

In den letzten zwei Jahrzehnten hat sich die Einstellung gegenüber dem aus östlichen Kulturkreisen und Traditionen stammenden Erfahrungswissen stark verändert. Sowohl in großen Kreisen der Bevölkerung als auch in der Welt der Wissenschaft haben die Vorurteile abgenommen und wurden von Interesse und Faszination abgelöst. So bieten etwa die unter der Schirmherrschaft des Dalai Lama stehenden »Mind-and-Life«-Konferenzen wertvolle Begegnungsmöglichkeiten zwischen den Kulturen. Auch auf universitärem Boden finden Begegnungen und Austausch von östlichem und westlichem Denken statt, was vor nicht allzu langer Zeit noch undenkbar gewesen wäre. Insgesamt nimmt die Bereitschaft stark zu, etwas von der jahrtausendealten buddhistischen Tradition und ihren Wegen zur Geistesschulung zu lernen. Es wird anerkannt, dass die buddhistische Psychologie in bestimmten Bereichen über ein höchst differenziertes Wissen verfügt.

Auch das Interesse für MBSR in der Bevölkerung wächst weiter, ebenso wie die Zahl der Studien, welche die Wirkungen des Programms beschreiben. Auch wenn sich MBSR *nicht* als Psychotherapie im engeren Sinne versteht, bildete das Programm die Basis zur Entwicklung störungs- oder zielgruppenspezifischer Vorgehensweisen, wie etwa für Menschen mit Depression oder mit Suchtproblemen, mit Angst oder Krebs, für Gebärende, Senioren, Eltern oder Menschen in helfenden Berufen.

2.2.4 Die Hakomi-Methode

Im Juli 1980, im Jahr, nachdem das erste MBSR-Training startete, und nur eine Autostunde von dessen »Geburtsort« Worcester entfernt, traf sich eine Gruppe von Psychotherapeuten mit dem Ziel, das Hakomi-Institut zu gründen. Sie alle waren fasziniert von der therapeutischen Arbeit von **Ron Kurtz** (*1934 in Brooklyn, New York; †2011 in Ashland, Oregon) und wollten mit ihm zusammenarbeiten. Ron Kurtz reiste zu dieser Zeit quer durch die USA von einem Workshop zum nächsten. In seinem Vorgehen integrierte er unterschiedlichste Elemente, die er in Seminaren und von der Arbeit seiner Kollegen gelernt hatte, wobei im Zentrum die Achtsamkeit stand, die ihm aus seiner eigenen Yoga- und Meditationspraxis heraus vertraut war. Unter seiner Leitung hatte sich die Gruppe vorgenommen, seine konkreten Interventionen zu beschreiben und verstehbar zu machen. Dazu wurden die mit Kassettenrecordern aufgenommenen Vorträge und Erläuterungen in Workshops transkribiert, was bei der damals oft schlechten Tonqualität sehr aufwendig war. Es entstanden umfangreiche Texte, in denen wiederkehrende Muster gesucht wurden. Tagelange Diskussionen halfen dabei, die zugrunde liegenden Kernannahmen mittels Clusteranalyse herauszudestillieren und als *»Principles«* zu formulieren (► Kap. 4.2.7). Einzelne Interventionen wurden isoliert, in Schritte zerlegt und bekamen Namen. Auf diese Weise wurde im Hakomi-Institut eine lehr- und lernbare Methode entwickelt.

Als sichtbares Ergebnis der Arbeit erschien zunächst ein im Selbstverlag gedrucktes *»Manual of Body-Psychotherapy«*. Zehn Jahre nach dem ersten Treffen folgte *»Body-Centered*

Psychotherapy – The Hakomi Method: The Integrated Use of Mindfulness, Nonviolence, and the Body« (1990). Im gleichen Jahr erschien das MBSR-Buch von Jon Kabat-Zinn. Mit ihrem Menschenbild steht die Hakomi-Methode in der Tradition der buddhistisch inspirierten humanistischen Psychologie, sie reflektiert aber auch den Zeitgeist, in dem sie entwickelt wurde. Wenn man ihr Arbeitsmodell der menschlichen Psyche und die Bedeutung der Erforschung unbewusster Prozesse betrachtet, steht sie in der Tradition der psychodynamischen Verfahren und der Komplexitätstheorie. Aus der Achtsamkeit ergab sich der körperorientierte Zugang zum impliziten Wissen, der auch dazu führte, sie in die Tradition der Körperpsychotherapien einzuordnen. Im Bereich der Körpertherapien gehört Hakomi zu den am weitesten verbreiteten Verfahren. Es wird in einem elaborierten didaktischen Konzept weltweit unterrichtet. Die Methode wird im vierten Teil des Buches in ihrer Geschichte, mit ihren Grundsätzen und vor allem in ihrer praktischen Umsetzung ausführlicher erläutert.

2.2.5 Dialektisch-Behaviorale Therapie

Die Dialektisch-Behaviorale Therapie (DBT) gehört zur sogenannten »dritten Welle« der Verhaltenstherapie und ist damit eine der drei verhaltenstherapeutischen Methoden, die Elemente der Achtsamkeit explizit nutzt. Die DBT ist wesentlich mit den persönlichen Erfahrungen jener Frau verwoben, der sie zu verdanken ist: **Marsha Linehan** (*1942 in Oklahoma). Nachdem sie sich als Siebzehnjährige immer wieder selbst verletzt hatte, kam sie in die Psychiatrie, wo sie mit Psychopharmaka und sogar mit Elektroschocks behandelt wurde. Wie sie später in einem Interview (Carey 2011) sagte, war das für sie »die Hölle« und so schwor sie sich: »Wenn ich hier herauskomme, werde ich eines Tages wiederkommen und die anderen hier herausholen.« Einige Zeit später sei ihr während eines Gebetes in einer Kapelle eine Erfahrung zuteil geworden, die ihr Leben und die Entwicklung der DBT entscheidend prägen sollte. Die Verwandlung geschah, als sie sich erstmals in ihrem Leben tief angenommen fühlte und sie zu sich sagen konnte: »Ich liebe mich selbst.« Ab diesem Zeitpunkt fühlte sie auch in emotionalen Tiefs keinen Drang mehr, sich selbst zu verletzen. Auf dem Weg, ihren Schwur umzusetzen, wurde sie Therapeutin und wandte sich der Behandlung von chronisch suizidalen Frauen zu, bei denen eine Borderline-Störung diagnostiziert wurde.

Da die Kognitive Verhaltenstherapie, in der sie ausgebildet war, bei dieser Personengruppe kaum wirksam war, ergänzte sie das einjährige Gruppenprogramm um eine wesentliche Komponente. Aus ihren eigenen Erfahrungen war ihr klar, dass neben den Veränderungsbemühungen etwas fehlte: Sie nannte es das Prinzip der **radikalen Akzeptanz** (► Kap. 3.7.1). Es bildet den Gegenpol zum Ringen um Veränderung – wobei die beiden Pole in einer dialektischen Beziehung zueinander stehen, was der Methode ihren Namen gibt. Da Marsha Linehan positive Erfahrungen mit Zen-Meditation mitbrachte, lag es nahe, Elemente dieser Praxis für die Patientinnen nutzbar zu machen. Auf einem verhaltenstherapeutischen Hintergrund wird bei ihrem Ansatz das, was man während der Achtsamkeit übt, im Rahmen eines Skills-Trainings vermittelt (► Kap. 5.5). Es dient in erster Linie dazu, die Fähigkeit zur Emotionsregulation zu verbessern.

2.2.6 Achtsamkeitsbasierte kognitive Therapie der Depression

Ein weiteres Verfahren, das sich auf die Achtsamkeit stützt, wuchs ebenfalls auf dem Boden der Verhaltenstherapie. Es hat inzwischen in der Behandlung von Depression einen der heiß begehrten Plätze auf der viel diskutierten Liste der sogenannten EST, der *»Empirically Supported Treatments«* errungen. Es ist die

»Achtsamkeitsbasierte kognitive Therapie der Depression« – *Mindfulness-Based Cognitive Therapy (MBCT).*

Der Beginn ihrer Geschichte kann im Jahr 1989 angesiedelt werden, als sich beim Weltkongress für kognitive Therapie drei kreative Verhaltenstherapeuten trafen. Alle drei hatten sich mit psychologischen Modellen und der Behandlung von Depressionen beschäftigt: **Mark Williams** präsentierte eine Arbeit über chronische und rezidivierende Depressionen, **Zindel Segal** über die Beziehung zwischen belastenden Lebensereignissen und dem Wiederauftreten der Erkrankung und **John Teasdale** ein Modell zu den Zusammenhängen zwischen Gedanken und Gefühlen. Sie diskutierten die Frage, wodurch sich jene Menschen, bei denen die Depression wiederkehrt, von denen unterscheiden, die gesund bleiben. Eine ihrer Hypothesen war, dass automatisierte selbstabwertende Gedankenmuster negative Gefühle auslösten. Als der Kanadier Segal 1991 dann von einer Stiftung eingeladen wurde, eine Therapie zur Rückfallprophylaxe bei depressiven Menschen zu entwickeln, fragte er seine beiden Kollegen aus Oxford, ob sie mit ihm an diesem Projekt arbeiten wollen.

Im selben Jahr verbrachte Marsha Linehan einen Teil ihres Sabbaticals in Cambridge. Sie hatte mit der Vermittlung von Achtsamkeitsübungen und dem Konzept des »Decentering« in der Arbeit mit Menschen mit Borderline-Persönlichkeitsstörungen gute Erfahrungen gemacht. Als sie in diesem Zusammenhang Jon Kabat-Zinn erwähnte, war die Forschergruppe davon fasziniert, wie treffend er den Mechanismus des Decentering beschrieben hatte:

> Es ist erstaunlich, wie beruhigend die Erkenntnis, dass man nicht die eigenen Gedanken ist, sein kann. … Dieser einfache Akt des Erkennens kann Sie von der verzerrten Sicht der Wirklichkeit befreien, die im Kielwasser falsch gewichteter Gedanken oft entsteht, und zu mehr Klarheit und einem feineren Gespür für das, was nötig und machbar ist, führen. Die Befreiung von der Tyrannei der Gedanken ist das direkte Ergebnis einer stabilen Meditationspraxis.
>
> (Kabat-Zinn 2011b, S. 76–77)

Dieser Ansatz erschien den Depressionsforschern aus mehreren Gründen relevant: Aufmerksamkeitsübungen ermöglichen es den Patienten, aus Teufelskreisen auszusteigen, in denen negative Gefühle und quälendes Grübeln einander verstärken, indem sie die beschränkten Kapazitäten der Informationsverarbeitung bewusst anderweitig einsetzen. Übungen, in denen sie sich ihrer Gedanken, Gefühle und Körperempfindungen gewahr werden, können darüber hinaus den Patienten dabei helfen, die Warnzeichen einer wiederkehrenden Depression früher zu erkennen, um entsprechende Gegenmaßnahmen zu ergreifen.

Zwei Jahre später – 1993 – flogen die Forscher nach Massachusetts zu Jon Kabat-Zinn und nahmen an einer MBSR-Einführungssitzung teil. Die Empfehlung, dass angehende Kursleiter Achtsamkeit praktizieren müssten, nahmen sie zwar zur Kenntnis, sie sahen aber zunächst keinen Anlass, ihr zu folgen. Sie verließen Amerika bestärkt in ihrer Annahme, dass MBSR ein geeigneter Weg sein könnte, um das Prinzip und die Techniken des Decentering zu vermitteln, um das Rückfallrisiko einer Depression zu verringern. So nahmen sie Achtsamkeitsübungen in das reguläre Format der kognitiven Therapie auf und nannten die neue Version des Gruppenprogramms »Training der Aufmerksamkeitskontrolle«. Die Erfahrungen, die sie mit dem Programm machten, waren sehr widersprüchlich. In jeder Gruppe schienen einige Patienten gut damit zurechtzukommen, anderen bereitete es erhebliche Schwierigkeiten, die Fertigkeiten der Aufmerksamkeitskontrolle einzusetzen und ihre emotionalen Einbrüche einfach nur zu beobachten. Wiederum andere hatten sich von ihrer Depression zwar erholt, wollten aber trotzdem über die Höhen und Tiefen ihres Lebens sprechen.

Als die Arbeitsgruppe 1995 erneut nach Massachusetts an die Stress-Reduction-Clinic kam, bot sich den Forschern im Gegensatz zum ersten Besuch die Gelegenheit, an *mehreren* Kurssitzungen in der Mitte des Kursverlaufs teilzunehmen. Sie konnten beobachten, wie die Lehrenden mit leidvollen und schmerzhaften Gefühlen in der Gruppe umgingen.

> Sie versuchten nicht, die angesprochenen Probleme zu beheben oder Lösungsvorschläge anzubieten. Wenn Patienten erzählten, dass sie traurig oder ängstlich seien oder dass sie verurteilende oder hoffnungslose Gedanken hatten, wurden sie einfach ermutigt, diese Schwierigkeiten in ihr Gewahrsein zu bringen und mit ihnen zu atmen. Es ging hier also um mehr als nur um eine Frage der Feinabstimmung des Trainings der Aufmerksamkeitskontrolle. Die Kursleiter vermittelten einen radikal anderen Ansatz, bei dem die Teilnehmer ermutigt wurden, das Vorhandensein dieser schwierigen Gedanken und Gefühle einfach »zuzulassen«, ihnen eine sanfte Aufmerksamkeit entgegenzubringen und eher eine Haltung des »Willkommen-Heißens« als des »Beheben-Wollens« einzunehmen. Wenn wir auch nur einen Schritt weiterkommen wollten, so müssten wir das Wesen dieses Unterschieds verstehen.
>
> (Segal et al. 2008, S. 69–70)

So erkannten sie langsam die große Bedeutung der persönlichen Erfahrungen der MBSR-Kursleiter mit der eigenen Achtsamkeitspraxis. Sie sahen ein, dass auch die Leiter selbst jene sanfte Herangehensweise gegenüber den Schwierigkeiten der Patienten verkörperten, zu der sie die Patienten ermutigten. Etwa im Umgang mit Selbstkritik wurde ihre Grundannahme deutlich:

> … dass unser aller Geist ganz ähnlich funktioniert und es demzufolge jeder Grundlage entbehrt, zwischen dem Geist eines Menschen, der Hilfe sucht, und demjenigen eines Menschen, der Hilfe anbietet, zu unterscheiden.
>
> (Segal et al. 2008, S. 70)

Den Verhaltenstherapeuten wurde klar, dass die Geisteshaltung entscheidet, die dem Patienten entgegengebracht wird. Die Haltung des Achtsamkeitsansatzes lässt Unerwünschtes ebenso zu wie Erwünschtes, lädt es ein und heißt es sogar willkommen. Sie ermutigt, sich gegenüber Schwierigkeiten zu öffnen und eine sanfte und freundliche Haltung gegenüber allen Erfahrungen einzunehmen. Schließlich verstanden sie auch, warum Jon Kabat-Zinn (dt. 2011b) sein Buch *»Full Catastrophy Living«* genannt hatte. Er und seine Kollegen halfen den Menschen nicht, die Katastrophen in ihrem Leben zu vermeiden, sondern brachten ihnen bei, wie sie diese willkommen heißen und inmitten von ihnen leben können. Dies stand ganz im Gegensatz zu dem Modus, in dem die Psychotherapeuten der kognitiven Verhaltenstherapie arbeiten. Diese fühlen eine gewisse Verantwortung, die Patienten bei der Lösung ihrer Probleme zu unterstützen, die »Knoten« in ihrem Denken und ihren Gefühlen aufzuschnüren und ihre Not zu verringern, indem sie sich so lange mit einem Problem beschäftigen, bis es überwunden ist. Im Gegensatz dazu ließen die MBSR-Kursleiter die Verantwortung ganz klar bei den Patienten. Sie sahen ihre primäre Rolle darin, diese zu befähigen, von Moment zu Moment in eine achtsame Beziehung zu ihren Erfahrungen zu treten. Sie regten die Teilnehmer an, die Vorstellung loszulassen, Probleme könnten behoben werden, wenn man sich nur genügend anstrengen würde. Falls das Beheben funktioniert, wunderbar, doch der Achtsamkeitsansatz betont ausdrücklich die Gefahr, dass solche Lösungsversuche lediglich die Vorstellung einer Person verfestigen könnten, ihre Probleme seien der Feind und alles käme wieder in Ordnung, sobald diese einmal beseitigt wären.

So modifizierten Segal, Williams und Teasdale (2008) ihr Programm und bauten die Achtsamkeit konsequenter mit ein, insbesondere als Haltung der Kursleiter. Dies drückte sich auch in einem neuen Namen aus: Achtsamkeitsbasierte kognitive Therapie.

2.2.7 Akzeptanz- und Commitment-Therapie

Die Entwicklung der Akzeptanz- und Commitment-Therapie (ACT – »act« als ganzes Wort gesprochen) ist wesentlich auf **Steven Hayes** zurückzuführen. Nach einer Trennung litt Hayes als junger Psychologe selbst unter Panikattacken. Er konnte nicht mehr Lift fahren oder in ein Restaurant essen gehen. Bei Vorlesungen hatte er Angst zu sprechen. So zeigte er stattdessen Super-8-Filme, wobei er so zitterte, dass er kaum dazu in der Lage war, den Film in den Projektor einzufädeln. Die Methoden der Kognitiven Verhaltenstherapie, mit denen er vertraut war, halfen ihm letztlich nicht; vielmehr verstärkte sich die Problematik durch die Versuche, seine Gedanken zu kontrollieren. Von einer Komponente der Kognitiven Verhaltenstherapie fühlte er sich allerdings sehr angesprochen: Der »Vater« der Kognitiven Therapie – Aaron Beck – hatte die Notwendigkeit betont, dass sich Klienten von ihren Glaubenssätzen distanzieren und ihr eigenes verbales Verhalten aus der Perspektive eines Zuhörers beobachten sollen. Hayes hatte bei sich selbst bemerkt, dass man gegenüber vielen Regeln, die das Verhalten steuern, diese Beobachter-Perspektive *nicht* einnimmt. Man nimmt das, was man verinnerlicht hat und zu sich selbst sagt, zu oft wörtlich und hält es für die Realität.

In der Kognitiven Verhaltenstherapie hatte er nur gelernt, wie man Klienten anleitet, die Realität der Gedanken zu hinterfragen oder sich kognitive Verzerrungen bewusst zu machen. So arbeitete Hayes an Interventionen, wie man den Gedanken ihren Einfluss entziehen könne. Am Beginn der 1980er-Jahre fasste er seine Anleitungen in einem Manual zusammen. In Abgrenzung zum *Distancing* Aaron Becks nannte er seine Methode »umfassendes Distanzieren« *(Comprehensive Distancing)*. Um 1985 nahm er die Beobachter-Übung von Assagioli in das therapeutische Repertoire auf.

Auf seine Lebensgeschichte zurückblickend meint Hayes, er habe von außen gesehen wohl wie ein verrückter kalifornischer Hippie gewirkt, er sei aber innerlich keineswegs daran interessiert gewesen, sich mit Drogen zu vergiften. Vielmehr wollte er sich selbst und die Welt transformieren. Er habe Abraham Maslow, dann D. T. Suzuki und Alan Watts und schließlich B. F. Skinner gelesen. Dort sei er dem Prinzip der Akzeptanz begegnet, das ihm in der veränderungszentrierten Verhaltenstherapie gefehlt habe und so erschien dann 1999 das erste Buch über die ACT. Neben der Akzeptanz fügte er im Laufe der Entwicklung noch das Herausarbeiten und die Klärung von Werten als zentralen Bestandteil hinzu. Das gibt dem Handeln und dem In-Kauf-Nehmen von zuvor vermiedenen Erfahrungen Richtung und Sinn (Cloud 2006; Hayes 2008; Zettle 2011).

2.2.8 Fokus Mitgefühl

Der nächste und aktuell sich vollziehende Schritt der Integration des buddhistischen Menschenbildes in die westliche Psychotherapie scheint die explizite Einbeziehung und Kultivierung von Mitgefühl und Selbstmitgefühl zu sein. Es ist durchaus erstaunlich, dass Mitgefühl in psychotherapeutischen Konzepten und in der Forschung bis vor Kurzem wenig Beachtung fand, und dies, obwohl gerade der Mangel an Selbstmitgefühl oft entscheidend zum Leiden beiträgt. Viele Menschen kommen in Therapie, weil sie Anteile von sich ablehnen und bestimmte negative Erfahrungen vermeiden und weil sie unter quälender Selbstkritik, unter ständiger Selbstabwertung und der daraus folgenden Isolation leiden.

Die Entwicklung von **Selbstmitgefühl** wird in letzter Zeit von verschiedenen Autoren als basaler Mechanismus der Veränderung, im speziellen der Veränderung der Selbstbeziehung betrachtet (► Kap. 3.7.3). Wie so oft in der Wissenschaftsgeschichte löste die Entwicklung eines Instruments zur Messung einer bestimmten Größe einen Forschungsboom aus, denn höchst pragmatisch wird einfach das beforscht, was gut messbar ist. Eine solche Welle wurde in Gang gesetzt, als die texanische Psychologin **Kristin Neff** einen Fragebogen entwickelte, der sich darauf bezieht, wie die buddhistische Psychologie Mitgefühl versteht (► Kap. 3.4.5). Inzwischen konnte in einer Vielzahl von Studien der Zusammenhang zwischen Selbstmitgefühl und Wohlbefinden nachgewiesen werden (► Kap. 3.7.3). Es wurden auch Therapie-Programme entwickelt, die speziell auf die Förderung von Selbstmitgefühl abzielen. Dies sind insbesondere die *Compassion-focused Therapy* (Gilbert 2013) und das von Kristin Neff und **Christopher Germer** (Neff u. Germer 2013) entwickelte *Mindful Self-Compassion Program (MSC)*. Mitgefühl wird zwar in den achtsamkeitsbasierten Verfahren wie MBSR und MBCT implizit gefördert, aber nicht unbedingt benannt. Inwieweit spezielle Übungen zur Kultivierung von Liebender Güte und Mitgefühl vermittelt werden, hängt von den Lehrern bzw. Therapeuten ab.

In manchen Achtsamkeitstraditionen, die in die Psychotherapie Einzug gefunden haben, wird mehr der Aspekt der Einsicht in den Vordergrund gerückt, und es dient der Disidentifikation, wenn man sich selbst beim Denken zuschauen kann. In Ergänzung dazu verändern Mitgefühl und Selbstmitgefühl den Ton der inneren Konversation. Verstand und Herz werden zu einem runden Ganzen integriert, so wie ein Vogel zwei Flügel braucht, um zu fliegen (Germer u. Siegel 2012).

2.3 Mönche im Scanner: Die neurowissenschaftliche Erforschung von Achtsamkeit

Der wohl bekannteste Pionier der neurowissenschaftlichen Untersuchung der Achtsamkeit ist **Richard Davidson**. Im Jahr 1992 fasste er all seinen Mut zusammen und schrieb dem Dalai Lama einen Brief, in dem er ihm sein Anliegen unterbreitete, Mönche mit langer Meditationserfahrung zu untersuchen. Der Dalai Lama war begeistert von der Idee, dass die westliche Wissenschaft etwas von den Männern lernen wollte, die ihr Leben der geistigen Übung in der Tradition des tibetischen Buddhismus widmeten. Er war außerdem sehr an Wissenschaft und Technik interessiert und habe schon in jungen Jahren aus seinem Palast in Lhasa durch ein Teleskop den Mond betrachtet und Kuckucksuhren zerlegt. Aufgrund seiner Empfehlung waren einige Mönche bereit, das Forscherteam in ihren weit verstreuten Einsiedler-Berghütten zu empfangen.

Sieben Sherpas trugen schließlich auf den schmalen, zum Teil lebensgefährlichen Wegen in die Berge Rucksäcke mit je 30 Kilo Elektronik und anderen Gerätschaften. Der erste Mönch, auf den sie trafen, war Mitte sechzig und leicht kränklich. Alan Wallace, inzwischen selbst eine anerkannte Autorität der Buddhismus-Forschung, erklärte als Dolmetscher, welche Experimente durchgeführt werden sollten. Eines davon war der »Stroop-Test« (Farbe-Wort-Interferenztest). Dabei ist der Name einer Farbe in einer anderen Farbe gedruckt, z. B. das Wort »Blau« in Rot geschrieben. Die Aufgabe besteht nun darin, die Druck-Farbe zu benennen, ohne sich von der Bedeutung des Wortes, das auf eine andere Farbe hinweist, irritieren zu lassen. Dieser Konzentrationstest soll die Fähigkeit prüfen, Ablenkungen auszublenden. Doch dazu kam es gar nicht. Noch bevor der Mönch sich den Aufgaben stellte, erklärte er in aller Bescheidenheit, dass seine eigene Meditationspraxis allenfalls als mittelmäßig zu bezeichnen sei, was er auf ein Problem mit seiner Gallenblase zurückführte. Um herauszufinden, wie sich Meditation auswirke, sollten die Forscher es doch einfach ausprobieren und selbst meditieren. Die Wissenschaftler aus dem Westen hatten nicht bedacht, dass Demut zu den Grundwerten des tibetischen Buddhismus gehört. Allein das Beschreiben der Meditationserfahrung konnte als Prahlerei ausgelegt werden. Das Team musste ohne strukturierte Befragung und ohne psychologische und physiologische Untersuchungen abziehen.

Der zweite Mönch erzählte von einem bekannten Yogi, der nach Harvard gereist sei, um sich zur Erforschung der Meditation einigen Experimenten zu unterziehen. Entgegen dem Versprechen, bei ihm *keine* invasiven Untersuchungen durchzuführen, nahmen ihm die Wissenschaftler Blut ab und drei Monate nach seiner Rückkehr nach Dharamsala war der Yogi tot. Der Mönch war sich sicher, dass dieser wegen der Blutabnahme gestorben sei. Außerdem – so meinte er – mache es keinerlei Sinn, den Geist messen zu wollen, da dieser formlos und nicht körperlich sei, und selbst wenn es Messergebnisse gäbe, wären diese für das Verständnis der Auswirkungen von Meditation völlig ohne Belang. Ein anderer Mönch meinte, sie sollten in zwei Jahren wiederkommen, bis dahin wäre er vielleicht einen bescheidenen Schritt weiter und sein Geist klarer. Der häufigste Einwand der Mönche war, dass physische Messungen schlichtweg nicht geeignet seien, um die Auswirkungen von Meditation auf den Geist zu erfassen. Sie fragten auch, ob man mit der Ableitung der Gehirnströme das Mitgefühl messen könne, das in der Meditation kultiviert wird. So kehrte die Forschergruppe ohne eine einzige Messung zurück.

Auch wenn die Mission auf einer Seite gescheitert war, so war sie auf andere Weise erfolgreich. Viele Fragen tauchten nach Schilderungen eines Mönchs auf, von denen Davidson tief beeindruckt war. Dieser Mönch war jahrelang in einem chinesischen Gefängnis in Tibet gefangen gehalten und gefoltert worden. Er beschrieb auf erschütternde Weise, welche Veränderungen er durch die Mitgefühlsmeditation erlebt hatte, die er während seiner Haftzeit regelmäßig praktizierte. Die anfänglich alles beherrschende Düsternis, Verzweiflung und Wut sei im Laufe der Zeit allmählich einem Mitgefühl gewichen, das er auch gegenüber seinen Wärtern empfunden habe. Er habe angefangen, sie als Opfer einer geistigen Verwirrung zu betrachten, in die sie ohne ihr Zutun gekommen seien, womit sie in gewisser Weise zu Leidensgenossen wurden.

Nach ihrer zehntägigen Wanderung kamen die Forscher mit mehr Fragen als Antworten wieder beim Dalai Lama an und berichteten ihm von ihren Erfahrungen. Dieser schlug vor, es noch einmal mit anderen meditationserfahrenen Menschen zu probieren, wobei es diesmal Personen sein sollten, die schon einmal im Westen waren und mit dem westlichen Denken und den modernen Technologien vertraut sind. Er versprach, bei einigen seiner Schüler ein gutes Wort für das Forschungsvorhaben einzulegen. Darüber hinaus hatte er noch ein eigenes Anliegen: Er wisse, dass sich die psychologische Forschung beinahe ausschließlich mit negativen Emotionen befasse wie Angst und Depression. Warum könne man nicht stattdessen die Instrumente der modernen Neurobiologie dazu nützen, um Tugenden wie Güte und Mitgefühl zu ergründen? Da Davidson nach seiner Rückkehr herausfand, dass der Begriff Mitgefühl in keinem der gängigen psychologischen Lehrbücher zu finden war, schwor er sich, das zu ändern. Als 2001 der in Frankreich geborene tibetische Mönch **Matthieu Ricard** in sein Labor spazierte, begann ein spannendes Kapitel der Untersuchung von meditativen Bewusstseinszuständen mittels moderner bildgebender Verfahren; die *Contemplative Neuroscience* war geboren (vgl. Davidson u. Begly 2012).

2.4 Was ist Achtsamkeit?

2.4.1 Definitionen der Achtsamkeit

Es gibt keine einheitliche, allgemein verbindliche Definition von Achtsamkeit. Sowohl in den verschiedenen buddhistischen Überlieferungen als auch in ihrer modernen Anwendung können einzelne Beschreibungen nie alle Facetten und Feinheiten der Achtsamkeit erfassen. Darüber hinaus ist es bei allen Definitionsversuchen wichtig, sich daran zu erinnern, dass Achtsamkeit primär aus der Erste-Person-Perspektive – aus der eigenen Erfahrung – zu erfassen ist, und dass Worte nie ausreichen können, um dieser Erfahrung gerecht zu werden.

Im Folgenden werden einige Definitionen nebeneinander gestellt, um Überschneidungen, aber auch Schwerpunktsetzungen deutlich werden zu lassen, die sich aus dem jeweiligen Kontext ihrer Anwendung ergeben.

Die erste hier vorgestellte Annäherung stammt von **Ulrike Anderssen-Reuster**. Sie leitet die Klinik für Psychosomatik des Städtischen Krankenhauses Dresden-Neustadt, ist Dozentin am Dresdner Institut für Psychodynamische Psychotherapie und hat selbst eine langjährige Zen-Praxis.

> Achtsamkeit ist ein Prozess, bei dem die Aufmerksamkeit nicht wertend auf den gegenwärtigen Augenblick gerichtet ist. Sie nimmt wahr, was ist, und nicht, was sein soll. Das heißt: Sie ist einerseits nüchtern, real, desillusionierend, andererseits annehmend, integrierend und vielleicht sogar auf mütterliche Weise liebevoll. Achtsamkeit ist aber noch mehr: Sie ist ein Instrument, um unsere affektiven, geistigen oder körperlichen Regungen in statu nascendi zu beobachten, und sie vermittelt den Kontakt mit der Gegenwart, die, wenn sie nicht explizit in den Blick genommen wird, häufig nicht wirklich erlebt wird.
>
> (Anderssen-Reuster 2007a, S. 1)

Die wohl am häufigsten zitierte **Arbeitsdefinition** ist die von Jon Kabat-Zinn, die er im Rahmen der MBSR-Kurse prägte:

> Achtsamkeit ist jenes Gewahrsein, das entsteht, wenn sich die Aufmerksamkeit mit Absicht und ohne zu bewerten auf die Erfahrungen richtet, die sich von Moment zu Moment entfalten.
>
> (Kabat-Zinn 2003, S. 145; Übersetzung durch die Autoren)

Jon Kabat Zinn (2011a) versteht rückblickend die Wahl des Wortes Achtsamkeit als Schirmbegriff *(Umbrella Term)*; der Begriff diente gleichsam als Platzhalter für seine Arbeit im MBSR-Programm und deren Verbindung zur buddhistischen Lehre. Er sollte unterschiedlichste Bedeutungen enthalten und sei *nicht* dazu gedacht gewesen, zu begrenzen und einzuengen, vielmehr sollte er dazu dienen, tradiertes buddhistisches Wissen und klinische Medizin unter einen Hut zu bringen.

Shauna Shapiro hat aufbauend auf die Definition von Kabat-Zinn ein **Drei-Komponenten-Modell** der Achtsamkeit von *Intention, Attention* und *Attitude* konzipiert (Shapiro et al. 2006):

> [Danach] entsteht Achtsamkeit bei der gleichzeitigen Kultivierung dreier Komponenten: (1.) einer klaren **Absicht**, aus der heraus man übt, wie etwa Selbstregulation, Selbsterforschung oder Selbstbefreiung; (2.) einer Form der **Aufmerksamkeit**, die eine von Augenblick zu Augenblick gegenwärtige Erfahrung beobachtet, ohne sie zu interpretieren, zu formulieren oder zu analysieren; (3.) einer **Haltung**, die sich als Qualitäten der Akzeptanz, Güte, Mitgefühl, Offenheit, Geduld, nicht nach etwas zu streben, Gleichmut, Neugier und Nicht-Bewerten charakterisieren lässt.
>
> (Carmody et al. 2009, S. 614; Übersetzung und Hervorhebung durch die Autoren)

Ruth Baer unterscheidet **fünf Facetten der Achtsamkeit**: (1.) Nicht-Reagieren auf innere Erfahrung; (2.) Beobachten, Bemerken, Aufmerksamkeit gegenüber Empfindungen, Wahrnehmungen, Gedanken und Gefühlen; (3.) Bewusstes Handeln (vs. automatisches Handeln), Konzentration, Nicht-Ablenkbarkeit; (4.) Benennen, Beschreiben, Etikettieren mit Worten; (5.) Nicht-Bewerten von Erfahrungen. Diese Komponenten beruhen auf Faktorenanalysen, die sie gemeinsam mit ihrer Arbeitsgruppe an Studenten durchführte, die fünf verschiedene Fragebögen zur Selbsteinschätzung von Achtsamkeit ausgefüllt hatten (Baer et al. 2006).

Eine andere Systematik unterscheidet auf der Basis neurokognitiver Mechanismen **sechs Komponenten** der Achtsamkeit: (1.) Intention und Motivation; (2.) Aufmerksamkeitsregulation; (3.) Emotionsregulation; (4.) Abrufen, Löschen und erneutes Abspeichern von Gedächtnisinhalten; (5.) Prosoziales Verhalten; (6.) Nicht-Anhaften und Decentering (Vago u. Silbersweig 2012).

Wenn man schließlich auf die buddhistischen Wurzeln blickt, bietet es sich an, ein »Standardwerk« zu zitieren: »Geistestraining durch Achtsamkeit«. Es stammt von dem 1901 in der Nähe von Frankfurt geborenen Siegmund Feniger, der in das heutige Sri Lanka auswanderte und dort buddhistischer Mönch wurde. Unter dem Namen **Nyanaponika** hat er wesentlich zur Verbreitung der buddhistischen Sicht der Achtsamkeit im Westen beigetragen. Er beschreibt Achtsamkeit als Herzstück buddhistischer Tradition in ihrer Funktion des »Reinen Beobachtens« und zwar als

> … das klare, unabgelenkte Beobachten dessen, was im Augenblick der jeweils gegenwärtigen Erfahrung (einer äußeren oder inneren) wirklich vor sich geht. Es ist die unmittelbare Anschauung der eigenen körperlichen und geistigen Daseinsvorgänge, soweit sie in den Spiegel unserer Aufmerksamkeit fallen. Dieses Beobachten gilt als »rein«, weil sich der Beobachtende dem Objekt gegenüber rein aufnehmend verhält, ohne mit dem Gefühl, dem Willen oder Denken bewertend Stellung zu nehmen und ohne durch Handeln auf das Objekt einzuwirken. Es sind die »reinen Tatsachen«, die hier zu Wort kommen sollen. Wenn sich nun aber einem anfänglich reinen Registrieren dieser Tatsachen aus alter Gewohnheit doch wieder gleich Bewertungen und andere Reaktionen anschließen, so sollen dann eben diese Reaktionen selber sofort wieder zum Gegenstand des Reinen Beobachtens gemacht werden. Eine so gewonnene innere Freiheit dem Objekt gegenüber wird durch Einübung allmählich zu einer vertrauten Geisteshaltung, die leicht verfügbar ist, wenn sie benötigt wird.
>
> (Nyanaponika 2000, S. 26)

Der zeitgenössische vietnamesische buddhistische Mönch **Thich Nhat Hanh**, der durch sein Buch »Das Wunder der Achtsamkeit« (2009) und viele andere Werke wesentlich zur Popularität der Achtsamkeit beigetragen hat, schreibt:

> Achtsamkeit ist die Fähigkeit, in jedem Augenblick unseres täglichen Lebens wirklich präsent zu sein. … Achtsamkeit ist eine Art von Energie, die jedem Menschen zur Verfügung steht. Wenn wir sie pflegen, wird sie stark, wenn wir sie nicht üben, verkümmert sie. … Achtsamkeit lässt uns erkennen, was im gegenwärtigen Augenblick in uns und um uns herum wirklich geschieht.
>
> (Thich Nhat Hanh 1998, S. 19)

> Ich wache auf und lächle. Vierundzwanzig neue Stunden liegen vor mir. Ich will jeden Augenblick des Tages vollkommen bewusst leben und allen Menschen mit Liebe und Mitgefühl begegnen.
>
> (Thich Nhat Hanh 2004, S. 18)

Der Begriff der Achtsamkeit kann grundsätzlich auf mindestens **vier Bedeutungen** hinweisen: (1.) auf einen Zustand zu einem bestimmten Zeitpunkt oder (2.) auf eine mit zunehmender Praxis verinnerlichte Haltung. Manchmal bezeichnet der Begriff Achtsamkeit (3.) die konkrete Praxis, manchmal (4.) das theoretische Konstrukt. In vielen Studien ist auch noch der Begriff der dispositionellen Achtsamkeit von Bedeutung als jenes Ausmaß an Achtsamkeit, über das die untersuchten Personen ohne spezielle Schulung verfügen.

Komponenten der Achtsamkeit

Das Konstrukt »Achtsamkeit« wird oft in einzelne Komponenten zerlegt, die unterschiedlich in den Vordergrund gestellt und gewichtet werden. Autoren, die sich um eine Definition von Achtsamkeit bemühen, beschreiben folgende Facetten und Dimensionen:

1. Achtsamkeit ist verbunden mit einem bestimmten **Modus des Seins**:

- Dieser Modus besteht in einem rezeptiven Beobachten und Gewahrsein. Innere und äußere Reize werden bewusst bemerkt und wahrgenommen.
- Die Aufmerksamkeit wird auf den gegenwärtigen Moment gelenkt.
- Automatische (Handlungs-)Reaktionen auf innere oder äußere Erfahrungen werden unterlassen (Nicht-Reaktivität). Im Gegensatz dazu steht der sogenannte Autopilotenmodus (Kabat-Zinn 2011b).
- Es besteht Bewusstheit über den Prozess der Aufmerksamkeitslenkung selbst, das heißt darüber, worauf die Aufmerksamkeit in jedem Moment gerichtet ist (Metakognition).
- Man ist beteiligt – beobachtet teilhabend (nicht abgespalten oder dissoziiert).
- Handeln erfolgt bewusst.

2. Achtsamkeit bedeutet eine bestimmte **Haltung** der Erfahrung gegenüber:

- Akzeptanz: Erfahrungen werden so akzeptiert, wie sie sind.
- Nicht-Bewerten: Erfahrungen werden nicht als gut oder schlecht bewertet.
- Es besteht kein Veränderungswunsch.
- Kein konzeptuelles Denken: Die aktuelle Erfahrung wird nicht in bereits bestehende Konzepte eingeordnet; Erfahrungen werden nicht mit vergangenen Erfahrungen verknüpft.
- Anfängergeist: Die Dinge werden mit Interesse und Neugier so betrachtet, als ob man sie zum ersten Mal sehen würde (Suzuki 1975).
- Zuwendung und Zulassen im Gegensatz zu Vermeidung und Unterdrückung von Erfahrungen.
- Intentionalität: Es besteht die Absicht, achtsam zu sein.

3. Achtsamkeit bedient sich bestimmter **Techniken**:

- Konzentration und Fokussierung führen zu innerer Ruhe als Voraussetzung für Achtsamkeit (Zugangskonzentration).
- Etikettieren: das Benennen der Erfahrung mit einfachen Worten, ohne konzeptionelle Analyse.

4. Achtsamkeitsübungen führen zu bestimmten intendierten **Wirkungen**:

- Entwicklung von Einsicht und Klarblick: sich selbst und die Welt immer genauer so wahrzunehmen, wie sie ist.
- Verfeinerte Selbstwahrnehmung.
- Erhöhte Toleranz gegenüber aversivem Erleben.
- Ruhe, innerer Frieden und Gleichmut.
- Entwicklung der Freiheit zu handeln oder Handlungen zu unterlassen.
- Befreiung von Leid in umfassendem Sinne oder von einzelnen Symptomen im Sinne einer Heilung.
- Entwicklung von Liebender Güte, Mitgefühl und Mitfreude.
- Entwicklung von Selbstmitgefühl.
- Intensivierung von Wahrnehmung und Erleben.
- Erhöhte Lebensfreude und Lebensqualität.
- Verbesserte zwischenmenschliche Beziehungen.
- Verbesserte Selbstregulation.
- Erhöhte Effektivität des Handelns.
- Zunehmende Präsenz.
- Öffnung für neue Erfahrungen.

2.4.2 Ein Vier-Komponenten-Modell der Achtsamkeit

Aus dem Verständnis der Achtsamkeit in der Hakomi-Methode wurde ein einfaches didaktisches Modell entwickelt, das auf **vier Komponenten** hinweist und sich in der Praxis bewährt hat (Weiss et al. 2015; 2016).

Im Zentrum des Konzepts steht auf einer übergeordneten Ebene das Erwachen des Inneren Beobachters. Gleichzeitig mit diesem Erwachen entsteht eine Bewusstheit darüber, worauf sich die Aufmerksamkeit in jedem Moment richtet. Sie ermöglicht es, auszuwählen, worauf man die Aufmerksamkeit in der Folge richtet.

Und dies ist die zweite Komponente des Modells: die Aufmerksamkeitslenkung.

Die dritte Komponente der Gegenwärtigkeit ergibt sich von selbst: Man kann nur beobachten und wahrnehmen, was gegenwärtig ist. Umgekehrt führt dieser Kontakt mit all dem, was in der Gegenwart geschieht, zu einer Qualität von Präsenz.

Die vierte Komponente lässt sich mit der Farbe des Lichts vergleichen, mit der der Scheinwerfer der Aufmerksamkeit das Wahrgenommene beleuchtet. Es ist die Qualität und Tönung, mit welcher der Innere Beobachter die Dinge betrachtet und mit welcher Beziehungsqualität er ihnen begegnet. Er ist kein neutraler Beobachter; sein Blick ist von Akzeptanz geprägt. Der Begriff der *»Loving Presence«* (► Kap. 4.4.4) weist noch über die akzeptierende Haltung hinaus auf eine liebevolle und mitfühlende Qualität. Gerade im psychotherapeutischen Kontext ist diese Qualität von großer Bedeutung.

Der Begriff des Inneren Beobachters dient als Metapher für einen Perspektivenwechsel. Er beschreibt eine spezifische Art des Beobachtens, bei der sich der Übende mit zunehmender Praxis immer weniger mit den *Inhalten* der Wahrnehmung identifiziert. In einem **Achtsamkeitskontinuum** empfindet er sich immer stärker in der Position des Beobachters all der Inhalte seines Gewahrseins. Die Anwendung des Begriffs »Beobachter« birgt aber auch die Gefahr einer Verdinglichung von Prozessen: Es gibt kein kleines Männchen im Kopf – kein Objekt, das schaut. Stattdessen beschreibt das Erwachen des Inneren Beobachters den Übergang in einen bestimmten *Zustand* des Gewahrseins oder in eine *Perspektive*, die man einnimmt.

2.5 Achtsamkeit im Kontext der buddhistischen Psychologie

Entgegen einem häufigen Vorurteil sei noch einmal klargestellt: Man muss kein Buddhist sein, um Achtsamkeit zu praktizieren und von ihr zu profitieren. Die Grundhaltung Buddhas entspricht erfreulicherweise der Auffassung moderner Wissenschaftler: *»Glaube nichts, was Du nicht an der eigenen Erfahrung geprüft hast.«* Sie wird in seiner »Rede an die Kálámer« deutlich:

> Geht, Kálámer, nicht nach dem Hörensagen, nicht nach Überlieferungen, nicht nach Tagesmeinungen, nicht nach der Autorität heiliger Schriften, nicht nach bloßen Vernunftgründen und logischen Schlüssen, nicht nach erdachten Theorien und bevorzugten Meinungen, nicht nach dem Eindruck persönlicher Vorzüge, nicht nach der Autorität eines Meisters! Wenn ihr aber, Kálámer, selber erkennt: »Diese Dinge sind unheilsam, sind verwerflich, werden von Verständigen getadelt, und, wenn ausgeführt und unternommen, führen sie zu Unheil und Leiden«, dann, o Kálámer, möget ihr sie aufgeben.
>
> (Gottschalk u. Nyanaponika 2008, Text 12)

Buddhistische Psychologie und die moderne Psychotherapie ergänzen einander insofern, als sich die erste mit dem *grundsätzlichen* Entstehen von menschlichem Leiden befasst, die andere mit *individuellem*. Die Sicht auf allgemein menschliche Prinzipien kann die Psychotherapie bereichern, indem sie etwa deutlich macht, dass es einen universellen, gemeinsamen und alle Menschen verbindenden Boden der Entstehung von Leiden gibt. Die buddhistischen Übungswege lehren uns Möglichkeiten, den menschlichen Geist zu schulen und Fähigkeiten zu entwickeln, die im Voraus kaum zu erahnen sind. Dabei spielt die Entfaltung jenes menschlichen Potenzials eine große Rolle, das es ermöglicht, sich selbst und auch das eigene Leben und Leid aus einer übergeordneten und damit umfassenderen und freieren Position zu betrachten. Der Befreiungsweg betont dabei auch ethische Aspekte der Lebensführung. Die Geistesschulung kultiviert dazu auch positive Gefühle wie Großzügigkeit, Freude, Gleichmut und Mitgefühl und mutet somit aus psychologischer Sicht hoch aktuell an.

Die vier edlen Wahrheiten

Die Lehre Buddhas beschäftigt sich mit der Entstehung und der Befreiung von Leid, wobei sich Analogien der **»Vier edlen Wahrheiten«** zum Vorgehen im medizinischen Denken fast aufdrängen: Die erste Wahrheit vom Leiden entspricht der Feststellung von Krankheitssymptomen; die Wahrheit von den Ursachen des Leidens führt zur Diagnose; die Wahrheit von der Überwindung des Leidens macht Aussagen über die Prognose und »der edle achtfache Pfad« wäre der Therapievorschlag.

Die *erste* edle Wahrheit lautet: **»Das Leben im Daseinskreislauf ist letztlich leidvoll.«** Sie stellt schlicht fest, dass es kein Entrinnen von Leid gibt. Sie anzuerkennen bietet ein mögliches Korrektiv für die westliche weit verbreitete Vorstellung vom Anspruch auf Glück. Indem sie Leid als unvermeidbar, wenngleich als zu bewältigen ansieht, entzieht sie es zunächst dem Zuständigkeitsbereich der Psychotherapie. Diese betrachtet Leiden eher als Anzeichen für eine Störung, die es zu beheben gilt. Die buddhistische Psychologie weitet die Betrachtung auf ein breiteres, existenzielles Bezugssystem aus. Die grundlegendste Art von Leiden lässt sich nicht beheben: nämlich jenes Leiden, das entsteht, indem wir alt und krank werden, sterben und früher oder später alles verlieren, was uns lieb ist. Wir sind aufgefordert, dieser Art von Leiden mit einer Haltung offener Akzeptanz zu begegnen.

Die *zweite* edle Wahrheit beschäftigt sich mit den **Ursachen**: »Ursachen des Leidens sind Gier, Hass und Verblendung.« Damit wird auf Formen von Leiden hingewiesen, für die wir selbst Verantwortung übernehmen können. Ihre Ursachen werden durch drei Tiere symbolisiert, die sich im Zentrum mancher Darstellungen des Lebensrades finden: Ein Hahn, eine Schlange und ein Schwein. Der Hahn steht für **Gier** und die Schlange für **Hass**; beide repräsentieren zwei Seiten derselben Medaille. Leiden entsteht, wenn wir etwas wollen, was *nicht* ist (Anhaften, Gier), oder wenn wir etwas *nicht* wollen, was ist (Ablehnung, Hass). Diesen Tendenzen wird mit der Übung des Loslassens begegnet.

Das Schwein symbolisiert Unwissenheit und **Verblendung**. Sie führen zu einer weiteren Art von Leiden: Jenes, das entsteht, wenn wir uns Bilder von der Welt oder von uns selbst machen, die nicht der Realität entsprechen. Wir mühen uns entweder ein Leben lang vergeblich ab, ihnen ähnlich zu werden, oder es bedarf großer Anstrengung, die Diskrepanz mit der Realität zu verleugnen. Die Metapher des Schweins betrifft vor allem die Natur des »Ich«. In diesen Vorstellungen unterscheiden sich die buddhistischen Traditionen am radikalsten von den klassischen westlichen Modellen der menschlichen Psyche. Nach der buddhistischen Psychologie hat das sogenannte »Ich« keine inhärente und dauerhafte Realität; es ist nicht mehr als eines von vielen Phänomenen im Fluss der Erfahrungen. In der buddhistischen Psychologie ist das radikale Konzept von Nicht-Ich keine bloße Theorie, es wird im Rahmen der Praxis vielmehr zu einer nachvollziehbaren und überprüfbaren Erfahrung (► Kap. 3.6.3, »Nicht-Ich in der buddhistischen Psychologie«). Dieses Verständnis steht in starkem Widerspruch zur westlichen Tendenz, ein möglichst autonomes und stabiles Ich zu entwickeln, wobei es allerdings auch in der westlichen Psychologie Modelle gibt, die das »Ich« als Konstrukt verstehen.

Die *dritte* edle Wahrheit stellt die **Prognose**: »Erlöschen die Ursachen, erlischt das Leiden.«

Die *vierte* edle Wahrheit offeriert einen »**Therapieplan**«: »Zum Erlöschen des Leidens führt der **edle achtfache Pfad**.« Der erste von drei Abschnitten dieses Pfades besteht aus: »1. Rechte Anschauung und Erkenntnis« und »2. Rechtes Denken«. Sie weisen auf **Einsicht, Wissen und Weisheit** hin, auf Ziele, die durchaus mit jenen der westlichen Psychotherapie in Einklang zu bringen sind. Allerdings bezieht sich Erkenntnis in der buddhistischen Psychologie primär auf die Einsicht in die sogenannten drei Daseinsmerkmale: Vergänglichkeit, Leidhaftigkeit und Nicht-Ich. Durch die Praxis sollen sie von abstrakten Begriffen zu konkreten Erfahrungen werden (Nyanaponika 2000).

Der zweite Abschnitt des edlen achtfachen Pfades weist auf **ethische und sittliche Prinzipien** hin: »3. Rechte Rede«, »4. Rechte Handlung« und »5. Rechter Lebenserwerb«. Ethisches Verhalten lag am Rand des Interesses der Psychotherapie und wurde – wenn überhaupt – als Begleiterscheinung der Entwicklung des Über-Ich oder der Persönlichkeit behandelt. Der edle achtfache Pfad setzt ethisches Verhalten ins Zentrum der Bemühungen, Leid zu überwinden. Er misst dem Verhalten eine zentrale Rolle für unser Wohlergehen bei. Zufriedenheit bleibt unerreichbar, solange man unheilsam handelt und Schaden anrichtet. Ethisches Handeln sei somit nicht nur als Folge, sondern auch als *Ursache* von Emotionen relevant.

Der dritte Abschnitt enthält Punkte der **Sammlung und Vertiefung**: »6. Rechte Anstrengung«, »7. Rechte Achtsamkeit« und »8. Rechtes Sich-Versenken«. Er spricht motivationale Faktoren, Introspektion und Konzentration und eben auch die Achtsamkeit an.

Im Modell der buddhistischen Psychologie sind somit **drei Einsichten** entscheidend, zu denen Achtsamkeitspraxis führt:

1. Sinneseindrücke und mentale Ereignisse sind nur vorübergehend. Sie entstehen und vergehen wieder (Einsicht in Impermanenz).
2. Sie werden automatisch bewertet und in die drei Kategorien von »angenehm«, »unangenehm« oder »neutral« eingeordnet. Auf diese Bewertung erfolgt wiederum eine automatische Reaktion im Sinne von Anhaften oder Ablehnen. Dies ist eine der Ursachen von Leiden (Einsicht in die Ursachen von Leiden).
3. Diese Sinneseindrücke oder mentalen Ereignisse beinhalten nichts. Sie führen auch nicht zu etwas, das einer andauernden, separaten Einheit entspricht, die »Ich« genannt werden könnte (Einsicht in Nicht-Ich).

Andrea Grabovac und ihre Mitarbeiter (2011) definieren Achtsamkeit auf dem Hintergrund des Modells der buddhistischen Psychologie in einem engeren Sinne genau dahingehend – als das Beobachten dieser drei Charakteristika: Impermanenz, Entstehung des Leidens und Nicht-Ich. Sie stellen die Einsicht in den Vordergrund und grenzen sich damit von jenen Definitionen ab, welche die Konzentration betonen.

Prozess der Entstehung von Leiden

Die buddhistische Psychologie schaut gleichsam wie mit einem Mikroskop unmittelbar auf den Prozess des Entstehens von Leiden und zerlegt ihn in mehrere idealtypische Schritte:

1. Ein Objekt trifft als Sinnesreiz auf einen Sinneskanal. Dies bedingt, dass das Objekt bewusst wird. [Beispiel: Ich höre ein Geräusch.]
2. Das Objekt wird kategorisiert und auf einem Kontinuum von gut bis schlecht bewertet. Auf der affektiven Ebene entspricht dies einer angenehmen oder unangenehmen Erfahrung. Angenehm wird in der Regel als gut bewertet, unangenehm als schlecht. [Beispiel: Ich erkenne das unangenehme Geräusch als das einer Kreissäge, die im Urlaub meine Stille stört. Ich ordne sie daher als schlecht ein.]
3. Reaktionstendenzen in dem Sinne, dass man Unangenehmes und Schlechtes ablehnt und Angenehmes und Gutes haben will.
4. Man kann nun diesen Impulsen automatisch folgen, wobei sich Reaktionstendenzen bei häufiger Wiederholung verstärken. Man kann sich selbst rechtfertigen und in diesen Tendenzen bestärken, etwa indem man Argumente dafür sucht. [Im Beispiel: Selbstgespräch im Sinne von: »Ich habe mir im Urlaub die Ruhe wirklich verdient.«] Man kann den Reiz vermeiden, indem man sich z. B. ablenkt, um ruhig zu bleiben. [Beispiel: per Ohrstöpsel Musik hören oder einen anderen Ort aufsuchen.] Oder man kann Bewusstheit in diese Reaktionen bringen und die Impulse beobachten, ohne ihnen zu folgen und sie in Handlung umzusetzen. [Beispiel: Ich lausche auf das sich ständig verändernde Geräusch und spüre, wie am Rücken eine Gänsehaut aufzieht.]
   Achtsamkeit setzt bei diesem letzten Schritt an: Man bleibt im Beobachten, genauer im »Reinen Beobachten«, ohne zu handeln. Man übt, Automatismen zu unterbrechen, indem man innehält, eine Pause zwischen Impuls und Handlung entstehen lässt und ggf. die Handlung unterlässt und »Reaktionsabstinenz« praktiziert (vgl. Sauer 2011).

2.6 Achtsamkeit in den vier psychotherapeutischen Traditionen

Vorzuschlagen, man möge Achtsamkeit in die Psychotherapie integrieren, sei wie alten Wein in neue Schläuche zu füllen. In diese Richtung weisende kritische Psychotherapeuten vertreten die Ansicht, dass Achtsamkeit ohnehin schon immer Bestandteil ihrer Haltung und ihres Vorgehens gewesen sei und sie haben damit auch in einem gewissen Maße Recht. In den vier großen psychotherapeutischen Traditionen werden durchaus *einzelne* Komponenten der Achtsamkeit in unterschiedlichem Ausmaß – entweder implizit oder explizit – wirksam. In psychodynamischen, humanistischen und systemischen Verfahren sind Bausteine der Achtsamkeit wichtige implizite Bestandteile der therapeutischen Haltung, die dritte Welle der Verhaltenstherapie baut Achtsamkeit auch explizit in ihr Repertoire ein.

2.6.1 Psychodynamische Tradition

> Stellen Sie sich folgendes Szenario vor: Eine Person befindet sich in einem Raum, der möglichst wenig Stimulation und Ablenkung bietet. Sie ist still, wach und entspannt; ihre Augen sind geschlossen. Sie achtet sorgfältig darauf, was von Augenblick zu Augenblick in ihr vorgeht. … Diese Beschreibung kann auf einen Analysanden in der Psychoanalyse zutreffen, aber auch für eine Person, die in einem Kloster meditiert.

So beginnt Jeffrey Rubin (2003, S. 31) seinen Versuch der Integration von Psychoanalyse und Buddhismus. In beiden gehe es um Einsicht, jedoch unterschiedlicher Art. Auch mit den erlangten Einsichten wird unterschiedlich umgegangen: Im einen Kontext geht es darum, den Einsichten Bedeutung für das persönliche Leben zu geben, im anderen um Nicht-Anhaften und Loslassen.

Bei allen Parallelen und Möglichkeiten zur gegenseitigen Ergänzung waren die Vorstellungen vieler Analytiker über östliche Wege immer noch von dem geprägt, was Sigmund Freud mit dem Dichter Romain Rolland in einem Briefwechsel diskutierte: vom ozeanischen Gefühl. Meditative Praxis assoziierten sie mit etwas wenig Erstrebenswertem, mit dumpfer und regressiver Versenkung, mit Rückzug und Selbstaufgabe (Zwiebel 2013). Auf der anderen Seite wurde immer wieder auf Parallelen der gleichschwebenden Aufmerksamkeit und des freien Assoziierens mit einem meditativen Zustand hingewiesen (Epstein 1996; Michal 2004; Zwiebel 2013).

Gleichschwebende Aufmerksamkeit und freies Assoziieren

Der Leipziger Psychoanalytiker Jochen Schade (2007) betont in einer Gegenüberstellung von gleichschwebender Aufmerksamkeit und Achtsamkeit, es sei leichter, die Gemeinsamkeiten zu beschreiben als die Unterschiede. Die **Ähnlichkeiten** auf der Seite des Therapeuten liegen auf der Hand: Konzentration auf einen ausgewählten Vorgang, seien es die verbalen oder nonverbalen Äußerungen des Analysanden oder die Atmung bei der Atem-Achtsamkeit; die Arbeitshaltung einer absichtslosen und möglichst unangestrengten Konzentration; das vorurteilslose Zulassen der beobachteten Abläufe; die Geduld, mit der man sich der Aufgabe hingibt; der Verzicht auf gedankliche Konzepte im Sinne der Vorurteilslosigkeit; der Verzicht auf Wünsche und das zwanglose Oszillieren zwischen der Konzentration auf einen Punkt und dem großzügigen Gewährenlassen von abschweifenden Gedanken. Dieses Wandern des Geistes wird nicht verurteilt, kontrolliert oder vermieden, sondern gilt als unvermeidliche Eigenschaft des Geistes und kann wertvolle Hinweise auf die Psychodynamik des Analysanden geben. In der modernen Psychoanalyse ist auch die sorgfältige Wahrnehmung des eigenen Körpers und seiner Reaktionen von Bedeutung. Melanie Klein und Wilfred Bion betonen im Einklang mit anderen Autoren die große theoretische und praktische Bedeutung der Toleranz für das Nichtwissen.

Die **Unterschiede** sieht Jochen Schade in den Zielen, denen beide dienen. Die gleichschwebende Aufmerksamkeit beabsichtige die optimale Öffnung für die Botschaften des Unbewussten des Analysanden. Sie könne aber ebenso als Verteidigung gegen die Angriffe des anderen verstanden werden, indem sie wie ein meditatives inneres Zentrum und als Beruhigungsmittel zur Verfügung steht. Sie könne heftige Emotionen wie Angst oder Wut mindern und es dem Analytiker ermöglichen, wieder in einen ausgeglichenen, offenen Zustand zu finden. Die grundlegendste Differenz liege in der Stellung der Erkenntnis in der Analyse und in der buddhistischen Geistesschulung. Ziel der Psychoanalyse sei die Einsicht in unbewusste Prozesse des Klienten, insbesondere im Rahmen der Übertragung. Die buddhistische Achtsamkeitspraxis sei keineswegs als Streben nach Einsicht in die *individuelle* Psychodynamik zu beschreiben, vielmehr ziele sie auf das Erkennen der *grundlegenden* Funktionsweise des menschlichen Geistes und auf innere Ruhe ab. Aus buddhistischer Sicht könne jede »Erkenntnis« aber auch wieder zu einer neuen Falle werden, wenn sie zur Festlegung bestimmter Vorstellungen führt.

Die gleichschwebende Aufmerksamkeit aufseiten des Therapeuten bildet das Gegenstück zur Aufforderung an den Analysanden, alles zu erzählen, was ihm einfällt, ohne Unangenehmes, vordergründig Unsinniges,

Unwichtiges oder Unpassendes auszuschließen. Diese Anleitung gilt als analytische Grundregel und lädt zu einer Form der Aufmerksamkeit ein, die sich vom gezielten Nachdenken deutlich unterscheidet. Sie wird als **freies Assoziieren** bezeichnet und zeigt ebenfalls Gemeinsamkeiten mit Zuständen von Achtsamkeit.

Therapie als Oszillieren zwischen Anfängergeist und Expertise

Der Göttinger Psychoanalytiker Ralf Zwiebel (2013) setzte sich im Rahmen seiner ganztägigen psychoanalytischen Praxis sehr konkret mit dem psychoanalytischen Wahrnehmungs-, Erkenntnis- und Beziehungsmodus auseinander, den Freud als gleichschwebende Aufmerksamkeit beschrieben hat. Zwiebel meint, es werde als selbstverständlich vorausgesetzt, dass Analytiker diese zentrale Haltung im Laufe ihrer Ausbildung entwickeln. Sie werde aber zu wenig als Kern der analytischen Praxis verstanden, die eine kontinuierliche Übung erfordert. Zwiebel fand schließlich im Zen-Buddhismus hilfreiche Konzepte und Übungsanleitungen, um diese Haltung zu kultivieren.

Eine wesentliche Komponente dieser Haltung, die Zwiebel als **»Präsenz«** bezeichnet, habe große Parallelen mit dem sogenannten **Anfängergeist**, wie er von Shunryu Suzuki (1975) beschrieben und im Rahmen der Achtsamkeitsschulung auch eingeübt wird.

> Der Begriff zielt auf einen Bewusstseinszustand, der gleichsam vor allen konzeptualisierenden Erinnerungen, Erwartungen, Vergleichen und Bewertungen eine grundlegende Wachheit, Offenheit und nicht-reaktive Rezeptivität meint. … Wesentlich ist dabei die Erfahrung der sich ständig verändernden, fließenden und lebendigen Wirklichkeit: »Man steigt nie zweimal in denselben Fluss« ist ein Bild, das in diesem Zusammenhang oft erwähnt wird.
>
> (Zwiebel 2013, S. 97)

Im Gegensatz dazu stehe der alltägliche, konzeptualisierende (Experten-)Geist: Er antizipiert, erinnert, vergleicht und bewertet meist in sich ständig wiederholender Weise. Dies hat einen hohen Anpassungs- und Überlebenswert und vermittelt ein basales Sicherheitsgefühl. Dabei werde allerdings verkannt, dass es tatsächlich nur den gegenwärtigen Moment gibt, denn trotz aller Wiederholung ist er bis in jeden Atemzug und jeden einzelnen Gedanken letztlich immer wieder neu (Zwiebel 2013). *»Im Anfänger-Geist gibt es viele Möglichkeiten, im Geist des Experten nur wenige«*, schreibt Suzuki (1975, S. 22).

So beschreibt Ralf Zwiebel die Tätigkeit eines Analytikers als ein **Oszillieren zwischen zwei Zuständen**, die er als kleines und als großes Selbst bezeichnet (Zwiebel 2013). Im sogenannten kleinen Selbst sieht er die allgemeinen Arbeitsmodelle und das erlernte Wissen verankert. Das kleine Selbst ist rational, es arbeitet begrifflich schlussfolgernd und fokussiert thematisch. Als ein Modus des Tuns vermittelt es über ein professionelles Selbstgefühl Sicherheit. Es beinhaltet allerdings die Gefahr eines »falschen Therapeuten-Selbst«. Das große Selbst lasse sich – nach Zwiebel – im Gegensatz zum kleinen Selbst als ein waches, offenes und umfassendes Gewahrsein beschreiben, als ein Zulassen, ohne reagieren zu müssen, als ein präkonzeptuelles Nicht-Wissen, als Modus des reinen Seins.

In die gleiche Richtung weist **Wilfred Bion**, wenn er sagt, ein Psychoanalytiker behandle den falschen Patienten, wenn er meint, er habe ihn schon einmal gesehen. Bion fasst das, was notwendig sei, um die Beobachtungsfähigkeit aufrechtzuerhalten, in drei Begriffen zusammen: Keine Erinnerung, kein Wünschen, kein Nachdenken; *»No memory, no desire, no understanding«* (Bion 1970, S. 129).

Donald W. Winnicott beschreibt, dass es ihm erst in der letzten Lebensphase gelungen sei, geduldig zu warten, ohne einen natürlichen Prozess durch Deutungen zu unterbrechen.

> Wenn es uns nur gelingt abzuwarten, gelangt der Patient selbst kreativ und mit immenser Freude zur Erkenntnis, und heute genieße ich diese Freude mehr als die Überzeugung, besonders gescheit gewesen zu sein.
>
> (Winnicott 1971, S. 86; zit. und Übersetzung Epstein 2013, S. 124)

Das implizite Wissen – The Boston Change Process Study Group

Eine besondere Stärke der Achtsamkeit liegt in ihrer Nutzung bei der Erforschung jenes impliziten Erfahrungslernens, das sich limitierend auf das Leben von Menschen auswirken kann. Bei den Veränderungsprozessen im Bereich des impliziten Wissens orientieren wir uns an den Erkenntnissen der *Boston Change Process Study Group* (2010), hinter der sich ein Forscherteam verbirgt, das sich seit den 1990er-Jahren intensiv den Veränderungsprozessen in der Psychotherapie widmet. Es besteht aus psychodynamisch orientierten Forschern rund um Daniel Stern, Peter Fonagy, Ed Tronick, Louis Sander, Karlen Lyons-Ruth und Beatrice Beebe. Ihre Forschung integriert Erkenntnisse über das implizite Wissen mit jenen aus der Säuglings- und Bindungsforschung und aus dynamischen Systemtheorien.

Im Zentrum psychotherapeutischer Prozesse steht aus ihrer Sicht die Veränderung des **»impliziten Beziehungswissens«** *(Implicit Relational Knowing)*. Menschen werden in erster Linie als aufeinander bezogene Wesen verstanden. Demnach bilden konkrete Beziehungserfahrungen das Rohmaterial, aus dem sich durch Prozesse der Generalisierung die individuellen psychischen Strukturen bilden. In der vorsprachlichen Entwicklung werden diese Erfahrungen ausschließlich im impliziten Gedächtnis gespeichert, aber auch nach dem Spracherwerb läuft die Speicherung einzelner Episoden im autobiografischen Gedächtnis parallel zur Speicherung von unzähligen Erfahrungen ab, die sich zu implizitem Wissen kristallisieren und nie bewusst werden. Das implizite Wissen ist über eine »Redekur« kaum zugänglich, und es wird in der Regel auch nicht in Sprache übersetzt.

Aus Sicht dieser Forschergruppe sind für Veränderungsprozesse neue, dem bisher Erlebten widersprechende unmittelbare Erfahrungen entscheidend, die im Rahmen der therapeutischen Beziehung gemacht werden. Daniel Stern spricht von **Gegenwartsmomenten** *(Now Moments)* (2005), von »heißen Momenten der Wahrheit«, in denen etwas nicht Planbares, für beide Beteiligten oft unerwartetes Wesentliches passiert. Louis Sander bezeichnet diese Augenblicke der Begegnung zweier einzigartiger, sich authentisch zeigender Menschen und deren gegenseitiges Erkennen als *Moments of Meeting*. Die Bewusstwerdung bzw. Reflexion des Geschehens ist dabei *keine* notwendige Bedingung zur Veränderung von impliziten Vorannahmen.

Mit dem Perspektivenwechsel von einer Ein-Personen-Psychologie zu einer Zwei-Personen-Psychologie leistete die Gruppe einen bedeutsamen Beitrag zur »intersubjektiven Wende« in der Psychoanalyse. Die therapeutische Beziehung entwickelt sich, indem Therapeut und Klient Informationen übereinander sammeln, auch darüber, was gemeinsam möglich ist. Der Therapieprozess wird als Co-Kreation verstanden, in dem es von Augenblick zu Augenblick zur gegenseitigen Ein- und Abstimmung kommt. Wenn einzelne Schritte ausgehandelt werden und eine gelingende Co-Regulation zu einer hoch-qualitativen Passung führt, können heilsame *Moments of Meeting* gelingen. Diese wiederum können zu einer Basis für aktive Prozesse der Selbstregulation werden. Der Raum dessen, was Klienten und Therapeuten miteinander teilen, erweitert sich, schließt im Laufe der Therapie immer mehr mit ein und wird dadurch immer menschlicher und *as human as possible* (The Boston Change Process Study Group 2010, S. 210).

In Analogie zu Beobachtungen aus der Säuglingsforschung wird speziell den Brüchen in der therapeutischen Beziehung die Aufmerksamkeit geschenkt und den Wegen, wie diese wieder repariert werden. Was die Achtsamkeit zum Umgang mit diesen Brüchen und zu Veränderungsprozessen im impliziten Wissen im Sinne der Boston Change Study Group beitragen kann, wird im Abschnitt zum ersten Wirkfaktor, der Achtsamkeit in der therapeutischen Beziehung (► Kap. 3.4.4), und zum fünften Wirkfaktor, dem Lernen von Neuem (► Kap. 3.8.1), ausführlich dargestellt.

2.6.2 Verhaltenstherapeutische Tradition

Die Verhaltenstherapie hat mit ihrer sogenannten »dritten Welle« wesentlichen Anteil daran, die Achtsamkeit in der Psychotherapieszene »salonfähig« zu machen, auch dadurch, dass in vielen Studien die Wirksamkeit des achtsamkeitsbasierten Vorgehens nachgewiesen werden konnte. Den Anfang machte die »Dialektisch-Behaviorale Therapie« zur Behandlung von Menschen mit Borderline-Persönlichkeitsstörungen. Dann wurde auf der Basis von MBSR eine »Achtsamkeitsbasierte kognitive Therapie« zur Rückfallprophylaxe nach Depressionen entwickelt und schließlich folgte die »Akzeptanz- und Commitment-Therapie«, die störungsübergreifend eingesetzt wird. Auf diese drei Ansätze gehen wir im Folgenden kurz ein.

Achtsamkeitsbasierte kognitive Therapie

Im »British Journal of Psychiatry« beschreibt **Mark Williams** – als ihr wohl bedeutendster Exponent – die Achtsamkeitsbasierte kognitive Therapie (MBCT) folgendermaßen:

> MBCT fußt auf dem achtsamkeitsbasierten Stress-Reduktion-Programm Jon Kabat-Zinns. Die vermittelten Meditationstechniken helfen den Teilnehmern, sich ihrer Erfahrung im gegenwärtigen Moment bewusst zu werden, indem sie sich auf die von Augenblick zu Augenblick ablaufenden Veränderungen in Körper und Geist einstellen. In acht wöchentlichen Gruppensitzungen lernen die Teilnehmer, Achtsamkeitsmeditation zu praktizieren. Das tägliche Üben wird durch Anleitungen auf CDs unterstützt. In den Sitzungen wird Basiswissen über Depression weitergegeben. Übungen, die aus der kognitiven Therapie stammen, demonstrieren die Verbindung zwischen Denken und Fühlen. Es wird besprochen, wie die Teilnehmer für sich selbst sorgen können, speziell, wenn sie bemerken, dass es mit der Stimmung abwärts geht. Im Gegensatz zur kognitiven Therapie versucht der achtsamkeitsbasierte Ansatz nicht, die Inhalte des negativen Denkens zu verändern. Die Teilnehmer werden vielmehr ermutigt, ihre Beziehung zu ihren Gedanken, Gefühlen und Körperempfindungen zu verändern, sodass sie entdecken können, dass das, was in ihrem Kopf und in ihrem Körper vorgeht, nur vorübergehende Ereignisse sind, dass sie wählen können, sich mit ihnen zu befassen und sich von ihnen fesseln zu lassen oder nicht. Die wiederholte Praxis des neugierigen und mitfühlenden Bemerkens und Beobachtens und das Verändern der Perspektive hilft den Teilnehmern dabei, zu realisieren, dass ihre Gedanken, Gefühle und Körperempfindungen nur Gedanken, Gefühle und Körperempfindungen sind und keineswegs die Wahrheit oder »Ich«. Sie lernen immer klarer, ihre Denkmuster zu sehen und zu erkennen, wenn sich ihre Stimmung verschlechtert, ohne allerdings dem Problem etwas hinzuzufügen, indem sie ins Analysieren oder Nachgrübeln verfallen. Sie lernen, am Rand des Strudels zu stehen und zu beobachten, wie er sich dreht, anstatt sich von ihm in die Tiefe ziehen zu lassen. Dies hilft dabei, jene alten Verknüpfungen zwischen der depressiven Stimmung und den negativen Gedanken zu unterbrechen, die normalerweise ausgelöst würden. Die Teilnehmer entwickeln die Fähigkeit, belastenden Emotionen, Gedanken und Körpergefühlen zu erlauben, zu kommen und wieder zu gehen, ohne dass sie diese unterdrücken, vor ihnen weglaufen oder gegen sie ankämpfen müssen. Sie lernen, mit dem ge-

genwärtigen Moment in Berührung zu bleiben, ohne über die Vergangenheit nachdenken oder sich über die Zukunft Sorgen machen zu müssen.

(nach Williams u. Kuyken 2012, S. 359–360; Übersetzung durch die Autoren)

So wie die Kognitive Verhaltenstherapie geht auch die MBCT von der Hypothese aus, dass Rückfälle in eine Depression unter anderem durch einander verstärkende Wechselwirkungen zwischen negativen Gedanken und Gefühlen mitbedingt sind. Wenn diese negativen Feedbackschleifen dysfunktionaler Denkstile und Gefühle reaktiviert werden, führt das in eine depressive Phase und erhält sie aufrecht. Welche Rolle kann nun Achtsamkeit dabei spielen, diese Wechselwirkungen zu unterbrechen? In den MBCT-Gruppen lernen die Teilnehmer in basalen Formen der Achtsamkeitspraxis, ihre Aufmerksamkeit bewusst zu lenken. Sie lernen dabei,

1. sich auf die unmittelbare Erfahrung zu fokussieren, statt über sie nachzudenken. Indem sie sich bestimmten Teilen des Körpers zuwenden, üben sie eine Fähigkeit, die eben speziell bei depressiven Gedanken hilfreich ist:
2. Sie wenden sich von etwas anderem, nämlich von Gedanken oder von einem anderen Körperteil ab.
3. Sie erlangen auf diese Weise Einsicht in ihre gewohnheitsmäßigen Reaktionen auf unangenehme Gefühle etwa infolge von Unvermögen, Langeweile oder Schmerzen.
4. Sie werden angeleitet, ihren Gefühlen und Zuständen auf eine neue Weise zu begegnen – mit Mitgefühl. Negative Selbstbewertungen, Selbstverurteilungen und Selbstbeschuldigungen werden reduziert und die Abwärtsspirale verliert an Dynamik.

Achtsamkeitsübungen helfen dabei, vom Nachdenken über die Vergangenheit und Zukunft im Tun-Modus in einen anderen Modus umschalten zu können, in den rezeptiven Sein-Modus, in dem die Wahrnehmung des Gegenwärtigen möglich wird und neue Welten erschließt (► Kap. 3.5.5).

Dialektisch-Behaviorale Therapie

Bei chronisch suizidalen Borderline-Patientinnen stieß **Marsha Linehan** mit ihren Angeboten aus der Kognitiven Verhaltenstherapie bald an Grenzen. Da der Ansatz seinen Schwerpunkt auf Veränderung legt, fühlten sich die Patientinnen nicht grundlegend abgeholt. Sie fühlten sich in ihrem Leiden und in ihren Veränderungsbemühungen nicht wirklich verstanden und auch nicht akzeptiert, so wie sie sind. Die auf Veränderung abzielenden Therapievorschläge empfingen sie als Botschaft, nicht in Ordnung zu sein, oder als Beschuldigung, für ihr Leiden selbst verantwortlich zu sein. Auf diesem Hintergrund, aber auch aufgrund ihrer Biografie und ihrer Zen-Praxis entwickelte Marsha Linehan die ständig zwischen den Polen des validierenden Akzeptierens und des Veränderns hin und her pendelnde Dialektisch-Behaviorale Therapie (DBT).

Aus der Sicht der Wirkfaktoren werden in der DBT die Prinzipien der Aufmerksamkeitssteuerung (► zweiter Wirkfaktor) zur Selbstregulation eingesetzt, um nicht von Emotionen überschwemmt zu werden und den Selbstwert zu stabilisieren. Das Prinzip der Akzeptanz findet als »radikale Akzeptanz« Anwendung (► vierter Wirkfaktor) und dient ebenfalls der Emotions- und Selbstwertregulation.

Akzeptanz- und Commitment-Therapie

Die Akzeptanz- und Commitment-Therapie (ACT) ist ein störungsübergreifender, verhaltenstherapeutischer Ansatz. Er liefert differenzierte und bestechend klare Modelle dazu, wie Leidenszustände entstehen und welche Therapie- und Wirkprinzipien sich daraus ergeben.

Das in der ACT entwickelte **Hexaflex-Modell** beschreibt sechs Mechanismen, die gemeinsam zur Entstehung und Aufrechterhaltung vieler Problemzustände beitragen. Sie werden als **psychologische Inflexibilität** zusammengefasst (vgl. Hayes et al. 2013):

1. Kognitive Fusion: Man ist mit seinen Glaubenssystemen identifiziert und hält sie für die Realität. Gedanken werden wörtlich genommen und nicht hinterfragt, gemeinsam mit den Gefühlen bestimmen sie das Handeln.
2. Bestimmte äußere, aber auch innere Erfahrungen werden vermieden, wobei das Vermeidungsverhalten das Leben einengt.
3. Ein flexibler und umfassender Kontakt mit der gegenwärtigen Erfahrung ist nicht möglich. Die Prozesse der Aufmerksamkeitssteuerung laufen automatisiert ab, sie sind unflexibel und wenig kontrollierbar. Dies hat zur Folge, dass der lebendige Kontakt mit vielen Aspekten der Gegenwart verloren geht.
4. Anhaften an einem Selbstkonzept: Das Selbstbild und die Überzeugungen, die man von sich hat, werden als Realität behandelt. Solche Selbstkonzepte sind ebenfalls unflexibel und einschränkend.
5. Wertunklarheiten: Menschen sind sich über ihre Werte meist gar nicht im Klaren, diese verschwimmen, sind unverbindlich und variabel oder man wird von einigen wenigen Werten oder gar nur einem Wert dominiert. Vielen Menschen ist nicht bewusst, was sie wollen. Sie wissen eher, was sie *nicht* wollen, wodurch sie von Vermeidungszielen bestimmt werden.
6. Inaktivität, Impulsivität: Man ist nicht in der Lage, angemessen zu handeln, weil man entweder inaktiv ist oder von unkontrollierbaren Handlungsimpulsen beherrscht wird.

Aus diesen sechs leidfördernden Mechanismen lassen sich überprüfbare Hypothesen und entsprechende therapeutische Wirkprinzipien ableiten. Gemeinsam sollen sie die **kognitive Flexibilität** erhöhen (vgl. Hayes et al. 2013):

1. Kognitive Defusion: Gedankliche Verstrickungen bzw. Verschmelzungen lösen sich auf, indem man die Gedanken beobachtet, ohne sie wörtlich zu nehmen und ohne ihnen unbedingt Glauben schenken zu müssen. Sie wirken dann auch nicht mehr automatisch handlungsleitend und man ist weniger mit ihren Inhalten identifiziert (► Wirkfaktor Disidentifikation).
2. Akzeptanz: Die Akzeptanz von negativen Empfindungen und Gefühlen, von Gedanken und Schmerzen ermöglicht das Aufgeben von Vermeidungsverhalten, um stattdessen Annäherungsziele zu verfolgen (► Wirkfaktor Akzeptanz).
3. Selbst als Kontext: Indem Möglichkeiten zum Perspektivenwechsel gefördert werden, erhöht sich auch die Flexibilität im Umgang mit Annahmen über sich selbst (► Wirkfaktor Disidentifikation).
4. Die Flexibilität der Aufmerksamkeit und der Kontakt mit dem gegenwärtigen Moment wird durch achtsamkeitsfördernde Methoden und Übungen gestärkt, damit die Aufmerksamkeit – ohne zu bewerten – immer leichter auf das Hier und Jetzt gelenkt werden kann (► Wirkfaktor Aufmerksamkeitssteuerung und Wirkfaktor Akzeptanz).
5. Identifizieren und Klären von Werten: Werte und Richtungsziele und die ersten Handlungsschritte zu deren Umsetzung werden formuliert (► Wirkfaktor Bedeutungs- und Sinngebung).
6. Engagiertes Handeln (*Commitment*): Konkrete Handlungen werden in Angriff genommen, um diese formulierten Ziele und Werte im täglichen Handeln tatkräftig umzusetzen (► Wirkfaktor Integration).

Diese sechs Wirkprinzipien manifestieren sich in der Haltung des Therapeuten und in seinen Interventionen. ACT versteht sie als Fertigkeiten, die sowohl die Klienten als auch die Therapeuten lernen und üben, um ihre psychische Flexibilität zu erhöhen. Diese ist notwendig, um unter ständig wechselnden inneren und äußeren Lebensbedingungen wertorientiert leben und in vollem Kontakt mit dem gegenwärtigen Moment sein zu können. Je nachdem, was die aktuelle Situation und die selbst gesetzten wertebezogenen Ziele erfordern, kann man flexibel sein Verhalten ändern oder aber auch darauf beharren.

2.6.3 Humanistische Tradition

Aus dem Geist der 1960er-Jahre entsprang das *Human Potential Movement.* Als Bewegung, die angetreten war, zur Entfaltung des menschlichen Potenzials beizutragen, war sie eng mit der Humanistischen Psychologie verwoben und wesentlich von östlichem – und insbesondere buddhistischem – Gedankengut geprägt. Die Humanistische Psychologie ist auch insofern für den Weg der Achtsamkeit in die Psychotherapie von Bedeutung, als viele der Psychotherapeuten, die zu ihrer Integration beitrugen, von ihr beeinflusst waren.

Das von Freud entworfene Bild des von Trieben beherrschten »psychischen Apparates« schien unvollständig. So beschrieb **Abraham Maslow** im Jahre 1943 in seiner Hierarchie der Bedürfnisse einen Menschen, der neben seinen Grundbedürfnissen auch soziale Bedürfnisse hat und danach strebt, sich zu entwickeln und das ihm innewohnende Potenzial zu entfalten. Psychische Störungen entstehen aus dieser Sichtweise dann, wenn einem Individuum in seiner Geschichte bestimmte Erfahrungen fehlten, die es für seine Entwicklung gebraucht hätte.

Wie bei vielen Vertretern der Humanistischen Psychologie war auch seine Weltanschauung durch die Existenzphilosophie geprägt, und so übernahm er vom dänischen Philosophen Søren Kierkegaard die Vorstellung, dass es im Leben und in der Therapie darum gehe, das Selbst zu sein oder das zu werden, das man in Wahrheit ist. Im Zentrum der Entwicklungs- und Heilungsvorstellungen der Humanistischen Psychotherapie steht die Begegnung zwischen zwei Menschen. Der Satz **Martin Bubers**: »*Alles wirkliche Leben ist Begegnung*« gehört zu ihrem Credo. So beschäftigte sich etwa **Carl Rogers** (1957) speziell mit der Frage, welche Haltung und welche Beziehungsangebote in der Therapie dazu beitragen, dass sich Menschen entwickeln und entfalten können.

Eine weitere philosophische Basis findet die Humanistische Psychologie – aber auch die Arbeit mit Achtsamkeit – in der Phänomenologie, dem Blick auf das Offensichtliche und dessen Beschreibung. Wenn etwa ein Gestalttherapeut dem Konzept folgt »nimm das Offensichtliche«, macht er sich keine Gedanken darüber, was *hinter* dem Verhalten des Klienten stehen könnte. Er verzichtet auf Deutungen und Interpretationen und vertraut stattdessen darauf, dass der Organismus des Klienten die für ihn zum jeweiligen Zeitpunkt wichtigste offene Gestalt in den Vordergrund bringt. Er beschäftigt sich daher ausschließlich mit dem, was im Vordergrund als sichtbares Phänomen offensichtlich wird. Das meldet er dem Klienten gezielt zurück und hilft ihm dabei, seine eingeschränkte Bewusstheit von sich selbst zu erweitern, wodurch der therapeutische Prozess in Gang kommt.

Die humanistische Therapietradition blickt mit einer **ganzheitlichen Orientierung** auf die Welt und ihre Phänomene. Einige Wurzeln dieser Orientierung finden sich in der Gestaltpsychologie. Sie beschreibt, wie sich eine Gestalt vor einem Hintergrund als Ganzheit abhebt und wie ihre einzelnen Teile erst dadurch ihre Bedeutung gewinnen, wenn man sie als Anteile jener ganzheitlichen Gestalt erkennt, der sie zugehören. Der von Carl Rogers aus der Berliner Schule der Gestaltpsychologie übernommene Begriff der »Selbstaktualisierung« beschreibt die Fähigkeit zur »organismischen Selbstregulation«, die Wilhelm Reich in körperpsychotherapeutische Konzepte aufnahm. Mit dem Erkennen der Tendenz des Menschen, das ihm innewohnende Potenzial zu entfalten, wurden Entdeckungen der modernen Systemtheorie vorweggenommen, die diese Prozesse als Selbstorganisation bezeichnet.

Viktor Frankl stellt in seiner Logotherapie eine spezifisch menschliche Fähigkeit in den Vordergrund: Intentionalität und den »Willen zum Sinn«. Die Humanistische Psychologie begreift den Menschen als Wesen, das seinem Leben, seiner Vergangenheit und Zukunft aktiv eine Bedeutung – einen Sinn – zu geben vermag. Dazu (er)findet er Geschichten, die er sich selbst und anderen erzählt, so wie auch Psychotherapie in vielen Fällen der (Co-)Konstruktion einer zusammenhängenden und sinnhaften Lebensgeschichte dient (► Wirkfaktor Bedeutungs- und Sinngebung).

Zusammenfassend unterstützt die Humanistische Psychotherapie die Menschen darin, in ihrem Leben Sinn zu finden, im Spannungsfeld zwischen Autonomie und gegenseitiger Abhängigkeit sie selbst zu werden und sich in ihrer Ganzheitlichkeit zu erfahren (vgl. Kriz 2011; Eberwein u. Thielen 2014). Diese Wachstums- und Entwicklungsziele stimmen in wesentlichen Bereichen mit einem buddhistisch geprägten Weltbild der Achtsamkeit überein. Ihre Wirkfaktoren können auf dem Hintergrund der Humanistischen Psychologie eingeordnet, verstanden und nutzbar gemacht werden.

Personzentrierte Psychotherapie

Carl Rogers suchte im Rahmen seiner »Personzentrierten Psychotherapie« nach den Bedingungen, welche die Selbstaktualisierung und damit das persönliche Wachstum des Klienten fördern. Dabei wandte er sich den im *Therapeutenverhalten* verborgenen Wirkfaktoren zu. Er fand **drei Kernbedingungen**, die er als notwendige und hinreichende Bedingungen für konstruktive Veränderungsprozesse betrachtete. Dabei lagen ihm weniger methodisch-technische Gesichtspunkte am Herzen als vielmehr die Beschreibung eines entwicklungsfördernden Beziehungsangebots. Man kann dieses durch die drei zentralen Elemente der therapeutischen Haltung charakterisierte Angebot auch als eine **Begegnungshaltung** (Kriz 2007) verstehen, die auf die traditionell hierarchische Beziehung verzichtet und bei der der Klient erfahren soll, dass ihn der Therapeut bei der Selbsterforschung verständnisvoll begleitet. Er ermutigt ihn durch seine Haltung, bewertet nicht und akzeptiert ihn mit seinen Problemen, ohne ihm die Verantwortung für sich selbst abzunehmen.

Die erste und grundlegendste Kernbedingung ist die **Echtheit** *(Genuineness)*. Sie bildet das Fundament der therapeutischen Grundhaltung, indem sie die Voraussetzung für die beiden anderen bildet und der empathischen Zuwendung die persönliche Farbe und ihren Tiefgang verleiht. Echtheit wurde als Übereinstimmung einer Person mit dem eigenen Da- und So-Sein beschrieben und auch als **Kongruenz**, Selbstaufrichtigkeit, Ohne-Fassade-Sein oder Selbstintegration bezeichnet. Der Therapeut nimmt sich differenziert selbst wahr, er ist sich seiner Gefühle bewusst, die er in der Beziehung zum Klienten erlebt, er ist offen und vermeidet keine der eigenen Erfahrungen. Darüber hinaus soll er in der Lage sein, in Abstimmung mit einfühlendem Verstehen sein Erleben auch selektiv und authentisch zu kommunizieren. Die Echtheit und Transparenz des Therapeuten und die symmetrische Beziehungsgestaltung erleichtern es dem Klienten, zu vertrauen und sich selbst zu öffnen. Therapeuten, die Achtsamkeit üben, schulen genau dieses Zulassen. Sie fördern das differenzierte, akzeptierende und bewusste Wahrnehmen der eigenen von Moment zu Moment ablaufenden körperlichen und mentalen Vorgänge und automatisierte Schutz- und Rollenhaltungen können losgelassen werden.

Einfühlendes Verstehen, der zweite Aspekt der Begegnungshaltung, wurde auch als Empathie, Verständnis oder Nicht-wertendes-Eingehen bezeichnet. Der Therapeut versucht, für die noch nicht oder nur annähernd ausgedrückten emotionalen Erlebnisinhalte Worte zu finden und ist damit Modell für eine akzeptierende Erforschung und das Benennen innerer Vorgänge. Das gemeinsame Bemühen um Einfühlung und die Erfahrung, zunehmend verstanden zu werden und selbst zu verstehen, ermutigen den Klienten, seine Innenwelt weiter zu erkunden. Es geht dabei *nicht* darum, dass der *Therapeut* die inneren Zustände des Klienten erschließt und für ihn interpretiert, sondern darum, beim Klienten Prozesse der *Selbstexploration* auf eine Weise zu fördern, dass die inneren Zustände tiefer erforscht werden können. Bisher nicht gespiegelte, unverstandene und oft verleugnete Erfahrungen können wahrgenommen und damit integriert werden. Indem der Klient die Haltung seines Therapeuten verinnerlicht, kann er im Laufe der Therapie immer mehr Qualitäten der therapeutischen Beziehung in seine Beziehung zu sich selbst integrieren. Er wird flexibler, kreativer und kann sich selbst besser akzeptieren (Kriz 2007). Ein durch eine Achtsamkeitspraxis geschulter Therapeut kann gerade auch dieses einfühlende und akzeptierende Verstehen verkörpern (► erster Wirkfaktor: Achtsamkeit in der therapeutischen Beziehung; Empathie; ► vierter Wirkfaktor: Akzeptanz).

Als dritte Kernbedingung erkannte Rogers eine **unbedingte positive Zuwendung** *(Unconditional Positive Regard).* Er verstand darunter eine Haltung, in der ein Therapeut sein Beziehungsangebot nicht von Bedingungen abhängig macht. Diese Haltung entspricht ebenfalls dem Wesen der Achtsamkeit: eine Person wird genau so akzeptiert, wie sie ist, und schmerzhafte und unangenehme Gefühle werden ebenso willkommen geheißen wie alle anderen (► Wirkfaktor Akzeptanz). Buddhistisch orientierte personzentrierte Gesprächspsychotherapeuten aus Japan betonen die Parallelen dieser Variable zu ihrer durch Achtsamkeit geprägten Grundhaltung (Kuno 2001).

Am Ende seines Lebens und auch beeinflusst durch seinen Mitarbeiter Eugene Gendlin ergänzte Rogers noch eine vierte bedeutsame Variable, die er **Präsenz** nannte, ebenfalls ein zentraler Begriff der Praxis der Achtsamkeit (► Wirkfaktor Präsenz als Teil der therapeutischen Beziehung).

Experiencing und Focusing

In Ergänzung zu Carl Rogers fragte sich sein in Wien geborener Mitarbeiter **Eugene Gendlin** (1998), was die *Klienten* dazu tun, damit eine Therapie erfolgreich verläuft. Er fand einen Parameter, aufgrund dessen er schon in den ersten drei Sitzungen voraussagen konnte, ob eine Therapie wirken würde. Er nannte ihn *Experiencing* und entwickelte eine *Experiencing-Skala*, um ihn zu erfassen. Sie misst, wie sehr sich die Klienten ihrem jeweils gegenwärtigen forschenden Spüren, dem Unklaren, für das es noch keine Worte oder Bilder gibt, zuwenden. Gendlin sieht genau in dieser Zuwendung zum impliziten – dem gespürten, aber noch nicht entfalteten und benannten – Erleben einen entscheidenden Schritt zu einer therapeutischen Veränderung. Entsprechend schreibt er in seinem Werk dem gegenwärtigen Erleben einer Person, so wie es momentan im Körper gespürt wird, eine zentrale Rolle in Veränderungsprozessen zu. Dabei sind gerade nicht die bekannten, leicht identifizierbaren Emotionen wie etwa Angst, Freude oder Wut, sondern eher ein »unklarer Rand«, ein Gefühl von mehr, als jemand ausdrücken kann und weiß, von Bedeutung. Diesen unklaren Rand nennt Gendlin einen **Felt Sense**, der zwar als ganzheitlich, aber als undeutlich, uneindeutig und im Vergleich zu gewöhnlichen Gefühlen wenig intensiv wahrgenommen wird. Veränderungsprozesse, die aus ihm heraus entstehen, enthalten oft eine erstaunliche Weisheit und Kreativität. Dieser Felt Sense – *The Egde of Awareness* – steht im Zentrum der Therapie, er ist der »Klient des Klienten«. An diesem inneren Ort kann aus der Sicht Gendlins Stimmigkeit, Authentizität, Ganzheit und Heilsein erfahren werden. Er bezeichnet diesen Vorgang, wenn jemand seine unbedingte positive Aufmerksamkeit einem körperlich gespürten Problem zuwendet, als Fokussieren und die sich darum herum entwickelte Methode *Focusing*.

Das liebevolle, behutsame und langsame Arbeiten an der Grenze zwischen Körper, inneren Bildern und Worten und an ihren Wechselwirkungen, das auf den Prozess vertraut, bringt Focusing in große Nähe zur Achtsamkeit. So wurde Focusing – neben Hakomi und der »Systemischen Therapie mit der inneren Familie« (IFS; ► Kap. 3.6.3) – als drittes *achtsamkeitszentriertes* Verfahren bezeichnet (Cole et al. 2007). Im deutschsprachigen Raum führte der Focusing-Lehrer Johannes Wiltschko den Begriff der Achtsamkeit in die Sprache des Focusing ein. Er war der Achtsamkeit im Rahmen seiner Fortbildung in der Hakomi-Methode und beim Studium der buddhistischen Praxis begegnet (Bundschuh-Müller 2004). Gendlin selbst benutzte das Wort Achtsamkeit nicht. Er sagt einfach: »*Richte Deine Aufmerksamkeit auf …*« oder »*Check in your body*«.

Gestalttherapie

Die Gestalttherapie integriert als humanistisches Psychotherapieverfahren mehrere Elemente der Achtsamkeit in die Einzeltherapie. **Fritz Perls** konzentrierte sich in seiner Arbeit auf das Hier und Jetzt, und er vertrat das Konzept der Veränderung durch Akzeptanz. Seine Frau und Kollegin **Laura Perls** war in ihrer dialogischen therapeutischen Haltung tief von ihren persönlichen Begegnungen mit dem Religionsphilosophen Martin Buber in Frankfurt geprägt.

Fritz Perls wollte mit seinen Klienten nicht nur *über* Erfahrungen reden, er regte sie stattdessen dazu an, sich für die unmittelbar gegenwärtige Erfahrung zu öffnen und diese wach wahrzunehmen. Das Konzept von **Awareness** – wie er diesen Baustein seiner Methode später nannte – sei das Medium, das Veränderung und Wachstum auslöst. Awareness ist allerdings ein schillernder Begriff mit unterschiedlichen Bedeutungen. Am häufigsten wird Awareness als Bewusstheit übersetzt, oft aber auch als Gewahrsein, Bewusstsein oder auch als Achtsamkeit. Perls wollte damit das Leibliche, Sinnliche und Vitale wieder in die Psychotherapie einführen, wie es Wilhelm Reich vorgelebt hatte. Bewusstheit bildete bei ihm den Gegenpol zu einem roboterhaften automatischen Funktionieren und ist auf diese Weise mit der Lebendigkeit des Menschen verknüpft. Der Begriff der Awareness sollte das Vorgehen auch von Introspektion, von rationaler Reflexion oder von einem Nachdenken über ein Problem abgrenzen. Andere Aspekte der Achtsamkeit, wie z. B. die Notwendigkeit der Übung im Dienste einer Disidentifikation, waren in seinem Konzept nicht enthalten.

Fritz Perls hatte 1960 Japan besucht, um die Zen-Meditation kennen zu lernen. Er hat in Kyoto auch einige Zeit in einem Zen-Kloster verbracht. Das dort herrschende Klima soll allerdings eher seine Neigung aktiviert haben, sich gegen vorgegebene Meinungen, Schulen und Strukturen aufzulehnen (vgl. Schleeger 2011).

Die Gestalttherapie legt als Wirkfaktor großen Wert auf den **Kontakt** im dialogischen Geschehen zwischen Therapeuten und Klienten. Der Therapeut soll **präsent** im Hier und Jetzt und voll engagiert sein, auch um den Klienten in seiner Einzigartigkeit zu **bestätigen**, seine Existenz als getrenntes Wesen zu validieren und ihn, wie er im Augenblick ist, mit all seinen Eigenschaften und Eigenheiten akzeptieren. Bestätigung bedeutet allerdings mehr als nur Akzeptanz, sie bedeutet auch die Bekräftigung des Potenzials, die Zuversicht in sein Wachstum, den Glauben an das Gute, das verschüttet ist, sowie das Vertrauen in die Selbstregulierungsfähigkeit, die im Augenblick ins Stocken geraten zu sein scheint. Im Balanceakt, das Gegenwärtige zu akzeptieren und Potenziale und Veränderung zu fördern, liegt ein wesentlicher Aspekt der Kunst der Methode. Bei dieser Gratwanderung wird auch die von Perls vertretene **paradoxe Theorie der Verän-**

derung (► Kap. 3.7.1) wirksam, die betont, dass Veränderung durch das Sein-Lassen erleichtert wird (vgl. Amendt-Lyon 2000).

2.6.4 Systemische Tradition

Die systemische Therapie bezieht sich auf ein **konstruktivistisches** Weltbild. Danach entscheiden Menschen über ihr Glück oder Unglück, indem sie sich selbst, ihre sogenannten Symptome und ihre Umwelt auf eine bestimmte Weise beschreiben. Systemische Therapeuten denken in Beziehungen und Wechselwirkungen. Die Parallelen zum Menschenbild der buddhistischen Psychologie, das der Gemeinschaft *(Sangha)* einen hohen Wert zuschreibt und aufzeigt, wie der Mensch seine Wirklichkeit selbst konstruiert, liegen auf der Hand. Methodisch arbeitet die systemische Therapie sehr viel mit Fragen. Der Wirkfaktor Aufmerksamkeitssteuerung wird z. B. durch Fokussierung auf Wechselwirkungen, auf Ausnahmen und Lösungen realisiert.

Auch die therapeutische Haltung systemischer Therapeuten zeigt Überschneidungen mit der Achtsamkeit. Sie kann als **Beobachterhaltung** beschrieben werden, die im Gegensatz zum Deuten und Interpretieren des Innenlebens steht. Dieses Einnehmen der Beobachterposition wurde in den Anfängen der Familientherapie durch die Rolle der Therapeuten deutlich, die allerdings hinter dem Einwegspiegel für die Familie unsichtbar waren. Später saßen sie als *Reflecting Team* im gleichen Raum wie die Familie und gaben in deren Anwesenheit auf eine wertschätzende, unterstützende und möglichst hilfreiche Weise Feedback.

Das Gespräch und die Fragen erfolgen wie in der Haltung der Achtsamkeit aus einer Position der **Allparteilichkeit**. Der Therapeut vertritt keine eigenen Interessen oder Vorlieben. Seine Haltung gegenüber den beteiligten Personen ist dadurch charakterisiert, dass er nacheinander die Positionen jedes Einzelnen wahrnimmt, akzeptiert, nachvollzieht und vertritt, sodass im Endeffekt unklar bleibt, auf wessen Seite er steht. Der Therapeut verhält sich auch neutral gegenüber den präsentierten Problemen, er bewertet sie weder als positiv, noch als negativ und er bleibt offen gegenüber allen Ideen und Ergebnissen.

Richard Schwartz hat mit seiner »Systemischen Therapie mit der inneren Familie« (2002) Prinzipien der Familientherapie auf den therapeutischen Umgang mit den Innenwelten einzelner Klienten übertragen und in der Zusammenarbeit mit dem Hakomi-Institut wichtige Aspekte der Achtsamkeit in seine Arbeit integriert (► Kap. 4.6.8).

2.6.5 Hypnosepsychotherapie

Wenn Franz Anton Mesmer im Jahre 1774 erstmals mit Magneten über den Körper einer Patientin strich oder wenn etwa hundert Jahre später Jean-Martin Charcot in seinen berühmten *Leçons du mardi* an der Salpêtrière in Paris seine »Parade-Patientin« Blanche Wittman hypnotisierte, um einen hysterischen Anfall zu provozieren, dann hat das nichts mit Achtsamkeit zu tun. Dies waren Formen der autoritären Hypnose, bei denen der Hypnotiseur aufgrund *ihm* zugeschriebener außergewöhnlicher Fähigkeiten Macht über andere Menschen zu haben schien und diese zum Wohle der Patienten ausübte.

Der Begründer der modernen Hypnotherapie, **Milton H. Erickson**, vertrat die Gegenposition: Er war von ganzem Herzen davon überzeugt, dass das Unbewusste *jedes* Menschen über die nötigen Fähigkeiten verfügt, ein auf seine individuelle Weise erfülltes und sinnvolles Leben zu führen. Er setzte in seiner wertschätzenden, höchst respektvollen und akzeptierenden Beziehungsgestaltung wesentliche Wirkfaktoren einer achtsam gestalteten therapeutischen Beziehung um. Diese wird in Haltung und Vorgehen wesentlich durch das **Utilisationsprinzip** bestimmt, das besagt: Jedes Symptom oder Verhalten kann dadurch genutzt werden, dass es in einen Kontext gestellt wird, in dem es den Zielen des Klienten dient. Erickson lebte das Vertrauen in die unbewussten Prozesse seiner Klienten in konsequenter Weise vor. Er studierte ihre Eigenheiten sehr genau und unterstützte sie auf ihrem Weg. In einer Geschichte, die er erzählte, kommt das zum Ausdruck:

> … die Geschichte von einem Pferd, das sich in den Hof der elterlichen Familie hineinverirrte, als er ein junger Mann war. Das Pferd hatte kein besonderes Kennzeichen. Erickson erbot sich, das Pferd den Besitzern zurückzubringen. Um das zu erreichen, stieg er einfach auf das Pferd, führte es zurück auf die Straße und überließ dann dem Pferd die Entscheidung, den Weg zu wählen. Er mischte sich nur ein, wenn das Pferd die Straße verließ, um zu grasen oder um auf ein Feld zu gehen. Als das Pferd schließlich mehrere Meilen weiter auf dem Hof eines Nachbarn ankam, fragte dieser: »Woher wusstest du, dass dies unser Pferd ist?« Erickson sagte: »Ich wusste es nicht, aber das Pferd wusste es. Ich habe nur dafür gesorgt, dass es auf der Straße blieb.«
>
> (Rosen 1985, S. 47–48)

»*Und so funktioniert Psychotherapie*«, soll er seinen Schülern verraten haben. Erickson vertraute auf die Weisheit des Unbewussten, auf die Selbstorganisation des Individuums.

Erickson verstand Trance als einen *natürlichen* Zustand eingeengter Aufmerksamkeit, in den wir etwa im Kino, beim Lesen eines Buches oder beim Autofahren verfallen. Auch Zustände wie Flashbacks als Traumafolgen haben Trancecharakter. Man kann sie als »Problemtrance« verstehen, wenn man sich an den Ort des Traumas und den damit verbundenen Zustand zurückversetzt fühlt. Auf diesem Hintergrund könnte man Achtsamkeit als Gegenpol zur Hypnose, als **De-Hypnose**, als Aufwachen in die Realität verstehen, indem man eine stabile übergeordnete Beobachterposition gewinnt und im Gegensatz zur Trance bemerkt, wo man sich tatsächlich befindet. Doch haben Trance und Achtsamkeit auch vieles gemeinsam, etwa dass sie sich als veränderte Bewusstseinszustände (*Altered States of Consciousness*) vom Alltagsbewusstsein (*Consensus Consciousness*) unterscheiden. In beiden ist der Körper meist in Ruhe und die Aufmerksamkeit ist nach innen gerichtet. In beiden verändern sich die Wahrnehmung des Körpers, des Ich und der Zeit und die Beziehung zu den Phänomenen. Und manchmal ist es gar nicht einfach zu entscheiden, ob jemand in Trance oder in einem Zustand der Achtsamkeit ist. Beide nutzen die Wirkfaktoren der Aufmerksamkeitslenkung, der Akzeptanz und in der Teilearbeit jenen der Differenzierung und Integration (vgl. Harrer 2008; 2010).

Michael Yapko, einer der bekanntesten Vertreter der Hypnose in den USA, stellt in seinem Buch »*Mindfulness and Hypnosis*« (2011) die Frage – »Sind Achtsamkeit und Hypnose das Gleiche?« und antwortet:

> Nein, sie sind nicht identisch. Sie unterscheiden sich in ihren philosophischen Grundlagen und den angegebenen Intentionen. Trotz dieser abstrakten Unterschiede teilen sie aber doch eine gemeinsame praktische Basis, eine gemeinsame Methodik und eine gemeinsame therapeutische Orientierung.
>
> (Yapko 2011, S. 9; Übersetzung durch die Autoren)

Wenn Yapko damit vor allem die Parallelen betont, tut er dies auf der Basis einer Analyse zweier Texte: der Anleitung zu einer *Mindfulness Meditation* (Hanson u. Mendius 2010) sowie einer Audio-CD zum Thema Vergebung (Brach 2007). Da beide sehr viele suggestive Elemente enthalten, hat Yapko seinem Buch den Untertitel gegeben: »Die Kraft der Suggestion, um die Erfahrung zu transformieren«. Als Hypnotherapeut ist er sich der Allgegenwart von **Suggestionen** bewusst und setzt sie reflektiert ein. Jede Anleitung enthält implizit Suggestionen und Vorannahmen, auch z. B. jene im Rahmen einer achtsamen Körperreise den linken Fuß zu spüren. Sie geht zumindest davon aus, man habe einen linken Fuß und es sei möglich, ihn wahrzunehmen. Dass diese Zusammenhänge gar nicht so selbstverständlich sind, zeigt das Phänomen von Phantomschmerzen. Weitergehend ist die Suggestion, freundlich auf das Wahrgenommene zu schauen. Auch die Einladung, den Inneren Beobachter zu aktivieren, enthält die Suggestion, es gäbe so etwas – und sie wirkt. Allerdings hat ein achtsamkeitszentriert arbeitender Therapeut keineswegs die Absicht, etwas zu suggerieren; er strebt vielmehr an, möglichst nahe an der Erfahrung des Klienten zu bleiben, *ohne* sie verändern zu wollen. Es gibt aber auch in der Hypnosetherapie sogenannte »Leertrancen«, die keine Veränderungssuggestionen enthalten. Auf beiden Wegen – wie bei den fließenden Übergängen – machen die Absicht und das Ziel den Unterschied.

2.7 Wirkfaktoren im Gruppensetting

Buddhistische Traditionen empfehlen, den Weg der Befreiung in der Gruppe – der *Sangha* – gemeinsam mit anderen Suchern zu gehen. So ist auch im Gruppensetting vieles möglich, was die Einzelpsychotherapie nicht bieten kann. Auf der anderen Seite eröffnet aber auch die intensive Zweierbeziehung einen Möglichkeitsraum, in dem sich der Klient auf eine andere Weise entfalten kann als in der Gruppe. Beide Settings ergänzen einander. So nutzt z. B. die Dialektisch-Behaviorale Therapie parallel sowohl das Einzel- als auch das Gruppensetting. Dass Jon Kabat-Zinn MBSR als Gruppenprogramm entwarf, passt zum buddhistischen Grundkonzept, entsprang aber auch dem Wunsch, sein Angebot möglichst vielen Menschen zugänglich zu machen.

Aus der Perspektive der Wirkfaktoren betrachtet gibt es Prinzipien, die sich ausschließlich im Gruppensetting entfalten können. Es ist wohl kein Zufall, dass sich der Psychoanalytiker **Irvin Yalom** um die Formulierung von Wirkfaktoren in Gruppentherapien bemüht hat. Als der bedeutendste Vertreter der existenziellen Psychotherapie beschäftigte er sich mit Themen wie Tod, Freiheit, Isolation und Sinn. Für ihn ist die Einsicht in die **Universalität des Leidens** einer dieser Wirkfaktoren. Die Gruppenteilnehmer erleben, dass sie mit ihren Problemen und Schwierigkeiten, aber auch mit dem Ringen um deren Bewältigung nicht allein sind. Der auf dem Hintergrund der buddhistischen Psychologie in Achtsamkeitsgruppen gepflegte Ansatz, die allgemeinen und gemeinsamen Ursachen des Leidens in den Vordergrund zu rücken, verstärkt diese Einsicht. Dem Faktor der **Kohäsion** – des Gruppenzusammenhalts –, des Gefühls dazuzugehören, wird oft die größte Bedeutung zugeschrieben (Bernard et al. 2008). Im buddhistischen Kontext fühlt man sich bei diesem Faktor an das Erleben von Verbundenheit erinnert. Auch der Faktor der **Selbstöffnung** scheint zur Veränderung beizutragen (Tschuschke u. Dies 1994). Die Unterstützung durch die Gruppe spielt auch in Achtsamkeitsgruppen eine Rolle, ebenso wie die erlebte Normalisierung und Entstigmatisierung, die den Faktor Akzeptanz fördern (vgl. Wyatt et al. 2013).

2.8 Wozu üben? Die Praxis der Achtsamkeit

Wenn Achtsamkeit bedeutet, einfach zu sein und wahrzunehmen, was ist, so wäre das der natürlichste Zustand der Welt. Wenn man es genau betrachtet, müsste man sich dann auch nicht anstrengen, um achtsam zu sein. Es gibt allerdings viele Hindernisse, die einem Zustand der Achtsamkeit entgegenstehen. Was man daher sehr wohl vermag: alle Automatismen zu bemerken, die einen daran hindern, achtsam zu sein, um sich dann wieder der Selbstbeobachtung oder der Konzentration auf ein Objekt zuzuwenden. In diese Richtung weist sinngemäß die Empfehlung der »Rechten Anstrengungen«. Östliche Weisheitstraditionen nutzen den Vergleich mit der Oberfläche eines Teiches. Wenn kein Wind das Wasser aufwühlt und niemand darin plantscht, vergehen die Wellen, die Oberfläche wird glatt und man kann den Grund sehen – ein Bild dafür, dass die Gedankenflut verebbt, wenn man ihr keine Aufmerksamkeit schenkt, und damit die Hindernisse nicht stärkt, welche die Ruhe und die Sicht in die Tiefe verhindern.

Hindernissen keinen Raum zu geben, kann man auf zwei Arten üben: In der **formalen Praxis** nimmt man sich nichts anderes vor, als einen achtsamen Zustand zu finden. Man schenkt sich z. B. 30 Minuten Zeit, um an einem möglichst ruhigen Ort zu üben. **Informelle Praxis** bedeutet, Dinge, die man ohnehin tut, in einem Zustand der Achtsamkeit auszuführen. Der Alltag dient dabei als Übung, die dazu beiträgt, Achtsamkeit ins tägliche Leben zu integrieren, denn darin liegt der eigentliche Sinn des buddhistischen Befreiungsweges.

In den meisten achtsamkeitsbasierten Gruppenprogrammen werden die Teilnehmer während der Sitzungen dazu angeleitet, in formaler Praxis für einen bestimmten Zeitraum ihren Atem zu beobachten oder z. B. im *Bodyscan* ihren Körper zu durchwandern. Mithilfe von Tonträgern führen sie diese Übungen dann auch zuhause täglich durch. Um die Achtsamkeit in den Alltag zu integrieren, wählen sie als informelle Praxis von Woche zu Woche eine andere Tätigkeit, wie Zähneputzen, Duschen oder Geschirrspülen. Im Laufe des Kurses wird das Repertoire an Tätigkeiten, die man mit Achtsamkeit verknüpft, immer breiter, wobei die formale und informelle Praxis einander durchdringen und befruchten.

Die Praxis der Achtsamkeit kann vielen Zielen dienen. In der buddhistischen Psychologie stehen zwei Ziele im Vordergrund: Ruhe und Einsicht. **Ruhe** wird über Konzentration erlangt. Entscheidend ist dabei, dass man die Fähigkeit schulen kann, mit der Aufmerksamkeit über längere Zeit bei einem bestimmten Objekt zu verweilen. Dies ist die Voraussetzung dafür, sich auf Wesentliches konzentrieren zu können. Sich zu konzentrieren und zu verweilen führt dann zu innerer Ruhe. Eine gewisse innere Ruhe ermöglicht wiederum ein notwendiges Maß von Konzentration auf die Innenwelt, das notwendig ist, um tiefergehende Einsichten zu erlangen.

Denn **Einsicht** zu erlangen ist das zweite Ziel der Praxis, das auch im Rahmen von psychodynamischen Psychotherapieverfahren eine wichtige Rolle spielt. Anfänger der Achtsamkeitspraxis erschrecken zunächst häufig über ihre innere Unruhe und darüber, wie wenig Kontrolle sie über ihren »Affengeist« haben (► Kap. 3.5.1), denn schon Sekunden, nachdem sie sich auf ihren Atem zu konzentrieren versuchen, ist ihr Geist wieder abgeschweift. Später lernen sie zu beobachten, wie bestimmte Wahrnehmungen in der Innen- oder Außenwelt Gedankenketten, Erinnerungen oder Fantasien auslösen, und welche weiteren Auswirkungen diese auf den Körper, auf Gefühle oder die Stimmung haben. Sie lernen Zustände zu beobachten, wie sie kommen und gehen, und wodurch sie ausgelöst werden. Sie lernen, sich selbst und ihre Automatismen besser zu verstehen. In der Achtsamkeitspraxis übt man auch **Nicht-Reaktivität**, das heißt, nicht spontan und automatisiert zu handeln, sondern in einem beobachtenden Zustand zu verweilen. So wächst die Fähigkeit, automatischen Impulsen *nicht* unmittelbar und *unbedingt* zu folgen.

Konsequent zu üben, eine Beobachterhaltung einzunehmen, führt mit der Zeit zu einer **Verfeinerung der Wahrnehmung** sowohl äußerer als auch innerer Vorgänge. Der Perspektivenwechsel führt dazu, dass man sich weniger mit Gedanken, Gefühlen, Stimmungen, Haltungen, Zuständen etc. identifiziert. Diese durch Übung kultivierte Beobachterhaltung führt zu einem aus Sicht vieler Autoren zentralen Wirkmechanismus der Achtsamkeit: zur **Disidentifikation**.

2.8.1 Atembeobachtung

Den eigenen Atem zu beobachten erweist sich als vielschichtige Übung. Sie hilft zunächst dabei, sich zu sammeln und zur Ruhe zu kommen. Sie eröffnet Einsichten in Veränderlichkeit und in Automatismen und man lernt, Impulsen nicht unbedingt zu folgen und damit aus Mustern auszusteigen. Viele Menschen erleben die Atmung als einen zu jeder Zeit verfügbaren Orientierungspunkt für das Schiff der Aufmerksamkeit auf unruhiger See. Sie ermöglicht es, sich immer wieder mit dem Hier und Jetzt zu verbinden und so das Schiff in den sicheren Hafen zurückzubringen, um sich dort zu verankern. Die Atembeobachtung schult das zulassende Beobachten und fördert dadurch einen heilsamen Umgang mit dem Wandern der Gedanken. Wenn man die Beobachterperspektive einnimmt, tritt man gleichsam einen Schritt zurück. Damit kann man entscheiden, einem Gedanken weiter Raum zu geben oder sich wieder dem Atem und der unmittelbaren Gegenwart zuzuwenden und durch bestimmte Gedanken ausgelöste Zustände wieder zu verlassen. Man übt, immer früher zu bemerken, wenn der innere Dialog beginnt und der Geist auf Wanderschaft geht.

2.8.2 Etikettieren

Im Rahmen der Achtsamkeitspraxis wird oft empfohlen, Wahrnehmungskategorien zu **etikettieren** – indem man sie innerlich benennt. Wenn etwa ein Geräusch im Feld des Gewahrseins auftaucht, kann man es innerlich mit dem Wort »Geräusch« oder »Hören« markieren oder einen Gedanken mit dem Etikett »Gedanken« versehen. Dies ist nur aus der Beobachterhaltung heraus möglich und es schafft Abstand. Es erleichtert die Disidentifikation und damit ein Loslassen sowie die Rückkehr zum ursprünglich gewählten Fokus der Aufmerksamkeit.

2.8.3 Durchwandern des Körpers

Neben der Atembeobachtung wird häufig das Durchwandern des Körpers als formale Praxis empfohlen. Bei diesem als **Bodyscan** bekannten Vorgehen übt man unterschiedliche Fertigkeiten und Haltungen; auch er führt zu vielfältigen Einsichten. Man lernt, aus dem Nachdenkmodus in den **Erfahrungsmodus** umzuschalten (► Kap. 3.5.5), um sich möglichst offen und nicht-bewertend dem Körper zuzuwenden, so wie er sich im Augenblick anfühlt. Mit zunehmender Übung nimmt man immer genauer neue Feinheiten wahr. Man bemerkt allerdings ebenso, welche Körperteile man nur ungenau oder gar nicht spüren kann. Beim Üben muss nichts erreicht werden, es gibt keine Vorgabe, wie sich der Körper anfühlen sollte. Man übt **Gelassenheit** und Akzeptanz, indem man ihm erlaubt, so zu sein, wie er ist.

Wenn das nicht gelingt, erlangt man Einsichten darüber, wogegen man ankämpft und was man lieber anders haben möchte. Auch diese oft destruktiven Automatismen können wiederum zum Gegenstand der Beobachtung gemacht werden. Man kann bemerken, welche Gedanken und Gefühle bei bestimmten Körperteilen auftauchen und welche Geschichten man mit ihnen verknüpft. Das eröffnet die Wahlmöglichkeit, den inneren Erzählungen weiter zu folgen oder wieder zur unmittelbaren Erfahrung zurückzukehren. Auf diese Weise übt man einen konstruktiven Umgang mit allen inneren Prozessen und Wahrnehmungen: Sie zu bemerken, um anschließend einfach wieder zum Hier und Jetzt zurückzukehren.

Beim Durchwandern des Körpers wird die Fähigkeit zur **Steuerung der Aufmerksamkeit** dadurch geschult, dass man sich nacheinander unterschiedlichen Körperteilen zuwendet. Man übt das bewusste Ausrichten des Aufmerksamkeitsscheinwerfers, die Zuwendung, das Verweilen und dann ebenso das bewusste Lösen der Aufmerksamkeit von einem Objekt. Denn wenn die Aufmerksamkeit von etwas gefangen ist, fällt das **Loslassen** oft schwer. Man erlebt durch das Üben, dass Loslassen leichter fällt, indem man sich anderen Stellen im Körper *zu*wendet. So macht man die Erfahrung, dass nicht nur der Atem, sondern viele Teile des Körpers als Anker genutzt werden können, um Gedanken und Gefühle loszulassen. Dazu kann man sich fragen, was man im jeweiligen Augenblick vom Körper wahrnimmt, und eine sanfte Erkundung des Körpers beginnen. Auch wird immer wieder geübt, in der **Beobachterperspektive** zu verweilen und zu erkennen, wenn Hindernisse auftauchen, beim Beobachten zu bleiben. Das können z. B. Impulse sein, aufzustehen, Langeweile, Schmerzen oder andere Irritationen. Solche Impulse »nur« zu bemerken und beim reinen Beobachten zu bleiben, ohne ihnen unmittelbar nachzugeben und damit Nicht-Reaktivität zu kultivieren, stellt – speziell am Beginn der Praxis – oft eine große Herausforderung dar.

2.8.4 Informelle Praxis für Psychotherapeuten

Für Psychotherapeuten bieten sich neben der formalen Praxis viele Möglichkeiten zur **informellen Praxis**. Man kann sogar den Prozess der Psychotherapie selbst als informelle Praxis betrachten, was nicht nur der Qualität der Arbeit, sondern auch der eigenen Psychohygiene dient. Auch die Aktivitäten in den Pausen zwischen zwei Klienten zur informellen Praxis zu nutzen, kann die eigene Gesundheit erhalten und fördern.

2.9 Fazit

Achtsamkeit ist in der Psychotherapie angekommen und hat auf vielfältige Weise Bedeutung für psychotherapeutische Veränderungsprozesse gewonnen. Einige ihrer Aspekte sind durchaus auch schon in viele Psychotherapieverfahren integriert, allerdings auf sehr unterschiedliche Art und Weise, an vielen Stellen mehr als Haltung des Therapeuten, an anderen mehr als Übung für die Klienten. Dies verführt Psychotherapeuten bisweilen zur Aussage »Das machen wir ohnehin schon!«. Die differenzierende Schilderung des komplexen Konstrukts der Achtsamkeit als Zustand, als Praxis und als Haltung sollte klar machen, dass dies meist nur sehr ausschnittweise und damit unvollständig der Fall ist. Sie sollte darüber hinaus zeigen, welche weitreichenden und tiefgehenden Potenziale die Achtsamkeit in ihrer Anwendung in der Psychotherapie enthält.

Der nun folgende dritte Teil des Buches verknüpft die beiden führenden Themen des Buches: Er betrachtet die Achtsamkeit im Hinblick auf ihre Wirkfaktoren.

3. Teil: Wirkfaktoren der Achtsamkeit

3.1 Einleitung

Die Wirkfaktoren der Achtsamkeit zu beleuchten, soll auf all jene Facetten neugierig machen, die für unterschiedlichste psychotherapeutische Herangehensweisen bereichernd sein können und so das Interesse an ihr vertiefen. Vielleicht machen die folgenden Ausführungen auch bewusst, welche Wirkprinzipien der Achtsamkeit bereits in die tägliche Arbeit vieler Psychotherapeuten einfließen.

Zunächst wird der Hypothese nachgegangen, Achtsamkeit stelle einen *Common Factor* in *allen* Psychotherapien dar. Es folgt ein Überblick darüber, welche Wirkmechanismen der Achtsamkeit in der Literatur beschrieben werden. Im Zentrum stehen sieben Prinzipien, durch welche die Achtsamkeit unserer Ansicht nach ihre Wirkung entfaltet:

1. die Achtsamkeit in der therapeutischen Beziehung
2. Aufmerksamkeitssteuerung
3. Disidentifikation
4. Akzeptanz, Gleichmut und Selbstmitgefühl
5. Lernen durch neue Erfahrungen
6. Bedeutungs- und Sinngebung
7. Differenzieren und Integrieren

3.2 Achtsamkeit als »Common Factor« aller Psychotherapien

Wenn wir mit unseren Klienten gut arbeiten, sei Achtsamkeit direkt unter unseren Füßen, das schreibt Jeffrey Martin im *Journal of Psychotherapy Integration* (1997; 2002). Als allgemeiner, gemeinsamer Wirkfaktor *aller* therapeutischen Orientierungen stehe Achtsamkeit im Zentrum der Psychotherapieprozesse. Um zu verdeutlichen, wie sie Therapeuten dabei helfe, die vielen notwendigen Entscheidungen in Therapien zu optimieren, nutzt er das Bild der Rubin'schen Vase, in der man das Gefäß oder auch zwei Gesichter sehen kann. Für Martin bringt Achtsamkeit die **Freiheit** und **Flexibilität**, zwischen verschiedenen Perspektiven wählen zu können, und auch wenn man sich für eine entschieden hat, bleiben die anderen noch präsent. Er bezieht sich auf Ellen Langer, die einen achtsamen Zustand mit dem Leben in einem transparenten Haus vergleicht: Auch wenn man im Wohnzimmer sitzt, kann man Dinge im Keller sehen, selbst wenn man sie im Moment gar nicht benutzen will.

Martin unterscheidet **zwei Formen der Aufmerksamkeit**. Die **offene** vergleicht er mit einem Raumschiff, mit dem man frei über die Erdoberfläche fliegen und die Landschaft erkunden kann. Wenn man dann gelandet ist, wird es notwendig, die Aufmerksamkeit zu fokussieren, um genau wahrzunehmen, wo man sich befindet, oder um einem konkreten Weg zu folgen. Die offene Form ordnet er mehr den einsichtsorientierten Verfahren zu, die **fokussierende** Form den verhaltenstherapeutischen Verfahren. Beim Kippbild der Vase würde der *Klient* bei der offenen Form zur Einsicht gelangen, dass er mit einem weichen Blick das Gefäß und die Gesichter *gleichzeitig* wahrnehmen oder frei zwischen ihnen pendeln kann. Wenn er bisher nur die Gesichter gesehen hätte, würde er bei einem verhaltenstherapeutischen Vorgehen einüben, die Vase wahrzunehmen, indem er seine Aufmerksamkeit auf einen bestimmten Teil der Abbildung fokussiert.

Nach Martin solle sich der *Psychotherapeut* im psychotherapeutischen Prozess auf dem Kontinuum zwischen offener und fokussierter Form frei und flexibel bewegen und zwischen beiden pendeln können. Die Achtsamkeit ermögliche es den Psychotherapeuten, offen zu bleiben oder zu bemerken, wenn sie in ihrem Denken eingeschränkt sind, gleichsam nur mehr die Vase *oder* nur mehr die Gesichter sehen. Achtsamkeit unterstütze eine **wissenschaftlich-forschende Haltung**, bei der Therapeuten sich immer wieder daran erinnern können: Ich bleibe offen. Ich weiß nicht, aber ich beobachte. Ich reevaluiere und entdecke Neues.

Die These von Jeffrey Martin, dass Achtsamkeit »direkt unter den Füßen aller Therapeuten« zu finden sei, sehen wir für einige ihrer Aspekte als durchaus zutreffend an. Wir werden aber versuchen, aufzuzeigen, dass dabei andere wichtige Aspekte *unzureichend* berücksichtigt sind, und werden argumentieren, dass eine *vollständige* Umsetzung der Prinzipien der Achtsamkeit in den meisten Formen der Psychotherapie *nicht* stattfindet.

3.3 Wirkmechanismen der Achtsamkeit – ein Überblick

Nachdem in vielen Studien nachgewiesen werden konnte, *dass* Achtsamkeit wirkt, wandte sich die Psychotherapieforschung auch im Bereich der Achtsamkeit der Frage zu, *wie* sie wirkt. Der folgende Abschnitt gibt Einblicke in den diesbezüglichen Stand der Forschung. Um die Wurzeln der Achtsamkeit zu würdigen, werden zunächst drei Konzepte vorgestellt, die sich explizit auf die **buddhistische Psychologie** beziehen. Es folgt eine Aufzählung von Faktoren, die sich in der Literatur darüber finden, wie Achtsamkeit ihre Wirkung im Klienten entfaltet. Den Abschluss bilden Hinweise auf die Wirkungen der Achtsamkeit des Therapeuten auf den Therapieprozess.

3.3.1 In der buddhistischen Psychologie fundierte Konzepte

Sieben Grundannahmen zur Geistesschulung

Der Freiburger Forscher Paul Grossman hat sich über viele Jahre durchaus auch kritisch mit buddhistischen Konzepten und ihrem Transfer in die moderne Psychotherapie auseinandergesetzt. Er formulierte sieben Grundannahmen über die Geistesschulung durch Achtsamkeit.

> (1.) Menschen sind sich im Allgemeinen ihrer Erfahrungen von Augenblick zu Augenblick nicht bewusst und sie operieren häufig im Autopiloten-Modus.
>
> (2.) Der Mangel an Bewusstsein bezüglich der eigenen geistigen Inhalte und Prozesse bietet einen guten Nährboden für fehlerhafte Wahrnehmungen und Selbsttäuschungen.
>
> (3.) Wir sind in der Lage dazu, die Fähigkeit zu entwickeln, von Augenblick zu Augenblick ein nicht-wertendes und höchst differenziertes Bewusstsein unserer geistigen Inhalte aufrecht zu erhalten.
>
> (4.) Die Entwicklung dieser Fähigkeit geht allmählich vonstatten, nimmt langsam zu und erfordert ständiges Üben.
>
> (5.) Durch das Bewusstsein der Erfahrungen von Augenblick zu Augenblick entsteht ein reichhaltigeres und vitaleres Lebensgefühl, insofern, als die Erfahrungen dabei lebhafter werden und unbewusste Reaktivität durch achtsame Anteilnahme ersetzt wird.
>
> (6.) Durch eine solche beständige, nicht-wertende Beobachtung geistiger Inhalte entsteht langsam ein größerer Wahrheitsgehalt der Wahrnehmungen.
>
> (7.) Weil eine genauere Wahrnehmung der eigenen geistigen Reaktionen auf äußere und innere Stimuli erreicht wurde, werden dadurch zusätzliche Informationen gewonnen, die wiederum wirksame Handlungen in der Welt fördern und zu einem stärkeren Gefühl der Kontrolle führen.
>
> (Grossman 2004, S. 76–77)

Klarheit, Konzentration und Gleichmut

Klarheit, Konzentration und Gleichmut – mit diesen drei Begriffen fasst der amerikanische buddhistische Lehrer Shinzen Young (2011) zusammen, was die Schulung von Achtsamkeit bewirkt. In die Sprache der Wirkfaktoren übersetzt, führt Achtsamkeit über den Mechanismus der **Einsicht** zu Klarheit. Diese Einsichten betreffen aus buddhistischer Sicht insbesondere die Natur des Geistes. Mit Konzentration meint Young die Fähigkeit, die Aufmerksamkeit darauf richten zu können, was im Moment wichtig ist, und sie dort verweilen lassen zu können. In der Schulung der Fähigkeit zur **Aufmerksamkeitssteuerung** liege das nächste Wirkprinzip. Unter Gleichmut versteht er eine akzeptierende Haltung gegenüber den eigenen Erfahrungen, in der keine Veränderungen angestrebt werden. Gleichmut und **Akzeptanz** wären somit weitere Wirkkomponenten.

Verringerung der mentalen Proliferation

Auf dem Hintergrund der buddhistischen Psychologie sehen Andrea Grabovac und ihre Mitarbeiter (2011) den zentralen Wirkmechanismus der Achtsamkeit in der Verringerung der »mentalen Proliferation« und damit eines **destruktiven Gedankenkreisens**. Die Achtsamkeitspraxis führe zu Einsichten in die Ursachen von Leiden (► Kap. 2.5), wodurch sie die ansonsten automatisierten Prozesse des Ablehnens von unangenehmen und des Anhaftens an angenehme Erfahrungen unterbreche. Die durch die Achtsamkeitspraxis kultivierten Fähigkeiten zu Akzeptanz und Aufmerksamkeitslenkung sowie Übungen zur Förderung ethischen Verhaltens tragen ebenso zu Symptomreduktion und Wohlbefinden bei wie Feedbackschleifen der Wechselwirkungen zwischen den Faktoren (► Abb. 3-1).

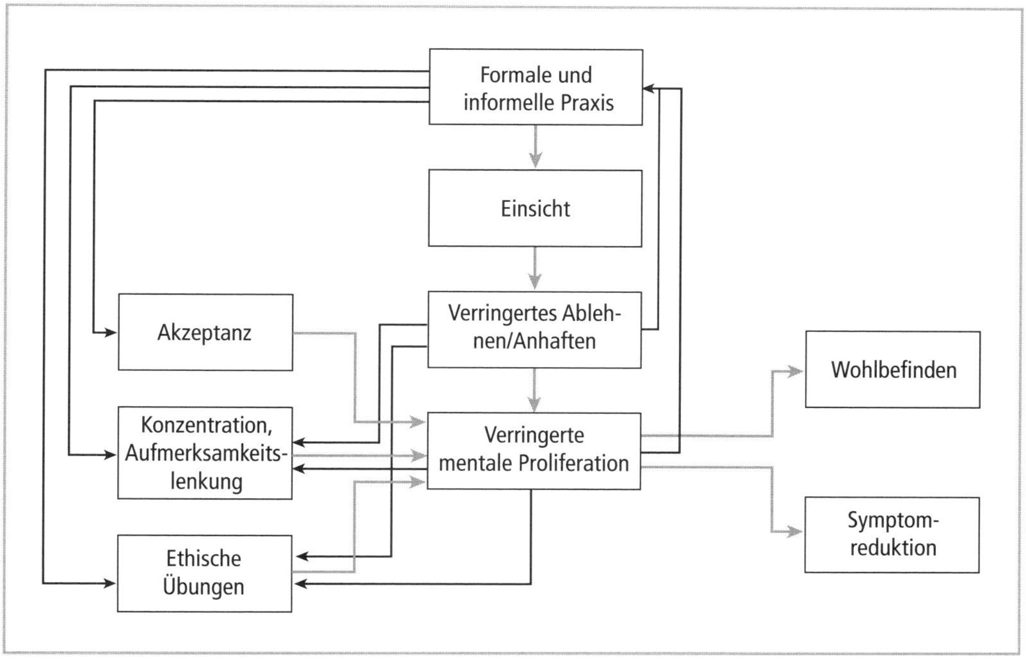

Abb. 3-1 Feedbackschleifen im Modell der buddhistischen Psychologie (nach Grabovac et al. 2011, S. 160)

3.3.2 Welche Wirkmechanismen finden sich in der Forschungsliteratur?

Neben der Effizienzforschung haben sich in den letzten Jahren viele Autoren den Mechanismen der Wirkung von Achtsamkeit zugewandt. Dabei fällt auf, dass sich einige dieser Mechanismen unter verschiedenen Bezeichnungen mit leicht unterschiedlichen Akzentuierungen immer wieder finden und dass die aufgestellten Hypothesen wenig empirisch belegt sind. Bevor die einzelnen Faktoren detailliert beschrieben werden, soll die folgende Aufzählung einen Überblick über die in diesem Forschungsbereich beschriebenen Wirkprinzipien geben.

Die Titel von sechs Kapiteln aus dem Übersichtswerks von Ruth A. Baer (2010) geben Aufschluss über die am häufigsten diskutierten Veränderungsmechanismen von achtsamkeits- und akzeptanzbasierten Interventionen: (1.) Decentering, (2.) psychologische Flexibilität, (3.) Erhebung und Nutzung individueller Werte, (4.) Emotionsregulation, (5.) Selbstmitgefühl, (6.) Spiritualität und (7.) Neuroplastizität.

Ähnliche fünf Mechanismen beschrieben im Jahre 2006 Shauna L. Shapiro und ihre Gruppe im wohl ersten Übersichtsartikel zu *Mechanisms of Mindfulness*, der etwas ausführlicher dargestellt werden soll: Shapiro stellt den als **Reperceiving** bezeichneten Meta-Mechanismus des Perspektivenwechsels ins Zentrum ihrer Theorie. Dieser wölbe sich wie ein Dach über vier andere Faktoren: (1.) Selbstregulation; (2.) Werteklärung; (3.) Flexibilität auf der kognitiven, emotionalen und Verhaltensebene; (4.) Exposition.

Die Fähigkeit, immer mehr und zunehmend umfassendere Perspektiven einzunehmen, versteht Shapiro als etwas, das sich im Laufe der menschlichen Entwicklung immer weiter entwickelt. Die Achtsamkeitspraxis würde aus dieser Sicht die persönliche Entwicklung eines Individuums vorantreiben. Sich selbst, seine Gedanken oder Gefühle aus einer Meta-Perspektive betrachten zu können, führe zu der Einsicht, dass z. B. ein Gedanke oder ein schmerzhaftes Empfinden nicht »Ich« ist. Reperceiving überschneidet sich mit unserem dritten Wirkfaktor Disidentifikation (► Kap. 3.6.2).

Unter **Selbstregulation** versteht Shapiro die Fähigkeit, sich zu stabilisieren und anzupassen. Auf der Basis ihres Drei-Komponenten-Modells der Achtsamkeit – *Intention, Attention, Attitude* (► Kap. 2.4.1) – postuliert sie folgende Schleife: Die absichtsvolle Kultivierung einer nicht-bewertenden Aufmerksamkeit führe zu Kontakt und Verbindung. Dieser intensivierte Kontakt eröffne neue Zugänge zu Informationen, die dabei helfen, sich besser zu regulieren. Der größere Überblick aus der umfassenderen Perspektive führe dazu, dass es leichter werde, aus maladaptiven Gewohnheiten auszusteigen, und ermögliche eine größere Ordnung und mehr Gesundheit. Aus unserer Sicht wirken sich alle sieben Wirkfaktoren in unterschiedlicher Weise auf die Fähigkeiten zur Selbstregulation aus.

Die erweiterte Perspektive erleichtere Menschen auch eine **Werteklärung**, indem sie aus der Distanz sehen, was ihnen etwas bedeutet und was ihre wahren Werte sind. Von der reflexhaften Übernahme der Werte anderer gelangen sie zur reflexiven Betrachtung ihrer eigenen Motive (► Sechster Wirkfaktor: Bedeutungs- und Sinngebung, Kap. 3.9.6).

Der Perspektivenwechsel erhöhe darüber hinaus die **Flexibilität** im kognitiven, emotionalen und im Verhaltensbereich. Er bringe Klarheit über Verzerrungen der Wahrnehmung und über einschränkende Vorstellungen von sich selbst und erleichtere es dadurch, sich von Mustern und Glaubenssätzen zu disidentifizieren (► Dritter Wirkfaktor: Disidentifikation, Kap. 3.6.2).

Durch Perspektivenwechsel falle es auch leichter, sich intensiven Gefühlen auszusetzen und damit den Wirkmechanismus der **Exposition** zu nutzen. Neue Lernerfahrungen werden möglich, indem man den Erfahrungen mit größerer Objektivität begegnet, indem sich die automatischen Reaktionen verringern und indem man sich ihnen weniger ausgeliefert fühlt. Früher erlernte Reaktionsbereitschaften können dabei **gelöscht** werden (► Fünfter Wirkfaktor: Lernen durch neue Erfahrungen, Kap. 3.8.2).

In einer Monografie von Sebastian Sauer (2011) findet sich die wohl differenzierteste deutschsprachige Untersuchung zum Thema »Wirkfaktoren von Achtsamkeit«. Die Wirkung des Faktors einer **Verringerung der »affektiven Reaktivität«** konnte er empirisch belegen (► Kap. 3.8.4).

In einer verhaltenstherapeutisch geprägten, deutschsprachigen Übersicht zählen Matthias Berking und Miriam von Känel (2007) folgende Wirkmechanismen auf: Exposition, kognitive Umstrukturierung, Selbstmanagement, Entspannung, Stärkung von Akzeptanz und Toleranz. Hier soll die Nennung des Faktors **Entspannung** hervorgehoben werden. Diese ist zwar kein primär beabsichtigtes Ziel von Achtsamkeit, sie stellt sich aber oft von selbst – gleichsam als »Nebenwirkung« – ein, wenn der Geist ruhiger wird. Berking betont, dass Lernerfahrungen möglich werden, wenn in entspannten Zuständen problematische Schemata mit den dazugehörigen automatischen Vermeidungsimpulsen aktiviert werden. Die neue Erfahrung bestehe dann darin, dass man diesen Impulsen nicht nachgibt und sich trotzdem nach einiger Zeit wieder ein entspannter Zustand einstellt. Gleichzeitig lernt der Organismus, dass er auf problematische Schemata auch mit Entspannung reagieren kann, potenzielle Teufelskreise kommen dann gar nicht zum Tragen. Wir behandeln diese Wirkkomponente unter »Lernen durch neue Erfahrungen« (► Kap. 3.8.3).

Die Aufzählung von vier eng miteinander verzahnten Mechanismen soll den Abschluss des kleinen Einblicks in die Wirkfaktorenforschung zur Achtsamkeit bilden. Sie stammt von Britta Hölzel und ihrer Arbeitsgruppe (2013a) und betrachtet ihre Wirkmechanismen aus einer »**neuronalen Perspektive**«:

1. **Aufmerksamkeitsregulation** mit erhöhter exekutiver Aufmerksamkeit und Effekten auf weitere Komponenten der Aufmerksamkeit.
2. **Körpergewahrsein**: Steigerung der Wahrnehmung innerer wie äußerer Reize.
3. **Emotionsregulation**: Stabilität und Balance; Neubewertung; Konfrontation, Löschung und Rekonsolidierung; Förderung von Empathie.
4. Veränderung des **Selbsterlebens**.

3.3.3 Die Achtsamkeit des Psychotherapeuten als Wirkmechanismus

Die bisher genannten Wirkmechanismen beziehen sich auf die Achtsamkeit des *Klienten*. Wenn man allerdings Psychotherapie als ein interaktionelles Geschehen begreift, rücken auch Therapeutenvariablen und damit die **Achtsamkeit des Therapeuten** ins Blickfeld. So zählt Kabat-Zinn (2011b) sieben Fähigkeiten auf, die durch Achtsamkeitspraxis geschult werden: Nicht-Beurteilen, Geduld, den Geist des Anfängers bewahren, Vertrauen, Nicht-Greifen, Akzeptanz und Loslassen. Solche Qualitäten therapeutischer Präsenz können wesentlich zum Therapieerfolg beitragen. Wenn Psychotherapeuten Achtsamkeit auch verkörpern wollen, um sie in ihrer Modellfunktion vermitteln zu können, erscheint es darüber hinaus notwendig, dass sie diese Haltung durch eine entsprechende Praxis verinnerlicht haben.

Schon ganz am Beginn der Meditationsforschung – im Jahr 1975 – hatte Thomas Keefe (1975) die Hypothese aufgestellt, dass meditierende Psychotherapeuten eine **höhere Bewusstheit über ihre eigenen Gefühle** entwickeln. Er nahm an, dass sie geübter sind, komplexe kognitive Prozesse beiseite zu stellen, um direkt und unmittelbar wahrnehmen zu können. Sie seien auch besser dazu in der Lage, sich auf das zu konzentrieren, was im Moment geschieht.

Ein aktuelleres integratives Modell zur »Achtsamkeit des Therapeuten als therapeutischer Wirkfaktor« beschreibt eine Wirkkette (Weidenfeller et al. 2013), die davon ausgeht, dass sich die Achtsamkeitspraxis des Therapeuten positiv auf dessen **Empathiefähigkeit** auswirkt. Die Schritte dieser Kette verlaufen von der Achtsamkeitspraxis über die Aufmerksamkeits- und die Emotionsregulation zur Empathiefähigkeit. Das Modell von Shapiro und Izett (2010) führt eine erhöhte Empathiefähigkeit der Therapeuten auf drei ganz andere Faktoren zurück: auf Stressreduktion, Selbstmitgefühl und Reperceiving.

Wie sich die Achtsamkeit des Psychotherapeuten auf seine Präsenz, seine Empathiefähigkeit und sein Mitgefühl und damit auf die Gestaltung der therapeutischen Beziehung auswirkt, soll im Folgenden ausführlich dargestellt werden.

3.4 Der erste Wirkfaktor: Achtsamkeit in der therapeutischen Beziehung

Die zentrale Bedeutung der therapeutischen Beziehung ist nicht nur im Praxisalltag evident, sie wurde auch von der Therapieforschung bestätigt. Obwohl ihr Stellenwert inzwischen von fast allen psychotherapeutischen Schulen anerkannt wird, ist die Umsetzung dieser Erkenntnis schwierig. Beziehungen sind von Natur aus so komplex, dass wohl nie vollständig erfasst werden kann, auf welchen Wegen sie genau wirken. Einige der im professionellen Diskurs als bedeutsam eingeschätzten Komponenten der therapeutischen Beziehung werden in der folgenden Übersicht benannt. Dabei fällt auf, dass man vieles von dem, was von bedeutenden Therapeuten gelebt und beschrieben und teilweise schon zum Allgemeingut wurde, als Haltung der Achtsamkeit verstehen kann. Insofern bildet das Konzept der Achtsamkeit ein wertvolles Dach, unter dem verschiedene Theorien und Forschungsergebnisse – in einen neuen und größeren Zusammenhang gestellt – Platz finden können. Insbesondere in der Aus- und Weiterbildung von Psychotherapeuten könnten auf diesem Hintergrund altbewährte und neu adaptierte Wege zur Schulung der Achtsamkeit eingesetzt werden, um die Fähigkeiten zur bewussten Gestaltung der therapeutischen Beziehung zu erweitern.

Dieser Abschnitt beschäftigt sich zunächst mit **Präsenz** und **Empathie** – zwei zentralen therapeutischen Fähigkeiten, auf die sich die Praxis der Achtsamkeit besonders auswirkt. Präsenz beinhaltet Qualitäten wie eine von Leichtigkeit getragene, offene und neugierige Zuwendung zum Gegenwärtigen, das Bewahren von Distanz gegenüber potenziell einengenden Sichtweisen und Toleranz gegenüber schwierigen Erfahrungen. Es folgen Überlegungen zu den Zusammenhängen zwischen den Erkenntnissen aus der **Bindungsforschung** sowie den Theorien zur **Mentalisierung** und der Achtsamkeit. Ein Kapitel widmet sich dem aus dem Buddhismus stammenden Konzept des **Mitgefühls** und dessen Stellenwert in der Psychotherapie. Den Abschluss bildet eine Zusammenschau der möglichen Beiträge eines **achtsamen Therapeuten** zur therapeutischen Beziehung.

3.4.1 Grundsätzliches zur therapeutischen Beziehung

Was wirkt in der therapeutischen Beziehung?

Das ursprünglichste Bild einer psychotherapeutischen Beziehung ist die Analogie zur Beziehung zwischen einer Mutter und ihrem Kind. Die Säuglingsforscher und Bindungstheoretiker haben unter diesem Gesichtspunkt Wesentliches zum Verständnis der Interaktionen zwischen Therapeuten und Klienten beigetragen. Neben den zu **Einsicht** führenden

Deutungen wurde auch in der Psychoanalyse das Veränderungspotenzial von neuen Erfahrungen in der therapeutischen Beziehung erkannt. Analytiker sind sich heute im Wesentlichen darüber einig, dass die beiden Faktoren – Einsicht und Erfahrung – auch gemeinsam von Bedeutung sein können. Sogenannte **korrigierende Erfahrungen** (Alexander u. French 1946) können sich unspezifisch aus der Grundhaltung des Therapeuten ergeben, wie z. B. aus einer akzeptierenden Einstellung seinen Klienten gegenüber. Sie können aber auch individuell maßgeschneidert angeboten werden, wenn der Therapeut bewusst Haltungen verkörpert, die sein Klient in der Kindheit benötigt hätte. Der Kinderpsychiater Donald W. Winnicott hatte wohl die Mütter seiner kleinen Patienten im Kopf, wenn er von *Holding, Handling* und *Object Presenting* sprach. Was Kinder – und wohl auch manche Klienten – seiner Ansicht nach brauchen: Gehalten werden, ganz körperlich oder im übertragenen Sinn; ihren Bedürfnissen gemäß behandelt zu werden und ein greifbares, echtes Gegenüber zu haben. In einem anderen Ansatz hat Wilfried Bion das Halten, Aushalten und Verarbeiten dessen, was für den Klienten bisher *nicht* aushaltbar war, im Begriff des **Containing** zusammengefasst. Und John Bowlbys Mitarbeiterin Mary Ainsworth sprach von mütterlicher **Feinfühligkeit** als Fähigkeit zu vorhersagbaren, prompten und angemessenen Reaktionen, über die auch Therapeuten verfügen sollten. Michael Balint (1988) prägte in diesem Zusammenhang den Begriff der **Urliebe** *(Primary Love).* Sandor Ferenczi schrieb im August 1932 in sein Tagebuch: »*Ohne Sympathie keine Heilung. Höchstens Einsichten in die Genese des Leidens*« (Ferenczi 1988, S. 265).

Im Gegensatz zur Mutter-Kind-Analogie fordert die Humanistische Psychologie ein partnerschaftliches Verhältnis zwischen Therapeuten und Klienten. Sie entwirft das Bild eines Therapeuten, der seinem Klienten auf kongruente Weise, wertschätzend und empathisch dabei hilft, er selbst zu sein und jenes Potenzial zu entfalten, das in ihm steckt. Zuvor hatte Martin Buber als Religionsphilosoph eine existenzielle, zutiefst menschliche **Begegnung** als heilsam postuliert. Vielleicht geht es im Kern nur darum, dass ein Mensch für und *mit* dem anderen da und präsent ist? Begegnen einander lediglich zwei auf einer tiefen, existenziellen Ebene verbundene, dem Leiden unterworfene und oftmals verwundete Wesen? So sieht es z. B. auch das schamanische Konzept des **verwundeten Heilers**, der durch die Bewältigung einer eigenen schweren körperlichen Erkrankung oder psychischen Krise die Fähigkeit entwickelte, zu heilen. Saki Santorelli, ein Mitarbeiter Jon Kabat-Zinns, bezieht sich gerne auf Chiron, das Urbild des verwundeten Heilers aus der griechischen Mythologie, und fragt sich, was ein Therapeut dazu beitragen kann, dass sich sein Klient »zerbrochen und doch ganz« (Santorelli 2006) fühlen kann?

Wie kann ein Psychotherapeut all dieses Wissen nutzen, um für eine **optimal heilsame Umgebung** (*Optimal Healing Environment*; Schmidt 2004) zu sorgen? Vielleicht geht es dabei weniger darum, was er *tut*, sondern mehr darum, wie er *ist*? Wie steht er in Bezug zur Welt, zu seiner unmittelbaren Umwelt, aber auch zu sich selbst? Bei der Gestaltung einer optimalen Heilungsumgebung sind die strukturellen Rahmenbedingungen in Rehabilitationskliniken ebenso zu berücksichtigen, wie die Beziehung des Therapeuten zu sich selbst.

Zusammenfassend kann man feststellen, dass unterschiedlichste Konzepte die *Vorstellungen* von Psychotherapeuten darüber prägen, was die entscheidenden »Zutaten« zur Wirkung der therapeutischen Beziehung sind. Was sie dann allerdings konkret *tun*, ist möglicherweise noch einmal etwas anderes. Auf jeden Fall hat wohl jeder Therapeut sein einzigartiges »Rezept« dafür, was er in der Beziehung anbietet. Im Folgenden wollen wir einige der Dimensionen dieser Beziehung erläutern.

Drei Ebenen der therapeutischen Beziehung

Ralph Greenson (2000) beschreibt drei Ebenen der therapeutischen Beziehung: das Arbeitsbündnis, die Übertragungs- und Gegenübertragungsbeziehung und die Realbeziehung.

Auf das Konzept von **Übertragung und Gegenübertragung** beziehen sich im Zusammenhang mit Achtsamkeit vor allem die Psychoanalytiker Ralf Zwiebel (2013), Jeremy Safran (1995; 2006) und Mark Epstein (1996). Im Gegensatz zu den Verzerrungen der gegenseitigen Wahrnehmung steht die Ebene der **Realbeziehung**, die in der existenziellen Psychotherapie besonders betont wird. So gibt Charles J. Gelso (2011) seiner Monografie zu diesem Thema den Untertitel: »Die verborgene Grundlage von Veränderung«. Für Gelso bilden die Echtheit (*Genuineness*) und realistisches Wahrnehmen (*Realism*) die Fundamente der Realbeziehung; beide werden durch die Achtsamkeitspraxis gefördert. Auch die Präsenz des Therapeuten wird der Realbeziehung zugeordnet. Das im englischsprachigen Raum weit verbreitete Modell der *Working Alliance* (Bordin 1979) – der **Arbeitsbeziehung** überschneidet sich mit dem Konzept des Arbeitsbündnisses. Es soll hier erwähnt werden, da sich viele der später referierten Untersuchungen zur therapeutischen Beziehung auf dieses Modell beziehen.

3.4.2 Therapeutische Präsenz

Präsenz ist *die* zentrale menschliche Qualität, durch die sich Zustände von Achtsamkeit auszeichnen. Aus unserer Sicht stellt sie die Basis aller weiteren Qualitäten wie der Empathiefähigkeit und des Mitgefühls dar. *»Ein Arzt soll nicht nur gut sein, er soll auch da sein«*, sagte einmal ein erfahrener Hausarzt (Wendt 1988). Er meinte mit dieser Aussage mehr, als dass ein Arzt erreichbar sein muss, wenn man ihn braucht. Dieses »Mehr« wurde einem der beiden Autoren (M. E. H.) am Beginn seiner ärztlichen Ausbildung plötzlich deutlich, als er im Krankenhaus mit dem Sterben eines älteren Mannes konfrontiert war. Es war kaum zu ertragen, »einfach« nur bei ihm zu sitzen, den Tatsachen ins Auge zu sehen und auszuhalten, was gerade geschieht. Aber, anstatt zu erlauben, dass es still wird, entwickelte er alle denkbaren Aktivitäten: Blutdruckmessen, etwas zu trinken einflößen und eine Infusion geben. Die Flucht in den Tun-Modus half ihm, das Unveränderbare besser auszuhalten. Es hätte aber etwas anderes gebraucht: Die Kunst auszuhalten und zu halten, Gegenwärtiges wahrzunehmen, zugewandt und ruhig einfach da zu sein – eben Präsenz. Vielleicht kam es damals auch noch nicht in seinem Bild von Ärzten vor, umzuschalten und einfach »nur« präsent zu sein, um dem Sterbenden die Hand zu halten.

Einige Jahre später hörte er Verena Kast in einem Vortrag von einem Tierversuch erzählen: Man hatte einen Schimpansen in einen Käfig gesperrt, der mitten in einem Gehege mit Hunden stand, die ihn bedrohten. Er konnte nicht fliehen und war maximal gestresst. Das Ausmaß seiner Stressreaktion wurde mithilfe verschiedener Messinstrumente erhoben: Sein Herz schlug schneller, der Blutdruck war hoch, er war maximal angespannt. Als man nach einiger Zeit dem Tier einen Gefährten – einen zweiten Schimpansen – in den Käfig setzte, verringerten sich die Stressparameter deutlich. Allein die Anwesenheit eines wohlgesonnenen Artgenossen hatte seine Angst reduziert, auch wenn sich an der äußeren Situation nichts verändert hatte.

Dass in diesem Versuch etwas messbar nachgewiesen werden konnte, hat dem Autor geholfen, anzuerkennen, was ihm inzwischen intuitiv klar geworden war: Allein die Anwesenheit eines Menschen ist etwas Wertvolles und kann heilsam sein. Thich Nhat Hanh formulierte es so: *»Die eigene Präsenz ist das schönste Geschenk, das ein Mensch einem anderen machen kann.«* Und die Übung der Achtsamkeit fördert eben diese Präsenz.

Gegenwärtigkeit

So einfach ein präsenter Zustand zu sein scheint, er lässt sich nicht leicht in Worte fassen. Präsenz bedeutet wesentlich Gegenwärtigkeit. Achtsamkeit fokussiert auf die **Gegenwart**, sich daran erinnernd, dass das Leben immer nur *jetzt* stattfindet, dass Zeit aus buddhistischer Sicht sogar eine Illusion ist. Schon der Kirchenlehrer und Philosoph Augustinus wies in seinen »Bekenntnissen« auf die Bedeutung der Gegenwart hin. Er meinte sinngemäß: Eigentlich gebe es die drei Zeiten Vergangenheit, Gegenwart und Zukunft gar nicht, vielmehr sollte man sagen: Es gebe eine Gegenwart von Vergangenem – die Erinnerung; eine Gegenwart von Gegenwärtigem – den Augenschein; und eine Gegenwart von Zukünftigem – die Erwartung (vgl. Pöppel 1985). Aus dieser Sicht kann in der Psychotherapie die Fokussierung auf die Gegenwart von Leiden befreien, die dadurch entstehen, dass man sich in Erinnerungen an die Vergangenheit und in Erwartungen an die Zukunft verliert und dabei Depressionen und Ängste entwickelt. Die Fokussierung auf die Gegenwart mittels Achtsamkeit bringt Kontakt, Einsichten, Lebendigkeit und Lebensqualität.

Wenn man sich fragt, was wohl die Gegenwart sei, so könnte man *denken*, sie sei jene ausdehnungslose Grenze zwischen Vergangenheit und Zukunft. Spürt man jedoch der Frage nach, was Menschen als Gegenwart *erleben*, kommt man zu einem anderen Ergebnis: Es gibt ein kurzes Zeit*fenster*, gleichsam die Arbeitsplattform, die man als subjektive Gegenwart erfährt. Nach Darstellung des in München tätigen Zeitforschers Ernst Pöppel hat ein Bewusstseinsinhalt eine Überlebensdauer von etwa drei Sekunden.

> In diesem regelmäßigen Abstand aktualisieren wir unser Bild der Welt. Alle zwei bis drei Sekunden schaut das Gehirn, was es Neues gibt. In diesem zeitlichen Rahmen bewegt sich das Hier und Jetzt.
>
> (Ayan 2007, S. 22; Interview mit Ernst Pöppel)

Dass wir diese Abfolge von Einzelereignissen als Kontinuität erleben, bedarf integrierender Gedächtnisleistungen. »*Die Zeit fließt nicht, sie stößt sich voran.*« Wie bei der Projektion eines Filmstreifens entwickeln wir beim Betrachten der einzelnen Momentaufnahmen die Illusion einer kontinuierlichen Bewegung. Die Feststellungen Pöppels scheinen im Einklang mit dem Modell der buddhistischen Psychologie zu stehen, nach dem sich unsere Welt aus einer Aneinanderreihung von mentalen Ereignissen zusammensetzt.

Präsenz als Wirkkomponente

Nachdem er sich während seines ganzen Forscherlebens intensiv damit auseinandergesetzt hatte, welche therapeutischen Qualitäten entwicklungsfördernd wirken, zog Carl Rogers kurz vor seinem Tod folgendes Résumé:

> Ich bin geneigt, zu denken, dass ich in meinen Schriften wohl zu viel Gewicht auf die drei Basisbedingungen (...) gelegt habe. Vielleicht ist etwas um den Rand dieser Bedingungen herum, das wirklich das wichtigste Element der Therapie darstellt – wenn mein Selbst sehr klar und offensichtlich präsent ist [... – my self is very clearly, obviously present].
>
> (Rogers in Baldwin 2000, S. 30; Übersetzung durch die Autoren)

In »*A Way of Being*« beschreibt er das näher:

> ... wenn ich irgendwie in Berührung bin mit dem Unbekannten in mir, wenn ich vielleicht in einem leicht veränderten Bewusstseinszustand bin, dann – was auch immer ich tue – scheint es voller Heilung zu sein. Dann ist einfach nur meine Präsenz erlösend und hilfreich für den anderen. Es gibt nichts, was ich tun könnte, um diese Erfahrung zu erzwingen; aber wenn ich mich entspanne und dem transzendentalen Kern in mir nahe bin, ... scheint es mir, dass mein Geist/meine Seele sich ausgestreckt und die Seele des anderen berührt hat. Unsere Beziehung geht über sich selbst hinaus und wird ein Teil von

> etwas Größerem. Tiefgehendes Wachstum und Heilung und Energie sind gegenwärtig.
>
> (Rogers 1980, S. 129; zit. und Übersetzung aus Bundschuh-Müller 2004, S. 417)

Komponenten der therapeutischen Präsenz

Auch wenn es letztlich nicht möglich sein wird, etwas Spürbares und doch Unfassbares umfassend zu definieren, lohnt es sich trotzdem, es zu versuchen. So wurde therapeutische Präsenz beschrieben als

> … das Einbringen des ganzen Selbst in das Engagement für den Klienten, als vollständig **mit und für** den Klienten im Moment zu sein, mit wenig selbstbezogenem Zweck und Ziel im Kopf. … Therapeuten werden so verstanden, dass sie ihre eigene Essenz als Instrument nutzen, um den Klienten zu verstehen und auf ihn einzugehen.
>
> (Geller u. Greenberg 2012, S. 17; Übersetzung und Hervorhebung durch die Autoren)

Für Daniel Siegel steht die **Offenheit** im Vordergrund. Für ihn ist therapeutische Präsenz eine rezeptive Haltung der *»Offenheit für sich entfaltende Möglichkeiten«* (Siegel 2012, S. 69). Therapeutische Präsenz lässt sich auch als **verkörperte Seinsqualität** beschreiben. Der Therapeut ist zugänglich und offen für alle Aspekte der Erfahrung des Klienten. Er ist aber zugleich auch offen gegenüber der eigenen Erfahrung in der Begegnung mit dem Klienten und verfügt über die Fähigkeit, aus dieser Erfahrung heraus dem Klienten zu antworten.

James Bugental, ein bedeutender Vertreter der Existentiellen-Humanistischen Therapie, zerlegt Präsenz in **vier Komponenten**, die einen therapeutischen Prozess beschreiben (Geller u. Greenberg 2002):

- Erreichbarkeit (*Availability* – Verfügbarkeit).
- Offenheit für alle Aspekte des Erlebens des Klienten.
- Offenheit den eigenen Erfahrungen bzw. dem eigenen Erleben gegenüber, wenn man mit und bei dem Klienten ist.
- Die Fähigkeit zu antworten, mitzuschwingen und auf das Erleben des Klienten zu reagieren.

Präsenz in der Psychotherapie

Auf drei Autoren, die sich speziell mit der therapeutischen Präsenz sowie den Gegenwartsmomenten in der Psychotherapie auseinandergesetzt haben, wollen wir genauer eingehen: Ralf Zwiebel beschreibt einen im Therapeuten ablaufenden Kreisprozess von Präsenz, Gegenübertragung und Einsicht. Daniel Stern sieht in *Now-Moments* die für den Therapieerfolg entscheidenden Augenblicke. Daniel Siegel versteht erfolgreiche Therapien als Prozesse von Präsenz, Einfühlung und Resonanz.

Die Trias von Präsenz, Gegenübertragung und Einsicht

Ralf Zwiebel (2013) beschreibt als Antwort auf die Frage »Was macht einen guten Psychoanalytiker aus?« den therapeutischen Prozess als Kreisprozess zwischen Präsenz, der Gegenübertragung und der Einsicht (► Abb. 3-2). Am Beginn jeder Therapiestunde – aber auch zwischendurch immer wieder – geht es um eine möglichst offene **Präsenz**. In diesem Zustand könne der Analytiker teilhabend beobachten, abwartend zuhören und alles zulassen, nach dem Motto: »Alles, was kommt, ist gut.« Er ist zugleich auch nach innen hin offen und lauscht: Was taucht in meiner Innenwelt auf? Was meldet sich unter Umständen so intensiv, dass es kaum mehr möglich ist, präsent zu sein? Es gilt, diese **Gegenübertragung** ebenso offen und klar wahrzunehmen wie den Klienten. Wenn es dem Therapeuten gelingt, offen zu bleiben, fällt ihm vielleicht etwas ein, was zur **Einsicht** beiträgt, möglicherweise sogar im Sinne einer Evidenzerfahrung: »Ja, so ist es.« Häufiger erfolgt an diesem Punkt eine Umschaltung zum sogenannten kleinen Selbst (► Kap. 3.4.6),

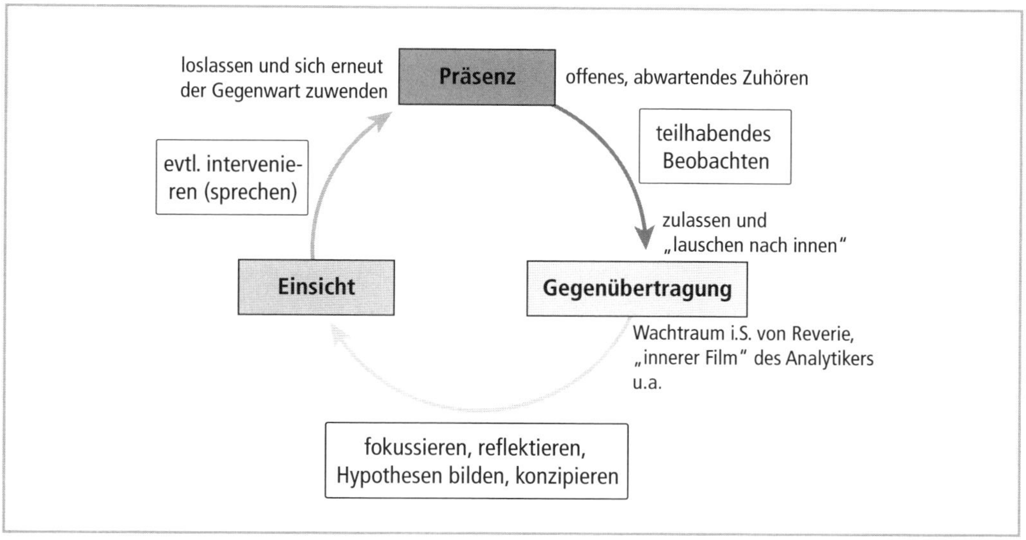

Abb. 3-2 Im Therapeuten ablaufender Kreisprozess (nach Zwiebel 2013).

und der Analytiker fällt in einen Modus des Fokussierens, Reflektierens, Hypothesenbildens und Konzipierens. Auch dieser Modus kann zu einer Einsicht führen, die ggf. als Deutung mitgeteilt werden kann. Anschließend geht es darum, loszulassen und sich erneut der Gegenwart zuzuwenden, um wieder einen Zustand der offenen Präsenz, die Position des teilhabenden Beobachtens einzunehmen, etwa um die Reaktion des Klienten auf die Intervention zu bemerken. Und damit schließt sich der Kreis.

Now-Moments und Momente der Begegnung

Als Mitbegründer der *Boston Change Process Study Group* hatte Daniel Stern untersucht, wie sich Mutter und Säugling in ihrem Zusammensein aufeinander abstimmen. Auch in der Beziehung zwischen Psychotherapeuten und Klienten findet in Mikroprozessen ununterbrochen eine solche **Abstimmung** (*Affect Attunement*) statt. Dabei spielen – analog zur Mutter-Kind-Interaktion – insbesondere nonverbale Aspekte der Kommunikation wie Gestik oder die Melodie der Stimme sowie die darin enthaltenen Vitalitätsaffekte eine bedeutsame Rolle. Wenn die Abstimmung gelingt und »Passung« hergestellt wird, kommt es zu Momenten der unmittelbaren Begegnung – zu **Moments of Meeting**. Diese neuen Beziehungserfahrungen verändern das implizite Beziehungswissen des Klienten. Sein erlerntes Schema dazu, wie es ist, mit anderen zusammen zu sein *(Schema of Being With)*, wird erweitert und die bisher wirksamen ungünstigen Prägungen verlieren an Wirkmächtigkeit (► Fünfter Wirkfaktor: Lernen durch neue Erfahrungen, Kap. 3.8.1).

Die Trias von Präsenz, Einfühlung und Resonanz

In »Der achtsame Therapeut« (2012) beschreibt der Kinderpsychiater Daniel Siegel eine andere Trias, die ebenfalls in der Präsenz ihren Ausgangspunkt nimmt: Präsenz – Einfühlung – Resonanz. Für Siegel ist **Präsenz** das offene, rezeptive Gewahrsein für das Geschehen im Innen und Außen im gegenwärtigen Moment. Im nächsten Schritt bedeutet **Einfühlung** (*Attunement*) die aktivere Fokussierung der Aufmerksamkeit auf den inneren Zustand des anderen oder von sich selbst. Im dritten Schritt – der **Resonanz** – koppeln sich die beiden Einheiten zu einem funktionalen Ganzen. Der Klient fühlt sich gesehen, gehört und gefühlt (*Feeling Felt*). Das gemeinsame Erleben von Resonanz kann zu einer korrigierenden Erfahrung und damit zu einem heilsamen Faktor werden.

Wege zur Präsenz

Solche Modelle führen natürlich zur Frage, auf welchen Wegen man die Fähigkeit zur Präsenz entwickeln und vertiefen kann. Geller und Greenberg (2002) führten Interviews mit Experten, in diesem Fall mit Therapeuten, die anstrebten, Präsenz in ihrer Praxis zu leben. Aus den Ergebnissen der Befragung entwickelten sie ein **dreistufiges Arbeitsmodell**.

Zunächst gehe es darum, **für die Präsenz den Boden zu bereiten**. Dazu machen sich die Therapeuten unmittelbar *vor* der Sitzung ihre Absicht bewusst, präsent zu sein. Sie schaffen einen inneren Freiraum, indem sie zunächst ihr Eigenes beiseite stellen. Sie machen sich klar, welche Vorannahmen, Theorien und Therapiepläne sie hegen. Dann nehmen sie absichtsvoll eine Haltung von Offenheit, Akzeptanz, Interesse und Nicht-Bewerten ein. Dies kann in Form einer kleinen Achtsamkeitsübung fünf Minuten vor Sitzungsbeginn erfolgen, deren positive Auswirkungen nachgewiesen werden konnten (Dunn et al. 2013). Den weiter gefassten Boden bereiten die Therapeuten *jenseits* der Therapiestunde vor, und zwar durch die Selbstverpflichtung zur Präsenz, zu persönlichem Wachstum, zu entsprechenden Übungen und auch zur Selbstfürsorge.

Der **Prozess der Präsenz** wird eingeleitet, indem der Therapeut in einen rezeptiven Modus umschaltet. Er richtet – ganz im Einklang mit Aspekten der Achtsamkeit – seine Aufmerksamkeit nach innen, vertraut auf den Prozess, verhält sich authentisch und kehrt immer wieder zum gegenwärtigen Moment zurück. Der Therapeut ist dabei auch nach außen hin offen und zugänglich, begegnet dem Klienten transparent und kongruent und antwortet intuitiv. Er ist von Moment zu Moment gleichzeitig bei sich *und* dem anderen.

Die **Qualitäten des Erlebens von Präsenz** werden beschrieben als Vertiefung der wachen Erfahrung des gegenwärtigen Moments, als Ausdehnung und innere Weite, Zeitlosigkeit, Energie und Fluss bei gleichzeitiger Erdung und Zentrierung sowie Vertrauen und Leichtigkeit. Ein präsenter Therapeut ist dabei *mit* dem Patienten und zugleich auch *für* ihn da, mit der Absicht zu heilen, mit Ehrfurcht, Respekt und Liebe. In ihrer 2012 erschienenen Monografie *»Therapeutic Presence – A Mindful Approach to Effective Therapy«* verknüpfen Geller und Greenberg ihr Konzept von Präsenz unmittelbar mit jenem der Achtsamkeit.

Achtsamkeit und Präsenz

Wie hängen nun Achtsamkeit und Präsenz zusammen? Achtsamkeit *enthält* einen Zustand von Präsenz, sie ist aber mehr als das. Präsenz ist nur *eine* ihrer Komponenten, allerdings eine zentrale. Eine Achtsamkeitspraxis schult auf mehreren Wegen die Fähigkeit zur Präsenz:

- Achtsamkeitspraxis übt das Umschalten in den Sein- bzw. **Wahrnehmungsmodus**.
- Sie kultiviert bestimmte Arten der Aufmerksamkeitslenkung, wobei die therapeutische Präsenz am ehesten jenem Zustand gleicht, der als **offenes Gewahrsein** oder Panoramabewusstsein beschrieben wird, in dem man, ohne auszuwählen, für alle Erfahrungen offen ist. Ein Teil des Sensoriums richtet sich nach außen, auf den Klienten, ein Teil nach innen, auf die eigenen Erfahrungen, speziell auf deren körperliche Anteile. Diese Art der Aufmerksamkeit wird als duale oder **bifokale Aufmerksamkeit** bezeichnet.
- Achtsamkeitspraxis schult die Fähigkeit, sich über den momentanen Fokus der Aufmerksamkeit bewusst zu sein, sodass man z. B. immer früher und genauer bemerkt,

wenn man zwischendurch *nicht* präsent ist und was einen daran hindert, präsent zu sein. Diese Hindernisse können mit dem Therapeuten, aber auch mit äußeren Faktoren zu tun haben. Sie tragen zum therapeutischen Prozess bei, wenn sie sich im Sinne einer **Gegenübertragung** aus dem Erleben mit dem Klienten ergeben, so wie es Zwiebel in seiner Trias beschreibt.
- Den **Anfängergeist** zu kultivieren bedeutet, offen zu bleiben und sich immer wieder von Vorwissen und Vorannahmen frei zu machen.

Achtsame Therapeuten entwickeln auch ein Bewusstsein dafür, wann sie vom offenen Wahrnehmungsmodus in einen **narrativen Modus** wechseln, der sie enger an bestimmte Sichtweisen bindet. Sie wissen, dass im längeren Nachdenken über einen Klienten – etwa über die Diagnose oder die Genese seiner Störung – die Präsenz und damit der unmittelbare Kontakt mit ihm verloren gehen kann. Die Fähigkeit zur Disidentifikation erleichtert es, ggf. Konzepte loszulassen und andere Perspektiven zuzulassen. Im Idealfall ko-kreieren Klienten und Therapeuten aus der gemeinsamen (mit)geteilten unmittelbaren Erfahrung über den Therapieverlauf eine für die Klienten bedeutungs- und sinnvolle Geschichte. Dazu pendeln sie bewusst zwischen diesen beiden für den therapeutischen Prozess notwendigen Modi. Die Flexibilität, zwischen den Modi umzuschalten, und das bewusste Pendeln der Aufmerksamkeit zu trainieren und immer wieder einen Zustand von Präsenz zu finden ist ein Ziel vieler Achtsamkeitsübungen.

Die achtsame Präsenz des Therapeuten bildet eine sichere Basis für die therapeutische Interaktion. Präsenz wird zunächst als ein offener, leerer Raum erlebbar, in dem sich etwas zeigen und sichtbar werden kann. In der Zuwendung zum Klienten füllt sich dieser Raum durch eine wache und intensive Wahrnehmung des momentanen Geschehens. Präsenz, verstanden als ein Im-Kontakt-Sein mit sich selbst *und* dem Klienten, ermöglicht auf diese Weise bedeutsame Begegnungen, so wie die oben beschriebenen *Moments of Meeting*. Präsenz bereitet den Boden für Empathie und damit auch für die Erfahrung von Resonanz.

3.4.3 Empathie als Begegnungshaltung

Dass es gut tut, einfühlend verstanden zu werden, ist eine allgemein menschliche Erfahrung. Für den Psychoanalytiker Heinz Kohut, der die Tradition der Selbstpsychologie begründete, ist sie unabdinglich. Er betont, sie sei *»eine psychologische Nahrung, ohne die menschliches Leben, wie wir es kennen und schätzen, nicht bestehen könnte«* (Kohut 1975, S. 44).

Was ist Empathie?

Der durch Carl Rogers populär gewordene Begriff *Empathy* war der ins Englische übersetzte Begriff »Einfühlung«, der aus der deutschen Philosophie stammt. Die Einfühlung kam dann von Amerika als »Empathie« wieder zurück nach Europa. Wir werden daher die beiden Begriffe Einfühlung und Empathie synonym verwenden.

Die Definition von Carl Rogers

Nach dem Verständnis von Rogers bedeutet Empathie,

> … das innere Bezugssystem des Klienten zu übernehmen, die Welt so zu sehen, wie der Klient sie sieht, den Klienten zu sehen, wie er sich selbst sieht, dabei alle Vorstellungen vom äußeren Bezugssystem abzulegen und dem Klienten etwas von diesem einfühlenden Verstehen mitzuteilen.
>
> (Rogers 1972, S. 42)

In den frühen Phasen der Entwicklung seines Konzepts interessierte sich Rogers vor allem dafür, wie emotionale Erlebnisinhalte am besten **verbalisiert** werden sollten. Später beschreibt er Empathie als *Way of Being*, als **Haltung**, als Beziehungsangebot und als mehrstufigen **Prozess**: (1.) Der Therapeut betritt die Welt des Klienten. (2.) Er achtet dabei genau auf die sich stets verändernden Bedeutungsgebungen des Klienten. (3.) Er bewegt sich ganz behutsam und ohne zu beurteilen in dessen Lebenswelt. (4.) Er teilt ihm seine Eindrücke von dieser Welt mit. (5.) Er prüft zwischendurch immer wieder gemeinsam mit dem Klienten, inwieweit diese Eindrücke übereinstimmen, und lässt sich von dessen Antworten führen.

Empathie schließt somit mindestens drei Schritte ein, die auch als **Empathie-Zyklus** (Barrett-Lennard 1981) bezeichnet werden: (1.) Eine empathische Resonanz ermöglicht einfühlendes Verstehen. (2.) Empathische Kommunikation ermöglicht, das Verstandene mitzuteilen. (3.) Empathie wird zu wahrgenommener Empathie, wenn das einfühlende Verstehen gemeinsam mit der bedingungslosen positiven Aufmerksamkeit beim Klienten ankommt.

Martin Bubers Umfassung

Martin Buber hatte ein Bild vor Augen, in dem Klient *und* Therapeut gemeinsam Platz finden. Er nannte es **Umfassung**.

> Buber unterscheidet zwischen Umfassung und Empathie. Empathie bedeutet dem Wort nach, sich in den anderen hinein zu fühlen. Das bedeutet, den eigenen Boden aufzugeben und zum Anderen hinüberzugehen. … Im Gegensatz dazu ist wirkliche Umfassung bipolar: Sie bezieht sich gleichzeitig auf beide Seiten. … Der Therapeut muss zur gleichen Zeit dort und hier sein. Umfassung ist dieses mutige Pendeln, eine intensive Bewegung des ganzen eigenen Seins, durch das man in einem gewissen Maß konkret phantasieren kann, was der Andere denkt, fühlt und will.
>
> (Friedman 1990, S. 22–23)

Diese **Bipolarität** in der Aufmerksamkeit des Therapeuten beschreibt auch Ralf Zwiebel (2013), wenn er meint, im Pendeln und in der Balance zwischen den Polen – sich in den anderen einzufühlen *und* präsent bei sich selbst zu sein – bestehe die Kunst der Therapie.

Komponenten der Empathie

Der Begriff der Empathie wurde mit einem Schneeball verglichen, der sich zu einer Lawine entwickelt hat, indem er immer mehr an Umfang und Gewicht zugenommen hat. Dadurch, dass er wie eine Lawine vieles miteingeschlossen hat, was auf dem Weg lag, ist der Begriff der Empathie vieldeutig geworden und es gibt viele unterschiedliche Auffassungen darüber, was er beschreibt. Unter dem Titel »Die Dinge, die man Empathie nennt. Acht miteinander zusammenhängende, aber doch unterschiedliche Phänomene« bemüht sich C. Daniel Batson (2011) um eine Klärung, welche Bedeutungen und Konzepte sich hinter dem Wort »Empathie« verbergen können. Diese Differenzierung ist für die Achtsamkeit insofern wichtig, als sie sich in unterschiedlicher Weise auf die einzelnen Facetten der Empathie auswirkt. Im Folgenden sollen als Grundlage für die weiteren Überlegungen einige der von Batson beschriebenen Komponenten der Empathie herausgegriffen werden.

- Die **kognitive Komponente** der Empathie ist das Ergebnis des Nachdenkens darüber, was der andere wohl fühlt oder denkt. Dieses Nachdenken kann auf zweierlei Weisen erfolgen, deren Unterscheidung gerade im Bereich der Psychotherapie von wesentlicher Bedeutung ist:
  - Indem man sich **vorstellt, wie es dem *anderen* wohl geht**, nimmt man dessen Perspektive ein (*Perspective Taking*). Indem man seine Aussagen und das Vorwissen über ihn nutzt, versucht man, die Situation mit *seinen* Augen zu sehen und »in *seinen* Mokassins zu gehen«.
  - Man kann sich auch ***selbst* in die Situation des anderen hineinversetzen** und darüber nachdenken und fantasieren (*Fantasy*), wie es einem *selbst* in der Situation des anderen gehen würde. Dabei betrachtet man die Situation durch die *eigenen* Augen.

Diese kognitive Komponente überschneidet sich mit dem Konzept der Mentalisierung als »*Fähigkeit, das eigene Verhalten oder das Verhalten anderer Menschen durch Zuschreibung mentaler Zustände zu interpretieren*« (Fonagy et al. 2004).

- Die **affektive Komponente** der Empathie wird auch als **»Ansteckung«** (*Emotional Contagion*) durch den affektiven Zustand einer anderen Person erklärt. Durch Resonanzphänomene teilt man eine ähnliche Physiologie. Man fühlt sich ganz ähnlich wie sie, sodass es sich mehr um ein Einsfühlen als um ein Einfühlen handelt. Die Ansteckung stellt sich zumindest z. T. als Folge eines automatischen **motorischen Nachahmens** (*Mimikry*) ein. Darunter versteht man eine meist unbeabsichtigte *körperliche* Reaktion, mit der die sich einfühlende Person den Gesichtsausdruck, die Haltung oder Bewegungen einer anderen Person nachahmt. Jeder kennt das Phänomen, dass in einer Gruppe von Menschen Gähnen oder Lachen ansteckend wirken. Diese unwillkürliche körperliche Nachahmung vermittelt den Eindruck von Ähnlichkeit und wirkt als »sozialer Klebstoff«. Gefühle stellen sich dann ein, indem das Bottom-up-Feedback vom eigenen Körper bewusst wird. Es wird angenommen, dass bei diesen Prozessen das System der Spiegelneurone eine wichtige Rolle spielt.
- Mit dem Leiden einer anderen Person konfrontiert zu werden, kann aber auch Stressreaktionen auslösen. Diese werden als **Empathic Distress** bezeichnet. Man leidet nicht *mit* dem anderen oder *wie* der andere, sondern *wegen* des anderen. Inwieweit fremdes Leiden zu Stress führt, hängt unter anderem mit der Fähigkeit zur Disidentifikation und Selbstregulation ab, ferner von der Beziehung zu dem Leidenden oder davon, ob sich z. B. Schuldgefühle dazu mischen.
- Im Sammeltopf des Begriffs **Empathic Concern**, des Leidens *mit* dem anderen, finden sich unterschiedliche weitere Begriffe wie Sympathie und Mitleid und vor allem das im Zusammenhang mit Achtsamkeit bedeutsame Mitgefühl. Im **Mitgefühl** – so wie es die buddhistische Psychologie versteht – wäre der Wunsch enthalten, der andere möge vom Leiden befreit und glücklich sein, *ohne* dass der Mitfühlende in die gleichen belastenden Gefühle hineingezogen wird. Diesem Verständnis des Mitgefühls als Motivation ist ▶ Kapitel 3.4.5 gewidmet.

Empathie als Wirkkomponente

Dass sich Empathie auf das Therapieergebnis auswirkt, konnten Arthur Bohart und seine Kollegen (2002) in einer Metaanalyse von 47 Studien mit über 3000 Klienten nachweisen. Zwischen Empathie und Therapie-Outcome fanden sich erstaunlich hohe Korrelationen, sie lagen in der Größenordnung, die man spezifischen Interventionen zuschreibt. In einem Update ihrer Studie (Elliott et al. 2011) betonen die Autoren, dass vor allem die Einschätzung der Empathie der Therapeuten durch die Klienten und durch Beobachter das Ergebnis am besten voraussagt – besser als deren Selbsteinschätzung. Eine zusammenfassende klinische Empfehlung lautet:

> Es ist wichtig, dass sich Psychotherapeuten bemühen, ihre Klienten zu verstehen. Ebenso, dass sie dieses Verstehen auch zeigen, indem sie in ihren Äußerungen die bei den Klienten wahrgenommenen **Bedürfnisse** aufgreifen. Die primäre Aufgabe für den empathischen Therapeuten besteht darin, mehr die **Erfahrungen** zu verstehen als die Worte. Empathische Therapeuten wiederholen nicht wie Papageien die Worte des Klienten und spiegeln nicht nur deren Inhalt. Stattdessen verstehen sie die **wesentlichen langfristigen Ziele** des Patienten ebenso wie dessen sich **von Moment zu Moment entfaltende Erfahrung**.
>
> (Elliott et al. 2011, S. 47; Übersetzung und Hervorhebung durch die Autoren)

Vertreter aller Psychotherapieverfahren sind sich im Allgemeinen darüber einig, dass sich Therapeuten empathisch verhalten sollen. Auf die Frage, auf welche Weise sich deren Empathie auf den Therapieprozess auswirkt, werden sie jedoch unterschiedlich antworten. Viele werden in der Empathie »nur« einen allgemeinen und *unspezifischen* Wirkfaktor sehen, der dem Aufbau und dem Erhalt einer tragfähigen therapeutischen Beziehung dient. Für personzentrierte Psychotherapeuten hingegen ist die Empathie ein für ihren Ansatz *spezifischer* Wirkfaktor (Auckenthaler 2008). Als Therapeutenvariable gilt sie als eine der drei notwendigen und *hinreichenden* Bedingungen für *jeden* Therapieerfolg (► Kap. 2.6.3).

Psychotherapeuten, die sich in ihrer Arbeit auf den Faktor der **korrigierenden emotionalen Erfahrung** beziehen, werden sich die Wirkung der Empathie unter anderem mit Ergebnissen aus der Bindungsforschung erklären. Sie werden auf Überschneidungen der Empathie mit vielem von dem hinweisen, was dort als Feinfühligkeit beschrieben wird. Die mütterliche Feinfühligkeit ermöglicht es dem Kind, sicheres Bindungsverhalten zu entwickeln. Das Erleben von Empathie bzw. Feinfühligkeit kann auch in der therapeutischen Beziehung als korrigierende Erfahrung strukturbildende Prozesse der Nachreifung anregen und das Bindungsverhalten verändern. Das Ziel in vielen primär strukturbildenden Therapien besteht darin, dass der Klient seine Empathiefähigkeit entwickelt oder verbessert, um sich leichter und genauer in andere, insbesondere aber auch in sich selbst einfühlen zu können.

Sich einfühlend gespiegelt, verstanden und begleitet zu fühlen kann sich auch auf das **Selbstwerterleben** auswirken. In Videoanalysen von Diskussionen von Müttern mit ihren neun- bis elfjährigen Kindern zeigte sich eine Korrelation zwischen der Genauigkeit der mütterlichen Empathie (*Empathic Accuracy*) und dem Selbstkonzept der Kinder. Jene Mütter, die sich besser einfühlen konnten, hatten Kinder mit einem positiveren Selbstkonzept (Crosby 2002).

Mit einer ergänzenden Wirkhypothese versucht Judith Jordan (2000) die Empathie aus ihrem Schattendasein herauszuführen. Sie greift ein Wirkelement auf, das wesentlich dazu beiträgt, das zu überwinden, was Jerome Frank als »demoralisierende Entfremdung« (► Kap. 1.2.2) bezeichnete: **»wirkliche Verbundenheit«**. Sie zu erfahren ist auch aus buddhistischer Sicht von wesentlicher Bedeutung.

> Das an unserem Zentrum entwickelte Modell geht davon aus, dass Isolation eine der bedeutsamsten Quellen (wenn nicht die primäre Quelle) für Leid im Leben der Menschen ist. Es versteht darum den Weg aus der Isolation als eine der wichtigsten Leistungen innerhalb einer Therapie. Empathie ist somit nicht nur eine Methode, das subjektive Erleben der Anderen kennenzulernen, sondern eine Möglichkeit, wirkliche Verbundenheit zu erfahren. Im empathischen Verbundensein entkommt man der Isolation und beginnt daran zu glauben, dass man es wert ist, Einfühlung, Verbundenheit und Liebe zu erfahren.
>
> (Jordan 2000, S. 1008; Übersetzung durch die Autoren)

Einfühlung kann dem Therapeuten aber auch einfach dabei helfen, die zum Klienten im Moment passende Intervention auszuwählen, und wenn z. B. heftige Gegenübertragungsreaktionen zu einem Bruch in der Beziehung führten, kann er sich mithilfe der Empathie wieder auf den Klienten einstimmen.

Wie gelingt Empathie?

Es gibt im Wesentlichen zwei Theorien, die zu erklären suchen, wie Menschen überhaupt dazu in der Lage sind, sich ineinander einzufühlen: Die »Theorie-Theorie« bezieht sich mehr auf die kognitive Komponente der Empathie, die »Simulations-Theorie« mehr auf ihre affektive (vgl. Staemmler 2009). Nach der **Theorie-Theorie** gelingt der Zugang zur Erfahrung anderer über das Nachdenken und die Bildung einer alltagspsychologischen Theorie. Diese ermöglicht es, aus bestimmten Beobachtungen bei anderen Personen heraus plausible Annahmen über deren subjektive Erfahrung zu entwickeln. Diese Fantasien führen zu *Top-down*-Aktivierungen im Körper, die dann in einem zweiten Schritt wahrgenommen und »gelesen« werden. Nach der **Simulations-Theorie** hat Empathie eine zutiefst *körperliche* Basis. Danach simulieren die Spiegelneurone eines Therapeuten in etwas abgeschwächter Form und unwillkürlich den *beobachteten* Zustand seines Klienten, wodurch dieser körperlich spürbar wird. Voraussetzung dafür ist eine sich auf den Klienten einstimmende, unmittelbare Wahrnehmung. Im zweiten Schritt bedarf es dann – *bottom-up* – einer differenzierten Wahrnehmung des eigenen Körpers.

Vittorio Gallese (2006; 2009) bezieht sich mit dem Begriff des **Intentional Attunement** auf einen neuralen Aktivierungszustand, der von zwei Menschen geteilt, genauer gesagt verkörpert wird (*Embodied*). Das **Spiegelneuron-System** betrachtet er als dessen neuronales Korrelat. Die Spiegelneurone feuern allerdings nicht bei jeder Bewegung, die bei einem anderen beobachtet wird, sondern nur bei der Wahrnehmung von *zielgerichteten* Bewegungen, hinter denen eine Intention, eine konkrete Absicht steht. Dies verdeutlicht die Bedeutung der Intentionalität.

Achtsamkeit und Empathie

Die Zusammenhänge zwischen Empathie und Achtsamkeit sind vielschichtig. Achtsamkeit scheint insbesondere bei der affektiven Komponente der Empathie und bei der Verhinderung von *Empathic Distress* von Bedeutung zu sein. Achtsamkeit macht Automatismen des Einfühlens – speziell auch der motorischen Nachahmung – bewusst und ermöglicht es, sie absichtsvoller zu nutzen oder sie ggf. auch zu unterbrechen. Die Zusammenhänge zwischen *Empathic Concern* bzw. Mitgefühl und der Achtsamkeit sind Gegenstand eines eigenen Abschnitts (► Kap. 3.4.5). Disidentifikation erhöht die Fähigkeit zum Perspektivenwechsel, was die Flexibilität der kognitiven Komponente der Empathie steigert. Zugleich macht Achtsamkeit die Grenzen der eigenen Empathie bewusster.

Bei der Nutzung der **affektiven, körperbezogenen Komponente** der Empathie spielt Achtsamkeit insofern eine Rolle, als sie eine genaue und differenzierte Selbstwahrnehmung des Körpers schult. Die Wirkkomponente der **Deautomatisierung** ist bei der Empathie von besonderer Bedeutung, da ansonsten viele Prozesse in diesem Bereich in der Regel völlig unbewusst und automatisch ablaufen. Wenn man nämlich lernt, die *automatischen* körperlichen Reaktionen der Nachahmungskomponente der Empathie immer früher zu bemerken, eröffnet das die Möglichkeit, zu wählen: sich weiter anstecken zu lassen oder aber diesen Prozess durch eine Rückbesinnung auf sich selbst zu unterbrechen. Das ist speziell dann wertvoll, wenn ansonsten destruktive Wechselwirkungen perpetuiert würden.

Achtsamkeit trägt dazu bei, den **Empathic Distress** zu reduzieren. Hierfür kommt den Therapeuten die durch eine Achtsamkeitspraxis verbesserte Fähigkeit zur **Selbstregulation** zugute. Man lernt, sich beim Auftreten intensiver Emotionen wieder auf ein optimales Erregungsniveau herunterzuregulieren, etwa indem man sich auf den Bodenkontakt oder das Ausatmen fokussiert. Eine gute Selbstregulationsfähigkeit erhöht den Freiheitsgrad der Wahl des Aufmerksamkeitsfokus, sie ermöglicht etwa, die eigene Perspektive beiseite zu stellen oder sie zu wechseln. Auch dabei spielt das Erregungsniveau eine Rolle, denn auf einem optimalen Erregungsniveau ist es leichter, sich auf andere einzustellen, während man auf einem hohen Erregungsniveau die Aufmerksamkeit automatisch mehr auf sich selbst richtet (*Self-Focus*). Eigene Schuldgefühle können z. B. dazu beitragen, mit der Aufmerksamkeit eher bei sich selbst zu landen (vgl. Eisenberg u. Eggum 2011). So hilft Achtsamkeit durch ihren Beitrag zur Selbstregulation auch dabei, einen präsenten Zustand zu erhalten oder immer wieder dahin zurückzukehren. Das durch Achtsamkeit kultivierte **Selbstmitgefühl** kann Therapeuten dabei helfen, mit ausgelöstem Stress konstruktiv umzugehen. Die Kultivierung der **Nicht-Reaktivität** lässt diesen gar nicht aufkommen.

Der in der **kognitiven Komponente** der Empathie enthaltene **Perspektivenwechsel** steht auch im Zentrum dessen, was Achtsamkeit fördert. Man wird flexibler, unterschiedlichste Blickwinkel einzunehmen, und der Prozess der **Disidentifikation** erleichtert es, die einmal eingenommene Perspektive wieder loszulassen. Dies verhindert, etwas für die *einzige* Wahrheit zu halten und Gefahr zu laufen, sie dem Klienten aufzudrängen. Disidentifikation lässt angenommene Ähnlichkeiten mit sich selbst, aber auch mit anderen Klienten als Illusion erkennen, denn ein Mensch fühlt sich in einer ähnlichen Situation – genau betrachtet – *immer* anders, als sich jemand anderer fühlen würde. So kann man auch verstehen, dass eine erhöhte Achtsamkeit die Empathiekomponente der *Fantasy* verringert (Beddoe u. Murphy 2004). Achtsamkeitspraxis erhöht die Fähigkeit, zwischen Wahrnehmung und Interpretation zu unterscheiden. So können **Konzepte und Gedanken als solche erkannt** und wenn nötig relativiert werden, um sich dann wieder für die unmittelbare Erfahrung zu öffnen. Disidentifikation kann insofern auch dabei helfen, nicht an fixen Zielen und Vorstellungen anzuhaften, wie der Klient sein oder sich entwickeln sollte. Solches Anhaften kann außerdem wesentlich zur Mitgefühlsmüdigkeit (► Kap. 3.4.5) beitragen, die wiederum die Empathiefähigkeit beeinträchtigen würde.

Darüber hinaus erhöht Achtsamkeit die Bewusstheit darüber, was uns gelegentlich daran hindert, empathisch zu sein. Sie verschafft auch mehr Klarheit über die **Grenzen** jeglichen menschlichen Einfühlens und Verstehens. Dazu gilt es, sich immer wieder die persönlichen Anteile und Vorannahmen bewusst zu machen, welche den eigenen Theorien und Vorstellungen über die andere Person zugrunde liegen. Die Offenheit für den gegenwärtigen Moment erleichtert es, auch den Grenzen des Einfühlungsvermögens freundlicher zu begegnen (vgl. Walsh 2010).

Im Zusammenhang mit der Empathiefähigkeit kommen auch andere Wirkmechanismen der Achtsamkeit zum Tragen: Die geschulte Fähigkeit zur **Aufmerksamkeitslenkung** erhöht die Flexibilität, zwischen der Fokussierung auf den Klienten und sich selbst zu wählen und zwischen beiden zu pendeln. Den Aufmerksamkeitsfokus beibehalten zu können, vertieft die Selbst- und die Fremdwahrnehmung und trägt zur Selbstregulation bei. Die Komponente der **Akzeptanz** verhindert es, schmerzhafte oder unangenehme Gefühle zu vermeiden. Wenn man sich ihnen stattdessen freundlicher zuwenden kann, erhöht sich die Bandbreite der Empathie. Das in der Achtsamkeitspraxis geübte **Benennen** schafft nicht nur Abstand zum Benannten, sondern kann auch in der kommunikativen Komponente der Empathie in modifizierter Form Anwendung finden. Nicht zuletzt kultiviert die Achtsamkeitspraxis die **Verbundenheit** (vgl. Altner 2008). Sie macht die Ähnlichkeit aller Menschen auf einer existenziellen Ebene bewusst. Die Vorstellung von Ähnlichkeit erhöht wiederum die Empathiefähigkeit.

Studien zu Achtsamkeit und Empathie

Einige dieser Auswirkungen einer Achtsamkeitsschulung konnten in Studien nachgewiesen werden. So erhöhte die Teilnahme an einem MBSR-Programm gegenüber einer Wartelistengruppe die Empathiefähigkeit von Medizinstudenten (Shapiro et al. 1998). Krankenpflegeschüler empfanden nach einem MBSR-Programm weniger *Personal Distress* und hatten weniger *Fantasy* (Beddoe u. Murphy 2004). Die Abnahme der *Fantasy* lässt sich aus achtsamkeitsbedingten Einsichten (s. o.) erklären.

Eine große Studie verglich 70 Ärzte, die ein modifiziertes MBSR-Programm absolviert hatten, mit über 500 anderen Ärzten (Krasner et al. 2009). Der Zeitrahmen war mit acht wöchentlichen Treffen und einem Tag der Achtsamkeit der gleiche wie im Standard-MBSR-Programm. Darüber hinaus trafen sich die Ärzte nach dem Gruppenende noch monatlich insgesamt zehn Mal. In den Gruppensitzungen gab es zunächst ein Impulsreferat zu bestimmten Themen. Dann übten die Teilnehmer den Bodyscan, offenes Gewahrsein, achtsames Gehen und Yoga. Während der Sitzungen schrieb jeder Teilnehmer eine kurze Geschichte zum jeweiligen Wochenthema. Beim Vorlesen dieser Geschichten übten sie achtsames Zuhören: dem anderen die volle Aufmerksamkeit zu schenken, ohne zu kommentieren, ohne zu bewerten, ohne das nachzufragen, was einen selbst interessieren würde, und ohne zu erzählen, was einem selbst schon Ähnliches passiert ist. Nach dem Gruppen-Programm waren die Teilnehmer achtsamer, sie litten weniger unter Burnout und Stimmungsschwankungen und ihre Empathiefähigkeit hatte zugenommen.

In einer Studie mit 51 nicht chronisch kranken Teilnehmern eines MBSR-Programms zeigte sich eine verbesserte Empathiefähigkeit bezüglich *Perspective Taking* und eine Verringerung des *Personal Distress* (Birnie et al. 2010). In einer anderen Untersuchung hatte jedoch die Teilnahme an einem für Mitarbeiter im Gesundheitswesen adaptierten MBSR-basierten Gruppentraining *keine* Auswirkung auf deren Empathiefähigkeit (Galantino et al. 2005).

3.4.4 Bindungserfahrungen in der therapeutischen Beziehung

Menschen können nicht *nicht* lernen. Von klein auf verarbeiten sie ihre Beziehungserfahrungen zu **inneren Arbeitsmodellen** (Bowlby 1969). Säuglingsbeobachter und Bindungsforscher beschäftigen sich damit, wie sich bestimmte Erfahrungen oder deren Fehlen auf diese inneren Arbeitsmodelle auswirken. Sie interessieren sich dafür, was es braucht, um eine sichere Basis zu entwickeln, von der aus ein Kind die Welt erkunden und zu der es immer wieder zurückkehren kann, und wie es lernt, seine Gefühle zu regulieren. Psychotherapeuten werden aufgesucht, wenn sich diese inneren Arbeitsmodelle einschränkend auswirken und Leiden verursachen. Psychotherapie wirkt aus dieser Sicht dadurch, dass sie Erfahrungen ermöglicht, die den einschränkenden Arbeitsmodellen widersprechen, sie erweitern oder zur Bildung von neuen führen. Dies geschieht vor allem durch folgende Wirkprinzipien:

- Die **Feinfühligkeit** des Therapeuten fördert das Erleben einer sicheren Basis.
- Der Klient lernt in der Interaktion mit dem Therapeuten, seine **Affekte zu regulieren**.
- Der Therapeut unterstellt dem Klienten Intentionen und fördert damit dessen **Mentalisierungsfähigkeit**.
- Der Therapeut erkennt und **»repariert« Brüche** in der Beziehung.

Diese vier Prinzipien sollen erläutert und mit der Achtsamkeit verknüpft werden.

Feinfühligkeit fördert die Sicherheit

Mary Ainsworth, die wichtigste Forschungspartnerin von John Bowlby, beobachtete in Uganda und Boston die Interaktionen von Müttern mit ihren Kindern und fand dabei eine spezielle mütterliche Fähigkeit, die zur Entwicklung einer sicheren Bindung beiträgt, die sie als **Feinfühligkeit** *(Maternal Sensitivity)* bezeichnete. Unter feinfühligem Pflegeverhalten versteht Ainsworth vier charakteristische Verhaltensweisen der Bezugsperson:

- Sie muss dazu in der Lage sein, die Signale des Kindes mit größter **Aufmerksamkeit** wahrzunehmen.

- Sie muss die Signale aus der Perspektive des Säuglings richtig **deuten**, etwa das Weinen in seiner Bedeutung entschlüsseln z. B. als Zeichen von Hunger, Unwohlsein, Schmerzen oder Langeweile. Sie muss somit fähig sein, die Perspektive zu wechseln.
- Sie muss **angemessen** auf die Signale **reagieren**, z. B. die richtige Dosierung der Nahrungsmenge herausfinden, beruhigen oder Spielanreize bieten, ohne durch Über- oder Unterstimulation die Interaktion zu erschweren.
- Die Reaktion muss **prompt**, also innerhalb eines für das Kind tolerablen Zeitraums erfolgen (vgl. Brisch 2013).

In Analogie zum Säugling und Kleinkind wird von vielen Forschern angenommen, dass diese vier Qualitäten der Feinfühligkeit des Therapeuten auch im psychotherapeutischen Prozess dazu beitragen, dass sich Klienten sicher fühlen können. Dieses Gefühl von Sicherheit sei auch bei Erwachsenen die Voraussetzung dafür, dass das Bindungssystem deaktiviert und das **Explorationssystem aktiviert** wird und sich der Klient aktuell der Selbsterforschung zuwenden kann. Bei langfristiger und wiederholter Erfahrung von Sicherheit in der Beziehung zum Therapeuten könne der Klient eine sichere Basis verinnerlichen und sein Bindungsverhalten verändern.

Therapeuten in einem Zustand der Achtsamkeit können eine Sicherheit gebende Umgebung und damit die Basis zur Selbstexploration schaffen. Sie können vor allem aber auch neue Bindungserfahrungen vermitteln, indem sie sich **feinfühlig** verhalten. Auf welche Weise eine Achtsamkeitspraxis die mit der Empathie verwandte Feinfühligkeit erhöhen kann, wurde oben dargelegt.

Bindung und interaktive Affektregulation

Für den kalifornischen Neuropsychoanalytiker Allan Schore (2007) entwickelt sich Bindung vor allem durch eine dyadische interaktive Regulation von Emotionen. Bindung entstehe dann, wenn die Mutter mit den inneren Zuständen des Säuglings in **Resonanz** geht, sich mit ihnen **synchronisiert** und sie **reguliert**. Die eingestimmte regulierende Bezugsperson minimiere dabei nicht nur negative Affekte, sie maximiere auch Möglichkeiten für **positive Affekte**. Bindung ist somit nicht nur die Wiederherstellung von Sicherheit nach dysregulierenden Erfahrungen und unangenehmen, stressvollen Zuständen, sie ist auch die interaktive Verstärkung positiver Affekte, wie z. B. im Spiel. Regulierende Interaktionen führen nicht nur zu einem Gefühl von Sicherheit, sondern auch zu einer positiv gestimmten Neugier, die den Säugling dazu drängt, sein Umfeld zu erkunden.

Mit ihrer geschulten Fähigkeit, die Emotionen des anderen wahrzunehmen und die eigenen Emotionen zu regulieren, stellen sich achtsame Therapeuten auch für eine derartige **interaktive Affektregulation** zur Verfügung.

Der mentalisierende Therapeut

Prozesse des Mentalisierens scheinen sowohl in der menschlichen Entwicklung als auch in der Psychotherapie von großer Bedeutung zu sein. Unter Mentalisieren versteht man eine geistige Aktivität, die sich sowohl auf sich selbst als auch auf andere richten kann. Sie besteht darin, menschliches Verhalten wahrzunehmen und es als intentional zu interpretieren. Dabei wird unterstellt, dass den jeweiligen Zuständen einer Person bestimmte Bedürfnisse, Wünsche, Gefühle, Glaubenssätze, Ziele, Motivationen und Sinngebungen zugrunde liegen.

»Die Inhalte des Bewusstseinsstroms sind nicht so bedeutsam wie das Bewusstsein, das sie erkennt« (Epstein 2001, S. 6–7). Dieser Satz leitet ein Kapitel ein, das Mentalisierung und Achtsamkeit als die **Doppelhelix der psychologischen Befreiung** bezeichnet (Wallin 2007). Zwischen Mentalisierung und Achtsamkeit besteht eine teilweise komplementäre Beziehung, z. T. überschneiden sie sich.

Mentalisierung und Achtsamkeit: Gemeinsamkeiten und Unterschiede

- Beide gelten als **allgemeine Wirkfaktoren** in der Psychotherapie.
- Beide unterscheiden die **mentalen Zustände** von der Realität, die diese repräsentieren.
- Beiden gemeinsam ist eine **akzeptierende** Haltung gegenüber den mentalen Zuständen.
- Mentalisierung und Achtsamkeit beinhalten eine reflexive Funktion, denn bei beiden erfolgt ein Sprung auf eine Metaebene: Beim Mentalisieren ist es Gewahrsein von Geisteszuständen und das **Nachdenken über das Nachdenken** *(Metacognition)*. Achtsamkeit ist *kein* aktives Nachdenken. Wenn sie sich den Gedanken zuwendet, ist dies ein interessiertes, aber passives Beobachten vorbeiziehender Gedanken. Achtsamkeit ist bezüglich der Objekte der Beobachtung umfassender als Mentalisierung. Sie ermöglicht darüber hinaus ein **Gewahrsein des Gewahrseins** *(Metaawareness)*.
- Mentalisierung ist wiederum umfassender, indem sie sich auch auf zukünftige oder vergangene Zustände bezieht, Achtsamkeit nur auf **gegenwärtige Zustände**.
- Mentalisierung ist auch insofern umfassender, als der Therapeut danach trachtet, den Inhalten der Erfahrung **Bedeutung** zu geben. Achtsamkeit beschäftigt sich zunächst nur mit der Erfahrung selbst, von Augenblick zu Augenblick, ohne ihr primär eine Bedeutung zu geben oder Narrationen zu kreieren. Bei ihrer Anwendung in der Psychotherapie erschließen sich aus der beobachteten Erfahrung aber doch auch immer wieder »Bedeutungen«.
- Die **ethische Basis** der Achtsamkeit ist in ihrer buddhistischen Fundierung explizit formuliert, beim Mentalisieren bleibt sie implizit.

Durch die Überschneidungen zwischen Mentalisieren und Achtsamkeit verfügen achtsame Therapeuten auch über gute Mentalisierungsfähigkeiten.

Brüche in der Beziehung erkennen und »reparieren«

Auch bei sehr präsenten und empathischen Therapeuten bleiben Missverständnisse, Kränkungen und Brüche in der therapeutischen Beziehung unvermeidbar. Es wäre auch gar nicht erstrebenswert, sie um jeden Preis zu verhindern, denn sie beinhalten wertvolle Chancen für neue Erfahrungen.

> Nicht-optimale Interaktionen haben ihren eigenen therapeutischen Wert. … Die Erwartung zu etablieren, dass Störungen und Fehlanpassungen wieder in Ordnung gebracht werden können, ist ein wesentliches Merkmal therapeutischen Handelns.
>
> (Lachmann u. Beebe 1998, S. 309)

Diese Aussage stammt von Mitgliedern der *Boston Change Process Study Group*, der auch Ed Tronick angehört, der Erfinder des sogenannten **Still-Face-Experiments**. Dabei werden Mutter-Kind-Dyaden mithilfe von Videoanalysen in spezifischen, dem Alltag ähnlichen Situationen untersucht. Die Mütter und ihre Kinder haben zunächst natürlichen Blickkontakt und man weiß oft nicht, wer von beiden beginnt, zu lächeln und sich am anderen zu freuen. Nach einer Weile wird die Mutter dazu angeleitet, ihr Gesicht leicht abzuwenden, ihre Mimik einzufrieren und eine Weile in diesem Ausdruck zu verharren. Das Kind ist zunächst irritiert, dann versucht es, die Aufmerksamkeit der Mutter zu erregen, indem es z.B. die Hände nach der Mutter ausstreckt. Wenn das nicht fruchtet, versuchen speziell ältere Kinder auch mit aggressiven Handlungen zumindest *irgendeine* Reaktion hervorzurufen. Gelingt auch das nicht, verfallen sie innerhalb erstaunlich kurzer Zeit in eine apathische Resignation. Wenn sich dann die Starre im Gesicht der Mutter wieder löst, sie erneut wohlwollend freundlichen Kontakt aufnimmt und zu lächeln beginnt, stabilisiert sich auch das Kind wieder relativ rasch. Tronick betont, dass es auch als Mutter nicht darum gehe, diese Brüche zu vermeiden, entwicklungsfördernd sei vielmehr die Erfahrung, dass sie wieder repariert werden können.

Das Konzept von **Rupture and Repair** setzt sich mit diesen Vorgängen in der therapeutischen Beziehung auseinander. Kurze Kontakt- oder Beziehungsabbrüche – *Alliance Ruptures* – können auch in Therapien zu wertvollen Elementen und zu entscheidenden Kreuzungspunkten werden. Wenn sie auf geeignete Weise angesprochen und durchgearbeitet werden, stärken sie sogar die therapeutische Beziehung und sie erweitern die Fähigkeit der Klienten, mit zwischenmenschlichen Schwierigkeiten umzugehen. Auf der anderen Seite können unangemessen oder gar nicht angesprochene Brüche die Beziehung gefährden und zu therapeutischen Misserfolgen bis hin zu Therapieabbrüchen führen. Den Therapeuten stellen sich somit zwei Aufgaben: Brüche möglichst frühzeitig zu bemerken und sie angemessen zu bearbeiten. Bei der **Bearbeitung von Brüchen** bewährt es sich in der Regel, diese aus einer **nicht defensiven Haltung** direkt anzusprechen. Dabei ist es wichtig, sich ernsthaft, ehrlich und mitfühlend dafür zu interessieren, was geschehen ist bzw. gerade geschieht. Welche negativen Gefühle gegenüber der Psychotherapie und dem Therapeuten sind aufgetaucht? Ist der Therapeut bereit, sie zu hören? Ist er bereit, ggf. das eigene Verhalten zu verändern? (Safran et al. 2006).

Es ist anzunehmen, dass es in Therapien von achtsamen Therapeuten *seltener* zu den beschriebenen Brüchen kommt. Achtsame Therapeuten fokussieren primär auf die jeweils gegenwärtige Erfahrung der Klienten und stimmen sich mittels ihrer Präsenz auf sie ein. Wenn trotzdem Brüche geschehen, bemerken sie diese früher. Sie können auch leichter zur achtsamen Präsenz zurückkehren und sich aus dieser heraus wieder in den Klienten einstimmen. Auch bei der Bearbeitung von Brüchen bewähren sich ihre durch die Achtsamkeitspraxis geschulten Qualitäten: Sie nehmen wahr, was passiert und bleiben in einer freundlichen, offenen und flexiblen Haltung. Sie unterliegen wohl weniger der Versuchung, die Äußerungen der für sie unerfreulichen Gefühle durch einen defensiven Ausdruck der eigenen negativen Gefühle zu beantworten und sie halten nicht starr an ihrem Behandlungsplan fest.

Miller und seine Arbeitsgruppe (2004; 2007) haben sich damit auseinandergesetzt, was »*Supershrinks*« – so werden jene Therapeuten genannt, die sich als besonders wirksam erweisen – von den weniger erfolgreichen unterscheidet. Sie kamen zu dem etwas ernüchternden Ergebnis, dass es nicht mehr, aber auch nicht weniger war, als dass sie auf vier Ebenen *wachsam* waren: Sie achteten (1.) auf das unmittelbare Feedback ihrer Klienten, (2.) auf Passung bzw. (3.) eben auf Unstimmigkeiten. Und sie waren (4.) bereit und flexibel, ihr Vorgehen entsprechend anzupassen, wenn es notwendig war.

Achtsame Therapeuten nutzen unablässig die Reaktionen der Klienten auf ihre Interventionen als unmittelbare Rückmeldung. Sie betrachten ihre Interventionen mehr als Experiment und sind neugierig auf dessen Ergebnis. Damit sind sie freier von Vorstellungen darüber, was eine Intervention bewirken sollte. Und sie reagieren flexibel, indem sie jederzeit bereit sind, ihre persönlichen und methodenbedingten Automatismen zu unterbrechen und ihre »Experimente« zu modifizieren.

Achtsamkeit und sichere Bindung

Aus der Perspektive der Entwicklungsneurobiologie – wie sie unter anderem von Daniel Siegel (2007) vertreten wird – finden sich auf zumindest vier Ebenen **Zusammenhänge zwischen Achtsamkeit und sicherer Bindung**. Sie ergeben sich vor allem aus Studien, bei denen mithilfe unterschiedlicher Fragebögen die *dispositionelle* Achtsamkeit der Teilnehmer erhoben wurde, das heißt das Ausmaß an

Achtsamkeit *ohne* eine besondere Achtsamkeitsschulung (vgl. Shaver et al. 2007).

- Ähnliche **Entstehungsbedingungen**: Menschen, die aufmerksame, angemessen antwortende und feinfühlige primäre Bezugspersonen hatten, sind mit höherer Wahrscheinlichkeit sicher gebunden *und* verfügen über eine höhere dispositionelle Achtsamkeit als jene, denen diese fehlten. In einem Übersichtsartikel zu *Attachment Theory and Mindfulness* referieren Rose Snyder und ihre Kollegen (2012) eine Vielzahl von Studien, die nahelegen, dass eine höhere Achtsamkeit von Müttern bei deren Kindern zur Entwicklung einer sicheren Bindung beitragen kann.
- Ähnliche **Auswirkungen**: Sichere Bindung *und* Achtsamkeit zeigen Korrelationen mit einer höheren Stressresistenz, mit körperlicher und psychischer Gesundheit, besserer Selbstregulation, günstigeren akademischen Berufschancen, größerer Zufriedenheit in Beziehungen und einem konstruktiveren Umgang mit Beziehungskonflikten.
- **Wechselseitige Bedingtheit**: Sichere Bindung und achtsame Aufmerksamkeit verstärken einander wechselseitig: Sichere Bindung sei mit einer erhöhten Aufmerksamkeit für die Beziehungspartner verbunden und eine höhere Achtsamkeit könne ihrerseits zu einer sicheren Bindung beitragen, indem sie ein rezeptiv offenes Aufmerksam-Sein für die Bezugspersonen ermöglicht.
- Ähnlichkeiten in der **Neurobiologie**: Beim Bindungsverhalten und der Achtsamkeit spielen ähnliche Gehirnregionen eine Rolle (Siegel 2007).

Wie kann man sich nun vorstellen, dass eine sichere Bindung zu einer erhöhten *dispositionellen* Achtsamkeit beiträgt? Konkrete Beziehungserfahrungen führen zur Bildung von inneren Repräsentanzen einer Bindungsperson. Es wird allerdings nicht nur die Person repräsentiert, sondern *man selbst in Beziehung* zu dieser Person oder zu deren Sicherheit gebenden Anteilen. Diese **verinnerlichten Beziehungserfahrungen** werden als innere Arbeitsmodelle gespeichert, wodurch die Halt und Sicherheit gebenden, affektregulierenden und mitfühlenden »Routinen« in das Verhaltensrepertoire eingebaut werden. In Zeiten von Stress können sie reaktiviert werden und »mütterliche« Persönlichkeitsanteile können für bedürftige innere Anteile sorgen.

Daniel Siegel (2007) betont die Parallelen zwischen der Mutter-Kind-Beziehung und einer achtsamen Beziehung zu sich selbst: Mütter stimmen sich auf ihr Kind ein, bei der Achtsamkeit stimmt man sich auf sich selbst ein. Das hieße, bei beiden Vorgängen sind ähnliche Mechanismen wirksam. Wenn es als Kind *nicht* möglich war, fürsorgliche mütterliche Anteile zu verinnerlichen, könne man das auch später nachholen. Man könne durch **Achtsamkeitsschulung** eine Sicherheit und haltgebende innere Instanz und einen inneren sicheren Hafen entwickeln und sich gleichsam **selbst der beste Freund** werden.

Pema Chödrön – eine buddhistische Nonne – beschreibt, welchen Beitrag eine explizite **Schulung prosozialer Fähigkeiten** z. B. durch die »Übung der Liebenden Güte« leisten kann:

> Die essenzielle Praxis ist die Kultivierung von Maitri oder Liebender Güte. Die Shambala-Lehren sprechen davon, »ängstliche Anteile von uns in die Wiege der Liebenden Güte zu legen.« Ein anderes Bild für Liebende Güte ist das einer Vogelmutter, die ihre Jungen schützt und für sie sorgt, bis sie stark genug sind, wegzufliegen. Manchmal fragen die Leute: »Wer bin ich in diesem Bild – die Mutter oder das Kücken?« Die Antwort ist: **beide** … Ohne Liebende Güte für uns selbst ist es schwierig, wenn nicht unmöglich, aufrichtig für den anderen zu fühlen.
>
> (Chödrön 2003; S. 9–10; Übersetzung durch die Autoren, Hervorhebung im Original)

Anhaften, Bindung und Zuflucht im Buddhismus

Oberflächlich betrachtet könnte man annehmen, dass Bindung im *Gegensatz* zu den Zielen des buddhistischen Weges steht. Das Wort *Attachment* bezeichnet im Rahmen der Bindungstheorie das positiv besetzte Band zwischen Mutter und Kind. Im buddhistischen Kontext hat es als Anhaften einen negativen Beigeschmack, da es als eine der Ursachen von Leiden gilt. In Diskussionen mit Bindungsforschern betonte der Dalai Lama aber die positive Bedeutung von Bindung, indem er erzählte, die am häufigsten gebetsartig gesprochenen Sätze von Buddhisten seien: »*Ich nehme Zuflucht zu Buddha. Ich nehme Zuflucht zum Dharma. Ich nehme Zuflucht zum Sangha.*« Diese Zuflucht sei durchaus mit dem sicheren Hafen in der Bindungstheorie zu vergleichen. Der Dalai Lama erklärte diese »Drei Juwelen« dadurch, dass er sagt, Buddha sei der Beschützer und wie ein Arzt, die wertvollen Lehren – Dharma – seien wie eine Medizin und die spirituelle Sangha sei wie eine Krankenschwester, die wie eine gute Freundin für uns sorgt (Shaver et al. 2007).

3.4.5 Das Mitgefühl des Therapeuten

Die Entdeckung der Achtsamkeit hat für die westliche Psychotherapie eine wesentliche Bereicherung im Schlepptau: Das Mitgefühl (*Compassion*). Wir wollen uns im Folgenden auf das buddhistische Verständnis von Mitgefühl beziehen, das sich ganz klar von dem der Empathie, des Mitleids oder des Mitleidens unterscheidet. Wir betonen dies deshalb, da das Mitgefühl nicht selten mit *Empathic Concern* oder gar mit *Empathic Distress* gleichgesetzt oder verwechselt wird.

Mitgefühl kann für die Klienten *und* die Therapeuten heilsam sein. Beide können Mitgefühl kultivieren und üben, es anderen Personen zu schenken. Sie können es aber auch auf sich selbst lenken, das wäre **Selbstmitgefühl**. Das macht insbesondere Mut für die Arbeit mit den vielen Klienten, die unter einem negativen Selbstbild leiden sowie sich selbst kritisch und nicht im Geringsten mitfühlend gegenüberstehen. Mitgefühl ist speziell auch für alle Menschen in helfenden Berufen von Bedeutung, die viel mit dem Leid anderer konfrontiert sind, denn das Mitgefühl kann selbst angesichts des Leidens anderer Menschen Wohlbefinden und die Gesundheit fördern.

Mitgefühl im buddhistischen Verständnis

> Mitgefühl ist ein starkes Bedürfnis des Herzens, anderen zu helfen, sie von ihrem Leiden zu befreien. Es ist eine positive Regung von Geist und Körper, die darauf zielt, den Schmerz und das Leid aller Lebewesen zu lindern. Mitgefühl ist die spontane Antwort eines offenen Herzens.
>
> (Kornfield u. Goldstein 2006, S. 165)

Mitgefühl – im buddhistischen Sinne – bezieht sich auf eine **akzeptierende Haltung gegenüber leidenden Anteilen**, wobei damit ganz selbstverständlich eigene ebenso wie fremde Anteile gemeint sind. Darüber hinaus beinhaltet das Mitgefühl den **Wunsch, dem leidenden Wesen möge es besser gehen**. Nach diesem Verständnis ist Mitgefühl weniger eine Emotion als eine **Motivation** (Sze u. Kemeny 2013). Der Mitfühlende bleibt in einem ruhigen, warmen und wohlwollenden Zustand, *ohne* dass in ihm ähnliche Gefühle auftauchen wie bei jenem, für den er Mitgefühl empfindet.

Gerade auch, weil diese Motivation den Wunsch und den Impuls enthält, zu helfen, betont der Dalai Lama die Wichtigkeit einer Balance von Mitgefühl und Weisheit. Er schreibt in der Einführung zum Buch »*Wisdom and Compassion in Psychotherapy*« von Germer und Siegel (2012):

> In buddhistischen Traditionen werden zwei Qualitäten als essenziell betrachtet, um sich selbst wohl fühlen und anderen angemessen helfen zu können: Weisheit und Mitgefühl. Sie werden mit den beiden Flügeln eines Vogels oder den zwei Rädern eines Karrens verglichen. So wie der Vogel mit einem Flügel nicht fliegen kann, so rollt der Karren nicht mit einem Rad. Mitgefühl umfasst sowohl den Wunsch, jemand möge vom Leiden befreit werden, als auch anzuerkennen, dass er oder sie – ebenso wie wir selbst – glücklich sein möchte und Schmerz und Elend vermeidet. Weisheit bedeutet, die Dinge so zu sehen, wie sie sind, mit klaren, offenen Augen, und die sich ständig verändernde Natur von Menschen, Dingen und Ereignissen ebenso zu erkennen wie deren gegenseitige Bedingtheit.
>
> (Dalai Lama 2012, S. XVII; Übersetzung durch die Autoren)

Mitgefühl ist im frühen Buddhismus und in der Theravada-Tradition einer von vier eng miteinander verwobenen »himmlischen Verweilzuständen« (*Brahmavihāras*). Diese vier sind: Liebende Güte, Mitgefühl, Mitfreude und Gleichmut. Der buddhistische Mönch und Autor Matthieu Ricard betont, dass es darum gehe, *alle* vier Qualitäten zu entwickeln:

> Die symbiotische Beziehung zwischen ihnen wird man, auch wenn man sie anfangs nicht sieht, im Laufe der Übungen erkennen. Wenn man Güte übt, kann es zum Beispiel geschehen, dass die Anhänglichkeit wächst; in diesem Fall geht man dazu über, Gleichmut zu üben. Wenn man über längere Zeit Gleichmut übt, besteht die Gefahr, dass man irgendwann in Gleichgültigkeit versinkt; in diesem Fall wechselt man zur Übung des Mitgefühls für die Leidenden. Bei Anfängern besteht die Gefahr, dass man in Depression versinkt, wenn man sich die Leiden der Welt übermäßig bewusst macht. In diesem Fall geht man dazu über, sich über einen positiven Aspekt des Glücks anderer zu freuen. Beim praktischen Üben kommen alle diese Dinge zusammen.
>
> (Goleman 2003, S. 245)

Ausgangspunkt des Mitgefühls für andere sind »Herzenswärme« und Selbstmitgefühl. Einer Empfehlung von Jack Kornfield (1995, S. 37) folgend kann man für sich selbst vier Wünsche formulieren:

> Möge ich mit Herzenswärme erfüllt sein.
> Möge ich gesund sein.
> Möge ich mich friedlich und gelassen fühlen.
> Möge ich glücklich sein.

Indem sie östliches und westliches Wissen integriert, unterscheidet die buddhistische Lehrerin Silvia Wetzel (2014) vier Aspekte von reifem Mitgefühl:

- **Einfühlung** als Resonanzphänomen, als die Fähigkeit, das Leiden des anderen zu spüren, aber auch in Kontakt mit dem entsprechenden eigenen Leiden zu sein.
- **Unterscheidung** zwischen deinem und meinem Leiden.
- **Mitgefühl im engeren** und buddhistischen **Sinne**, d.h. Leiden und seine Ursachen zu erkennen und zu verringern.
- **Freundlichkeit** als der Wunsch, Glück und seine Ursachen zu erkennen und zu vermehren.

Eine vielfältige Achtsamkeitspraxis befähigt auch Therapeuten zu einer immer selbstverständlicheren Vertiefung dieser vier Aspekte des reifen Mitgefühls. Dass es möglich ist, Mitgefühl zu fördern, zeigen auch die folgenden aktuellen Studien.

Mitgefühl ist kultivierbar

Zum Verständnis der neuronalen Basis von Empathie und Mitgefühl hat die Neurowissenschaftlerin Tania Singer vom Max-Planck-Institut in Leipzig wesentlich beigetragen. Ihr Team untersuchte mittels funktioneller Magnetresonanztomografie, was sich im Gehirn von Personen abspielt, wenn sie selbst Schmerz erleiden, und was geschieht, wenn sie jemanden beobachten, der Schmerz erleidet. Beide Bedingungen führen zu überlappenden Aktivierungen im Gehirn im Bereich der vorderen Insel und des anterioren mittleren Gyrus Cinguli. Diese Daten legen nahe, dass wir am Leiden anderer teilhaben können, indem wir neuronale Repräsentationen aktivieren, die bei einem ähnlichen *eigenen* Schmerz ebenso aktiviert werden. Sie führten zur *Shared Network Hypothesis* der Empathie. In der Folge beschäftigte sich Singer mit der Frage, ob sich Empathie bzw. prosoziale Emotionen wie Liebende Güte und Mitgefühl durch Training kultivieren lassen. Im Sinne einer Expertenstudie untersuchte sie Matthieu Ricard, der über eine langjährige Meditationserfahrung verfügt. Ricard beschrieb den Versuch, der den Unterschied zwischen empathischer Resonanz und Mitgefühl deutlich machen sollte, folgendermaßen:

> Als Tania Singer mich bat, mich in einen Zustand der reinen Empathie ohne ein Mitgefühl oder altruistische Liebe zu versenken, beschloss ich, mich empathisch in das Leid von Kindern in einem rumänischen Waisenhaus zu versetzen. Ich hatte am Abend vorher eine BBC-Dokumentation über diese extrem vernachlässigten Waisenkinder gesehen und war sehr berührt von ihrem Schicksal. … Viele Kinder bewegten stundenlang ihren Oberkörper vor und zurück, und ihr Gesundheitszustand war so schlecht, dass in diesem Waisenhaus Todesfälle auf der Tagesordnung standen. … Als ich mich in empathische Resonanz versenkte, visualisierte ich das Leiden dieser Waisenkinder so lebendig wie möglich. Das empathische Teilhaben an ihrem Schmerz wurde für mich sehr schnell unerträglich. Ich fühlte mich emotional erschöpft, sehr ähnlich dem Gefühl des Ausgebranntseins. Nach ungefähr einer Stunde **empathischer Resonanz** wurde ich vor die Wahl gestellt, mich in Mitgefühl zu versenken oder den Vorgang zu beenden. Und weil ich mich nach der empathischen Resonanz so ausgelaugt fühlte, willigte ich ohne Zögern in einen Wechsel zur Mitgefühlsmeditation und der Fortsetzung des Gehirnscannens ein. Beim nachfolgenden Versenken in die **Mitgefühlsmeditation** veränderte sich mein seelischer Zustand dann völlig. Obwohl die Bilder der leidenden Kinder noch genauso lebendig vor mir standen wie vorher, lösten sie keine Qual mehr aus. Stattdessen fühlte ich eine natürliche und grenzenlose Liebe für diese Kinder und den Mut, mich ihnen zu nähern und ihnen Trost zu spenden. Außerdem war die Distanz zwischen den Kindern und mir völlig verschwunden. Und in diesem Moment erkannten wir das immense Potenzial des Mitgefühls als Gegenspieler zu empathischem Leid und Burnout.
>
> (Klimecki et al. 2013, S. 513–514; Hervorhebung durch die Autoren)

Während dieser zweiten Phase der Untersuchung waren im Gehirn von Matthieu Ricard ganz andere Regionen aktiviert als in der ersten, das heißt, Mitgefühl unterscheidet sich im neuronalen Aktivierungsmuster ganz offensichtlich vom empathischen Teilhaben am Schmerz. Dass es sich durch Übung kultivieren lässt, bestätigten auch die Untersuchungen einer Züricher Arbeitsgruppe (Klimecki et al. 2013). So führte schon ein eintägiges Mitgefühlstraining zu einer verstärkten Aktivität in Gehirnarealen, die mit positivem Affekt, Zuwendung und Liebe in Zusammenhang gebracht werden. Dieses Netzwerk umspannt den medialen orbitofrontalen Cortex, das Putamen und das Pallidum sowie das ventrale Tegmentum bzw. die Substantia nigra.

Es wurden inzwischen Programme entwickelt, die speziell auf die Kultivierung von Mitgefühl abzielen. Das ist die *Compassion Focused Therapy* von Paul Gilbert (2013), das von der Arbeitsgruppe rund um Tania Singer (Bornemann u. Singer 2013) entwickelte ReSource-Programm und das von Joan Halifax (2013b) für die »mitfühlende Sterbebegleitung« entwickelte Schulungsprogramm, das auf dem A. B. I. D. E-Modell (Halifax 2013a) basiert. A steht in diesem Modell für *Attention and Affect* (Aufmerksamkeit und Affekt), B für *Balance* (Ausgewogenheit), I für *Intention and Insight* (Intention und Einsicht), D für *Discernment*

(Einsichtsfähigkeit) und E für *Embodiment und Ethical Enactment* (Verkörperung und ethisches Handeln).

Der mitfühlende Therapeut

Die Förderung von Selbstmitgefühl des Klienten scheint ein wesentlicher Schlüssel zum Verständnis der Wirkung von Achtsamkeit zu sein (► Vierte Wirkfaktorengruppe: Akzeptanz, Gleichmut und Selbstmitgefühl, Kap. 3.7.3). Neben einem Verständnis für sich selbst ist das Erleben eines mitfühlenden Therapeuten der zentrale Weg zur Entwicklung von Selbstmitgefühl. Man kann dies als Lernen am Modell, als Verinnerlichung eines mitfühlenden Objekts oder als korrigierende emotionale Erfahrung verstehen, die zu neuen inneren Modellen von sich selbst und seinen Beziehungen führt.

Mitgefühl schützt aber auch den Therapeuten vor Empathie-Disstress. In diese Richtung weist auch die Empfehlung von Germer (2010), den bisher üblichen Begriff der Mitgefühlsmüdigkeit (Figley 1995) durch jenen der **Anhaftungsmüdigkeit** zu ersetzen (► Kap. 6.4). Er bezeichne das insbesondere bei Trauma-Therapeuten beschriebene Phänomen zutreffender, denn Mitgefühl macht nicht müde.

3.4.6 Fazit: Der achtsame Therapeut

Welche Fähigkeiten und Qualitäten bringen nun – abschließend und zusammenfassend – entsprechend geschulte Therapeuten im Zustand der Achtsamkeit in die therapeutische Beziehung ein, um die in ihr verborgenen Wirkkomponenten zur Entfaltung zu bringen? Sie sind höchst präsent und offen, wenden sich mit wacher und wohlwollender Aufmerksamkeit ihren Klienten zu, um sich auf sie einzustimmen und sich als Resonanzkörper mit einem weiten Schwingungsbereich zur Verfügung zu stellen. Sie hören mit dem »dritten Ohr« nach außen und innen. Therapeuten mit Achtsamkeitspraxis können flexibel zwischen einem weiten, »großen Selbst« und einem auch oft nützlichen »kleinen Selbst« hin und her pendeln, innere Weite ist spürbar. Sie stellen auch ihren Körper, dessen genauere Wahrnehmung und ihre Fähigkeit zur Selbstregulation in den Dienst der »zwischenleiblichen Regulierung«. Ihr Mitgefühl dient Klienten als Modell, stellt für diese vielfach eine korrigierende Erfahrung dar und mindert den eigenen Empathie-Disstress. Nicht zuletzt stehen sie sich selbst, ihren Limitierungen und kritischen Introjekten freundlich gegenüber.

Präsenz, Einstimmung und Resonanz

Was achtsamkeitszentrierte Therapeuten auszeichnet, wird oft in Metaphern der Musik beschrieben. Therapeut und Klient können wie zwei Saiteninstrumente von der ersten Begegnung an in Resonanz zusammenklingen. Präsenz bedeutet zunächst, sich auf sich selbst einzustimmen und den eigenen inneren Klängen zu lauschen. Ein achtsamer Therapeut lässt dann den Klang der eigenen Saiten leiser werden, vielleicht lässt er eine Saite erklingen, die in einer Frequenz der Sicherheit schwingt und sie ausstrahlt. Dann öffnet er sich als empathischer Resonanzkörper gegenüber seinem Klienten. Er stellt ein möglichst breites Spektrum von Saiten zur Verfügung, um mit möglichst vielen Saiten des Klienten in Resonanz kommen zu können. Er ist vertraut mit seinen eigenen inneren Klängen und diesem Mitschwingen mit anderen Menschen. Er erfährt durch ein Hineinhören in sich selbst viel über den Klienten. Wenn der Klient dieses Mitschwingen fühlt und das wiederum für den Therapeuten spürbar wird, geht das Schwingen beider miteinander in bewusste Resonanz. Ein neues, gemeinsames Lied entsteht. Dieses Lied kann nach häufiger Wiederholung auch außerhalb der Therapie im Klienten nachklingen. Der humanistische Psychotherapeut Lawrence LeShan sprach davon, dass es in der Therapie oft genau darum gehe, Menschen dabei zu unterstützen, ihr eigenes Lied, ihre einzigartige Lebensmelodie zu finden und zu singen. Achtsame Therapeuten hören auch ganz leise Töne und Lieder: jene der Klienten, aber auch ihre eigenen. Mitschwingend unterstützen sie dann ihre Klienten, deren Lied zu singen.

Hören mit dem dritten Ohr

Achtsamkeitspraxis kultiviert die Fähigkeit, mit dem »dritten Ohr« zu hören, wie sie der Wiener Analytiker Theodor Reik, einer der frühen Schüler Freuds, beschrieben hat.

> Eine der Eigenarten dieses dritten Ohrs ist, dass es auf zwei Kanälen hört. Es kann erfassen, was andere Leute nicht sagen, sondern nur fühlen und denken; es kann aber auch nach innen gerichtet werden. Es kann Stimmen aus dem Inneren hören, die sonst nicht hörbar sind, weil sie vom Lärm unserer bewussten Gedankenprozesse übertönt werden. Dem Studenten der Psychoanalyse wird geraten, diesen inneren Stimmen mehr Aufmerksamkeit zu zollen als dem, was die »Vernunft« über das Unbewusste sagt.
>
> (Reik 1983, S. 168–169)

Reik differenzierte schon früh, was viele Jahrzehnte später in der Sprache der Achtsamkeit als Nachdenkmodus dem Wahrnehmungsmodus gegenübergestellt wird. Achtsamkeit lässt das Hintergrundrauschen, den Lärm der bewussten Gedankenprozesse stiller werden. Die Untertöne und die leisen inneren Stimmen des Klienten werden hörbar und das verborgene Wesentliche kann durchklingen.

Das große und das kleine Selbst

Seine Erfahrungen mit Zen-Meditation brachten den Psychoanalytiker Ralf Zwiebel dazu, zwei Funktionsmodi des Psychotherapeuten als das große und das kleine Selbst zu bezeichnen:

> Das »kleine Selbst« ist mit den allgemeinen Arbeitsmodellen des Analytikers verbunden, mit dem Sekundärprozess, dem Bewusstsein, dem Diskursiven, der Dualität von Subjekt und Objekt, der Rationalität, der thematischen Fokussierung, dem Modus des Tuns, dem Wissen, dem professionellen Selbstgefühl etc. Es vermittelt Sicherheit in einem Beziehungsfeld, das mit vielen Unbekannten konfrontiert. … Daher besteht die Gefahr, dass man sich an dieses »kleine Selbst« anklammert, und auf diese Weise ein professionelles Selbst entwickelt, das im ungünstigsten Falle ein »falsches Analytiker- oder Therapeuten-Selbst« ist. Das »große Selbst« ist Ausdruck einer Selbstzurücknahme dieses »kleinen Selbst«: Es ist auf das gesamte Erlebnisfeld bezogen, transformiert die Subjekt-Objekt-Trennung, steht dem Primärprozess und dem Unbewussten nahe, realisiert die freie Assoziation und die gleichschwebende Aufmerksamkeit, transformiert die thematische Fokussierung auf die Gesamtsituation hin, drückt stärker den Modus des Seins aus und betont die unmittelbare, nicht-selektive Wahrnehmung einschließlich der einen eigenen Leiblichkeit (jenseits von und vor allem Denken und Konzeptualisieren).
>
> (Zwiebel 2013, S. 275–276)

Der achtsame Therapeut ist speziell darin geübt, Zustände des **großen Selbst** aufzusuchen und zu halten. Dieser »nicht-konzeptuelle Modus« der Achtsamkeit ist jenseits und – wie Zwiebel schreibt – *vor* allem Denken, Konzeptualisieren und Hypothesenbilden.

Seine Haltung gegenüber Konzepten, die Einsicht versprechen, ist skeptisch. Er weiß: *»Eine gefasste Hypothese gibt uns Luchsaugen für alles sie Bestätigende und macht uns blind für alles ihr Widersprechende«* (Schopenhauer). Er erinnert sich immer wieder daran, offen zu bleiben oder auch Offenheit und Kontakt wieder herzustellen, wenn sie verloren gehen.

Innere Weite

Mit der Frage, wie man immer wieder zu dieser Offenheit gelangen kann, beschäftigt sich der in New York tätige Analytiker Jeremy D. Safran im »Dialog zwischen Psychoanalyse und Buddhismus« (1995). Um Therapeuten für diese innere Arbeit vorzubereiten, integriert er ein Achtsamkeitstraining in ihre Ausbildung, in dem es darum gehe, eine spezielle

Geisteshaltung zu kultivieren und dem Therapeuten

> … zu helfen, eine größere *innere Weite* zu entwickeln, indem sein Klammern an irgendein Gefühl, einen Gedanken oder eine Vorstellung gelockert wird. Das zweite Ziel besteht darin, die Fähigkeiten der Therapeuten zur Aufmerksamkeit so zu verfeinern, dass sie sich ihres inneren Erlebens bewusst werden und davon als einer potentiell wichtigen Informationsquelle Gebrauch machen können.
>
> (Safran 2006, S. 248; Hervorhebung durch die Autoren)

Zwischenleibliches Regulieren

Bei dieser »Geisteshaltung« des Therapeuten spielt auch dessen Körper eine bedeutende Rolle.

> Es ist jedoch missverständlich, von der »Geisteshaltung des Therapeuten« zu sprechen. Eine treffendere Formulierung lautet: »die *leibliche Seinshaltung* des Therapeuten«. Der Geist ist verkörpert. Die Interaktion zwischen Patient und Therapeut hat wie alle menschliche Interaktion damit zu tun, dass man sich gegenseitig auf einer spürbaren körperlichen Ebene beeinflusst und steuert. Das Herzstück des therapeutischen Prozesses hat mit affektiver Kommunikation auf bewussten sowie auf unbewussten Ebenen zu tun.
>
> (Safran 2006, S. 249–250; Hervorhebung durch die Autoren)

Der achtsame Therapeut widmet einen wesentlichen Teil seiner Aufmerksamkeit dem Körper des Klienten und seinem Ausdruck. Er ist sich aber auch seines **eigenen Körpers** und dessen Reaktionen auf den Klienten bewusst. Er weiß um die *»maßgebliche Rolle der ›Zwischenleiblichkeit‹ als nonverbale, leibliche ebenso wie atmosphärische Dimension des therapeutischen Geschehens, die im Hintergrund der verbalen Interaktion bleibt, aber die Beziehung zwischen Psychotherapeut und Patient eigentlich trägt«* (Fuchs 2013, S. 128). Therapeutische Feinfühligkeit, Einfühlung und Verbundenheit werden wesentlich auch über diese »Zwischenleiblichkeit« (Merleau-Ponty 2003) vermittelt.

Zentrierung, Umfassung und Mitgefühl statt Empathie-Disstress

Der achtsame Therapeut ist darin geschult, seine Aufmerksamkeit zu lenken. Er kann sich in den Klienten einfühlen, dann aber die dadurch ausgelösten Affekte regulieren und wieder zu sich selbst in einen Zustand der Zentrierung zurückkommen. Gunther Schmid vergleicht diesen Ort der inneren Mitte mit der T-Position im Zentrum des Squashcourts. Von dieser Position aus lassen sich am leichtesten alle Bälle des Mitspielers erreichen und zurückspielen. Es gilt, sie immer wieder einzunehmen, wenn man sie verlassen musste. Im Sinne der »Umfassung« Bubers kann er sich aber auch seiner selbst gewahr bleiben, während er sich in andere einfühlt. Der achtsame Therapeut hat geübt, sich selbst nicht zu vergessen, sich immer wieder an sich und die Wahrnehmung seines eigenen Körpers zu erinnern. Dadurch kann er ggf. auch seinen Empathie-Disstress regulieren, der sich hemmend auf seine Empathiefähigkeit auswirken könnte.

Der achtsame Therapeut hat darüber hinaus **Mitgefühl** entwickelt – einen positiven Zustand, der im Gegensatz zu Mitleid und Empathie durch inneren Frieden und Liebe gekennzeichnet ist. Ohne sich für das Leid oder dessen Verringerung unmittelbar verantwortlich zu fühlen, zielt sein Verhalten darauf ab, Leid zu lindern. Er ist sich dabei seiner Grenzen bewusst, auf die er auch selbstmitfühlend schaut.

Akzeptanz eigener innerer Anteile

Neben der Akzeptanz der Klienten ist in der Therapie auch eine akzeptierende Beziehung der Psychotherapeuten zu ihren eigenen Persönlichkeitsanteilen von Bedeutung. Dies wurde in der Vanderbilt II-Studie festgestellt

(Henry u. Strupp 1994). Das geringere Ausmaß »destruktiver interpersonaler Prozesse« unterschied Therapeuten mit *positiven* therapeutischen Allianzen und *guten* Therapieerfolgen von jenen mit negativen Beziehungen und schlechten Ergebnissen. Dabei gingen die ablehnenden, feindseligen und kontrollierenden Reaktionen der Therapeuten auf herausfordernde Klienten Hand in Hand mit der Feindseligkeit der Therapeuten gegenüber sich selbst. William Henry und seine Arbeitsgruppe (1990) beobachtete, dass Therapeuten mit sich selbst akzeptierenden, selbstfürsorglichen und sich selbst schützenden Introjekten ihren Klienten mit mehr Akzeptanz und Unterstützung begegneten als Therapeuten mit sich selbst ablehnenden, destruktiven und selbstanklagenden Introjekten. Mit dem freundlichen Blick auf andere und sich selbst kultiviert die Achtsamkeit auch **Selbstakzeptanz** und **Selbstmitgefühl**. Wenn destruktive oder beschuldigende Persönlichkeitsanteile in den Vordergrund rücken und beginnen, den Prozess zu bestimmen, wird sich der achtsame Therapeut dessen früher bewusst. Mittels Disidentifikation kann er ihnen gegenüber Abstand gewinnen und heilsamere Zustände einladen sowie lernen, auf eigene schwierige innere Anteile auf eine Weise einzugehen, dass sie positiver erlebt und besser integriert werden können (Schwartz 2002).

3.5 Der zweite Wirkfaktor: Aufmerksamkeitssteuerung

»*Die wahren Entdeckungsreisen bestehen nicht darin, neue Länder zu sehen, sondern die Welt mit neuen Augen zu betrachten*«, schreibt der französische Romanautor Marcel Proust. Die Achtsamkeit kann in zweierlei Hinsicht zum Erwerb »neuer Augen« verhelfen: Sie verändert die Richtung, in die sie blicken, und die Qualität, mit der sie auf die Dinge schauen.

Psychotherapie wirkt wesentlich dadurch, dass sich dem *Klienten* durch die Unterbrechung seiner Automatismen der Wahrnehmung und Wahrnehmungsverarbeitung neue Informationen erschließen und ungewohnte Erfahrungen möglich werden. Dies geschieht in der Einzelpsychotherapie, indem sich die Prozesse seiner Aufmerksamkeitssteuerung mit jenen des Therapeuten koppeln und dadurch verändern. So gesehen werden in jeder Form der Psychotherapie Aufmerksamkeitsprozesse beeinflusst, sei es mithilfe einer Deutung, durch die bisher unbewusstes Material ans Licht gebracht wird, sei es, dass der Klient sein Vermeidungsverhalten aufgibt und sich mit der Unterstützung seines Therapeuten in vivo neuen Erfahrungen aussetzt. Neue Elemente finden im Feld der Aufmerksamkeit Platz, sie können integriert werden und ein neues Ganzes bilden.

Worauf ein *Therapeut* seine Aufmerksamkeit lenkt, hängt von seiner schulenspezifischen Prägung und seinen persönlichen Arbeitsmodellen ab. Achtet er vorzugsweise auf Inszenierungen, um nicht bewussten prägenden Erfahrungen auf die Spur zu kommen? Sucht er auch nach Hinweisen auf Gefühle? Hält er nach verzerrenden Denkmustern Ausschau oder fokussiert er auf die subtilen Zeichen des Körpers? Versucht er, wiederkehrende Muster in der Kommunikation zu identifizieren? Oder hat er eine Vorliebe für die Ressourcen und Potenziale seiner Klienten? Achtet er darauf, in welchem Bewusstseinszustand sich ein Klient gerade befindet, wie er sich selbst organisiert oder welche Teile der Welt seine Aufmerksamkeit fesseln und wie er diese betrachtet?

Achtsamkeit bereichert die Psychotherapie mit ihrem Wirkfaktor der Aufmerksamkeitssteuerung auf mehrfache Weise. Eine der vier Komponenten der Achtsamkeit ist die Fähigkeit zur bewussten Steuerung der Aufmerksamkeit (► Kap. 2.4.2). Diese wird in der Achtsamkeitspraxis geschult, sodass sich die **Qualität** der Aufmerksamkeitsleistungen in mehrfacher Hinsicht verbessert: Man wird wacher; die Aufmerksamkeit wird ausdauernder; man lernt, länger bei einem Objekt zu verweilen und es immer feiner, genauer und intensiver wahrzunehmen. Man lernt aber auch, sich den Dingen auf neue Weise zuzuwenden: Neugierig, interessiert und wohlwollend akzeptierend (► Wirkfaktor Akzeptanz, Kap. 3.7.1). Man trainiert, die **Richtung** der Aufmerksamkeit zu lenken, sich willentlich etwas zuzuwenden und sich dabei von etwas anderem abzuwenden. Man lernt dabei, etwas in den Vordergrund des Aufmerksamkeitsfeldes zu nehmen, wodurch anderes ganz von selbst in den Hintergrund rückt. Man eignet sich die Fähigkeit an, den Ausschnitt der Welt auszuwählen, dem man seine Aufmerksamkeit schenkt.

Darüber hinaus können in der Achtsamkeit die Prozesse der Aufmerksamkeitssteuerung selbst zum Gegenstand der Aufmerksamkeit gemacht werden. Achtsamkeitsschulung fördert ein Bewusstsein dafür, worauf sich die Aufmerksamkeit in ihren Automatismen von Augenblick zu Augenblick richtet und sie sensibilisiert für die Auswirkungen des jeweiligen Fokus. Insgesamt erweitert die Achtsamkeitsschulung die Möglichkeiten und Kapazitäten menschlicher Aufmerksamkeitsleistungen.

3.5.1 Der Affengeist: Die Automatismen der Aufmerksamkeitssteuerung

Wer Achtsamkeit übt, bemerkt, was den meisten Menschen gar nicht so klar ist. Am Beginn ihrer Praxis ist es für viele Anfänger sogar erschreckend, wenn sie erkennen, dass ihre Aufmerksamkeit mehr inneren Automatismen folgt als ihrer willentlichen Absicht. Es klingt nach einer leichten Übung: sich z. B. den Empfindungen des Atemflusses durch die Nase zu widmen – einfach zu beobachten, einfach dabei zu verweilen. Tatsächlich passiert etwas ganz anderes: Innerhalb kürzester Zeit stellen sich erste Gedanken ein, die sich mit weiteren verketten. Erinnerungen an zuvor Geschehenes tauchen auf oder die Gedanken schweifen in die Zukunft ab, etwa zu all dem, was noch zu erledigen ist. Reize aus der Außenwelt fesseln die Aufmerksamkeit, sei es das Ticken einer Uhr, das einem plötzlich auffällt, sei es ein vorbeifahrendes Auto. Derartige Störungen lösen oft Gedankenketten aus, z. B., wieso man nicht einmal beim Üben seine Ruhe hat. Das kann sich eine Weile fortsetzen, bis der Übende bemerkt, dass sein Geist auf Wanderschaft gegangen ist. Er holt ihn zur Nasenspitze zurück. Tausend Mal abzuschweifen, es zu bemerken und tausend Mal den Geist wieder zurückzuholen, das ist die Aufgabe, die sich stellt. Immer wieder gilt es, zu bemerken, worauf die Aufmerksamkeit sich im Augenblick richtet. Nach einer Zeit beständigen Übens gelingt es zunehmend länger, der ursprünglichen Absicht des stetigen Beobachtens zu folgen und mit der Aufmerksamkeit beim Strömen des Atems zu bleiben. Diese Zeiträume dehnen sich von einigen Sekunden auf einige Atemzüge aus, die Pausen zwischen dem Wandern der Gedanken werden länger und das Abschweifen wird früher bemerkt. Durch beharrliches Üben gelingt es dann immer müheloser, die Aufmerksamkeit zum gewählten Beobachtungsgegenstand zurückzubringen und dort zu verweilen.

Als **Affengeist** wird in den buddhistischen Traditionen diese Tendenz des Geistes bezeichnet, nie zur Ruhe zu kommen und immer in Bewegung und auf Wanderschaft zu sein. Der Begriff **Elefantengeist** regt zu Assoziationen mit einem schweren, nie ruhenden Arbeitstier an, das es zu zähmen gilt, oder er lässt an den Porzellanladen denken, an all das, was ein unruhiger Geist anrichten kann. Die Metapher des **Schmetterlingsgeistes** wirkt poetischer, sie lässt Bilder eines Falters auftauchen, der sich mit Leichtigkeit von Blüte zu Blüte bewegt.

Der buddhistische Weg der Geistesschulung lehrt vor allem, sich mehr dem Heilsamen zuzuwenden und Unheilsames loszulassen. Auch in Psychotherapien kann es ein wesentliches Ziel sein, ein unheilsames Gedankenwandern zu minimieren. Auf der anderen Seite kann es für den psychotherapeutischen Prozess oft sinnvoll und notwendig sein, auch die Natur des *individuellen* Affengeistes zu beobachten, zu studieren und zu begreifen, was ihn lenkt.

3.5.2 Objekte der Aufmerksamkeit

Es gibt eine Reihe von Modellen, die versuchen, die Objekte der Wahrnehmung zu kategorisieren. Der Grundlagentext zur Achtsamkeit benennt vier Objekte der Aufmerksamkeit: den Körper, die Gefühle, den Geist und die Geistobjekte. Auf das Modell der buddhistischen Psychologie stützt sich auch Shinzen Young mit seiner Unterscheidung von fünf möglichen Foci der Aufmerksamkeit. Daniel Siegel prägte die Metapher vom »Rad der Achtsamkeit«. Les Fehmi beschäftigt sich mit der Fokussierung auf den Raum. Von der Übungspraxis her lassen sich in der traditionellen buddhistischen Geistesschulung drei Grundtypen der Übung unterscheiden: Fokussierte Aufmerksamkeit, offenes Gewahrsein und Praktiken zur Förderung ethischen Verhaltens. Auf diese Modelle werden wir nun kurz eingehen.

Die vier Grundlagen der Achtsamkeit

In der »Lehrrede von den Grundlagen der Achtsamkeit« der *Satipatthana-Suta* im Pali-Kanon werden die vier Grundlagen der Achtsamkeit als der *»einzige Weg zur Läuterung der Wesen, zur Überwindung von Kummer und Klage, zum Schwinden von Schmerz und Trübsal, zur Gewinnung der rechten Methode«* beschrieben:

> Da weilt, o Mönche, der Mönch beim **Körper** in Betrachtung des Körpers, eifrig, wissensklar und achtsam; … er weilt bei den **Gefühlen** in Betrachtung der Gefühle; … er weilt beim **Geist** in Betrachtung des Geistes; … er weilt bei den **Geistobjekten** in Betrachtung der Geistobjekte.

Bei der **Körperbetrachtung** wird das Beobachten des Atmens, der Körperhaltung und der Vergänglichkeit des Körpers beschrieben, das zu Wissensklarheit führt:

> … da ist der Mönch beim Hingehen und Zurückgehen wissensklar in seinem Tun; beim Hinblicken und Wegblicken ist er wissensklar in seinem Tun; beim Beugen und Strecken ist er wissensklar in seinem Tun; beim Tragen der Gewänder und der Schale ist er wissensklar in seinem Tun; beim Essen, Trinken, Kauen und Schmecken ist er wissensklar in seinem Tun; beim Entleeren von Kot und Urin ist er wissensklar in seinem Tun; beim Gehen, Stehen, Sitzen, (Ein-)Schlafen, Wachen, Reden und Schweigen ist er wissensklar in seinem Tun.

Bei der **Gefühlsbetrachtung** wird in der buddhistischen Psychologie nur zwischen drei Qualitäten unterschieden: angenehm, unangenehm und weder-noch. Der Fokus der Beobachtung liegt speziell auf den *Reaktionen*, die diesen drei »Gefühlen« folgen, denn sie seien es, die Leiden verursachen: Angenehmes will man festhalten, Unangenehmes loswerden und Neutralem begegnet man mit Desinteresse.

In den **Geistbetrachtungen** weiß der Mönch vom lustbehafteten und vom lustfreien Geist, vom hassbehafteten und vom hassfreien; vom verblendeten und unverblendeten; vom gehemmten und zerstreuten, vom entwickelten und unentwickelten, vom gesammelten und ungesammelten, vom befreiten und vom unbefreiten Geist.

Bei den **Geistobjektbetrachtungen** lautet der Text: *»Da kennt hier, o Mönche, der Mönch das Auge, und er kennt die Sehobjekte. … Er kennt das Ohr und kennt die Töne … die Nase und die Düfte … die Zunge und die Geschmäcke … den Leib und die berührbaren Objekte … den Geist und die Geistobjekte.«*

In einer zeitgemäßen Formulierung wird Achtsamkeit dann fruchtbar, wenn wir liebevoll und mitfühlend, mit Freude und Wertschätzung vier Bereiche erforschen und dabei gelassen bleiben:

- Körperempfindungen
- Angenehme und unangenehme Gefühle, auf die wir mit Freude und Dankbarkeit oder mit Mitgefühl und Gelassenheit reagieren können.

- Grundstimmungen, die den Blick auf die Welt färben wie Trägheit, Sturheit und Rechthaberei, Begehrlichkeit, Ärger und Nörgeln, Zweifel, Entschlussunfähigkeit, Ängste und Sorgen.
- Gedanken und Urteile über uns selbst und die Welt

Der Schlüssel zu einem guten Leben liege darin, zu bemerken, was – eben in diesen vier Bereichen – geschieht, und sich dann zu erinnern, was hilft und heilt. Dann bedarf es noch des Mutes, das umzusetzen, was als heilsam und hilfreich erkannt wird (Wetzel 2014). Die sich vertiefende Fähigkeit zur Achtsamkeit solle dabei helfen, sich all dieser Aspekte bewusst zu werden. Wenn diese auch im Alltag immer häufiger und konstanter im Bewusstsein gehalten werden, bleibt man nicht in unbewussten Automatismen gefangen, sondern kann freier wählen.

Fünf Foci der Aufmerksamkeit

Eigene Erfahrungen mit Schmerz führten den Bostoner Zen-Mönch Shinzen Young (2011) zu einer sehr eingängigen Systematisierung von Aufmerksamkeitsprozessen, er beschreibt sehr pragmatisch, wie man in unterschiedlichen Situationen seinen Aufmerksamkeitsfokus wählen kann. Wenn sich eine bestimmte Fokussierung bewährt, könne man sie beibehalten, wenn nicht, stünden andere Möglichkeiten offen, mit denen man experimentieren könne.

1. Man kann sich mit dem **Fokus Außen** der Außenwelt zuwenden, indem man sie mit den fünf Sinnen wahrnimmt.
2. Beim **Fokus Innen** entspricht dem visuellen Kanal das Sehen von inneren Bildern, erinnerten Szenen oder bildhaften Fantasien. Dem auditiven Kanal entsprechen Worte, die man in inneren Monologen oder Dialogen zu sich selbst sagt, auch Gedanken oder Gedankenketten, die einem in den Sinn kommen, oder Ohrwürmer, die einem nicht mehr aus dem Kopf gehen. Dem Tastsinn entsprechen Empfindungen wie Spannung oder Entspannung, Wärme oder Kälte, Pulsieren, Kribbeln, Schmerz oder Druck. In diesen Kanal fallen auch Gefühle mit Signalcharakter wie Angst, Ärger, Trauer, Wut, Freude, Überraschung oder Verachtung.
3. Als weiteren Fokus nennt Shinzen Young den **Fokus Ruhe**. Man kann auf die Stille im Außen, auf die Ruhe im Innen, auf die Leere oder das reine weiße Licht auf dem inneren Bildschirm achten, auf jene Teile des Körpers, die sich entspannt anfühlen, oder auf inneren Frieden fokussieren.
4. Auf dem Hintergrund der buddhistischen Psychologie weist der Zen-Lehrer auf den **Fokus Wandel** hin. Die Beobachtung des ständigen Wandels – rund um uns und in uns – beraube uns der Illusion, irgendetwas im Leben sei gleichbleibend und stabil. Wir kämen durch diesen Fokus mit dem »Daseinsmerkmal« der Vergänglichkeit in Berührung.
5. Der letzte ist der **Fokus Positives**. Mit seiner Hilfe werden Qualitäten wie Freude, Interesse, Enthusiasmus, Liebe, Freundlichkeit, Mitgefühl, Großzügigkeit und Vergebung kultiviert. Auch hier geht es wieder darum, nicht den Automatismen unterworfen zu sein, die normalerweise unseren Alltag prägen, sondern die Möglichkeiten zu nutzen, den Ausschnitt der Welt bewusst auszuwählen, dem man seine Aufmerksamkeit schenkt.

Das Rad der Achtsamkeit

Ein **Wagenrad** verbildlicht für Daniel Siegel (2007) die Prinzipien der Aufmerksamkeitslenkung (► Abb. 3-3). Am **Umfang** der Felge, d. h. am äußeren Ring des Rades, finden sich alle möglichen Objekte menschlicher Aufmerksamkeit. Da sind zunächst die **fünf Sinne**, mit denen wir unsere Außenwelt wahrnehmen: Wir können etwas sehen, hören, tasten, riechen oder schmecken. Da die Achtsamkeitsschulung darüber hinaus viel Wert auf die **Körperwahr-**

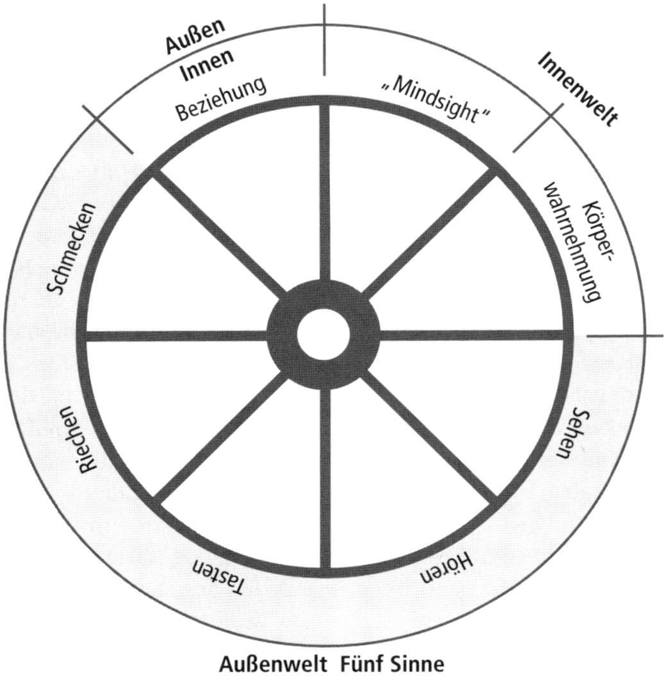

Abb. 3-3 Das Rad der Achtsamkeit (in Anlehnung an Siegel 2007, S. 161).

nehmung legt, fügt Siegel sie als sechsten Sinn hinzu. Er ergänzt noch einen siebten Sinn für die sogenannten **Geistesobjekte** *(Mindsight)*. Die buddhistische Psychologie versteht darunter bildhafte Vorstellungen, Erinnerungen oder Gedanken, somit alles, was in der Innenwelt auftaucht. Auf dem Hintergrund seiner intensiven Beschäftigung mit den Auswirkungen von Beziehungen auf Menschen und ihre Entwicklung beschreibt der Forscher noch einen achten Sinn: einen **Beziehungssinn**. Mit seiner Hilfe fühlt man sich im Zusammensein mit Mitmenschen z. B. sicher, bedroht oder verbunden.

Der Scheinwerfer der Aufmerksamkeit bestrahlt – so wie die **Speichen** des Rades – vom Zentrum aus bestimmte Abschnitte des Umfangs, sodass sie hell beleuchtet werden oder aber unbeachtet im Dunkeln bleiben. Die **Nabe** im Zentrum des Rades symbolisiert das »reine Gewahrsein«, das Gewahrseinsfeld, mit dem die Objekte in Kontakt kommen, wenn sie beleuchtet und damit eben bewusst werden. Das Bild der Nabe und der Objekte verdeutlicht die Unterscheidung zwischen Wahrnehmendem und Wahrgenommenem, zwischen Beobachter und Beobachtetem. Die Nabe symbolisiert das Bewusstsein, das den Homo sapiens zu einem Homo sapiens sapiens macht: Er weiß nicht nur, sondern er weiß auch, dass er weiß.

Die von Siegel getroffene Unterscheidung von drei Arten des Gewahrseins lässt sich mithilfe dieser Metapher gut nachvollziehen. Beim **rezeptiven Gewahrsein** (*Receptive or Mindful Awareness*) können Informationen über alle acht Speichen zur Nabe fließen. Es ist für alles offen, was einem im Moment durch die Sinne in den Sinn kommt – ohne in irgendeiner Weise auszuwählen. Da dieses Rezeptiv-Sein ohne zu reagieren viele Automatismen unterbricht, steht es im Zentrum der Achtsamkeitspraxis. Ein sich **selbst beobachtendes Gewahrsein** (*Self-observational Awareness*) wendet sich speziell den »Geistesobjekten« zu. Beobachtungen über diesen Kanal führen zu Einsichten in die Selbstorganisation und dienen zur Selbsterforschung. Siegel nennt diese Speiche »*Mindsight*«. Mit **reflexivem Gewahrsein** (*Reflexive Awareness*) meint Spiegel keineswegs das, was im Allgemeinen unter Reflexion verstanden wird, ein oft angestrengtes Nachdenken, Wissen- und Verstehen-Wollen. Mit dem Wort Reflexivität beschreibt er vielmehr ein müheloses, nichtsprachliches **Gewahrsein des Gewahrseins selbst**, ein Sich-bewusst-Sein, dass man seiner bewusst ist – ein Metabewusstsein, ein Bewusstsein des Bewusstseins selbst. Dabei sind es nicht die Informationen, die über die Speichen zur Nabe fließen, sondern in Abwesenheit anderer Objekte nimmt sich die Nabe selbst in den Fokus, womit sich die Trennung zwischen Beobachter und Beobachtetem auflöst (Siegel 2007).

Achtsamkeit würde in diesem Bild bedeuten, sich von Augenblick zu Augenblick darüber bewusst zu sein, über welche Speiche des Rades gerade Informationen fließen. Diese Bewusstheit unterbricht Automatismen und eröffnet Wahlmöglichkeiten. Achtsamkeit kann eine **Wächterfunktion** erfüllen, indem man Informationen filtern und entscheiden kann, welche Inhalte man sich speziell bewusst machen möchte und über welchen Kanal man Informationen aufnehmen will. Man kann fokussieren und dadurch anderes ausblenden, man kann aber auch danach trachten, die äußere und innere Wirklichkeit möglichst vollständig und »umfassend«, d.h. dem ganzen Umfang des Rades entsprechend, wahrzunehmen.

3.5.3 Qualitäten der Aufmerksamkeit

Neben den *Objekten* der Aufmerksamkeit lassen sich auch die *Qualitäten* der Aufmerksamkeit in mehrfacher Hinsicht differenzieren. Wenn man sie mit einem Bühnenscheinwerfer vergleicht, kann dessen Licht – wie ein Laserstrahl gebündelt – eine punktförmige Stelle beleuchten. Sein abgegrenzter Lichtkegel kann bestimmte Bereiche der Bühne erhellen und andere im Dunkeln lassen. Dabei kann dieser Lichtkegel weiter oder enger sein. Das Licht kann aber auch wie das einer alten Glühbirne in alle Richtungen ausstrahlen und die gesamte Bühne in ein diffuses Licht tauchen. Das Licht kann gleißend hell und kalt sein, es kann auf der Bühne befindliche Objekte aber auch sanft in warme Farbtöne einhüllen. In diesem Sinne können wir unsere Aufmerksamkeit bestimmten Objekten auf vielerlei Arten und Weisen schenken: kühl und ablehnend, neutral und objektivierend, interessiert, wohlwollend und freundlich oder gar liebevoll. Wir können uns etwas aktiv zuwenden, etwas wie mit einer hellen Taschenlampe anstrahlen und es mit unserem Blick durchdringen. Wir können uns aber auch innerlich zurücklehnen und rein rezeptiv beobachtend, passiv das Licht in uns aufnehmen, das vom Objekt ausgestrahlt wird.

Rezeptive Aufmerksamkeit bei Sigmund Freud

Um seine Patienten dazu anzuregen, vom Modus des Nachdenkens in einen rezeptiven Modus umzuschalten, nutzte Sigmund Freud am Beginn seiner Laufbahn eine spezielle Form der Aufmerksamkeitslenkung. Durch einen Druck auf ihre Stirn setzte er einen Körperreiz, den er mit der Suggestion verband, dass ein Bild oder ein Gedanke auftauchen werde. Das Bild oder den Gedanken sollten sie ihm dann mitteilen. Auch in der »Traumdeutung« unterscheidet Freud einen Zustand des Nachdenkens von jenem des Beobachtens.

> Bei den psychoanalytischen Arbeiten habe ich gemerkt, dass die psychische Verfassung des Mannes, welcher nachdenkt, eine ganz andere ist als die desjenigen, welcher seine psychischen Vorgänge beobachtet. Beim Nachdenken tritt eine psychische Aktion mehr ins Spiel als bei der aufmerksamsten Selbstbeobachtung, wie auch die gespannte Miene und die in Falten gezogene Stirne des Nachdenklichen im Gegensatz zur mimischen Ruhe des Selbstbeobachters erweist.
>
> (Freud 1982 [1900], S. 121–122)

Die Zitate machen deutlich, dass schon Freud die Bedeutung der Qualität der Aufmerksamkeit für den psychotherapeutischen Prozess erkannte. Achtsame Therapeuten nutzen und benennen bewusst diese unterschiedlichen Modi, wie den Tun- und den Sein-Modus (► Kap. 3.5.5). Achtsamkeitsschulung kultiviert die Qualität des beobachtenden Sein-Modus speziell beim Üben des offenen Gewahrseins.

Der Raum als Fokus

Etwa 70 Jahre später – 1967 – experimentierte der Psychologe Les Fehmi (2008) mit EEG-Biofeedback, um sich in einen wachen, aber entspannten Zustand zu versetzen. Über viele Stunden mühte er sich ab, in seinem Gehirn Alphawellen zu produzieren. Er versuchte es mit offenen und geschlossenen Augen, mit dem Duft von Räucherwerk, mit Musik und unterschiedlicher Beleuchtung. In der dreizehnten Sitzung gab er entnervt auf und akzeptierte, dass es ihm einfach nicht möglich war, sein Gehirn willentlich auf einen Alpharhythmus einzuschwingen. Zum Glück war Fehmi noch mit den Messinstrumenten verbunden, denn genau in dem Moment, in dem er sein Versagen zutiefst akzeptierte, zeigte sein Hirnstrombild so hohe Alphawellen wie nie zuvor. Fehmi konnte es kaum glauben. Das krampfhafte Bemühen hatte eine aufmerksame, wache Entspannung verhindert. Mittels Biofeedback lernte er nach vielen Frustrationen dann doch, längere Alphazustände zu erreichen, und beobachtete dabei Veränderungen der Aufmerksamkeit. Er konnte die Umgebung und den ihn umgebenden Raum müheloser und intensiver wahrnehmen, wenn er sich nicht auf einzelne seiner Elemente konzentrierte. Einen Durchbruch in seiner Forschung brachte das Experimentieren mit Entspannungsanleitungen. Nach der Einladung, sich friedliche Szenen, einen Tautropfen auf einem Rosenblatt oder einen rauschenden Wasserfall vorzustellen, forderte er seine Versuchsperson auf: »Können Sie sich den Raum zwischen Ihren Ohren vorstellen?« Und plötzlich zeichneten die Zeiger der Messgeräte Wellen hoher Alphaausschläge aufs Papier. Die nächste Frage lautete: »Können Sie sich den Raum zwischen Ihren Augen vorstellen?« Und wieder erschienen hohe Alphawellen. Seine Untersuchungen waren Vorreiter für jene, die in den letzten Jahren sowohl die subjektiven Erfahrungen der Übenden als auch die neurobiologischen Messergebnisse beachteten und »*The Power of Focus*« auf beiden Ebenen verdeutlichten.

Anfängergeist

Daniel Siegel (2007) unterscheidet vier Qualitäten der Achtsamkeit: Sie beziehe sich neugierig **interessiert**, **offen**, **akzeptierend** und **liebevoll** auf das gegenwärtige Erleben. Er prägte dafür das Akronym **COAL**, das sich aus den Anfangsbuchstaben von *Curiosity, Openness, Acceptance* und *Love* ergibt. Mit solcher offenen und liebevollen Neugier würden Kinder oft der Welt begegnen. Sich einer Sache so wie ein Kind zuzuwenden, als ob man sie noch nie gesehen hätte, wird manchmal als Anfängergeist bezeichnet. Shunryu Suzuki (*1905, †1971) hat mit seinem Klassiker »Zen-Geist Anfänger-Geist« (1975) diesen Begriff bekannt gemacht. Er beschreibt eine Haltung, aus der heraus man auf die im Moment gegenwärtige Erfahrung fokussiert, ohne zu bewerten, ohne sie mit etwas zu vergleichen oder an etwas zu messen, ohne sie in Konzepte zu pressen oder in Worte fassen zu müssen (► Kap. 2.6.1).

Wie diese Qualität verkörpert und gelebt werden kann, schildert Erich Fromm in seinem Nachruf auf Daisetz Teitaro Suzuki (*1870, †1966), einem Namensvetter von Shunryu Suzuki.

> … oft fiel mir noch ein anderer Aspekt an ihm auf: eine Kind-ähnliche Qualität. Dies bedarf allerdings eines Kommentars. Prozesse des Lebens verhärten das Herz der meisten Menschen. Als Kinder haben wir noch ein offenes und formbares Herz. Wir glauben an die Echtheit des Lächelns der Mutter, an die Verlässlichkeit von Versprechen, an bedingungslose Liebe, die unser Geburtsrecht darstellt. Aber dieses Urvertrauen wird in unserer Kindheit früher oder später erschüttert. Die meisten von uns verlieren die Weichheit und Flexibilität ihrer Herzen. Erwachsen zu werden bedeutet in der Regel, sich zu verhärten. Manche entkommen diesem Schicksal, halten ihr Herz offen und lassen es nicht hart werden. Aber um dazu in der Lage zu sein, nehmen sie die Realität nicht genau so wahr, wie sie ist. Sie werden wie Don Quijote; sie sehen wie er das Edle und Schöne dort, wo es nicht ist. Sie sind Träumer, die nie vollständig erwachen, um die Wirklichkeit mit all ihren Hässlichkeiten und Gemeinheiten zu sehen. Es gibt noch eine dritte Lösung, aber die findet sich nur überaus selten. Menschen, die diesen Weg nehmen, bewahren sich die Weichheit des Herzens eines Kindes und sehen doch die Realität in aller Klarheit und ohne Illusionen. … Ich glaube, das war es, was die Persönlichkeit von Dr. Suzuki kennzeichnete. Er war hart wie ein Stein und weich wie Wachs. Er war ein realistischer, reifer Mann und war doch auch in der Lage, die Welt mit der Unschuld und dem Vertrauen eines Kindes zu betrachten.
>
> (Fromm 1967, S. 89; Übersetzung durch die Autoren)

Drei Arten der Aufmerksamkeit in der buddhistischen Praxis

Die Vielzahl von Übungsanleitungen in buddhistischen und anderen kontemplativen Traditionen dienen unterschiedlichen Zielen. Sie unterscheiden sich daher wesentlich darin, auf welche Weise die Übenden ihre Aufmerksamkeit lenken. Dieser Vielfalt entsprechen auch die oft widersprüchlichen Ergebnisse von neurowissenschaftlichen Untersuchungen zur kontemplativen Praxis. So überrascht es keineswegs, dass es zu ganz anderen Ergebnissen führt, wenn etwa tibetische Mönche in einem Fall mit **fokussierter Aufmerksamkeit** ihren Atem beobachten, sich in einem anderen Experiment mit **offenem Gewahrsein** dem Kommen und Gehen von Gedanken, Gefühlen oder Empfindungen widmen und in weiteren Studien **Liebende Güte** oder Mitgefühl praktizieren. Daher wird in einigen Forschungsansätzen zwischen eben diesen drei basalen Formen der Praxis unterschieden (vgl. Lutz et al. 2008; Vago u. Silbersweig 2012).

Fokussierte Aufmerksamkeit

Die Anleitung zur fokussierten Aufmerksamkeit lautet folgendermaßen: »Richten Sie Ihre Aufmerksamkeit auf ein bestimmtes Objekt und verweilen Sie dort. Sobald Sie bemerken, dass die Aufmerksamkeit zu einem anderen Objekt wandert, lösen Sie sich wieder von diesem Objekt der Ablenkung und bringen Sie den Scheinwerferkegel der Aufmerksamkeit zum ursprünglichen Objekt zurück.« Als Objekte kommen z. B. Körperempfindungen in Frage, wie der Atem, den man klassischerweise beim Ein- und Ausströmen der Atemluft an der Nasenspitze oder beim Heben und Senken der Bauchdecke beobachten kann. Es kann aber ebenso ein Klang, ein Wort oder Satz im Sinne eines Mantras sein oder eine bildhafte Vorstellung wie ein Berg oder ein lichtumhülltes Bildnis Buddhas.

Bei längerfristiger Praxis bemerkt man mit der Zeit immer selbstverständlicher und früher, dass man abgelenkt ist und der Geist auf Wanderschaft geht oder man überhaupt abwesend ist. Es wird immer leichter und müheloser, den Fokus der Aufmerksamkeit auf dem ausgewählten Objekt stabil zu halten.

In der buddhistischen Tradition beschreibt der Begriff **Samatha** einen Geisteszustand hoher Stabilität der Aufmerksamkeit, der als lebendig und zugleich als gelassen erlebt wird und bei dem durch die Konzentration auf *ein* Objekt das Hintergrundrauschen der Geistesaktivität still wird. Das Entwickeln dieser Stabilität der Aufmerksamkeit wird damit verglichen, ein Teleskop auf einer festen Plattform aufzustellen, die Zunahme der Lebendigkeit und Klarheit der Wahrnehmung entspreche dem Scharfstellen und dem Polieren der Linsen (Wallace 1999).

Offenes Gewahrsein

Während das Üben einer fokussierten Aufmerksamkeit stabilisierend wirkt und zur inneren Ruhe führt, dient das offene Gewahrsein (*Open Monitoring*) dazu, gleichsam den mentalen Aktivitäten zuzuschauen, um zu Einsichten in das Funktionieren des Geistes zu gelangen. Daher nennt man diese Form der Meditation **Einsichtsmeditation** – **Vipassana.** Aus ihr haben sich die modernen Formen der Achtsamkeitspraxis entwickelt. In der Regel beginnt eine Übung der Einsichtsmeditation damit, den Geist zur Ruhe zu bringen. Dazu wird der Fokus der Aufmerksamkeit meist auf den Atem gerichtet. In der fortgeschrittenen Praxis wird der Fokus dann aufgegeben und die Aufmerksamkeit ohne Bevorzugung bestimmter Reize gegenüber allem geöffnet, was einem in den Sinn kommt. Es wird nichts in den Vordergrund genommen, nichts in den Hintergrund gedrängt, es wird nichts selektiert und nichts vermieden, alles ist willkommen. Man beobachtet, möglichst ohne darauf zu reagieren, das Kommen und Gehen von Sinneswahrnehmungen, etwa von Geräuschen, Körperempfindungen, Gedanken, Gefühlen, inneren Bildern – oder auch die Pausen zwischen den Reizen und das Gewahrsein selbst.

Am Beginn der Praxis bewährt es sich, die Sinneseindrücke zu benennen (*Labeling*), etwa die akustische Wahrnehmung eines vorbeifahrenden Autos als »Geräusch«, oder die eines Satzes, der einem einfällt, als »Gedanke«. Der Wahrnehmung gleichsam ein Etikett zu verpassen, hilft dabei, Abstand von ihr zu bekommen (► Kap. 2.8.2).

Eine buddhistisch geprägte Praxis dient im Wesentlichen zwei Zielen: Einsicht und Ruhe. Um Ruhe bzw. **Gleichmut** zu kultivieren, wird vor allem geübt, Geistesobjekte immer wieder loszulassen. Die erwünschten **Einsichten** betreffen vor allem jene grundsätzlichen Mechanismen, die zur Entstehung von Leiden beitragen – wie Ablehnung, Anhaften und die Täuschungen, denen wir unterliegen, wenn wir an ein unveränderliches Ich glauben. In der Psychotherapie wendet man sich hingegen der konkreten und höchst individuellen Selbstorganisation jedes einzelnen Klienten zu.

Fokus »Liebende Güte«

Man kann das Prinzip der Aufmerksamkeitslenkung aber auch dazu nutzen, bestimmte Zustände einzuladen, die zur Verminderung von Leiden beitragen und Glück fördern. Denn alle Wesen wollen glücklich sein. So lautet eine der Grundannahmen buddhistischer Traditionen, eine Annahme, die sie mit demokratischen Staatsverfassungen gemeinsam haben. Die ethische Komponente der Geistesschulung stellt dabei einen wesentlichen Bestandteil des Weges zur Befreiung von Leiden dar. Schon das Üben von offenem Gewahrsein führt aus buddhistischer Sicht zu mehr liebevoller Güte sich selbst und anderen gegenüber, indem es Ablehnung, Anhaften und Täuschung reduziert. Darüber hinaus finden sich spezielle Übungen zur **Kultivierung ethischen Verhaltens** (*Ethical Enhancement Practices*).

Dazu gibt es z. B. eine Vielzahl von Anleitungen zur Kultivierung von liebender Güte, etwa in den Büchern von Sharon Salzberg, von Matthieu Ricard oder Alan Wallace. Im »Weg der Reinheit« beschrieb der buddhistische Gelehrte Buddhaghosa (2002) im fünften Jahrhundert, wie man das Feld der liebevollen Güte schrittweise ausweitet: Ausgehend von einem selbst zu einem guten Freund, einer neutralen Person, einer schwierigen Person, gegenüber allen vier gleichmäßig und schließlich auf das ganze Universum. Diese Übungen werden zur Förderung von Mitgefühl (► Kap. 3.4.5) und Selbstmitgefühl (► Kap. 3.7.3) auch zunehmend in die achtsamkeitsbasierten Programme eingebaut.

3.5.4 Der Körper im Fokus

Die Lehrrede Buddhas über die Grundlagen der Achtsamkeit empfiehlt, mit der Wahrnehmung des Körpers und dabei zunächst des Atems zu beginnen. Den Körper in den Fokus der Aufmerksamkeit zu nehmen, kann auf mehreren Wegen hilfreich sein. Er kann als immer vorhandener Anker dienen, indem man etwa den Geist immer wieder zum Heben und Senken der Bauchdecke »nach Hause bringen« kann. Ihn differenziert wahrzunehmen ist die Grundlage dafür, eigene Gefühle und Bedürfnisse zu erkennen, aber auch die Basis von Empathie und emotionaler Intelligenz.

Der Körper als sicherer Hafen

In den Programmen zur achtsamkeitsbasierten Stressreduktion (MBSR), aber auch in MBCT-Gruppen zur Rückfallprophylaxe von Depressionen lernen die Teilnehmer die basalen Formen der Achtsamkeitspraxis. Beim Bodyscan, bei achtsamen Bewegungen und bei der Atemachtsamkeit üben sie, ihre **Aufmerksamkeit bewusst zu lenken**. Sie lernen dabei vier wesentliche Dinge: (1.) **sich etwas zuzuwenden**, etwa den Bewegungen des Bauches, das heißt einer unmittelbaren Erfahrung – statt über sie nachzudenken. Indem sie sich im Bodyscan einem Körperteil zuwenden, üben sie (2.) eine Fähigkeit, die speziell beim depressiven Gedankenkreisen hilfreich ist: Sie wenden sich von etwas anderem, in diesem Fall von einem anderen Körperteil, ab. Sie lernen **loszulassen**, was bei einigen psychischen Erkrankungen eine zentrale Schwierigkeit darstellt. Sie erlangen (3.) **Einsichten in ihre habituellen Reaktionsmuster** auf unangenehme Gefühle etwa infolge von Unvermögen, Langeweile oder Schmerzen. Und (4.) werden sie angeleitet, ihren Gefühlen und Zuständen auf eine neue Weise zu begegnen – mit **Mitgefühl**. Negative Selbstbewertungen, Selbstverurteilungen und Selbstbeschuldigungen werden durch eine freundlichere Sicht auf sich selbst ersetzt.

Schulung der Körperwahrnehmung

Seinem Körper die Aufmerksamkeit zu schenken ist der erste von mehreren Schritten: von der **Selbstaufmerksamkeit** zur **Selbstwahrnehmung**, über die **Selbstakzeptanz** zur **Selbstfürsorge** und zur **Selbstöffnung**, der Fähigkeit, sich entsprechend mitzuteilen. Die Körperwahrnehmung wird bei den Übungen der Atembeobachtung, beim Bodyscan, beim achtsamen Gehen oder auch im Rahmen der informellen Praxis geschult und immer weiter verfeinert. Auf eine andere Ebene der Körperwahrnehmung führt die Suche nach dem *Felt Sense*.

Der Atem als Fokus

Die Atmung eignet sich aus mehreren Gründen besonders gut als Objekt achtsamer Zuwendung. Sie ist Ausdruck von Lebendigkeit und – solange wir leben – in jedem Augenblick **verfügbar**. Es fällt außerdem leichter, etwas zu beobachten, das sich **verändert**, als etwas, das bei oberflächlicher Sicht gleich zu bleiben scheint. Die Lunge ist das größte innere Organ; die Atmung durchströmt den Kopf, bewegt den Brustkorb, den Bauch und den ganzen Körper. Durch das ständige Aufnehmen und Abgeben von Atemluft verbindet sie Innen und Außen. Wie vieles andere – das automatisch abläuft – ist sie uns allerdings nur selten bewusst. Die Atmung wird während der meisten Zeit unseres Lebens ohne bewusste Intention reguliert, man kann sie aber ebenso bewusst beeinflussen. Vielen Menschen fällt es anfangs gar nicht leicht, den Atemfluss einfach nur zu beobachten, **ohne** ihn **kontrollieren** oder verändern zu wollen. Zugleich kann man wahrnehmen, wie sich die Atmung allein dadurch verändert, dass man sie beobachtet. Die **Wechselwirkungen** zwischen Körper und Seele werden unmittelbar erfahrbar. Aufregung, Angst oder Gedanken an etwas Unangenehmes beschleunigen die Atmung und machen sie oberflächlicher. Wenn der Geist zur Ruhe kommt, vertieft sich die Atmung meist von selbst, sie wird langsamer und fließt mehr in den Bauchraum. Umgekehrt geht die Konzentration auf den Atem und die damit verbundene Verlangsamung und Vertiefung der Atmung mit einer Beruhigung des Geistes einher und die Pausen zwischen den Gedanken werden länger.

Der »Felt Sense« als Fokus

Eine spezielle Art, den Körper in den Fokus zu nehmen, ist die Suche nach dem sogenannten *Felt Sense* – ein zentrales Konzept des von Eugene Gendlin entwickelten **Focusing**. (► Kap. 2.6.3). Gendlin selbst beschreibt den *Felt Sense* so:

> Gewöhnlich muss man einem Felt Sense erst erlauben zu kommen; er ist nicht bereits da. Er entsteht neu in uns, ähnlich wie (etwa) Weinerlichkeit oder Gähnen in uns entsteht. Der Felt Sense ist nicht das Gefühl der Angst ..., obwohl die Angst ein Teil von ihm ist, wie jeder andere Aspekt des ganzen Problems auch. Er ist nicht das Herzklopfen, nicht die Erinnerungen, nicht der Wunsch nach Annäherung, nicht die Wut über unsere Unfähigkeit. Wenn wir die Aufmerksamkeit auf die Körpermitte richten, kann dem Felt Sense gestattet werden zu kommen. Er kommt sozusagen »um« die Wut »herum« oder »unter« ihr »hervor« oder »zusammen« mit dem Herzklopfen oder als körperliche Qualität, welche die Erinnerung mit sich bringt. ... Mit dem Auftauchen einer solchen Körpererfahrung ist Erleichterung verbunden, als sei der Körper dankbar dafür, seine Seinsweise als ein Ganzes bilden zu dürfen.
>
> (Gendlin 1998, S. 39ff.; zit. aus Bundschuh-Müller 2004, S. 426–427)

Damit wurde auch in der Humanistischen Psychologie ein Konzept eingeführt, das auf achtsamer Beobachtung der eigenen Körpererfahrung beruht. Im Sein-Zustand wird ein zunächst unklares, unerklärliches und manchmal rätselhaftes Empfinden erlaubt und langsam erforscht. Dadurch enthüllen sich mit der Zeit sein Hintergrund und seine Bedeutung, die dem Klienten zu einem Gefühl der Erleichterung, zu mehr Bewusstheit und mehr Wahlfreiheit verhelfen.

Exkurs

Neurobiologie der Körperwahrnehmung

Die Inselregion ist ein von Anteilen des Stirn-, Scheitel- und Schläfenlappens verdeckter Teil der Hirnrinde, der wesentlich an der bewussten Verarbeitung von Reizen aus dem Körper beteiligt ist. Teilnehmer eines MBSR-Kurses wiesen im Vergleich zu Personen, die kein Achtsamkeitstraining praktiziert hatten, dann eine erhöhte Aktivierung der Insula auf, wenn sie auf ihre momentane Erfahrung achteten (Farb et al. 2007). Die Studie fand außerdem eine erhöhte Aktivität in den **sekundären sensorischen Arealen**, die an exterozeptiven sensorischen Erfahrungen beteiligt sind. Zwei Querschnittsstudien, welche die graue Substanz im Gehirn von erfahrenen Meditierenden mit jener von Kontrollpersonen verglichen, konnten zeigen, dass Meditierende in der **rechten anterioren Insel** eine höhere Dicke der Hirnrinde (Lazar et al. 2005) und eine höhere Konzentration grauer Substanz (Hölzel et al. 2008) aufwiesen. Diese Befunde könnten auf ein neuronales Korrelat einer erhöhten Fähigkeit hinweisen, Körperreize wahrzunehmen. ■

3.5.5 Die Gedanken im Fokus

Die Fähigkeit zu denken, zu analysieren, aus der Vergangenheit zu lernen, vorauszudenken und zu planen ist eine wertvolle Errungenschaft der menschlichen Evolution. Wenn wir uns allerdings zu sehr mit unseren Gedanken identifizieren und wie Descartes annehmen:

»Ich denke, also bin ich«, kann sie übermächtig werden. In extremen Zuständen sind Gedanken wesentlich am Entstehen von psychischen Erkrankungen beteiligt, wie etwa beim ständigen Grübeln, das in einen Teufelskreis von Angst und Depression führt.

Die z. B. im Bodyscan geübten Schritte der Aufmerksamkeitslenkung lassen sich auch im Umgang mit Gedanken anwenden. Man kann sich ihnen **zuwenden**, bei ihnen **verweilen** und sie loslassen, um sich etwas anderem zuzuwenden. Das **Loslassen** von Gedanken fällt oft am schwersten, wie dem Mönch in der folgenden Geschichte.

Zwei Mönche waren auf der Wanderschaft. Eines Tages kamen sie an einen Fluss. Dort stand eine junge Frau mit wunderschönen Kleidern. Offenbar wollte sie über den Fluss, doch da das Wasser sehr tief war, konnte sie den Fluss nicht durchqueren, ohne ihre Kleider zu beschädigen. Ohne zu zögern ging einer der Mönche auf die Frau zu, hob sie auf seine Schultern und watete mit ihr durch das Wasser. Auf der anderen Flussseite setzte er sie trocken ab. Nachdem der andere Mönch auch durch den Fluss gewatet war, setzten die beiden ihre Wanderung fort. Nach etwa einer Stunde fing der eine Mönch an, den anderen zu kritisieren: »Du weißt schon, dass das, was du getan hast, nicht richtig war, nicht wahr? Du weißt, wir dürfen keinen nahen Kontakt mit Frauen haben. Wie konntest du nur gegen diese Regel verstoßen?« Der Mönch, der die Frau durch den Fluss getragen hatte, hörte sich die Vorwürfe des anderen ruhig an. Dann antwortete er: »Ich habe die Frau vor einer Stunde am Fluss abgesetzt – warum trägst du sie immer noch mit dir herum?«

Die Aufmerksamkeit immer wieder bewusst zu verlagern, sie von sich aufdrängenden Gedanken auf die unmittelbare Wahrnehmung des Körpers zu lenken, wird in der MBCT als wesentliches Mittel gesehen, um von einem Modus des Nachdenkens in einen Modus des Wahrnehmens und Seins umzuschalten. Genau in der **Unterbrechung der Rumination** – des depressiogenen Gedankenkreisens – sieht die MBCT einen wesentlichen Wirkmechanismus in der Rückfallprophylaxe bei Depression. Diese Unterbrechung geschieht durch die Aufmerksamkeitslenkung auf die Körperwahrnehmung.

Manchmal denke ich, manchmal bin ich

Die achtsamkeitsbasierte kognitive Therapie der Depression beschreibt die Arbeit des Geistes als kontinuierlichen Informationsfluss. Wiederkehrende Aktivierungsmuster bezeichnet sie als geistige Modi, die sie mit den Gängen eines Autos vergleicht, wobei man immer nur mit einem bestimmten Gang fahren kann. Achtsamkeitstraining bedeutet für diesen Ansatz, zu lernen, sich den jeweils aktivierten Funktionsmodus bewusst zu machen, sich von einem nicht so hilfreichen Modus loszulösen und in einen hilfreichen Modus umzuschalten. Die beiden Hauptmodi, in denen unser Geist operiert, werden als »Tun-Modus« und als »Sein-Modus« bezeichnet.

Der **Tun-Modus** *(Doing Mode)* wird aus der Sicht von MBCT aktiviert, sobald man erkennt, dass die Dinge anders sind, als man sie gerne hätte. Diese Diskrepanz löst automatisch ein unangenehmes Gefühl aus. Dieses setzt wiederum gewohnheitsmäßige geistige Muster in Bewegung, deren Aufgabe es ist, die Kluft zwischen dem gegenwärtigen und dem erwünschten Zustand zu verringern. Wenn eine Handlung erfolgreich ist und zu einer Verringerung dieser Diskrepanz führt, kann man den »Tun-Modus« wieder verlassen. Wenn es allerdings *nicht* klar wird, welche Handlung eine Lösung bringt, oder sie nicht sofort umgesetzt werden kann, arbeitet der Geist weiter; man denkt über die Diskrepanz nach, man sammelt Informationen, die Gedanken drehen sich im Kreis. Dies geht solange weiter, bis sich die Diskrepanz verringert hat oder eine dringlichere Aufgabe zu einem vorübergehenden Wechsel der Denkinhalte führt. Man wendet sich jedoch der ungelösten Diskrepanz sofort wieder zu, sobald die andere Aufgabe ihre Priorität verloren hat. In der MBCT spricht man auch von einem **getriebenen Modus**, der mit einem Gefühl von Unzufriedenheit, Erfolglosigkeit und Ohnmacht verbunden ist. Auch wenn die Fähigkeit, über Probleme nachzudenken und sie zu lösen, eine eindrucksvolle und wertvolle menschliche Gabe darstellt, ist der »Tun-Modus« im Zusammenhang mit Depression zumeist *nicht* die beste Antwort auf unerwünschte Emotionen. Bei dafür anfälligen Personen führt er eher zu einer Verstärkung und Aufrechterhaltung als zu einer Abnahme des quälenden Gefühls. Dies gilt auch für andere Formen psychischer Beschwerden.

Der **Sein-Modus** *(Being Mode)* stellt aus dieser Perspektive in vielerlei Hinsicht das Gegenteil des Tun-Modus dar. Während man sich im Tun-Modus auf Ziele hin orientiert und etwas verändern will, ist der Sein-Modus *nicht* darauf ausgerichtet, irgendwelche Ziele zu erreichen. In diesem Modus wird akzeptiert und zugelassen, was ist, *ohne* es verändern zu wollen. Deshalb stellt sich auch nicht die Frage, wie gut man seine Ziele erreicht. Bewertungen, die überprüfen würden, ob man sich seinem Ziel annähert, erübrigen sich.

Tun und Sein unterscheiden sich nach diesem Modell auch in ihrem **zeitlichen Fokus**. Im Tun-Modus geht es darum, zukunftsorientiert die Konsequenzen zielorientierter Handlungen abzuwägen oder Erinnerungen darauf zu überprüfen, ob sie zieldienliche Informationen enthalten. Im Gegensatz dazu muss der Geist im Sein-Modus nirgendwohin, er kann sich ausschließlich der Verarbeitung der Erfahrung von Moment zu Moment widmen und ermöglicht es dem Individuum, sich vollkommen **gegenwärtig** dessen bewusst zu sein, was gerade ist. Im Tun-Modus ist die Gegenwart durch den Schleier der Konzepte darüber, wie sie sein sollte, getrübt, und durch die Rumination wird sie mit der Zukunft und der Vergangenheit verknüpft. Der Sein-Modus hingegen ist durch die direkte, unmittelbare und intime Erfahrung der Gegenwart gekennzeichnet.

Im psychoedukativen Teil der MBCT werden die Teilnehmer auch mit der Signalfunktion von Gefühlen vertraut gemacht. Evolutionär gesehen sicherten sie das Überleben unserer Vorfahren, denn wenn ihre Angst sie nicht gewarnt hätte, wären sie wahrscheinlich von wilden Tieren aufgefressen worden. Damit Gefühle diese Signalfunktion erfüllen können, müssen sie durch äußere Reize aktiviert werden, die Angst muss aber auch wieder abebben, sobald die Gefahr vorbei ist. Die Menschen entwickelten darüber hinaus die Fähigkeit, vorausschauend zu denken, sich etwas vorzustellen und zu planen. In einer Art **Simulationsmodus** kann man sich in eine bestimmte Situation hineinfantasieren, sie damit vergegenwärtigen – und sogleich melden sich die dazugehörigen Gefühle. Wenn man diese Fähigkeit nützt und lange genug nachgrübelt – vielleicht, dass das Schöne vorbei ist oder man sich immer wieder fragt, was man in seinem Leben alles falsch gemacht hat –, könnten sich Depressionen einstellen. Denn die Simulation fühlt sich wie Realität an.

Gefühle, wie sie in den Zeiten der Depression auftreten, führen wiederum zu depressiven Gedanken. Das Wiederkehren von Gefühlen und Körperempfindungen, die an eine vergangene Phase der Depression erinnern, kann dazu führen, dass man sich für einen Versager oder wertlosen Menschen hält und sich selbst suggeriert: »Nichts hat geholfen.« »Das wird nie mehr was mit mir.« Ein depressiver Mensch erzählt sich selbst dann immer wieder die gleichen oder ähnliche Horrorgeschichten. Was immer der ursprüngliche Auslöser war, die Reaktion auf die Reaktionen verstärkt den Teufelskreis. Mark Williams (2010) bezeichnet solche durchaus auch im Alltag *nicht* depressiver Menschen auftretende Funktionsmodi, die in Richtung Simulationsmodus gehen, auch als **konzeptuellen, verbalen und narrativen Funktionsmodus**, weil man darin Worte für etwas findet, über etwas nachdenkt, etwas analysiert, bewertet, Ziele setzt, plant, vergleicht, erinnert und reflektiert. Den Sein-Modus nennt er **erfahrungsbezogenen, perzeptuellen, sensorischen Modus** des Gewahrseins, in ihm geht es schlicht und einfach um Wahrnehmen, um Sehen, Hören, Tasten, Riechen, Schmecken sowie um Körperempfindungen und Gefühle (► Tab. 3-1).

Solange Gedanken nicht zum Zwang werden und nicht in eine Depression oder eine Angstattacke münden, ist der Nachdenkmodus grundsätzlich nicht schlechter als der Wahrnehmungsmodus. Erstrebenswert scheint eine ausgewogene und situationsangemessene Balance zwischen den beiden Modi. Daniel Siegel (2007) spricht in diesem Zusammenhang vom ABCDE der Achtsamkeit. *ABCDE: »A Balance of Concept and Direct Experience«*. Achtsamkeitsschulung fördert die Bewusstheit über den jeweils vorherrschenden Modus und die Flexibilität, zwischen beiden wählen zu können. Sie kultiviert speziell den Sein-Modus und Klarheit, die sich wiederum auf beide Modi positiv auswirkt.

Der wandernde Geist

Oft fließen die Gedanken dahin wie ein Fluss. Wenn sich der Geist einer Aufgabe zuwendet und sich anschließend wieder nach innen kehrt, gleichen sie mehr den Wellen eines Ozeans, die den Strand überspülen, um sich wieder zurückzuziehen. Das ist der ewige Rhythmus unseres Geisteslebens: sich der Außenwelt zuzuwenden und Informationen zu sammeln, sich dann aber wieder nach innen zu richten und nichts zu tun. Was aber tut der Geist, wenn wir nichts tun? Es scheint, als führe unser Geist ein Eigenleben. Die buddhistische Psychologie beschrieb ihn unter anderem als Affengeist (► Kap. 3.5.1) und auch aktuelle Forschungen beschäftigen sich mit dem Gedankenwandern (*Mind-Wandering*). Er ist nicht nur zuständig für die unmittelbare Planung und Steuerung unseres Verhaltens, er nützt auch jeden Freiraum dafür, auf Wanderschaft zu gehen. Er wandert vor allem in die Zukunft, um sich auf sie vorzubereiten, aber auch in die Vergangenheit, um aus ihr zu lernen; das scheint evolu-

Tab. 3-1 Gegenüberstellung von Doing Mode und Being Mode (modifiziert nach Williams 2008).

Modus des Tuns	Modus des Seins
über Dinge nachdenken (konzeptuell)	direkte Erfahrung (nicht-konzeptuell)
verändern wollen oder vermeiden	annähern, hinschauen, wie es ist
evaluierend, bewertend	nicht bewertend
zielorientiert	nichts zu tun, nirgendwohin zu gehen
Haben-Wollen	innerer Friede
zukunfts- oder vergangenheitszentriert	gegenwartszentriert
fokussierende Sicht	panoramische Sicht
viele innere Dialoge	wenig verbale Aktivitäten
Gedanken als Realität behandeln	Gedanken als mentale Aktivität erkennen
Gedankenwandern, gedankenverloren	achtsame Präsenz
klare, sichere Überzeugungen	Nicht-Wissen
persönliche, ich-orientierte Erste-Person-Perspektive	unpersönliche Dritte-Person-Perspektive

tionär gesehen von Vorteil zu sein. Problematisch wird es allerdings, wenn der Geist, seinen Automatismen folgend, umherwandert, wenn das Denken nicht mehr weiterführt, sondern stattdessen im Wege steht. Das äußert sich als Konzentrationsstörung, als Ablenkbarkeit oder als Aufmerksamkeitsdefizit. Studien ergaben, dass wir Menschen zwischen 25 und 50 % der Zeit nicht den Dingen die Aufmerksamkeit schenken, die rund um uns geschehen. Wir sind vielmehr auch dann mit unserer Innenwelt beschäftigt, wenn es wichtig wäre, wach wahrzunehmen, um angemessen auf Außenreize reagieren zu können. Dafür zahlen wir einen Preis: So können wir z. B. beim Lesen den Inhalt des Gelesenen schlechter verstehen und behalten; bei anderen Gelegenheiten sind wir weniger konzentriert bei einer Aufgabe und machen mehr Fehler oder bekommen Bedeutsames weniger mit. Die Gedanken ihren Automatismen folgend wandern zu lassen, kann sich auch ungünstig auf die **Stimmung** auswirken. Killingsworth und Gilbert (2010) kontaktierten mit einem Handyanruf zufallsgesteuert Probanden in ihrem Alltag. Diese schätzten sich zu jenen Zeitpunkten als weniger glücklich ein, in denen ihr Geist gerade umherschweifte, als in jenen, in denen sie ganz bei einer Sache waren. Insgesamt lassen Verlaufsbeobachtungen darauf schließen, dass das Gedankenwandern einer schlechten Stimmung vorausgeht und nicht umgekehrt.

Man kann sich allerdings fragen, ob das Gedankenwandern nicht auch **positive Auswirkungen** haben kann – ob es nicht zu kreativen Einfällen führen und bei wenig herausfordernden Aufgaben der Langeweile entgegenwirken könne. Machen positive Gedanken nicht doch glücklich? Killingsworth und Gilbert (2010) fanden, dass die Stimmung auch bei erfreulichen Gedanken *nicht* besser war, als wenn sich die Befragten mit voller Aufmerksamkeit der jeweils anstehenden Aufgabe widmeten.

Achtsamkeitspraxis macht somit ein automatisiertes Gedankenwandern bewusst und übt, diese Automatismen zu unterbrechen. Das fördert die Flexibilität, zwischen den Modi des Tuns und des Seins zu wechseln. Konzentrative Formen der Achtsamkeitspraxis stellen dabei den Gegenpol zum Schweifenlassen des Geistes dar und wirken auf diese Weise dem Gedankenwandern entgegen. Wenn ein Achtsamkeitstraining zu mehr Bewusstheit über das jeweilige Abgelenkt-Sein führt, kann sich das in mehrfacher Hinsicht positiv auswirken. Beispielsweise sind viele der nachteiligen Auswirkungen der Symptome von ADHS darauf zurückzuführen, dass sich die Betroffenen *nicht* darüber bewusst sind, dass sie gerade abgelenkt sind (Schooler et al. 2014). Die Auswirkungen von negativem Gedankenkreisen sowie die in diesem Zusammenhang protektiven Wirkungen der Achtsamkeitsschulung bei Depression wurden schon erwähnt.

Exkurs

Die Neurobiologie des wandernden Geistes: das Default-Mode-Netzwerk

Das Gedankenwandern scheint die »Standardeinstellung« des Gehirns zu sein, auf die es automatisch zurückkehrt, wenn nichts anderes von ihm gefordert wird. So wie in der Computersprache das Adjektiv *default* die Standardeinstellung eines Computers oder einer Software bezeichnet, spricht man beim Gehirn vom *Default Mode Network (DMN)*, dessen Aktivierung gleichsam der Grundeinstellung entspricht. Die deutsche Übersetzung mit **Ruhezustandsnetzwerk** ist insofern irreführend, als es sich in diesem Zustand nicht wirklich um Ruhe, sondern um selbstreferentielle, das heißt auf sich selbst bezogene Aktivitäten des Geistes handelt. Dieses Netzwerk findet sich entlang der Mittellinie des Cortex und umfasst mehrere Regionen, wie den **medialen präfrontalen Cortex** (mPFC), dem Bedeutung bei selbstbezogenen Funktionen – etwa bei reflexivem Wissen über sich selbst – zugemessen wird. Der **posteriore cinguläre Cortex** und der **Präcuneus** spielen eine Rolle, wenn es gilt, die Relevanz von Stimuli für sich selbst einzuschätzen. Dem DMN wird auch noch der **inferiore Parietallappen** zugeordnet (Gusnard et al. 2001).

Eine Studie ist in Bezug auf die neuronalen Korrelate der beiden oben beschriebenen Modi, des **Wahrnehmens** und des **Nachdenkens** als narrativer Modus von besonderer Bedeutung. In der Untersuchung der Forschergruppe um Norman Farb (2007) wurden die Aktivierungsmuster im Gehirn im Wahrnehmungsmodus jenen bei einem narrativen Fokus gegenübergestellt. Nach einem Achtsamkeitstraining war die Aktivität im medialen präfrontalen Cortex beim Fokussieren auf die Erfahrung im Vergleich zum narrativen Fokus verringert. Dagegen war die Aktivität im rechten lateralen PFC, in der rechten Insula, im sekundären somatosensorischen Cortex und im inferioren Parietallappen erhöht. Die rechte **Inselregion** war nach dem Achtsamkeitstraining funktionell vom medialen PFC **entkoppelt**, während die Konnektivität zwischen der rechten Insel und dem dorsolateralen PFC während des Erfahrungsfokus erhöht war. Die Autoren interpretieren diese Ergebnisse als Veränderungen in der selbstbezogenen Verarbeitung: Sie wechselt vom Nachdenken und Bedeutung-Geben hin zu einer unmittelbareren Wahrnehmung innerer und äußerer Reize. Ein intensiveres Gewahrsein des eigenen Körpers ersetzt ihrer Ansicht nach die vor dem Training vorherrschende narrative Form des Selbstbezugs, wir können uns unmittelbar spüren, anstatt uns Geschichten über uns selbst zu erzählen. Insgesamt mehren sich die Studien, die zeigen, dass Zustände von Achtsamkeit zu einer Verminderung der Aktivität des Default-Mode-Netzwerks führen. ■

3.5.6 Die Gefühle im Fokus

Schon Charles Darwin hat die Vermutung aufgestellt, dass das Erkennen von Emotionen von evolutionärem Vorteil ist. Paul Ekman hat diese These weiter verfolgt und sieben Basisemotionen beschrieben, die kulturübergreifend von Menschen auf der ganzen Welt aus der Mimik erkannt werden: Freude, Überraschung, Angst, Trauer, Wut, Ekel und Verachtung. Ekman kam über seine Tochter, die sich für die Freiheit von Tibet einsetzte, in Kontakt mit dem Dalai Lama und dem buddhistischen Gedankengut. Anstatt sich zur Ruhe zu setzen, beschäftigt er sich damit, wie Mitgefühl und insbesondere globales Mitgefühl verstanden und gefördert werden kann (Ekman 2014).

Bemerkenswert sind auch die Auswirkungen seiner persönlichen Begegnung mit dem Dalai Lama auf seine Gefühlswelt. Die Hände haltend saßen er und seine Tochter in einem Pausengespräch rechts und links des Dalai Lama. Nachdem seine Tochter etwa zehn Minuten mit ihm gesprochen hatte, geschah Ekman etwas Unerklärliches. Er bemerkte, dass sich sein emotionales Leben insofern vollkommen verändert hatte, als sein ewiger Hass auf seinen Vater verschwunden war. Nach dieser Begegnung war es nicht mehr notwendig, gegen seine bis dahin täglich auftretenden Wutausbrüche zu kämpfen, denn er fühlte für sieben Monate gegenüber niemandem mehr Wut. Als Forscher suchte Ekman nach Erklärungen, wie und warum das geschah, der Dalai Lama war allerdings nicht bereit, mit ihm darüber zu diskutieren. Geschah etwas geheimnisvoll Rätselhaftes oder etwas, das man vielleicht als korrigierende Beziehungserfahrung mit einem höchst achtsamen Menschen verstehen könnte? War es die Präsenz, die Akzeptanz oder etwas Körperliches? Worte waren es jedenfalls nicht.

Paul Ekman hatte sich vor allem mit dem mimischen Ausdruck von Gefühlen zum Verstehen *anderer* Menschen beschäftigt. Im Alltag, aber auch speziell in der Psychotherapie ist die Wahrnehmung der *eigenen* Gefühle von großer Bedeutung. Auf die Rolle des Körpers bei der achtsamen Selbstwahrnehmung weisen Empfindungen hin, die mit Namen wie Bauchgefühl, Herzflattern oder einem unangenehmen Gefühl in der Magengrube beschrieben werden. António Damasio (2000) erklärt sie im Konzept der **somatischen Marker**. Danach würden alle Erfahrungen eines Menschen in seinem **emotionalen Erfahrungsgedächtnis** gespeichert und zu einem körpereigenen **Voraussagesystem** verarbeitet. Situationen, die Parallelen zu früheren Erfahrungen aufweisen, lösen dann z. B. einen körperlichen Alarmzustand aus oder bewirken, dass uns »das Herz aufgeht«. In seinen Forschungsarbeiten stellt Damasio fest, dass diese Marker über die Wahrnehmung des eigenen Körpers unsere Entscheidungen beeinflussen, unabhängig davon, ob wir uns dessen bewusst sind oder nicht.

Emotionale Intelligenz

Die Achtsamkeitspraxis schult die Fähigkeit, diese somatischen Marker genau wahrnehmen und angemessen deuten zu können. Man übt, innezuhalten, und anstatt ihnen automatisch folgen zu müssen, kann man sie als einen Baustein für weise Entscheidungen nutzen. Diese Fähigkeiten, die im Alltag zur Entscheidungsfindung, aber auch speziell im Kontakt und Austausch mit anderen Menschen von zentraler Bedeutung sind, werden unter dem Begriff der **emotionalen Intelligenz** zusammengefasst. Diese beinhaltet

> … die Fähigkeit, die eigenen Gefühle und die der anderen beobachten, unterscheiden und als Information zum Denken, Handeln und Problemlösen nutzen zu können. Sie beinhaltet die Kompetenz, Gefühle aufgrund verbaler und nonverbaler Signale einschätzen, ihnen auf vielfältige und flexible Weise Ausdruck verleihen und sie bei sich und anderen regulieren zu können.
>
> (Mayer u. Salovey 1993, S. 433)

Zur Verfeinerung der Wahrnehmung von Gefühlen und Stimmungen – die als länger anhaltende Grundgefühle verstanden werden – stehen die basalen Formen der formalen Praxis wie Übungen der Atembeobachtung, des Bodyscan oder des achtsamen Bewegens zur Verfügung.

Gefühle in der Psychotherapie

In der Psychotherapie finden sich Menschen, die entweder unter ihren Gefühlen leiden oder darunter, dass sie ihre Gefühle fast gar *nicht* wahrnehmen können. Manche werden von Angst überschwemmt oder von einer depressiven Stimmung gelähmt. Oft schämen sie sich auch noch dafür und entwickeln Schuldgefühle. Bei anderen leiden mehr die Partner unter Wutausbrüchen oder Stimmungsschwankungen. Wieder andere fühlen sich leer oder leiden unter einem körperlichen Unbehagen, unter Anspannung, Herzklopfen oder Beklemmungen, die sie sich nicht erklären können. Achtsamkeitspraxis fördert die differenzierte Selbstwahrnehmung sowie die Akzeptanz der Empfindungen und Gefühle und sie übt, Worte für das Empfundene zu finden. Sie lehrt zu beobachten, wie äußere Situationen und Beziehungskonstellationen, Gedanken, Gefühle und Körperempfindungen einander gegenseitig beeinflussen. Zur Emotionsregulation trägt Achtsamkeit über die Wirkmechanismen der Aufmerksamkeitslenkung und das Kultivieren einer Beobachterposition bei.

Ein erster Schritt in vielen Psychotherapien besteht darin, Gefühle überhaupt erst wahrzunehmen und bewusst zu machen. Dazu dient die Übung des Benennens in ihren vielen Varianten.

Benennen

In einer Fallschilderung zu diesem Thema wird von einer Frau mit der Diagnose »endogene Depression« berichtet (Deatherage 1975). Nachdem sie an ihrer Unfähigkeit verzweifelte, irgendetwas anderes zu fühlen als Trübsinn und Depression, wurde sie zunächst angeleitet, jedes Gefühl zu benennen, das während des Beobachtens des Atems beim stillen Sitzen und später dann während ihres Alltags auftrat. Im Laufe der nächsten Wochen fiel ihr auf, dass sie immer wieder Wut als die vorherrschende Emotion benannte. Es wurde ihr möglich, die dominierende Ursache dieser Wut in der Beziehung zu ihrem Ehemann zu erkennen. Ihr wurde bewusst, dass sie viele unterschiedliche Gefühle in den letzten Monaten als Depression fehlinterpretiert hatte, dabei auch jene von Wut, Feindseligkeit, Enttäuschung und Selbsterniedrigung. In der Folge fand sie die Freiheit, auch andere Gefühle bewusst wahrzunehmen und zu benennen und kam auf diese Weise wieder mit dem ganzen Spektrum menschlicher Emotionen in Kontakt. Die Depression verschwand und wurde durch ein neues Selbstbild ersetzt, das durch das Verstehen ihrer Emotionen wesentlich bereichert war.

Benennen ist nur aus einer Beobachterhaltung möglich. Es dient somit neben der Bewusstmachung auch dazu, durch den Perspektivenwechsel Abstand zu Gefühlen zu bekommen und sich nicht so stark mit ihnen zu identifizieren. Benennen dient daher auch der Emotionsregulation. Allerdings brauchen viele Klienten mehr oder weniger lange ein therapeutisches Gegenüber, das zunächst diese Beobachterrolle übernimmt und stellvertretend jene schon sichtbaren Gefühle benennen hilft, die der Klient selbst vielleicht kaum wahrnehmen oder gar benennen kann. Indem der Therapeut ihnen einen Namen gibt, lenkt er die Aufmerksamkeit auf eine Weise, die es dem Klienten mit der Zeit möglich macht, sie auch selbst differenzierter wahrzunehmen.

Gefühle im Licht der Akzeptanz

Im Umgang mit Emotionen werden auch oft die **sekundären Gefühle** zum Problem. Das sind jene Gefühle, die sich als Reaktion auf die Basisemotionen einstellen, etwa wenn sich jemand für seine Angst schämt oder auf seine Wut mit Schuldgefühlen reagiert. Dabei sind sowohl die wachsende Akzeptanz der primären Gefühle als auch das Selbstmitgefühl heilsame Wirkkomponenten. Das »Tibetische Buch vom Leben und vom Sterben« beschreibt auf dem Hintergrund eines buddhistischen Weltbildes auf ähnliche Weise den Umgang mit belastenden Emotionen:

> ... statt diese Emotionen zu unterdrücken oder in ihnen zu schwelgen, ist es hier wichtig, ihnen – wie auch Ihren Gedanken und überhaupt allem, was entsteht – mit Akzeptanz und Großzügigkeit zu begegnen, so offen und weitherzig zu sein, wie nur möglich. Die tibetischen Meister sagen, diese weise Art der Großzügigkeit vermittelt ein Gefühl grenzenlosen Raumes, so warm und behaglich, dass man sich davon eingehüllt und beschützt fühlt wie von einem Gewebe aus Sonnenlicht.
>
> (Sogyal Rinpoche 1993, S. 84)

In einigen Formen der westlichen Psychotherapie würde man den Klienten – nachdem sie ihre Gefühle besser wahrnehmen können – in psychoedukativen Sequenzen erklären, welche Funktionen diese haben. Wenn die Klienten verstanden haben, dass die Gefühle eine **Signalfunktion** erfüllen (► Kap. 3.5.5), kann sich die Beziehung zu ihnen verändern und es wird leichter, sie zu akzeptieren. Die Klienten lernen dann auch, sich zu fragen, welches Signal ein Gefühl enthält und welche Botschaft es überbringen will.

Emotionsregulation als Wirkkomponente

Bei Menschen, die eine Psychotherapie aufsuchen, weil sie von ihren Gefühlen und Stimmungsschwankungen beherrscht oder von Wut oder Erinnerungen überschwemmt werden, kann die emotionsregulierende Wirkung der Achtsamkeit hilfreich sein. So steht sie z. B. in der Dialektisch-Behavioralen Therapie (DBT) bei der Behandlung von Menschen mit einer sogenannten »emotional instabilen Persönlichkeitsstörung« im Vordergrund.

Emotionsregulation wird aber über die DBT hinaus häufig als ein wesentliches Wirkprinzip der Achtsamkeit gesehen. Wir verstehen die Verbesserung der Emotionsregulation durch Achtsamkeit eher als eines der *Ziele* in der Psychotherapie und als *Folge* von grundlegenderen *anderen* Wirkkomponenten. Dies sind die **Aufmerksamkeitssteuerung**, die **Disidentifikation** und die **Akzeptanz** der Gefühle. Darüber hinaus scheint ein *intensives* Achtsamkeitstraining schon die Prozesse der primären, nicht unbedingt bewussten **Bewertung** von Reizen zu beeinflussen, die Toleranz gegenüber unangenehmen Erfahrungen zu erhöhen und eine **Nicht-Reaktivität** zu kultivieren. Das Thema der Emotionsregulation durch Achtsamkeit wird daher an mehreren Stellen dieses Buches bei den einzelnen Wirkfaktoren behandelt. Ein Exkurs zur **Neurobiologie** der Emotionsregulation findet sich im Anschluss an die Emotionsregulation durch Nicht-Reaktivität (► Kap. 3.8.4). Die folgenden Abschnitte beleuchten den Aspekt der Emotionsregulation durch Aufmerksamkeitssteuerung.

Exkurs

Grundlagen der Emotionsregulation

Es gibt kein wissenschaftlich allgemein anerkanntes Modell für die Entstehung und Regulation von Emotionen. Ein praxisorientiertes deskriptives Modell, das zum Verständnis der Rolle der Achtsamkeit bei der Emotionsregulation klärend beitragen kann, unterscheidet **vier Ansatzpunkte** (Abb. 3-4).

1. Den Ausgangspunkt bildet eine konkrete Situation, die für den Betroffenen von persönlicher Relevanz sein muss.
2. Er muss dieser Situation oder ausgewählten Aspekten seine Aufmerksamkeit schenken.
3. Es erfolgt eine Bewertung der Situation.
4. Diese Bewertung führt zu einer emotionalen Reaktion, zu einem Impuls und in der Folge zu einem bestimmten Verhalten. In einer Feedbackschleife kann diese Reaktion rückwirkend wiederum die auslösende Situation beeinflussen (Gross 1998).

Manche Strategien setzen an der **Situation** an: Bestimmte Situationen können überhaupt vermieden, andere modifiziert werden. Die zweite Art von Strategien soll an dieser Stelle speziell erläutert werden: Jene, die bei Prozessen der **Aufmerksamkeitssteuerung** ansetzen. Strategien, die versuchen, die **Bewertung** von Situationen zu verändern, werden in der Verhaltenstherapie häufig eingesetzt, indem man versucht, dysfunktio-

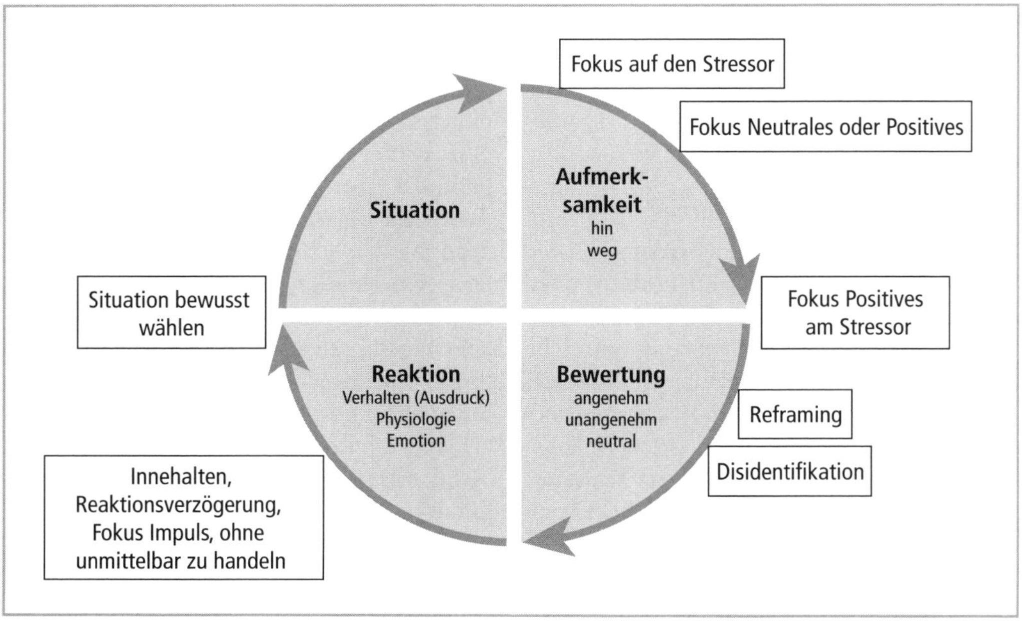

Abb. 3-4 Ansatzpunkte zur Emotionsregulation (in Anlehnung an Gross 1998).

nale, Emotionen auslösende oder sie verstärkende Gedanken durch andere zu ersetzen. Achtsamkeit setzt ebenfalls in diesem Bereich an, jedoch auf völlig andere Weise: Sie ist *keineswegs* daran interessiert, die *Inhalte* der Gedanken zu verändern, sondern die *Beziehung* zu den Gedanken. Davon soll im Kapitel der Disidentifikation näher die Rede sein (► Dritter Wirkfaktor, Kap. 3.6.2). Die vierte Gruppe von Strategien setzt bei den **Reaktionen** an. Hier scheint uns wichtig zu betonen, dass der übliche verhaltenstherapeutische Ansatz der Reaktionsunterdrückung *nicht* dem Weg der Achtsamkeit entspricht. Auf dem Weg der Achtsamkeit würde man bei einer ausgelösten Reaktion innehalten und sie beobachten, *ohne* unmittelbar und automatisch zu handeln. Ob später eine angemessenere Handlung erfolgt, hängt von den Alternativen ab, die zur Verfügung stehen. Hier ist auch die durch eine intensive Achtsamkeitspraxis erreichte Veränderung von Reaktionen im Sinne einer Nicht-Reaktivität (► Kap. 3.8.4) einzuordnen. ■

Emotionsregulation durch Aufmerksamkeitslenkung

In der Dialektisch-Behavioralen Therapie sind Übungen der Steuerung der Aufmerksamkeit mit dem Ziel der Emotionsregulation ein wesentlicher Bestandteil des Skills-Trainings, besteht doch die Problematik der Borderline-Persönlichkeitsstörung im Kern eben genau in den Schwierigkeiten, Emotionen zu regulieren. Diese Skills wirken vor allem dadurch, dass sie von emotionsauslösenden und -verstärkenden inneren und äußeren Reizen **ablenken**. Dies kann durch *heftige* äußere Reize gelingen, wie sich selbst zu kneifen, an Salmiak zu riechen oder Chilischoten zu kauen.

Wenn man sich an die fünf Foci im Modell von Shinzen Young erinnert (► Kap. 3.5.2), findet sich eine Unzahl von Objekten, denen man die Aufmerksamkeit **zuwenden** kann. Dabei ist es hilfreich, das momentane Erregungsniveau zu berücksichtigen, denn bei hoher Erregung ist es oft nicht möglich, feinere Empfindungen wahrzunehmen. Es braucht dann heftigere Reize, um darauf fokussiert bleiben zu können. Man kann mit dem Fokus Außen beginnen – etwa auf Farben oder Geräusche in der Umwelt fokussieren – und dann den Fokus nach innen lenken. Bei hohem Erregungsniveau kann man die Wahrnehmung auf Anspannung oder auf Bewegungen richten, bei dessen Abflauen dann – wie bei der Progressiven Muskelrelaxation – den Wechsel zwischen größerer und geringerer Spannung bemerken, um mit der Zeit immer mehr zum Fokus Ruhe zu wechseln. Mit dem Fokus Wandel kann man dann bemerken, wo und wie sich etwas entspannt. Bei der Atmung kann man die Ausatmungsphase mittels der »Lippenbremse« verlängern, um sich herunterzuregulieren, und irgendwann rückt dann auch der Fokus Positives in den Bereich der Möglichkeiten. Hier gilt es insgesamt, individuell passende und situationsangemessene Strategien zu entwickeln, die mit der Zeit zu hilfreichen Routinen werden können.

Emotionsregulation aus Sicht der buddhistischen Psychologie

Emotionsregulation mithilfe der Achtsamkeit, so wie sie die buddhistische Psychologie im Kern versteht, stellt einige Grundannahmen in Frage. Der Begriff der Emotionsregulation impliziert *zwei* voneinander unabhängige Prozesse: einen Prozess, der die Emotionen entstehen lässt, und einen zweiten, der sie anschließend reguliert. Die buddhistische Psychologie sieht das Entstehen und die Regulation von Emotionen als *einen* Prozess. Das übliche verhaltenstherapeutische Paradigma – mit dem Primat der Gedanken – sieht die Ursache belastender Emotionen in eben diesen dysfunktionalen Gedanken. Da sie den Gedanken Realitätsgehalt zumisst, geht es aus dieser Sicht in der Psychotherapie darum, sie dahingehend zu verändern, dass sie ein realistisches Bild der Welt abbilden. Die gedankliche Einschätzung einer Situation zu verändern, bedeutet somit dann auch, die Emotionen zu regulieren. Aus der Sicht der buddhistischen Psychologie werden Gedanken und Gefühle dagegen viel mehr in ihrer wechselseitigen Abhängigkeit und als eng miteinander verwoben gesehen, als dies im verhaltenstherapeutischen Denken verankert ist, wo primär am *Inhalt* der Gedanken gearbeitet wird.

3.5.7 Die Aufmerksamkeit im Fokus

Um im Leben zurechtzukommen, müssen wir aus einer Unmenge von äußeren und inneren Reizen jene auswählen, die im jeweiligen Moment relevant sind. Wenn sie ausgewählt sind, müssen wir sie im Fokus halten und eine dynamische Balance finden zwischen einer übertrieben starken, fixierenden Fokussierung und einer zu großen, flatterhaften Ablenkbarkeit. Dazu müssen drei Komponenten zusammenwirken: Es bedarf (1.) einer gewissen Aktivierung und **Wachheit**, um überhaupt aufmerksam sein und wahrnehmen zu können. (2.) Die **Orientierungsfunktion** der Aufmerksamkeitssteuerung besteht darin, aus der Vielzahl potenziell wahrnehmbarer Reize bestimmte auszuwählen und dann selektiv aufmerksam bleiben zu können. (3.) Die **exekutive Aufmerksamkeit** bemerkt Ablenkungen und die sich daraus ergebenden Konflikte; sie setzt die Prioritäten, wofür die begrenzten Aufmerksamkeitsressourcen genutzt werden. Wie komplex diese Leistungen sind, wird erst klar, wenn sie beeinträchtigt sind – etwa bei ADHS oder Traumafolgestörungen.

Exkurs

Neurobiologie der Aufmerksamkeit

Den drei beschriebenen Funktionen der Aufmerksamkeit, (1.) der Wachheit *(Alerting, Arousal)*, (2.) der Orientierungsfunktion und (3.) der exekutiven Funktion mit dem *Conflict Monitoring* können unterschiedliche, im Gehirn lokalisierbare Aufmerksamkeitsnetzwerke zugeordnet werden (Posner u. Petersen 1990, Petersen u. Posner 2012), in denen sich beim Training von Achtsamkeit Veränderungen finden.

Der **exekutiven Aufmerksamkeit** kommt im Zusammenhang mit der Achtsamkeitsschulung die größte Bedeutung zu, denn sie selektiert und hilft dabei, bewusst auf ein Objekt zu fokussieren. Bildgebende Verfahren weisen auf eine für diese Funktion bedeutsame Hirnregion hin: den **anterioren cingulären Cortex** (ACC). Der Gyrus cinguli ist eine Hirnwindung, die wie ein Gürtel (Cingulum) den Balken – die Verbindung der beiden Hirnhälften – umschließt. Da Aufmerksamkeit und Emotionen eng miteinander verknüpft sind, überrascht es nicht, dass der ACC Teil des für die Emotionsregulation bedeutsamen limbischen System ist. Der ACC spielt auch beim **Conflict-Monitoring** eine zentrale Rolle. Damit ist das Erkennen jenes Konflikts gemeint, der sich ergibt, wenn etwa während der Atembeobachtung eine Erinnerung auftaucht. Der Übende muss entscheiden, ob er weiter der Erinnerung nachhängen oder die Aufmerksamkeit zum Atmen zurückbringen soll. Die Bedeutung des ACC bei der Meditation konnte nachgewiesen werden (Cahn u. Polich 2006). Britta Hölzel und ihr Team (2007) fanden bei Meditierenden eine stärkere Aktivierung im rostralen (vorderen) Bereich des ACC. Elf Stunden eines *»Integrative Body-Mind Trainings«* stärkten die in der weißen Substanz des ACC liegenden neuronalen Verbindungen (Tang et al. 2010). Neben den funktionellen Veränderungen in diesem Bereich fanden sich bei erfahrenen Meditierenden auch strukturelle Veränderungen: Die Hirnrinde im dorsalen (hinteren) Bereich des ACC war im Vergleich zu Kontrollpersonen dicker (Grant et al. 2010).

Zur **Orientierungsfunktion** der Aufmerksamkeit, d. h. bei der Auswahl jener Reize, die aus der Vielzahl der potenziellen Zielobjekte in den Fokus genommen werden, scheinen zwei Systeme beizutragen. Ein dorsales System ist speziell für die Steuerung von Augenbewegungen zuständig. Ein mehr ventral gelegenes Netzwerk, das Teile des Thalamus (Pulvinar), des oberen Scheitellappens, die oberen Hügel der Vierhügelplatte und die Verbindung zwischen Schläfen- und Scheitellappen *(Temporoparietal Junction)* mit einschließt, scheint aktiv zu werden, wenn es gilt, ein Ziel zu verfolgen. Spannend ist dabei, dass sich jene

Systeme, die für die visuelle Aufmerksamkeit zuständig sind, mit jenen für andere Sinneskanäle überlappen.

Das für die **Wachheit** *(Alertness)* zuständige System wurde speziell bei Fluglotsen erforscht, da das Leben vieler Passagiere von deren Aufmerksamkeit für die kleinen leuchtenden Punkte auf den Radarschirmen abhängt. Dabei wurden circadiane Rhythmen entdeckt, in denen die Fähigkeit zu einer konstanten Wachheit schwankt. Darüber hinaus sind Menschen zu Phasen erhöhter Aufmerksamkeit fähig. Sie können sich – etwa nach einem Warnreiz, der ein kommendes Ereignis ankündigt – in einen Zustand erhöhter Wachheit versetzen. Die der Wachheit – dem **Arousal** – zugeordneten Gehirnstrukturen finden sich in den retikulären Strukturen des Hirnstamms. Bei der Regulation der Wachheit steht **Noradrenalin** als Neuromodulator im Vordergrund; es wird aus dem Locus Caeruleus ausgeschüttet, der mit vielen anderen Bereichen der Hirnrinde verbunden ist. Evolutionär gesehen dient das System dazu, Tiere in Alarmbereitschaft zu versetzen, um drohende Gefahren wahrzunehmen. ■

Achtsamkeitsschulung verbessert die Aufmerksamkeitsleistungen

Aus der zunehmenden Zahl von Studien, die sich mit den Auswirkungen einer Achtsamkeitspraxis auf die Funktionen der Aufmerksamkeit befassen, sollen hier einige wenige beispielhaft herausgegriffen werden. So finden sich insbesondere Veränderungen der **exekutiven Aufmerksamkeit**: Erfahrene Meditierende zeigten ein höheres Ausmaß als Nicht-Meditierende, sie reagierten in entsprechenden Tests schneller (Jha et al. 2007) und machten weniger Fehler (Jha et al. 2007; van den Hurk et al. 2010). In einer Längsschnittstudie führten schon fünf Tage eines Meditationstrainings (*Integrative Body-Mind Training*) zu einer Verbesserung von Aufmerksamkeitsleistungen (Tang et al. 2007). Auch die **Orientierungsfunktion** der Aufmerksamkeit verbesserte sich nach einem MBSR-Kurs (Jha et al. 2007). Bei erfahrenen Meditierenden unterschied sie sich deutlich von Kontrollpersonen (van den Hurk et al. 2010). Eine Verbesserung der **Wachheit** wurde im Anschluss an ein einmonatiges Achtsamkeitsretreat (Jha et al. 2007) bzw. nach einem dreimonatigen Samatha-Retreat dokumentiert (MacLean et al. 2010).

Aufmerksamkeitssteuerung bei Menschen mit Traumafolgestörungen

Gerade bei Menschen, die unter Traumafolgen leiden, besteht eine wesentliche Dimension der Behandlung darin, dysfunktionale Aufmerksamkeitssteuerungsprozesse auf der Ebene dieser drei Komponenten zu erkennen, um sie den Betroffenen bewusst zu machen und sie durch das Erlernen von funktionaleren Mustern zu unterbrechen. Achtsamkeitsbasierte Therapieverfahren – wie der sensumotorisch orientierte Ansatz von Pat Ogden, Kekuni Minton und Clare Pain (2010) – sind gut dazu geeignet, da die Steuerung der Aufmerksamkeit eine der Komponenten der Achtsamkeit darstellt. Therapeuten, die nach dieser Methode arbeiten, würden auf alle drei Komponenten der Aufmerksamkeitssteuerung achten, auf ein mögliches **Hyperarousal**, ob sich Besonderheiten in der **Orientierungsfunktion** finden oder welche Muster sich beim **Conflict-Monitoring** eingeschliffen haben.

Arbeit an Hyper- und Hypoarousal durch Aufmerksamkeitslenkung

Eine Dimension der Emotionsregulation ist jene des »Arousals«. Im Sinne einer Co-Regulation wird der Therapeut in einer achtsamkeitsbasierten Einzeltherapie auf Anzeichen von **Hyperarousal** achten, wie z. B. Anspannung, flache Atmung oder schnelles Sprechen, wie sie insbesondere bei Traumafolgestörungen vorkommen. Sie würden anzeigen, dass sich das **Erregungsniveau** des Klienten außerhalb des sogenannten **Window of Tolerance** befindet – das ist jener Bereich, in dem die Aufmerksamkeit flexibel gesteuert werden kann und der Klient dafür offen ist, Neues zu lernen und zu integrieren. Nur innerhalb dieses Fensters kann das Angebot einer korrigierenden Erfahrung wirksam werden. **Hypovigilanz** würde die Wahrnehmung trüben und vernebeln. **Hypervigilanz** würde das Bewusstseinsfeld auf jene vom Klienten erwarteten und meist bedrohlichen Reize einschränken, welche die Hypervigilanz hervorrufen. Was diesen Erwartungen *nicht* entspricht, würde mit hoher Wahrscheinlichkeit ausgeblendet.

Wenn es darum geht, den Klienten in einem achtsamen Zustand zu halten bzw. einen solchen zu ermöglichen, hat der Therapeut die Aufgabe, Anzeichen zu hoher Erregung durch starke Identifikation mit einem spezifischen Erleben zu bemerken. Er wird dann unter Umständen die Erzählung des Klienten sanft unterbrechen, um ein weiteres Ansteigen des Arousals in Bereiche außerhalb des Toleranzfensters zu verhindern, das sich als Folge der Aktualisierung von belastenden Erfahrungen einstellen würde. Wenn es nicht mehr möglich ist, beim Beobachten zu bleiben, unterbricht er die automatisierten Orientierungstendenzen, indem er die Aufmerksamkeit des Klienten von der Erzählung und den Erinnerungen weg z. B. auf den aktuellen körperlichen Zustand lenkt. Die Wahrnehmung bestimmter Teile des Körpers beruhigt und führt den Beobachter wieder ein. Es wird das einfache Gewahrsein von Empfindungen im Körper und von Bewegungen unterstützt, zunächst ohne die Bedeutung zu erforschen. In der traumatherapeutischen Arbeit gilt es speziell, den Klienten innerhalb des Toleranzfensters zu halten bzw. mit dem Klienten gemeinsam herauszufinden, wodurch genau die Erregung ansteigt und wodurch er sie auch wieder regulieren kann.

Bei **Hypoarousal** kann man dem Klienten Möglichkeiten erlebbar machen, sich zu aktivieren. Man kann ihn z. B. auffordern, vier Objekte im Raum zu suchen und sie zu benennen, er kann nachspüren, welche Auswirkungen es hat, unterschiedliche Körperhaltungen einzunehmen, sich aufzurichten, aufzustehen oder in Bewegung zu kommen und diese Bewegungen genau wahrzunehmen. Im Prinzip geht es darum, dem Klienten seine Automatismen der Aufmerksamkeitssteuerung und deren Auswirkungen erfahrbar und damit bewusst zu machen, Alternativen zu erarbeiten und ihn unter Umständen dabei zu unterstützen, diese einzuüben.

Um diese Fähigkeiten weiter zu kultivieren, können die Klienten dann auch im Alltag das in der Therapiestunde Erlebte vertiefen und anwenden. Es ermöglicht ihnen, immer früher die ersten Zeichen dafür zu erkennen, dass sie sich in ihrem Erregungsniveau auf die Grenzen des **Toleranzfensters** zubewegen oder in eine Identifikation mit einem bestimmten Gefühl oder Zustand gezogen werden. Sie können dann die gelernten Aufmerksamkeitslenkungsstrategien einsetzen. So wurden in einer australischen Studie Menschen, die immer wieder wegen Gefühlsausbrüchen in der Psychiatrie landeten, dazu angeleitet, zu üben, ihre Aufmerksamkeit auf ihre **Fußsohlen** zu lenken, sobald sie erste Anzeichen von aufsteigender Wut bemerkten. Das erstaunliche Ergebnis dieser einfachen Intervention war, dass sie in der Folge seltener stationär aufgenommen werden mussten (Singh et al. 2007).

Orientierungsfunktionen im Fokus

Bei der **Orientierungsfunktion** würde der Therapeut nach Besonderheiten im Sinne von Blockaden oder Fixierungen fahnden. Äußerlich wahrnehmbare Komponenten von Orientierungsfunktionen sind Drehungen des Körpers oder des Kopfes oder Augenbewegungen. Sie dienen im Normalfall dazu, sich unerwarteten Reizen zuzuwenden, um ihre Bedrohlichkeit einzuschätzen. Es gibt aber auch verdeckte, von außen kaum beobachtbare Orientierungsreaktionen, wenn z. B. jemand von einer intrusiven Erinnerung an ein traumatisches Erleben überschwemmt wird. Dabei kann der äußere

Blick des Klienten auf den Therapeuten gerichtet sein, während er innerlich auf ein Erinnerungsbild starrt. Der Therapeut bemerkt dann den geistesabwesenden Blick, der durch ihn hindurch oder ins Leere zu schauen scheint. Man spricht von **Bottom-up-Aktivierungen**, wenn äußere oder innere Reize aus dem Körper das Gehirn erreichen und dazu führen, die Aufmerksamkeit auf eine bestimmte Weise zu lenken. Im Gegensatz dazu stehen die in die andere Richtung erfolgenden **Top-down-Aktivierungen**, die in Strukturen des Gehirns ihren Ursprung haben, bei denen bewusste oder auch nicht bewusste Absichten oder durch Erinnerungen geprägte Vorannahmen die Prozesse der Aufmerksamkeit steuern.

Im Falle einer Traumatisierung könnte dies etwa eine aus einer konkreten Erfahrung abgeleitete – und gar nicht unbedingt bewusste – Generalisierung sein, wie »Männer mit einem grünen Hemd sind gefährlich«. Wenn diese Person dann auf einen Mann mit einem grünen Hemd trifft, wird sie all jene Reize kaum registrieren, die darauf hinweisen, dass sie in der Situation sicher ist, selbst wenn es sich um den vertrauten Therapeuten handelt. Ein nach dieser Methode arbeitender Therapeut wird die Fixierung der Aufmerksamkeit auf sein Hemd bemerken, sie ansprechen und damit arbeiten. Oder wenn jemand den Kontakt zu seinem eigenen Körper und zur aktuellen Situation verloren hat und das in der Therapie bemerkbar und bearbeitbar wird, kann der Therapeut eine Top-down-Steuerung der Aufmerksamkeit anregen. Er kann den Klienten dazu auffordern, aufzustehen und seine Fußsohlen zu spüren. Er kann ihn dann in der Folge bitten, Fragen zu beantworten, die sich auf konkrete Wahrnehmungen beziehen, wie etwa: Welcher Fuß trägt mehr Gewicht? Mehr die Außen- oder die Innenseite der Fußsohle? Mehr die Ferse oder mehr die Zehen? Er kann auf andere äußere Objekte hinweisen und fragen: Welche Farbe hat das Kissen auf dem Sofa und welche Oberfläche? Was sehen Sie auf dem Bild an der Wand? Wie würden Sie den Rahmen beschreiben? Der Therapeut wird sich nach einigen solcher Fragen danach erkundigen, welche Auswirkungen dieses »kleine Experiment« gehabt hat. Vielleicht hat der Klient erfahren, wie sich die Erweiterung seines Aufmerksamkeitsfeldes auswirkt, z. B. dass er mehr in Kontakt mit seinem Körper und der Situation ist, vielleicht sogar, dass er sich etwas sicherer fühlt.

Wenn sich das Prinzip bewährt hat und vom Klienten verstanden wurde, kann der Therapeut ihm die **5-4-3-2-1-Methode** erklären. Er kann sie gemeinsam mit den Klienten ausprobieren und sie als **Albtraumtechnik** zur Reorientierung in die Gegenwart bei Albträumen aller Art in den psychologischen Notfallkoffer einpacken. Wenn der Klient in seinem Alltag immer wieder übt, seinen Körper, seine Fußsohlen und die Umwelt in der Gegenwart bewusst wahrzunehmen, wird es ihm auch bei Intrusionen immer leichter fallen, ins Hier und Jetzt zurückzukommen, indem er Gegenwärtiges bewusst wahrnimmt. In der formalen und informellen Praxis lernt er darüber hinaus, die Aufmerksamkeitssteuerungsprozesse selbst zum Gegenstand der Beobachtung zu machen. Dies ist die Voraussetzung dafür, sie ggf. bewusst zu beeinflussen. Diese Fähigkeit kann er im Alltag nutzen, um limitierende Automatismen zu erkennen und zu unterbrechen. Er kann sie aber auch einsetzen, um sich dem zuwenden zu können, was ihm wesentlich ist, und um darauf konzentriert zu bleiben.

Dabei wird oft eine weitere Traumafolge deutlich, dass nämlich auch die **exekutive Funktion** der Aufmerksamkeit oft gestört ist: Es ist traumatisierten Menschen vielfach nicht möglich, unwesentliche von wesentlichen Reizen zu unterscheiden, und es fällt ihnen häufig schwer, auf eine Sache konzentriert zu bleiben.

Übung

5-4-3-2-1-Methode

Ziel: Reorientierung in die Gegenwart; Unterbrechung limitierender Aufmerksamkeitssteuerungsprozesse

- Konzentrieren Sie sich zunächst nacheinander auf fünf Dinge, die Sie in Ihrer direkten Umgebung gerade *sehen* können. Schauen Sie genau hin und benennen Sie diese laut oder in Gedanken.
- Bemerken Sie dann nacheinander fünf Dinge, die Sie *hören* können. Hören Sie jeweils genau hin und benennen Sie diese laut oder in Gedanken.
- Bemerken Sie schließlich fünf Dinge, die Sie *fühlen* können. Fühlen Sie nach und benennen Sie sie laut oder in Gedanken: z. B. Temperatur, Kontakt Ihres Körpers zur Erde, Stellung eines Gelenks etc.
- 4 mal: »Ich sehe …!« – 4 mal: »Ich höre …!« – 4 mal: »Ich spüre …!«
- 3 mal: »Ich sehe …!« – 3 mal: »Ich höre …!« – 3 mal: »Ich spüre …!«
- 2 mal: »Ich sehe …!« – 2 mal: »Ich höre …!« – 2 mal: »Ich spüre …!«
- 1 mal: »Ich sehe …!« – 1 mal: »Ich höre …!« – 1 mal: »Ich spüre …!«
- Der letzte Schritt kann mehrere Male wiederholt werden.
- Beobachten Sie die Wirkung der Übung auf Ihren Körper, auf Gefühle und Gedanken.

Die 5-4-3-2-1-Übung setzt ein Prinzip um, das in der Einzelpsychotherapie speziell auch im Umgang mit belastenden Ereignissen genutzt werden kann: das **Oszillieren**. Dabei wird der Klient angeleitet, auf achtsame Weise zwischen angenehmen, ruhigen und als Ressourcen empfundenen Körperbereichen, inneren Bildern, Erinnerungen oder Empfindungen auf der einen Seite und schmerzhaften oder unangenehmen Bereichen oder Erinnerungen auf der anderen Seite wiederholt hin und her zu pendeln. Der Klient lernt dabei die Auswirkungen kennen, die ein bestimmter Aufmerksamkeitsfokus hat. Er bemerkt vielleicht, dass er durch diese Pendelbewegung der Aufmerksamkeit das Erregungsniveau innerhalb des Toleranzfensters halten kann. Die Konfrontation mit belastendem Material kann auf diese Weise genau so dosiert werden, dass der Klient innerhalb des Toleranzfensters bleibt. Sobald sich die Erregung auf dessen Grenzbereiche zubewegt, regt der Therapeut wieder eine Pendelbewegung zu den Ressourcen an.

Auch Peter Levine (1998) hat die Bedeutung eines inneren Pendelns im Zusammenhang mit traumatischen Erfahrungen beschrieben. Er fasst den Begriff weiter und versteht darunter die Fähigkeit, aus eigener Kraft einen schmerzhaften Zustand verlassen und einen heilsamen Zustand aufsuchen zu können. Bei Menschen mit schweren, nicht überwundenen Traumatisierungen ist diese Fähigkeit des Pendelns verloren gegangen oder wurde nie ausreichend entwickelt. Sie kann aber in einer achtsamkeitszentrierten Einzeltherapie systematisch gefördert werden.

3.5.8 Das Bewusstsein im Fokus

Das Bewusstsein selbst entzieht sich der Beobachtung von außen, man kann es nicht zu einem Objekt machen, sondern es nur aus der Innenwahrnehmung erleben. Im Alltag erfahren wir Bewusstsein in der Regel als ein Bewusstsein *von* etwas. Wenn im Rahmen der Achtsamkeitspraxis die Pausen zwischen der

Wahrnehmung innerer und äußerer Objekte immer länger werden, man immer mehr im objektlosen, **reinen Gewahrsein** verweilt, dann wächst das Gewahrsein des Gewahrseins selbst, auch ohne Objekte. Im Bild vom Rad der Achtsamkeit befindet man sich dann im Bereich der Nabe, ohne über die Speichen im Kontakt mit Objekten zu sein (► Abb. 3-3, s. S. 86). Man ist in einem Zustand reinen Seins, einem Zustand, in dem nur das Beobachten selbst da ist. Dieser Zustand tritt allerdings im Rahmen von Psychotherapie nur selten auf.

3.5.9 Fazit

Viele psychotherapeutische Interventionen wirken explizit oder implizit durch den Mechanismus der Aufmerksamkeitssteuerung, denn der Ausschnitt des äußeren und inneren Universums, auf den wir den Scheinwerfer unserer Aufmerksamkeit richten, bestimmt die Welt, in der wir leben. Achtsamkeitsschulung kultiviert sowohl einen rezeptiv wahrnehmenden Sein-Modus als auch die Fähigkeit, sich stabil auf ein Objekt zu fokussieren, um es zu untersuchen oder zur Ruhe zu kommen. Achtsamkeitsschulung eröffnet Möglichkeiten, unsere Aufmerksamkeit bewusster und flexibler zu steuern. Wir können sie auf spezifische Weisen auf unseren Körper richten, auf unsere Gedanken und auf unsere Gefühle und dadurch Veränderungen bewirken. Sie verfeinert die Körperwahrnehmung, unterbricht dysfunktionale, ruminative Gedankenketten und trägt zur Emotionsregulation bei. Die Besonderheit der Achtsamkeit besteht darin, die Aufmerksamkeitslenkungsprozesse selbst in den Fokus zu nehmen und sich schließlich des Gewahrseins selbst bewusst zu sein. Dies ist die höchste menschliche Funktion.

3.6 Der dritte Wirkfaktor: Disidentifikation

> Es ist, als ob man Austern sammeln und die Perlen wegwerfen würde, wenn man Meditation nur für die Zwecke der Psychotherapie einsetzen würde.

Mit diesem Vergleich verweist der Psychiater Arthur Deikman (1982) auf das Potenzial, das einer meditativen Praxis innewohnt. Sie führt über die Psychotherapie hinaus in einen Bereich von Erfahrungen, bei denen die Frage »Wer bin ich?« ganz neue Antworten bekommt, von Erfahrungen, die den Blick auf sich selbst und die Welt radikal verändern. Es ist der Wirkfaktor der Disidentifikation, der dieses **transformative Potenzial** enthält, indem er zu einem grundsätzlichen **Perspektivenwechsel** führt. Menschen dabei zu unterstützen, sich selbst zu beobachten und übergeordnete Perspektiven einzunehmen, ist das gemeinsame Ziel von achtsamer Psychotherapie und vielen spirituellen Wegen. Das Erwachen des Inneren Beobachters als Kern der Achtsamkeit und sein Wert für die Psychotherapie stehen im Zentrum dieses Kapitels.

3.6.1 Der Innere Beobachter

Als zentrales Element der Achtsamkeit verstehen wir das Erwachen eines »Inneren Beobachters«. Der Begriff eines Inneren Beobachters ist allerdings nur ein *Bild*, das insofern problematisch ist, als es *kein* kleines Männchen gibt, das im Kopf sitzt und alles beobachtet. Auch wenn es uns Menschen hilft, Prozesse zu verdinglichen, um sie vorstellbarer und damit greifbar zu machen, hat es den Nachteil, dass sie damit festgeschrieben und starr werden. Trotzdem halten wir den Inneren Beobachter für ein brauchbares und bewährtes **Hilfskonstrukt**, das sich in der Arbeit mit Klienten gut vermitteln lässt. Er wird *erfahrbar*, wenn man in Anleitungen zur Achtsamkeit dazu einlädt, einen Inneren Beobachter in sich zu aktivieren und sich in einen *Zustand* des Beobachtens zu versetzen. Das Erwachen des Inneren Beobachters meint somit das Einnehmen eines bestimmten Geisteszustands.

Genau betrachtet erwacht der Beobachter mit dem Beobachten, denn sobald man etwas beobachtet, entstehen gleichzeitig der Beobachter und das Beobachtete. Disidentifikation beschreibt das Ergebnis dieses Differenzierungsprozesses: Man ist nicht mehr mit dem Beobachteten identifiziert, denn solange ich beobachte, bin ich mit der beobachtenden Instanz identifiziert und nicht mit dem Objekt meiner Beobachtung. Sobald ich z. B. meine Gedanken beobachte, nehme ich die Position eines Beobachters ein und identifiziere mich mehr mit dessen Perspektive als mit den vorbeiziehenden Gedanken.

Im Feld der Psychotherapie und der Geistesschulung gibt es aber auch viele andere Begriffe, die mit dem des Inneren Beobachters verwandt sind. Arthur Deikman nennt ihn z. B. »beobachtendes Selbst« und in manchen spirituellen Traditionen spricht man vom »Zeugen«. In der Hypnoseforschung entdeckte Ernest Hilgard einen »verborgenen Beobachter«.

Das beobachtende Selbst

Der kalifornische Psychiater Arthur Deikman schrieb 1982 ein Buch mit dem Titel *»The Observing Self. Mysticism and Psychotherapy«*. Als junger Mann wurde ihm, während er an einem Seeufer saß, eine Erfahrung zuteil, die sein Leben veränderte. Um dieses Erleben besser verstehen und einordnen zu können, machte er sich auf die Suche und wurde bei Mystikern verschiedener Traditionen fündig. Zeitlebens beschäftigte ihn die Frage, wie Psychotherapie und Meditation einander bereichern können.

Deikman entwickelte ein Menschenmodell, in dem er vier Arten des Selbst unterscheidet: das denkende, das emotionale, das funktionale und das beobachtende Selbst. Das **denkende Selbst** enthält Wahrnehmungs- und Denkfunktionen und das konzeptuelle Selbst als Vorstellungen davon, wer, was und wie man ist. Das **emotionale Selbst** beinhaltet Gefühle, aber auch Wünsche und Bedürfnisse. Das **funktionale Selbst** nutzt als Ausführungsorgan den Körper und wird in der Welt wirksam, indem es etwas tut. Da das **beobachtende Selbst** die Erfahrung aller anderen Selbst-Funktionen mache, sei es auf einer höheren und umfassenderen Ebene anzusiedeln. Das »Ich denke, also bin ich« wird bei ihm zu: »Ich bin (mir) bewusst und darum bin ich.« Das beobachtende Selbst sei ein transparentes Zentrum, das sich bewusst ist.

Deikman weist immer wieder darauf hin, wie wichtig es sei, zwischen den *Inhalten* des Bewusstseins und dem *Bewusstsein selbst* zu unterscheiden. All das, was wir zum Gegenstand des Bewusstseins machen können, kann nicht das Bewusstsein selbst sein. Jene Beobachter, die man beobachten kann, sind nicht der letztendliche Beobachter: Sie sind nicht das Bewusstsein selbst. Man könne das beobachtende Selbst nicht beobachten. Das sei auch der Grund, weshalb das Bewusstsein selbst von der westlichen Psychologie ignoriert wurde. Man kann es nur *direkt erfahren*. *»Wir **sind** Bewusstsein, darum können wir es nicht beobachten«* (Deikman 1982, S. 103).

Dass über dieses Bewusstsein nichts gesagt werden könne und man es nur direkt erfahren kann, drückte Shunryu Suzuki bei einer Frage nach dem Bewusstsein folgendermaßen aus:

> Ich weiß nichts über das Bewusstsein; ich versuche nur, meine Schüler zu lehren, wie man den Gesang der Vögel hört.
>
> (Chadwick 2007, S. 109; Übersetzung durch die Autoren)

Der Zeuge

In eine ähnliche Richtung weist Ken Wilber (2006), wenn er versucht, Worte für das Unaussprechliche zu finden. In Tagebuchnotizen, die unter dem englischen Originaltitel »Der eine Geschmack« (*One Taste*) erschienen sind, schreibt er über den Zeugen, dass man über ihn eigentlich nicht sprechen könne, weil er auf einer »höheren« Ebene angesiedelt sei als unser sprachgebundenes Denken. Man kann ihn auch aus Wilbers Sicht nur selbst erfahren oder genauer, man kann nur Zeuge *sein.*

> Beim Versuch, Verbindung mit dem Zeugen aufzunehmen, glauben viele Menschen, dass sie *etwas sehen* werden. Aber man sieht gar nichts: Man ruht einfach als der Zeuge von allem, was zum Vorschein kommt: Man ist der reine und leere Seher, *nicht etwas, das man sehen könnte.* Es wäre falsch, den Seher als besonderes Licht, als große Wonne, als plötzliche Vision sehen zu wollen: Dies alles sind Objekte; sie sind nicht der Zeuge, der man selbst ist.
>
> (Wilber 2006, S. 344; Hervorhebung im Original)

Mit »*One Taste*« bezieht sich Wilber auf geistige Zustände, die auf dem Weg der Bewusstseinsentwicklung meist erst in sehr weit fortgeschrittenen Stadien auftreten. Für den Einstieg in die Praxis der Achtsamkeit scheint es uns jedoch wichtig, den Blick auch auf das Beobachten selbst zu richten. So soll die von Wilber infrage gestellte Beschreibung des Beobachters als Objekt Interesse dafür wecken, das Wesen des Beobachtens zu erforschen.

Der verborgene Beobachter

Der Hypnoseforscher Ernest Hilgard (1979) fand einen ganz anderen Zugang zu dieser Dimension. Er entdeckte im Rahmen von hypnotischen Zuständen seiner Versuchspersonen Phänomene, die er mit einem **verborgenen Beobachter** – einem *Hidden Observer* – erklärte. So suggerierte er einem Probanden, dessen Hand in eiskaltem Wasser lag, die Hand sei warm. Wenn er während der Hypnose fragte, ob es einen Teil gebe, der die Kälte des Wassers wahrnehmen kann, wurde diese Frage bejaht und obwohl die Person *nicht* auf die Kälte reagierte, konnte dieser Teil die Temperatur realistisch angeben. In einem anderen Versuch suggerierte Hilgard einem blinden Studenten, dass er nichts hören könne. Die Suggestion war so wirksam, dass er auch auf laute Geräusche nicht reagierte. Er antwortete natürlich auch auf keine der Fragen, die ihm gestellt wurden. Der Hypnotiseur formulierte seine Frage dann anders: »Vielleicht ist da ein Teil von Ihnen, der meine Stimme hört und diese Information verarbeiten kann. Wenn er da ist, möchte ich, dass Sie als Zeichen dafür den Zeigefinger der rechten Hand heben.« Der Zeigefinger hob sich. Im Nachgespräch meinte der Student, es habe sich so angefühlt, als ob nicht er, sondern irgendjemand in seinem Kopf auf eine Frage geantwortet hätte, die er selbst nicht gehört habe, jener habe dann auch den Finger gehoben.

Diesen »Irgendjemand« nannte Ernest Hilgard den verborgenen Beobachter. Nicht zuletzt aufgrund dieser Phänomene entwickelte er seine **Neo-Dissoziationstheorie.** Danach sei die menschliche Psyche aus voneinander unabhängigen, hierarchisch strukturierten Subsystemen zusammengesetzt. Ein exekutives Ich würde das System auf eine Weise koordinieren, dass es als kontinuierliche Identität erlebt wird. Unter Hypnose lockere sich diese Hierarchie, wodurch einzelne Subsysteme mehr in den Vorder- oder in den Hintergrund treten können. Auch von Meditierenden werden Phänomene berichtet, die nahelegen, dass es eine immer gegenwärtige Ebene des Bewusstseins gibt, von der aus alles Geschehen in uns und um uns herum beobachtet werden kann, auch wenn wir uns dessen zunächst nicht bewusst sind.

3.6.2 Disidentifikation und ähnliche Prozessbeschreibungen

Das Einnehmen einer Beobachterhaltung im Rahmen der Psychoanalyse hat Richard Sterba (1985) auf einem Vortrag des Internationalen Psychoanalytischen Kongresses in Wiesbaden im Jahre 1932 als **therapeutische Ich-Spaltung** beschrieben. Dieser Perspektivenwechsel führt zu einem Prozess, durch den man von Gedanken und Emotionen Abstand gewinnen und sich aus Identifikationen befreien kann. Das hatte auch schon Carl Rogers erkannt und benannt, als er schrieb:

> Die Gedanken und Emotionen, die wir für so real halten und um die wir uns so viele Sorgen machen, gibt es nicht so, wie wir sie uns vorstellen. … es gibt sie, aber wir können sie in einer Weise erkennen, die anders ist als mit ihnen identifiziert zu sein.
>
> (zit. in Corcoran u. Segal 2008, S. 33; Übersetzung durch die Autoren)

Zwanzig Jahre später führte Aaron Beck in seiner kognitiven Therapie der Depression die Wirkung seines Vorgehens auf Mechanismen der »**Distanzierung**« zurück, die ebenfalls darauf abzielen, zu den Gedanken auf Abstand zu gehen, anstatt sich mit ihnen zu identifizieren:

> Eine der zentralen Vorzüge dieser Techniken ist es, dass ein Patient lernt, sich von seinen Gedanken zu »distanzieren«, das heißt, er beginnt seine Gedanken als psychologische Ereignisse zu betrachten.
>
> (Beck 1979, S. 157; zit. in Corcoran u. Segal 2008, S. 33; Übersetzung durch die Autoren)

In der wissenschaftlichen Literatur begegnet man der Disidentifikation bei den Erklärungen der Wirkmechanismen der Achtsamkeit in verschiedenste Begriffe verpackt, von denen wir einige hier vorstellen. Sie entspringen unterschiedlichen Traditionen und Denkmodellen, beziehen sich häufig aufeinander und stellen jeweils bestimmte Facetten in den Vordergrund. Deshalb lohnt es sich, sie genauer zu betrachten.

Der Begriff der **Disidentifikation** stammt aus der Psychosynthese Roberto Assagiolis. Er stellt das Ziel in den Vordergrund, sich aus Identifikationen zu lösen. Den **Perspektivenwechsel** und die sich daraus ergebende Veränderung der Wahrnehmung betont der Begriff des **Reperceiving**. Der Begriff des **Decentering** bezieht sich auf das Zentrum, von dem aus man beobachtet. Er wird in der kognitiven Verhaltenstherapie oft gemeinsam mit dem Terminus der **Metakognition** gebraucht, der ein Nachdenken über das Nachdenken auf einer höheren Ebene beschreibt. **Kognitive Defusion** entstammt der Akzeptanz- und Commitment-Therapie, die damit ebenfalls diesem Kerngedanken der Achtsamkeit folgt. Sie fördert den Wechsel von einem Selbst, das sich mit den Inhalten seines Bewusstseins gleichsetzt, zu einem Selbst als Bewusstsein, in dem Inhalte auftauchen und wieder verschwinden, und damit zum **Selbst als Kontext**. Auf das transaktionale Stressmodell von Lazarus bezieht sich der Begriff des **achtsamen Coping**, nach dem Zustände der Achtsamkeit eine **positive Neubewertung** von potenziellen Stress-Auslösern erleichtern sollen. Aus der Tradition von Georges Gurdjieff stammt der Begriff des **Selbsterinnerns**, der hier erwähnt werden soll, weil er in dessen Vorstellung den gesundheitsfördernden Gegenpol zu den krankmachenden Automatismen des Selbstvergessens bildet.

Disidentifikation

Der Begriff der Disidentifikation und das Wissen um ihre transformative Kraft wurde von **Roberto Assagioli**, einem italienischen Psychiater, schon in der ersten Hälfte des letzten Jahrhunderts in die Psychotherapie eingeführt (► Kap. 2.2.2). Er trug dazu bei, die Psychoanalyse in Italien bekannt zu machen. Mit C. G. Jung teilte er sein Interesse für das Transpersonale; um sich intensiv mit den östlichen Weisheitslehren auseinanderzusetzen, lernte er sogar Sanskrit. Sein umfassendes Wissen führte ihn zur Entwicklung der Psychosynthese, einer Form der Psychotherapie, die Menschen aus ihrer Identifikation mit Teilpersönlichkeiten zu einer integrierten Ganzheit bis hin in transpersonale Bereiche begleitet. Ein wesentlicher Teil dieses Entwicklungsweges ist die Disidentifikation. *»Wir werden von allem beherrscht, mit* *dem sich unser Selbst identifiziert. Wir können alles, von dem wir uns disidentifizieren, beherrschen, leiten und benutzen«* (Assagioli 1994, S. 183).

In »*Lo studio di sé*« (Selbsterforschung) definierte er im Jahre 1932 Disidentifikation als

> ... praktisch vollzogene Unterscheidung zwischen Ich und Nicht-Ich ... die sich in der kontinuierlichen Verobjektivierung der aufeinanderfolgenden und transitorischen Inhalte des Bewusstseins verwirklicht ... (sie) hat die Identifikation mit dem höheren Ich oder dem Selbst zum Ziel.
>
> (Assagioli 1932; zit. in Assagioli 1992, S. 349).

In der Literatur wird auch die Wortvariante »*Des*identifikation« gebraucht. Die Vorsilbe »des« bedeutet allerdings »fehl«, wie z. B. im Begriff der »Desinformation«. »Dis« bedeutet »auseinander«, was dem »Ent-identifizieren« und damit der gewollten Bedeutung entspricht. Wir verwenden daher den Begriff »*Dis*identifikation«.

Ann Weiser Cornell (2013) bezieht sich im Focusing ebenfalls ausdrücklich auf das Konzept der Disidentifikation. Sie prägte darüber hinaus den Begriff der **Ver-Eslichung**, um den Prozess zu bezeichnen, in dem ein gefühltes Erleben in ein »Es« umgeformt wird, dem man Gesellschaft leisten kann. Das Gewinnen von Distanz ist für sie die eine Seite der Medaille der Disidentifikation – sich dann aus einem guten Abstand diesem »Etwas« freundlich zuzuwenden, um es in weiteren Schritten zu integrieren (► Kap. 3.10.2), die andere.

Therapeutische Ich-Spaltung

Freud beschreibt in »Neue Folge der Vorlesungen zur Einführung in die Psychoanalyse« im Abschnitt »Die Zerlegung der psychischen Persönlichkeit« eine »Ich-Spaltung«:

> Das Ich kann sich selbst zum Objekt nehmen, sich behandeln wie andere Objekte, sich beobachten, kritisieren, Gott weiß was noch alles mit sich selbst anstellen. Dabei stellt sich ein Teil des Ichs dem anderen gegenüber. Das Ich ist also spaltbar, es spaltet sich während mancher Funktionen wenigstens vorübergehend. Die Teilstücke können sich nachher wieder vereinigen.
>
> (Freud 1982 [1933], S. 497)

Freud ordnet die Selbstbeobachtung dem teilweise unbewussten Über-Ich zu. Er betont damit einen *kritischen* bis *beschuldigenden* Blick auf sich selbst, was das Phänomen klar von den spezifischen Qualitäten des achtsamen Beobachtens unterscheidet. Die Grundidee aber stammt von Richard Sterba (1985), der den Begriff der **therapeutischen Ich-Spaltung** eingeführt hatte. Er war damit zunächst auf massive Ablehnung gestoßen, da mit »Spaltung« damals nur Mechanismen im Zusammenhang mit Psychosen bezeichnet wurden. Auch heute noch werden mit dem Begriff »Spaltung« eher pathologische Phänomene beschrieben. Unabhängig von den Begrifflichkeiten liegt im Vorgehen der psychodynamischen Verfahren eine wesentliche Wirkkomponente darin, eine beobachtende Funktion des Ich einzuladen, zu fördern und zu nutzen. Das von Sterba und Freud gemeinte Beobachten zielt darauf ab, *Inhalte* aus dem Unbewussten bewusst zu machen.

Perspektivenwechsel und Reperceiving

Im Rahmen ihres Modells der drei Komponenten der Achtsamkeit – Absicht, Aufmerksamkeit und Haltung – beschreiben Shauna Shapiro, Linda Carlson und ihre Mitarbeiter (2006) *Reperceiving* als einen **Meta-Mechanismus**:

> Durch den Prozess der Achtsamkeit ist es möglich, sich von den Inhalten des Bewusstseins zu disidentifizieren und die Erfahrungen von Augenblick zu Augenblick mit größerer Klarheit und Objektivität zu betrachten. Wir bezeichnen diesen Prozess als Reperceiving, weil er einen fundamentalen Wechsel der Perspektive bein-

> haltet. Anstatt im Drama unserer persönlichen Erzählungen oder in unserer Lebensgeschichte verwickelt zu sein, können wir zurücktreten und einfach nur Zeuge sein.
>
> (Shapiro et al. 2006; Übersetzung durch die Autoren)

Für Shapiro dreht sich bei diesem Perspektivenwechsel der Blickwinkel um 180 Grad. Was zuvor Subjekt war, wird zum Objekt. Diese Fähigkeit zum Perspektivenwechsel sei während der gesamten Lebensspanne der Schlüssel zur psychischen Entwicklung. Reifung hieße dann, Perspektiven zunehmend flexibler wechseln und immer umfassendere Perspektiven einnehmen zu können. Achtsamkeit sei somit die logische Fortsetzung eines natürlichen menschlichen Entwicklungsprozesses. Sie erweitere die Fähigkeit zu immer umfassenderen und objektiveren Einsichten, hier in die Tiefen der eigenen inneren Erfahrungen.

Decentering und metakognitives Gewahrsein

Das Konzept des Decentering stammt als Beschreibung ihres zentralen Wirkprinzips aus der achtsamkeitsbasierten kognitiven Therapie der Depression. Ein Fragebogen – der *Experiences Questionnaire* (Fresco et al. 2007a) – erhebt den Anspruch, Decentering zu messen, indem man selbst einschätzt, inwieweit folgende Aussagen zutreffen:

> Ich bin besser dazu in der Lage, mich so zu akzeptieren, wie ich bin; ich kann unangenehme Gefühle beobachten, ohne von ihnen angezogen zu werden; ich bemerke, dass ich Schwierigkeiten nicht so persönlich nehme; ich kann gütiger mit mir selbst umgehen; ich kann mich selbst als von meinen Gefühlen und Gedanken getrennt erleben; ich habe den Eindruck, dass ich mir dessen voll bewusst bin, was rund um mich herum und in mir vorgeht; ich kann mein Denken in Zeiten von Stress verlangsamen; ich werde von Gedanken und Gefühlen nicht so leicht fortgetragen; ich kann tatsächlich sehen, dass ich nicht meine Gedanken bin; ich bin mir eines Gefühls von meinem Körper als Ganzem bewusst; ich bin freundlicher zu mir selbst, wenn etwas schiefgeht; ich kann mir Zeit nehmen, um auf Schwierigkeiten zu reagieren; ich betrachte die Dinge von einer umfassenderen Perspektive aus.
>
> (Fresco et al. 2007a, S. 238; Übersetzung durch die Autoren)

Die Aussagen machen deutlich, dass Decentering den Perspektivenwechsel, seine Auswirkungen und darüber hinaus auch noch eine Akzeptanz-Komponente umfasst. Erwähnenswert sind in diesem Zusammenhang empirische Untersuchungen, die Korrelationen von Decentering mit verminderter **Rumination** und damit verbundenen Verbesserungen nachweisen konnten (Fresco et al. 2007b).

In der kognitiven Verhaltenstherapie findet sich auch der Begriff des **Metakognitiven Gewahrseins** (*Metacognitive Awareness).* Damit wird der Prozess definiert, in dem

> ... negative Gedanken und Gefühle als vorübergehende Ereignisse des Geistes angesehen werden statt als inhärente Aspekte des Selbst oder als unbedingt valide Spiegelung der Realität.
>
> (Teasdale et al. 2002, S. 285; Übersetzung durch die Autoren)

Kognitive Defusion

Kognitive Defusion ist ein Begriff aus der Akzeptanz- und Commitment-Therapie (ACT). Diese misst der **Sprache** und damit dem, was wir ständig zu uns selbst sagen, große Bedeutung zu und stellt diesen Aspekt ins Zentrum ihrer Arbeit. Sie erklärt den Klienten, dass wir in einer verbal dominierten Welt leben, indem unser Verstand – ob wir wollen oder nicht – ganz automatisch all das kommentiert, was wir erleben. Ihre sprachliche Abbildung kann der Realität allerdings nie wirklich gerecht werden, sie filtert, verschleiert und verzerrt sie. Einmal hergestellte gedankliche Zusammenhänge bleiben häufig wie in Stein gemeißelte Merksätze in uns wirksam. Neue Gedanken können die alten oft nicht löschen und auch sehr negative Konsequenzen unseres Verhaltens führen nicht selbstverständlich dazu, es zu verändern. Wir folgen lieber den meist verbal formulierten Regeln, die einmal von anderen vorgegeben wurden oder die wir selbst für uns aufgestellt haben. Sie besagen, was wir können und was nicht, was wir dürfen und was nicht oder – in der Verallgemeinerung – was man tun muss oder keinesfalls tut.

Als **Fusion** beschreibt die ACT genau diesen Prozess, bei dem wir unsere Gedanken wortwörtlich nehmen und ihnen – ohne es zu wissen – die Macht geben, über unser Handeln zu bestimmen. Fusion führe dazu, dass sich aus einem bestimmten Gedankengang automatisch, fast mechanisch eine bestimmte Handlungsweise ergibt. Indem ich denke und unmittelbar dem folgen muss, was ich denke, wird der Gedanke zur Handlungsanweisung. Die bewusste Möglichkeit, dass die Welt auch anders sein könnte, als unsere Gedanken sie abbilden, existiert gar nicht.

Defusion hieße, aus dieser Fusion, aus dem Verschmolzen-Sein mit dem eigenen Denken herauszutreten. Defusion holt den Verstand von seinem hohen Ross herunter und entzieht ihm die Autorität. Die ACT misst dabei der Sprache eine zentrale Bedeutung zu, wenn sie Defusion definiert als:

> Das Erkennen, dass Gedanken, Gefühle und Körperempfindungen vorübergehende Ereignisse sind, ohne sich auf den buchstäblichen Inhalt der zeitgebundenen und wertenden Sprache einzulassen, die diese Erfahrungen begleiten.
>
> (Fletcher et al. 2010, S. 43; Übersetzung durch die Autoren)

Defusion bedeute dann, sich die *sprachlich* formulierten inneren Regeln bewusst zu machen und sich zugleich die Freiheit zu geben, unabhängig von ihnen zu handeln. Man kann immer noch X denken, jedoch Y tun. Durch Defusion werden die Gedanken als mentale Phänomene erkannt, als nicht mehr und nicht weniger. Somit wird auch hier das Phänomen einer inneren Distanzierung oder Disidentifikation betont.

Die ACT differenziert zwischen zwei Arten, sich selbst zu erleben oder zu definieren: Identifikation führe zum **Selbst als Inhalt** *(Self as Content)*, mit dem man sich identifiziere. Disidentifiziert beobachtend erlebe man das **Selbst als Kontext** *(Self as Context)*, als den umfassenden Rahmen, innerhalb dessen Erfahrungen auftauchen und wieder verschwinden. Im Zustand der Achtsamkeit kann man sich in diesem Sinne disidentifiziert als Gewahrseinsfeld erleben, in dem alles kommt und wieder geht.

Deautomatisierung

Daniel Siegel (2007) holte mit seiner Vorliebe für Akronyme YODA, den mächtigen alten Meister im Hohen Rat des Jedi-Ordens, aus dem »Krieg der Sterne« in die Welt der Achtsamkeit. YODA steht bei ihm für: *»You Observe and Decouple Automaticity«* – Du beobachtest und entkoppelst Automatismen. Jon Kabat-Zinn spricht vom **Autopilotenmodus**, den zu unterbrechen die Achtsamkeit hilft. Und die Akzeptanz- und Commitment-Therapie nutzt in ihrer Vorliebe für Metaphern das Bild vom Umschalten vom Automatikbetrieb auf **Handbetrieb**.

Achtsames Coping durch positive Neubewertung

Eric Garland und seine Mitarbeiter (2009) beziehen sich auf das transaktionale Stressmodell von Lazarus, das der sekundären Neubewertung von potenziell stressauslösenden Faktoren bei der Stressbewältigung eine zentrale Bedeutung zumisst. Kognitive Verhaltenstherapie setzt insbesondere an dieser Stelle an. Nach Garland wirke nicht die Achtsamkeit selbst stressreduzierend, sondern ihre Wirkung auf die Fähigkeit zur positiven Neubewertung –

Positive Reappraisal. Ein Zustand von Achtsamkeit könne die sekundäre Neubewertung positiv beeinflussen, indem die Aufmerksamkeit durch den Perspektivenwechsel (*Decentering*) weiter und flexibler ist. Garland konnte seine Hypothese belegen: In einer Interventionsstudie fand sich nach einem MBSR-Kurs eine erhöhte Fähigkeit zur positiven Neubewertung und diese erwies sich als ein Mediator für die Stressreduktion (Garland et al. 2011).

Kritisch anzumerken ist an diesem Modell, dass die Achtsamkeit auf ein Tool reduziert wird, das sich *ausschließlich* auf die Verbesserung der positiven Neubewertung auswirkt. Zudem ist die positive Neubewertung wiederum ein kognitiver Prozess und als solcher von emotionalen Faktoren abhängig. Denkprozesse und die narrative Konstruktion des Selbst stehen dabei im Mittelpunkt und gewinnen dadurch eher noch an Bedeutung.

Selbsterinnern, den Körper spüren und aufwachen

Der Bewusstseinsforscher Charles T. Tart (2001a) bezieht sich in seiner Arbeit auf die Tradition von Georges I. Gurdjieff, der seine Schüler dabei unterstützen wollte, »aufzuwachen«, und dazu ebenfalls die Entwicklung eines »neutralen, mehr wissenschaftlichen Beobachters«, eines »fairen Zeugen« förderte.

> Die meisten von uns haben schon eine Art Beobachter eingebaut. Manchen Menschen scheint er zu fehlen, aber die meisten von uns haben jenen, den Freud »Über-Ich« nannte. Dieses Über-Ich ist der Teil von uns, der die Regeln kennt und bereit ist, uns zu verurteilen, wenn wir böse sind. … Gurdjieff hatte keinerlei Verwendung für das Über-Ich. Es ist ein nützlicher sozialer Mechanismus, der dazu dient, das Verhalten von schlafenden Menschen zu kontrollieren; er ist allerdings gar nicht förderlich, wenn man wirklich aufwachen will. Du musst einen mehr wissenschaftlichen Beobachter entwickeln. Du musst einen Teil in Deinem Geist entwickeln, der darauf neugierig ist: Wer bin ich *wirklich*? Was tue ich *wirklich*? – der danach trachtet, die äußeren Handlungen, die Gedanken und Gefühle so klar und objektiv wie möglich zu beobachten.
>
> (Tart 2001a, S. 110; Übersetzung durch die Autoren, Hervorhebung im Original)

Gurdjieff erklärte, der Beobachter könne geistige Schnappschüsse schießen. Das daraus entstehende Album gebe Aufschlüsse darüber, wie man sich in verschiedensten Situationen des Lebens wirklich verhalte, denn Fotografien lügen nicht – so war das zumindest damals. Das Beobachten war für Gurdjieff zunächst nur ein Prozess der Datensammlung. So gab er die paradox anmutende Empfehlung, sich in den ersten Jahren der Selbstbeobachtung *nicht* zu verändern, da es Schwierigkeiten bereiten könne, zu versuchen, sich zu verändern, wenn man sich selbst noch nicht richtig verstanden hat. Es gehe zunächst ausschließlich darum, sich und sein Funktionieren zu verstehen!

Gurdjieff bezeichnet diesen Prozess der wachen Selbstbeobachtung auch als **Selbsterinnern**. Es steht im Gegensatz zu dem von Tart als »Konsensus-Bewusstsein« bezeichneten Zustand, in dem wir uns im Alltag zumeist befinden, ein Bewusstsein, dass sich auf sozial vereinbarte Sichtweisen stützt. Dabei sind wir entweder mit äußeren Dingen *oder* mit uns selbst beschäftigt. Im Gegensatz dazu empfiehlt Charles Tart, gerade im Alltag ganz bewusst und *kontinuierlich* einen Teil der Aufmerksamkeit dem Wahrnehmen des eigenen Körpers zu widmen. Der Rest kann sich durchaus der Welt um uns herum zuwenden. Wenn zehn bis fünfzehn Prozent unserer Aufmerksamkeit beim Körper sind, verankere uns das in der Gegenwart. Arme und Beine sind immer nur im Hier und Jetzt. Eine Praxis, in der genau das geübt wird, heißt **Morgenübung**, weil empfohlen wird, damit den Tag zu beginnen, um die Weichen in diese Richtung zu stellen (Weiss et al. 2015; 2016).

Disidentifikation und Dissoziation

Disidentifikation darf nicht mit Dissoziation verwechselt werden. Achtsame, disidentifizierte Zustände stellen vielmehr in einigen Dimensionen das genaue **Gegenteil** von dissoziativen Zuständen dar. In disidentifizierten Zuständen ist man in einem absichtsvoll zugewandten und teilhabend beobachtenden Kontakt mit der Realität, z. B. mit dem eigenen Körper, man spürt ihn voll und ganz und bewohnt ihn. Dissoziation hingegen ist das Ergebnis eines Rückzugs aus der Realität, aus dem Kontakt mit schmerzhaften Gefühlen, meist als automatischer Bewältigungsmechanismus, um sich zu schützen und *nichts* mehr zu spüren. Ein Mensch funktioniert dann wie eine Maschine auf Autopilotenmodus, der Körper ist wie tot, wie nicht zu einem gehörend. Eine Definition lautet: »*Dissoziation wird gegenwärtig als ein Vorgang verstanden, der zu einer vorübergehenden oder anhaltenden Desintegration in den Bereichen des Bewusstseins, des Gedächtnisses oder der Identität einer Person führt*« (Dobmeier u. Kapfhammer 2001, S. 97). Achtsamkeit und die mit ihr verbundene Disidentifikation wirkt hingegen integrierend. Achtsam disidentifiziert beobachtend ist man ganz im Hier und Jetzt, man spürt potenziell alles. Man kann Achtsamkeit sogar als **Antidissoziativum** einsetzen, z. B. in Form der 5-4-3-2-1-Übung zur Reorientierung in der Gegenwart (▶ Kap. 3.5.7).

3.6.3 Wer bin ich? – Identifikation und Disidentifikation

»*Wer bin ich?*« In dieser Frage sah der indische Weise Ramana Maharshi den Kern des spirituellen Weges. Sie stellt sich aber auf anderen Ebenen auch in der psychodynamischen Therapie, denn auch hier wird das Wesen eines Menschen erforscht, allerdings in Bereichen, die für viele östliche Lehrer eher zur Welt der Täuschungen gehört. Achtsamkeit ist ein Weg, dieser Frage in der Psychotherapie nachzugehen.

Charles Berner entwickelte Übungen, bei denen man in »*Enlightenment Intensives*« in einer Gruppe paarweise gegenübersitzt. Einer der beiden wiederholt immer wieder die Frage: »Wer bist Du?« In einem oft mehrtägigen Prozess enthüllt sich dem Bewusstsein allmählich, dass all die Dinge, mit denen wir uns normalerweise identifizieren und die uns charakterisieren – wie Name, Geschlecht, Familien- oder Staatszugehörigkeit, Beruf, bestimmte Eigenschaften, Sehnsüchte und Ängste – keineswegs erfassen, wer oder was wir tatsächlich sind. Das Eigentliche, das Essenzielle, bleibt dem denkenden Geist verborgen; es bleibt geheimnisvoll und kann erst in höheren Seinszuständen sinnvoll erfasst werden. Es stellt sich heraus, dass das, womit wir uns im Alltag identifizieren, keine Festigkeit und Dauerhaftigkeit besitzt, und aus der spirituellen Sicht eher dazu beiträgt, dass wir uns in tranceähnlichen und durch die individuelle Biografie verzerrten Wirklichkeiten bewegen (vgl. Wolinsky 1993). Das Üben von Achtsamkeit wird als der wichtigste Weg angesehen, diese »Trancen« zu entdecken und ein gewisses Maß an Freiheit von ihnen zu erlangen.

Achtsamkeit und das Ich in der westlichen Psychologie

Schon für Sigmund Freud war die Seele ein komplexes Gebilde,

> … nichts Einfaches, vielmehr eine Hierarchie von über- und untergeordneten Instanzen, ein Gewirre von Impulsen, die unabhängig voneinander zur Ausführung drängen, entsprechend der Vielheit von Trieben und Beziehungen zur Außenwelt, viele davon einander gegensätzlich und miteinander unverträglich.
>
> (Freud 1999 [1917], S. 9)

Das Wissen um die Komplexität des »psychischen Apparates« hat nach Freud noch weiter zugenommen. Und so ist es nicht verwunderlich, dass es kein einheitliches Verständnis, sondern vielmehr Verwirrungen um Begriffe wie Ich und Selbst gibt. Es würde den Rahmen sprengen, die unterschiedlichen Sichtweisen darzulegen. Hier soll deutlich werden, dass es gewissermaßen eine weltliche und eine spirituelle Version des Ich gibt: nämlich einerseits jenes Gebilde, das Psychologen und Psychotherapeuten untersuchen, und andererseits die dahinter liegende Essenz, auf die auch die buddhistische Tradition blickt. Das ursprüngliche Konzept der Achtsamkeit stammt aus dieser zweiten Welt. Dabei wird oft unterstellt, dass die weltliche Version jene Mechanismen ernst nehme, die jeden von uns in einen Zustand führt, in dem wir mit Vorstellungen identifiziert sind, die uns täuschen und in ein isoliertes Sein führen. Die Achtsamkeit hingegen soll helfen, dass wir nicht von Identifikationen mit limitierenden oder sogar dysfunktionalen Sicht- und Erlebensweisen gefangen bleiben, die aus der Welt psychischer Konstrukte stammen.

Es ist uns aber auch wichtig, auf die kontrovers diskutierte Frage einzugehen, ob Achtsamkeit ichstärkend wirkt oder das Ich schwäche, indem regressive Prozesse ausgelöst oder die Existenz eines konstanten Ich überhaupt geleugnet wird. Um unsere zentrale Aussage vorwegzunehmen: Beide Positionen haben ihre Berechtigung, denn das, was man als Ich-Funktionen bezeichnet, wird durch eine Achtsamkeitspraxis gestärkt. Zugleich werden alle Bilder, die man sich von diesem Ich macht, und alle Verdinglichungen in Frage gestellt, denn aus der erfahrungsbasierten Sicht der buddhistischen Psychologie wird all das, was wir als Ich erleben, von Augenblick zu Augenblick immer wieder neu erschaffen.

Um sich vor Augen zu rufen, welche **Funktionen** dem Ich in der Psychotherapie zugeschrieben werden, hier einige Beispiele: die Realität wahrzunehmen, sich an sie anzupassen und mit ihr zurechtzukommen. Das Ich gilt auch als Vermittler zwischen Über-Ich und Es, zwischen Lustprinzip und Realitätsprinzip. Das Ich sei zudem zuständig dafür, abzuwehren, was Angst macht, und es habe integrierende Funktion. In Anlehnung an das Raster der Strukturdiagnostik nach OPD (Operationale Psychodynamische Diagnostik) könnte man sagen, die Schulung von Achtsamkeit fördert eine **differenzierte Selbst- und Objektwahrnehmung**. Sie erweitert die **Selbststeuerungsfähigkeiten** im Sinne einer verbesserten Emotionsregulation und Impulskontrolle. Sie erhöht die **Kommunikationsfähigkeit** und die **Bindungsfähigkeit**. Statt die **Abwehr** zu stärken, stärkt sie die Fähigkeit, sich inneren und äußeren Realitäten zu stellen.

Andere Konzepte sehen das Ich als Ergebnis von Prozessen der **Verinnerlichung** von Beziehungserfahrungen, mit der Bildung von **Selbst- und Objektrepräsentanzen** und von Bildern darüber, wie man ist, wie man gerne wäre und wie man sein sollte. Achtsamkeit macht diese Vorstellungen und Muster bewusst, erkennt sie als Bilder und hilft dabei, sich von ihnen zu disidentifizieren.

Achtsamkeit bedeutet auch unmittelbares Wahrnehmen all dessen aus der **Erste-Person-Perspektive**. Man beobachtet die Gedanken über sich selbst und die Bilder, die man sich von sich selbst macht. Sie als Gedanken und Bilder zu erkennen, relativiert sie. Man erkennt aber auch die **Auswirkungen**, die sie trotzdem haben: auf uns selbst, auf die Beziehung zu uns selbst, auf andere Menschen und unsere Beziehungen. Achtsamkeit hilft darüber hinaus, den **Wandel** zu erkennen, dem diese Bilder unterworfen sind. Das Beobachten des Wandels macht auch deutlich: Ein einheitliches und stabiles Ich ist eine Illusion. Insofern eröffnet die Praxis der Achtsamkeit schließlich auch eine eher von den spirituellen Traditionen vertretene Sichtweise unserer tieferen Natur, die sich von der Sichtweise der traditionellen Psychologie unterscheidet.

Teilemodelle: Ich bin Viele

Man könnte sagen: Schon Goethes Faust beschreibt seine Persönlichkeitsanteile:

> Zwei Seelen wohnen, ach! in meiner Brust; Die eine will sich von der andern trennen; Die eine hält, in derber Liebeslust, Sich an die Welt mit klammernden Organen; Die andere hebt gewaltsam sich vom Dust (= Staub) zu den Gefilden hoher Ahnen.
>
> (Goethe, Faust I, »Vor dem Tor«, Vers 1112–1117)

Man könnte sich darüber hinaus fragen, wie man wohl mit Faust arbeiten würde, käme er heute in Psychotherapie. Manchen Psychotherapeuten würde sich das wohl bekannteste Teilemodell aufdrängen, sie würden an Es und Über-Ich denken, die miteinander kämpfen. Andere würden beide »Seelen« auf leere Stühle oder Kissen setzen und sie ermutigen, sich auszudrücken. Wieder andere würden um Verständnis für beide Anteile werben, für ihre Entstehung und Funktion, und danach trachten, sie in ihrer guten Absicht zu würdigen. Wiederum andere würden auf eine Integration hinarbeiten. Dazu würden sie vielleicht die Hilfe von etwas Drittem anfordern, etwa von einem »Selbst«.

All diesen Vorgehensweisen liegt die Einsicht zugrunde, dass die menschliche Seele keineswegs eine Einheit darstellt. Sie vertreten Konzepte der **Multiplizität der menschlichen Psyche** (Hesse 2003). Im Laufe der Psychotherapiegeschichte wurden viele solcher Modelle entwickelt, die aus unserer Sicht alle ihre Berechtigung haben, da sie jeweils andere bedeutsame Gesichtspunkte der Komplexität menschlichen Daseins in den Vordergrund stellen. Kulturspezifisch prägen uns Vorstellungen von einem willigen Geist und dem schwachen Fleisch (Matth 26,41), Körper und Geist wurden dabei oft zu Gegnern. Uns geht es um Differenzierung und Integration, auch von Teilen (► Kap. 3.10.1). Teilemodelle erscheinen uns als eine wesentliche Bereicherung für die Psychotherapie, denn sie erklären innerpsychische Vorgänge, aber auch alltägliche Phänomene in Beziehungen, auf eine gut nachvollziehbare und plausible Weise.

Teile von sich zu betrachten und zu untersuchen ist ein Weg, sich zu **disidentifizieren**, indem man sich aus einer Metaperspektive betrachtet. Wie in allen Formen der Arbeit mit Externalisierungen wird man zum Beobachter von Anteilen seiner Psyche, und es wird möglich, sich aus Identifikationen zu lösen. Ein solcher Prozess beginnt in der Therapie oft dann, wenn innere Widersprüche auftauchen, die gut aufgegriffen werden können: *»Es scheint da wohl zwei Seiten oder Anteile in Ihnen zu geben, die unterschiedlicher Meinung sind. Wollen Sie die näher erforschen?«*

Im Folgenden sollen Aspekte einiger Teilemodelle vorgestellt werden, die zum Verständnis einer achtsamkeitsbasierten Teilearbeit beitragen sollen – von ihren Wurzeln und ihrem Verständnis der Teile bis hin zur Haltung ihnen gegenüber. Die Achtsamkeit erlaubt einerseits, innere Anteile genau zu beobachten und zu verstehen, und andererseits erwächst aus der beobachtenden Perspektive eine integrierende Kraft. Ausführlicher werden wir auf das Modell einer spezifischen achtsamkeitsbasierten Teilearbeit eingehen, das diese übergeordnete, integrierende Perspektive in den Mittelpunkt stellt: das Modell des »Systems der Inneren Familie«.

Transaktionsanalyse

Die Transaktionsanalyse von **Eric Berne** (*1910; †1970) ist das wohl populärste Teilemodell. Auch wenn die Dreiteilung von Zuständen an die drei Instanzen von Freud erinnert, kreierte Berne seine **Ich-Zustände** als Einheit von Emotion, Kognition und Verhalten. Sie bezeichnen **kohärente Einheiten** des Erlebens und beinhalten **Einstellungen, Haltungen, Gefühle, Gedanken, Erinnerungen** und die damit korrespondierenden **Verhaltensweisen**.

Während sie sich von innen her als stimmige Einheit anfühlen, zeigen sie sich nach außen oft durch eine charakteristische Körperhaltung, durch ihren stimmlichen Ausdruck und durch die ihnen eigene Physiologie, sie manifestieren sich somit als definierbare Zustände. Berne geht soweit, dass er sie nicht nur als Persönlichkeits*anteile* betrachtet, sondern als ganze »**Persönlichkeiten**«, die jeder Mensch mit sich herumträgt. Berne übernahm den Begriff des Ich-Zustands von seinem Lehranalytiker und Freud-Schüler Paul Federn (*1871; †1950), der sein Modell aus der Arbeit mit psychotischen Menschen entwickelte. Für Federn war ein Ich-Zustand »*... die Gesamtheit der mentalen und körperlichen Erfahrung einer Person zu jedem bestimmten Zeitpunkt*« (Stewart 1992, S. 23; Übersetzung durch die Autoren).

Wie schon ihr Name sagt, versteht sich die Transaktionsanalyse auch als **Kommunikations-** bzw. **Beziehungsmodell**. Es scheint auch uns wesentlich, dass der jeweilige Zustand eines Menschen immer nur in seinem Kontext zu verstehen ist. Im Zusammensein ruft ein Mensch bzw. dessen momentaner Zustand in anderen Menschen oft bestimmte Zustände hervor, zumindest macht er das Auftreten bestimmter Zustände wahrscheinlicher, anderer wiederum unwahrscheinlicher. Indem Berne die Zustände personalisiert, schaffte er auch die Möglichkeit, sich eine **intrasystemische Kommunikation** zwischen den Teilen *einer* Person vorzustellen. Was Berne noch als Austausch von Energie zwischen den Teilen bezeichnet, könnte man moderner als **inneren Dialog** bezeichnen.

Palo-Alto-Gruppe und Virginia Satir

Gregory Bateson importierte das **ökosystemische Denken** in den psychosozialen Bereich. An der damaligen Psychoanalyse kritisierten die Vertreter der Palo-Alto-Gruppe vor allem deren Tendenz zur metaphorischen Verdinglichung von Prozessen sowie monokausale Erklärungsansätze. Sie betonten die Bedeutung des **Kontextes**: Bestimmte Eigenschaften seien nicht einzelnen Menschen zuzuordnen, sie seien vielmehr das Ergebnis von umfassenderen Beziehungsmustern, die diese »Eigenschaften« erst hervorbringen. Systeme werden in ihrer **Selbstorganisation**, in ihren Regulationsmechanismen und Mustern beschrieben und verstanden. Sprachliche Etikettierungen führten zu Festschreibungen, Therapeuten müssten sich deshalb ihrer Definitionsmacht bewusst sein. Es ist bemerkenswert, dass sich in dieser Sichtweise Parallelen zur buddhistischen Psychologie finden, die ebenfalls das Prinzip der wechselseitigen Abhängigkeit und der Konstruktion von Wirklichkeiten betont.

Virginia Satir beschreibt bestimmte Kommunikationsmuster, die auch als Persönlichkeitsanteile verstanden werden können, wie z. B. einen Beschwichtiger, einen Ankläger, einen Rationalisierer und einen Ablenker. Während Bateson vor allem die *Inkongruenz* zwischen verbalen und nonverbalen Botschaften interessierte und er meinte, dass dem nonverbalen Anteil mehr Bedeutung zuzumessen sei, enthielten für Virginia Satir beide Aspekte *gleichermaßen* gültige Botschaften. Auch wenn sich eine Person der Doppeldeutigkeit ihrer Aussagen nicht bewusst war, versuchte Satir, keine der beiden Seiten zu ignorieren. Denn damit würde auch ein Anteil des Klienten geleugnet, ignoriert oder als schlecht verurteilt. Dies würde unter Umständen wichtige Fähigkeiten vernachlässigen, die Ressourcen sein und Kraft geben könnten. Das Postulat, dass jeder Anteil eine **positive Absicht** verfolgt, entstammt Virginia Satirs Vorstellung von Selbstwert, mit der eine Abwertung eines Teiles nicht vereinbar wäre. Diese Vorstellung steht dem Geist der Achtsamkeit sehr nahe, sie entspricht auch dem Menschenbild der Human-Potential-Bewegung, von dem Satir beeinflusst war.

Gestalttherapie

Als Fritz Perls in einem Interview gefragt wurde, was Gestalttherapie sei, begann er spontan mit einer Teilearbeit (Bry 1972). Polster und Polster (2002) schreiben: »*Einander entfremdete Anteile eines Menschen wieder in Kontakt miteinander zu bringen, ist die natürliche Weiterführung der grundlegenden Annahme der Gestalttherapie, dass Kontakt Veränderungen herbeiführt*«. In seinem Umgang mit Polaritäten bezieht sich Perls auf Einflüsse des **Taoismus** und der antiken Tradition **Heraklits**. In der Nicht-Einmischung und dem wahrnehmenden Aushalten von Polaritäten spiegeln sich das Prinzip der »Einheit der Gegensätze« und der Respekt vor der regulierenden Funktion komplementärer Gegensätze – eine Haltung, die ebenfalls Aspekten des Achtsamkeitskonzepts entspricht.

Hypnosystemische Konzepte

Vertreter hypnosystemischer Konzepte im Sinne der Heidelberger Gruppe um Helm Stierlin und Gunther Schmidt (2005) verfolgen konsequent das **Kooperationsprinzip**. Sie verhalten sich nicht nur dem Unbewussten gegenüber wertschätzend, sie trachten auch danach, die Kooperation *aller* bewussten Anteile zu gewinnen. Gunther Schmidt spricht von einer **inneren Konferenz**, dem **inneren Parlament** oder einem **Orchester**, in dem es die Aufgabe des Dirigenten sei, den einzelnen Musikern die ihnen angemessenen Rollen zuzuweisen (1989). Anteile bekommen in der Innenwelt ihren Platz und werden zur Kommunikation miteinander angeregt. Zustände werden als Trancen verstanden, das unflexible Verharren in dysfunktionalen Persönlichkeitsanteilen wird als »Problemtrance« gedeutet. Ein lösungsorientiertes Vorgehen zielt darauf ab, einen flexiblen Wechsel zwischen den verschiedenen Trancen hin zu Lösungstrancen zu ermöglichen.

Ego-State-Therapie

John und Helen Watkins entwickelten die Ego-State-Therapie, einen ursprünglich aus der Hypnose hervorgegangenen Ansatz, aus dem sich inzwischen eine eigene Therapieschule entwickelt hat, in der ein differenzierter Umgang mit Ich-Zuständen gelehrt wird. Diese werden folgendermaßen verstanden:

> Ein Ich-Zustand kann definiert werden als ein organisiertes Verhaltens- und Erfahrungssystem, dessen Elemente durch ein gemeinsames Prinzip zusammengehalten werden und das von anderen Ich-Zuständen durch eine mehr oder weniger durchlässige Grenze getrennt ist.
>
> (Watkins u. Watkins 2003, S. 45)

Auch die Schritte einer Ego-State-Therapie stimmen mit jenen eines achtsamkeitsbasierten Vorgehens überein, in dem eine Beobachterposition gesucht wird. Es geht zunächst darum, mit inneren Anteilen in Kontakt zu kommen, mit ihnen zu kommunizieren und ein therapeutisches Bündnis zu schließen. Dies ist die Basis dafür, sie zu verstehen und zu akzeptieren, sie zu unterstützen und in ihrer Entwicklung und Reifung zu fördern. Ziel ist ihre Integration und die Entwicklung eines inneren Teams bzw. einer inneren Familie, in der alle Teile ihren Platz haben, einander unterstützen und situationsangemessen und flexibel zur Verfügung stehen. Diese Stufen der Integration werden später ausführlicher beschrieben (► Kap. 3.10.2).

Schematherapie

Auch die Verhaltenstherapie hat sich mit gewohnheitsmäßigen Mustern beschäftigt, wie ein Mensch sich selbst, andere und seine Umgebung wahrnimmt, und hat rund um das, was sie Schema nennt, eine eigene Therapierichtung entwickelt (Young et al. 2005). Eine Weiterentwicklung ist ein Ansatz, der die Schematherapie mit der Achtsamkeit verknüpft (van Vreeswijk et al. 2012). Als Veränderungsprinzip spielt in der Schematherapie die Nutzung der therapeutischen Beziehung in Form des begrenzten **Nachbeelterns** die wichtigste Rolle. In einer **Untersuchungsphase** werden die Schemata zunächst identifiziert. In der **Veränderungsphase** wird mit empathischer Konfrontation und Realitätsprüfung gearbeitet.

Dabei werden verschiedenste Interventionen aus der Kognitiven Verhaltenstherapie und aus interpersonalen Therapien genutzt. Mit der Achtsamkeit kommt allerdings noch etwas hinzu:

> Der achtsamkeitsorientierte Ansatz fügt den genannten beiden Phasen eine dritte hinzu: Durch die aufmerksame und nicht-urteilende Wahrnehmung dessen, was im Inneren eines Menschen geschieht, wenn bei ihm ein Schema aktiviert wird, entsteht ein Raum, der es ermöglicht, auf eine andere Weise als bisher auf die Aktivierungen von Schemata … zu reagieren.
>
> (van Vreeswijk et al. 2012, S. 40)

Statt dem inneren Erleben zu entfliehen, es zu korrigieren oder nach seiner Validierung von außen zu suchen, lernt man, es zu bemerken und zuzulassen. Ein beobachtendes Innehalten macht es möglich, den Schemata nicht automatisch zu folgen, sondern aufgrund einer freien Entscheidung zu wählen. Dazu übt man, sich bewusst von der Aktivierung zu distanzieren, indem man aufmerksam beobachtet, bevor man reagiert. Zugleich dient der Atem als Anker, zu dem man im Falle einer starken Aktivierung eines Schemas jederzeit zurückkehren kann.

System der Inneren Familie

Ein therapeutisches Verfahren, das »System der Inneren Familie« (IFS; Schwartz 2002) wird manchmal als achtsamkeitsbasiertes Verfahren verstanden (Cole u. Ladas-Gaskin 2007), da das Menschenbild und das konkrete Vorgehen dem Geist der Achtsamkeit entspricht. Richard Schwartz hat diesen Aspekt seiner Arbeit zunächst nicht so benannt. Viele Jahre enger Zusammenarbeit mit dem Hakomi Institute führten aber zu einer immer expliziteren Ausformulierung des Modells im Sinne der Achtsamkeit.

Das IFS-Modell unterscheidet drei verschiedene Typen von Teilen bzw. Subpersönlichkeiten, die er Manager, Verbannte und Feuerbekämpfer nennt. **Manager** sind für die erfolgreiche Bewältigung des Alltags zuständig. Sie schützen andere Teile davor, verletzt oder abgelehnt zu werden. Darüber hinaus versuchen sie, die Aktivierung von **Verbannten** so gering wie möglich zu halten. Dies sind jene Teile innerhalb eines Systems, die Leidvolles oder Traumatisierendes erfahren mussten. Sie wurden vom Rest des Systems abgesondert und isoliert, um es vor Schmerz, Angst, Terror und anderem Unangenehmen zu schützen. Solche Teile können zutiefst verzweifelt und extrem werden, um Aufmerksamkeit und Fürsorge zu bekommen und ihre Geschichte erzählen zu können. **Feuerbekämpfer** sind Anteile, die in Aktion treten, wenn die Verbannten aktiviert sind, um diese zu kontrollieren, zu beruhigen oder das System von ihnen abzulenken. Sie haben die gleichen Ziele wie die Manager, sind aber dysfunktional, indem sie Mittel wie Alkohol, Selbstverletzung, Wut oder Essanfälle nutzen. Ein wichtiger Aspekt dieser Art der Teilearbeit besteht darin, dass ihr Zusammenwirken als ein **»sensitives ökologisches System«** verstanden wird.

Im IFS-Modell bekommt eine Instanz eine besondere Bedeutung: Sie wird als **»Selbst«** bezeichnet. Es ist dieses Selbst, das sich gemeinsam mit dem Therapeuten auf eine Reise in das System der inneren Teile begibt. Es hat somit eine etwas andere Rolle und Funktion als der Innere Beobachter. Es ist aktiver, hat fürsorgliche Qualitäten, hat transformative und heilende Kräfte. Im Vorgehen der Therapie mit dem IFS geht es zunächst darum, jene Teile kennenzulernen und wertzuschätzen, die das System schützen. Während die Persönlichkeit eines Menschen oft mit einer Zwiebel mit vielen Schalen verglichen wurde, die etwas Bedeutsames im Inneren umhüllt, betrachtet IFS die Persönlichkeit eher wie eine Knoblauchknolle mit vielen Zehen. Jede Zehe enthält einige Beschützeranteile und einen oder zwei verletzliche Teile, mit denen unabhängig voneinander gearbeitet werden muss. Während jede dieser einzelnen Zehen sich verändert, zeigt sich immer mehr Selbstvertrauen. Wohlbefinden, Klarheit und Ruhe nehmen zu. Wenn die einzelnen Teile zurücktreten, tritt das Selbst immer mehr zutage (Schwartz 2008).

Den Zustand, bei dem das **Selbst in Führung** ist, beschreibt Richard Schwartz mit acht Qualitäten, deren englische Bezeichnungen alle mit C beginnen und deren Nähe zu buddhistischen Konzepten deutlich ist. Das sind **Ruhe** *(Calmness)* als Auswirkung von Gleichmut, **Klarheit** *(Clarity)*, **Neugierde** *(Curiosity)* im Sinne von Anfängergeist und Offenheit sogar gegenüber den »inneren Dämonen«. Da ist **Mitgefühl** *(Compassion)*, das ermöglicht, mit Leidenden zusammen zu sein und ihnen zu helfen, seien es andere Menschen oder eigene innere Anteile. Da ist **Zuversicht** *(Confidence)*, dass das Selbst die anderen Teile heilen und sie beschützen und trösten kann, falls sie wieder verletzt werden. **Mut** *(Courage)* bedeutet, sich für die Entrechteten einzusetzen und zugefügten Schaden wiedergutzumachen. **Kreativität** *(Creativity)* bewirkt, dass gute Beziehungen zu bedrängten oder unterdrückten Anteilen überraschende Kräfte freisetzen. Und da ist **Verbundenheit** *(Connectedness)* mit anderen Menschen und den eigenen Teilen, der Natur und dem Universum (Schwartz 2008).

Entscheidend ist in diesem Modell, dass sich im IFS das »**Selbst**« – ebenso wie der innere Beobachter in anderen Ansätzen – auf einer umfassenderen und damit **hierarchisch höheren Ebene** befindet und integrierende Funktion hat. Die Frage, ob das Selbst ein Zustand oder der Kern der Persönlichkeit sei, löst Schwarz elegant mit einem Hinweis auf den Welle-Teilchen-Dualismus in der Quantenphysik, in der man das Phänomen von Licht entweder mit Wellen oder mit Teilchen erklären kann, je nachdem aus welcher Perspektive man es betrachtet.

> So ähnlich kann das Selbst zur einen Zeit in einem weiten, wellenähnlichen Zustand sein, wenn ein Mensch meditiert (völlig von seinen Teilen losgelöst), und sich dann in ein Individuum mit Grenzen (ein Teilchen) verwandeln, wenn dieselbe Person versucht, ihren Teilen zu helfen oder sich mit anderen Menschen auseinanderzusetzen. Es ist das gleiche Selbst, jedoch in unterschiedlichen Zuständen.
>
> (Schwartz 2002, S. 66)

Nicht-Ich in der buddhistischen Psychologie

Die Einsicht in die **drei Daseinsmerkmale** der Vergänglichkeit, des Leidens und des Nicht-Selbst befreie von den Grundlagen des Leids; so sieht es die buddhistische Lehre. Leiden entstehe, wenn man sich dagegen wehrt, dass alles Dasein in einem stetigen Wandel begriffen ist und man nicht erkennt, dass diese Impermanenz auch uns selbst und unser Ich betrifft. Es gibt aus dieser Sicht auch nichts, was man als eine unabhängig für sich allein stehende Persönlichkeit bezeichnen könnte. Beobachtbar sei lediglich der ständige Prozess von Entstehen und Vergehen aller Daseinsphänomene, der durch Begehren in Gang gehalten wird. Dieses Begehren richte sich nicht nur auf äußere Objekte, sondern auch darauf, selbst etwas zu sein oder eine stabile und dauerhafte Identität zu erwerben.

Man könne aus dem Leiden aussteigen, wenn man Begehren und Ablehnen überwinde und erkenne, dass es *kein* substanzielles Ich gibt, das als stabiler Bezugspunkt seiner Erfahrungen dienen könnte. Es gebe lediglich einen Strom wechselnder Erfahrungen körperlicher, emotionaler und gedanklicher Phänomene. Ebenso gebe es niemanden, der diese erlebt, der spürt oder denkt, sondern nur wechselnde Qualitäten von Erfahrung. Das Dasein wird als unpersönlich verstanden; es habe keinen Sinn, alle Erfahrungen immer sich selbst zuzuschreiben.

Wenn im Buddhismus davon gesprochen wird, dass alle Phänomene, auch das eigene Ich, wesensmäßig leer seien, so mag das für viele westliche Menschen bedrohlich klingen.

In der Praxis erfahren Meditierende, dass diese **Leere** etwas ganz anderes ist als das, worunter psychisch kranke Menschen oft leiden. *Diese* Leere ist nicht wirklich leer. Sie ist voller Kraft, Potenzial und Offenheit. »*Sie kann als Urgrund und Energie hinter den Phänomenen erfahren werden und somit ihren Schrecken verlieren*« (Anderssen-Reuster 2013, S. 116).

Ist dieses Konzept des Nicht-Ich mit der westlichen Psychotherapie unvereinbar? Oder kann es sie sogar bereichern? Es klingt paradox: Aber eine konsequente Achtsamkeitspraxis wirkt zunächst **Ich-stärkend**. Sie trainiert viele jener Funktionen, die dem Ich zugeschrieben werden: Wahrnehmen, Impulse und Emotionen regulieren, Empathie- und Reflexionsfähigkeit. Erst in weiteren Schritten lässt die Achtsamkeitspraxis erfahren, wie Empfindungen, Gefühle, Gedanken, aber auch Gewohnheiten und Bewusstseinszustände ständig neu entstehen, sich verändern und wieder auflösen. Durch die unmittelbare Beobachtung dieser mentalen Prozesse der Konstruktion und Dekonstruktion kann die eigene Persönlichkeit als etwas erkannt werden, das sich ständig verändert, anpasst und neu formt. Man erkennt, dass sich alles in ständigem Wandel befindet und ein beständiges Ich nicht gefunden werden kann. Dies kann schließlich dazu führen, die egozentrische Ich-Bezogenheit zu lockern: Wahrnehmung ist nicht mehr selbstverständlich *meine* Wahrnehmung, sondern lediglich *eine* Wahrnehmung, Gefühle sind nicht vorschnell die meinigen, es sind einfach nur Gefühle. Dieser Zustand grundlegender Disidentifikation ist in der Arbeit mit Achtsamkeit als Potenzial enthalten, auch wenn sie in der alltäglichen Praxis verhaltenstherapeutischer oder psychodynamischer Therapien normalerweise keine Rolle spielt.

Menschen mit Defiziten in ihren Ich-Funktionen, mit wenig gefestigten Identitäten und mit stark durchlässigen Grenzen fühlen sich von der Lehre des Nicht-Ich angezogen, da sie zu beschreiben scheint, was sie fühlen. Das stellt sich aber als ein Irrtum heraus. Man muss dieses sogenannte Ich zuerst entwickeln, um es später als Illusion zu erkennen und es wieder loszulassen. Jack Engler, der den Diskurs zu dieser Frage stark geprägt hat, drückte es sehr prägnant aus: »*You have to be somebody, before you can be nobody*« (1984, S. 31; 2006).

Über den Inneren Beobachter hinaus

In ihrer Auseinandersetzung mit diesen grundlegenderen Dimensionen der Achtsamkeit, die ihren Hintergrund und ihre Richtung beschreiben, im therapeutischen Rahmen aber nur in ihren Vorstufen auftreten, unterscheidet Silvia Wetzel **vier Dimensionen:**

1. **Bloße Aufmerksamkeit:** Sie bemerkt bloß und kann nicht beurteilen: *manasikara*.

2. **Unterscheiden:** Bemerken im weiteren Sinne oder erinnern, was heilt. Das bedeutet unterscheiden können zwischen heilsamen und unheilsamen Einstellungen.

3. **Zeugenbewusstsein:** Wir »liegen in der Hängematte der Achtsamkeit« und schauen dem inneren Kino zu, ohne uns groß aufzuregen über das, was da geschieht. … Die indische Tradition nennt das nicht urteilendes Gewahrsein, inneren Beobachter, Zeuge oder Seher: *sakshi*. Dieses nicht beurteilende Gewahrsein kann klar und sinnvoll beurteilen, kann aber auch die Urteile als Gedanken erkennen, sie überprüfen und je nachdem danach handeln oder sie loslassen. Manche verwechseln das mit bloßer Aufmerksamkeit, *manasikara*, die nicht urteilen kann. … Die Erfahrung des nicht urteilenden Gewahrseins wird möglich, wenn wir uns nicht mehr mit dem identifizieren, was geschieht, sondern mit der Achtsamkeit selbst. Manche halten das für den Gipfel der Erfahrungen und für das Ziel des Weges. Es geht aber noch weiter. …

4. **Tiefes Vertrauen:** Wenn wir immer wieder in der »Hängematte der Achtsamkeit« ruhen, geht uns irgendwann auf, dass das, was wahrgenommen wird, und das, was wahrnimmt, nicht zweierlei »Dinge« oder Substanzen oder

> Kategorien sind, sondern ein unteilbares Ganzes. Wir entdecken Nicht-Dualität, die Erfahrung der Nicht-Zweiheit, der Nicht-Getrenntheit oder der essenziellen Verbundenheit mit allem, was ist und was lebt. Wenn wir das tief verstehen und diese Erkenntnis stabil geworden ist, kann man das »Erwachen« nennen.
>
> (Wetzel 2014, S. 70 f.)

Ab einer gewissen Stufe kann der Innere Beobachter als Hilfskonstrukt verstanden werden, ähnlich wie ein Floß, das man braucht, um über einen Fluss zu kommen, der den Weg versperrt. Es ist aber nicht sinnvoll, das Floß auf dem weiteren Landweg mitzuschleppen, denn man benötigt es nicht mehr, es behindert eher. So lässt man es am Ufer zurück.

3.6.4 Emotionsregulation durch Disidentifikation

Emotionsregulation als Wirkkomponente, auf welche die Anwendung von Achtsamkeit in der Psychotherapie oft abzielt, ist aus unserer Sicht das Ergebnis dreier basaler, miteinander verflochtener Wirkfaktoren: der Aufmerksamkeitslenkung (► Kap. 3.5.6), der Akzeptanz (► Kap. 3.7.1) und der Disidentifikation. Die Disidentifikation, um die es hier geht, beinhaltet zunächst *keine* Veränderung der Gefühle, sondern eine Veränderung der *Beziehung* zu den Gefühlen. Dies ist in mehreren Schritten möglich: indem man sich (1.) von Gefühlen, mit denen man sich identifiziert hat, nicht zu Handlungen verleiten lässt, sondern sie bemerkt, innehält und **beobachtet**, (2.) indem man sie **neu bewertet** und (3.) indem man durch das Einnehmen einer Beobachterhaltung **Distanz** zu ihnen gewinnt. Die (4.) Möglichkeit besteht schließlich darin, sie gar nicht entstehen zu lassen. Auch durch die Disidentifikation werden die Automatismen der primären Bewertung nicht ausgelöst – ein Mechanismus, der sich bei ausdauerndem Üben von selbst einstellen kann: **Nicht-Reaktivität** (► Kap. 3.8.4).

3.6.5 Umsetzung der Disidentifikation in achtsamkeitsbasierten Verfahren

MBSR: Gedanken als Gedanken benennen

Mindfulness-Based Stress Reduction (MBSR) nutzt entsprechend ihrer Herkunft aus der Vipassana-Tradition im Umgang mit Gedanken die Technik des **Benennens** (► Kap. 3.5.6). Etwas zu benennen ist nur möglich, wenn es beobachtet wird. Jon Kabat-Zinn verzichtet allerdings bewusst darauf, dieser beobachtenden Instanz einen Namen zu geben. Er warnt sogar davor, Prozesse zu verdinglichen.

MBCT: Gedanken sind keine Tatsachen

Eine zentrale Aussage in der *Mindfulness-Based Cognitive Therapy (MBCT)* zur Rückfallprophylaxe von Depressionen lautet: Gedanken sind keine Tatsachen – man muss ihnen nicht glauben.

Um diese Aussage erfahrbar zu machen, werden die Teilnehmer in der Kurseinheit zu diesem Thema gebeten, folgenden Zeilen zu lauschen und nach jeder Zeile zu beobachten, was ihnen durch den Kopf geht (Leser können das jetzt auch tun):

> Michael war auf dem Weg in die Schule.
> Er machte sich Sorgen wegen der Mathematikstunde.
> Er war nicht sicher, ob er die Klasse unter Kontrolle bekommen würde.
> Dies gehörte nicht zu den Aufgaben eines Hausmeisters.
>
> (Meibert 2014, S. 132)

Die Nachbesprechung der nach jedem Satz ausgelösten Vorstellungen macht deutlich, dass wir ständig und automatisch Schlussfolgerungen über uns und die Welt ziehen und wie sich die Bedeutung eines Satzes verändert, wenn man die Perspektive wechselt – in diesem Fall von der eines Schülers über die eines Lehrers zu der des Hausmeisters. Eine Teilnehmerin erinnerte sich an die Aussage einer Kursleiterin:

> Ihr müsst die Gedanken nicht mögen, trotzdem könnt Ihr sie anerkennen dafür, dass sie da sind. Dagegen anzukämpfen nützt gar nichts, das macht alles nur noch schlimmer. Aber Ihr müsst ihnen auch nicht unreflektiert alles glauben.
>
> (Meibert 2014, S. 135)

ACT: Abstand von der Denkmaschine

Um eine »kognitive Defusion« (► Kap. 3.6.2) anzuregen, arbeitet die Akzeptanz- und Commitment-Therapie mit der Anleitung zu **Achtsamkeit**. Sie lädt ein, eine Beobachterposition einzunehmen und das Kommen und Gehen von Gedanken zu beobachten. ACT bietet dazu viele **Metaphern** an: Man kann sich vorstellen, ein Gedanke sei ein Schmetterling, der gerade auf der Hand gelandet ist. Man kann sich speziell auch belastende Gedanken als Federn vorstellen, die auf einem Tisch liegen – und dann pusten. Gedanken können wie Luftballons sein oder wie Worte auf dem Bildschirm eines Computers. Wenn wir Gedanken wie einem Radioprogramm zuhören, können wir auch den Sender wechseln. Entscheidend ist dabei die Beziehung zu den Gedanken, die Haltung, die wir ihnen gegenüber einnehmen, und nicht der Inhalt.

ACT arbeitet mit **Verfremdung von Sprache**, indem man z.B. ein Wort über mehrere Minuten lang wiederholt ausspricht und beobachtet, was mit seiner Bedeutung passiert. Man experimentiert damit, einen Gedanken so langsam wie möglich auszusprechen. Die Klienten werden darüber hinaus zur Veränderung ihrer **Sprachmuster** angeregt, z.B. den Unterschied zu bemerken, wenn man sich sagen hört: »Ich habe den Gedanken, dass ich wertlos bin!« anstatt zu sich zu sagen: »Ich bin wertlos!«

René Magritte hat ein Bild mit einer großen Pfeife gemalt, unter der die Worte stehen: »Das ist *keine* Pfeife«. Es kann zum Ausgangspunkt einer Diskussion werden, in welcher der Klient zwischen der **Realität** und den **Bildern**, die er sich von ihr macht, zu unterscheiden lernt (vgl. Wengenroth 2012). Psychoedukative Sequenzen machen den Unterschied zwischen objektiven **Beschreibungen** und subjektiven **Bewertungen** deutlich, wenn man darüber diskutiert, dass z.B. dem Satz: »Ich bin ein Mann und 1,80 Meter groß!« und der Aussage: »Ich tauge zu nichts!« der gleiche Realitätsgehalt zugemessen wird. Die Klienten werden dann dazu angeleitet, Aussagen, die ihnen zwischen den Stunden zu sich selbst einfallen, als Bewertung oder Beschreibung zu kategorisieren. Der Verstand wird mit einer Etikettiermaschine verglichen, mit der man im Supermarkt Preisschilder an alle Produkte klebt. Man sucht nach Ausnahmen, in denen ein Ding oder eine Situation ein Etikett bekam, man sich aber *nicht* von dem beeinflussen ließ, was auf dem Etikett stand.

Focusing: Ich bin nicht der Felt Sense

Im achtsamkeitsorientierten Vorgehen der Focusing-Methode wird der Fokussierende sehr klar dazu angeleitet, eine Beobachterhaltung einzunehmen. Das bewusste Suchen bzw. das Finden macht klar: Ich bin nicht der *Felt Sense*. Folgende Formulierung Gendlins lädt dazu ein, nachzuforschen: Wer ist es, der aus meinen Augen herausschaut?

> Während man eine Empfindung für dieses Ganze als ein Objekt bekommt, entsteht eine Unterscheidung zwischen einem selbst und dieser Empfindung. »Sie ist dort. Ich bin hier.« Es ist eine konkrete Disidentifikation vorhanden. »Oh... Das bin nicht ich!« Ein Felt Sense lässt einen entdecken, dass man nicht der Felt Sense ist. Wenn man einen Felt Sense hat, wird man tiefergehend man selbst. ... Wenn sich der zentrale Kern oder das innere Selbst eines Menschen entfaltet ... dann entwickelt es sich und wird stärker – das Ich wird stärker. Die Person – damit meine ich denjenigen, der aus den Augen herausschaut – kommt mehr zur Geltung.
>
> (Gendlin 1998, S. 39ff.; zit. aus Bundschuh-Müller 2004, S. 426–427)

3.6.6 Fazit

Wir können abschließend noch einmal zum Ausgangspunkt und damit zur Frage zurückkehren, die sich wie ein roter Faden durch das gesamte Kapitel zur Disidentifikation zieht: »Wer bin ich?« Bin ich jener Persönlichkeitsanteil, mit dem ich mich gerade identifiziere? Oder bin ich der, der beobachtet? Bin ich dadurch mit dem Inneren Beobachter identifiziert? Vielleicht ist es auch gar nicht so wichtig, *mit wem* wir uns identifizieren. Aus der Sicht verschiedenster Traditionen geht es eher darum, Identifikationen loszulassen, und somit um Disidentifikation.

Ein erster Schritt in diese Richtung besteht darin, die Flexibilität zu erhöhen, mit der man zwischen Identifikationen mit unterschiedlichen Persönlichkeitsanteilen wechseln kann, und – das ist wichtig – diesen Wechsel zu bemerken. Ein zweiter Schritt wäre, dem nicht mehr so viel Bedeutung zuzumessen, was man gemeinhin unter »Ich« versteht – allem, mit dem wir normalerweise identifiziert sind. Der Weg könnte im Prinzip aber noch weiterführen zu einer Aufhebung des Dualismus von Beobachter und Beobachtetem, zu den sogenannten non-dualen Zuständen der Einheit. Diese Fortführung ist Teil spiritueller Traditionen, wir verstehen sie aber nicht als Teil der Psychotherapie.

3.7 Die vierte Wirkfaktorengruppe: Akzeptanz, Gleichmut und Selbstmitgefühl

Schon im alten Rom erkannte Mark Aurel, dass es zu einem guten Leben beitragen kann, wenn man akzeptiert, was ist. Der griechische Philosoph Epiktet stellte fest, es seien nicht die Dinge, die uns Sorgen bereiten, sondern die Meinungen, die wir von den Dingen haben, und auch Buddha und die Daoisten sahen Ablehnung als eine der Wurzeln von Leid. Umso erstaunlicher ist es, dass die Psychotherapie erst in den letzten zwei Jahrzehnten die Akzeptanz der eigenen Innenwelt als Wirkprinzip erkannt hat und seither auch explizit nutzt. Die Betonung der Akzeptanz aufseiten des *Therapeuten* hat allerdings schon eine längere Tradition, spätestens seit der Humanistischen Psychologie. Dort soll die Akzeptanz seitens des Therapeuten die Selbstakzeptanz des Klienten fördern, ein bedeutsames Ziel vieler Therapien.

Wenn sich die Herausgeber von Büchern über Achtsamkeit in der Psychotherapie dazu entschließen, Achtsamkeit *und* Akzeptanz in den Titel aufzunehmen, schreiben sie der Akzeptanz eine große Bedeutung zu (Hayes et al. 2012; Heidenreich u. Michalak 2009; Baer 2010). Zugleich wirft es die Frage auf, in welchem Verhältnis Achtsamkeit und Akzeptanz zueinander stehen. Ist Akzeptanz in der Achtsamkeit enthalten? Geht Akzeptanz über Achtsamkeit hinaus, sodass man sie zusätzlich hervorheben muss? In der Literatur findet man zwar immer wiederkehrende, sich überschneidende Beschreibungen der Achtsamkeit. Der Begriff der Akzeptanz wird im Gegensatz dazu sehr unterschiedlich, vage und häufig gar nicht definiert.

Im Rahmen der Achtsamkeit ist Akzeptanz Weg und Ziel zugleich. Durch die **Praxis** wird das Annehmen kultiviert, um es zu einer **Haltung** werden lassen. In unserem Verständnis stellt das Annehmen der Erfahrung eine der zentralen Komponenten der Achtsamkeit dar.

In diesem Abschnitt wird die Akzeptanz gemeinsam mit zwei ihrer Folgeerscheinungen betrachtet und zu einer Wirkfaktorengruppe zusammengefasst: mit dem **Gleichmut**, der sich aus ihr ergibt, wenn alles Ablehnen wegfällt, und mit dem **Selbstmitgefühl**, das entsteht, wenn man sich den eigenen leidenden oder ungenügend erscheinenden Anteilen auf akzeptierende Weise zuwendet.

3.7.1 Akzeptanz

Was bedeutet Akzeptanz in den achtsamkeitsbasierten Verfahren?

Der Begriff der Akzeptanz taucht in den achtsamkeitsbasierten Verfahren in unterschiedlichen Bedeutungen auf. Die Akzeptanz, die wir Autoren im Auge haben, ist eine wesentliche Komponente der Achtsamkeit und somit in der Achtsamkeit bereits enthalten. Für uns ist Akzeptanz eine Haltung, die bestimmten Erfahrungen *weder positiv noch negativ* gegenübersteht. Wir betrachten sie als eine *Haltung jenseits aller Bewertungen*. Man ist daran interessiert, etwas so wahrzunehmen, wie es ist, ohne es verändern zu wollen. Akzeptanz ist zwar eine durchaus aktive, sich zuwendende Haltung, aber sie hat keine Vorlieben, sie sucht nichts und vermeidet nichts. Sie will einfach sehen, hören, spüren und erfassen, wie etwas wirklich ist.

Die buddhistische Lehrerin und Psychotherapeutin **Tara Brach** (2013) führte mit dem Begriff der *radikalen* Akzeptanz noch eine Steigerungsform der Akzeptanz ein. Sie hat sich mit der Akzeptanz speziell im Zusammenhang mit Selbstwertproblematik auseinandergesetzt.

> Klar zu erkennen, was in unserem Inneren vorgeht, und das Wahrgenommene mit aufgeschlossenem, freundlichem und liebevollem Herzen anzuschauen ist das, was ich radikale Akzeptanz nenne. Wenn wir uns vor irgendeinem Teil oder Aspekt unserer Erfahrung verschließen, wenn unser Herz irgendeinen Teil von dem, wer wir wirklich sind und was wir fühlen, ausschließt, nähren wir die Ängste und Getrenntheit, Gefühle, die die Trance des geringen Selbstwertgefühls aufrechterhalten. Die radikale Akzeptanz demontiert ganz unmittelbar die Grundlagen dieser Trance.
>
> (Brach 2013, S. 43)

Für **Christopher Germer** umfasst der Begriff der Akzeptanz – allerdings in der therapeutischen Beziehung – noch etwas mehr, bei ihm kommt noch ein gewisses Maß an Positivität dazu.

> »Akzeptanz« ist eine Erweiterung des Nicht-Wertens. Sie fügt ein gewisses Maß an Liebenswürdigkeit, Herzensgüte und Freundlichkeit hinzu. Wenn Therapeuten mit intensiven Emotionen arbeiten, wie Scham, Zorn, Angst oder Trauer, ist es wesentlich, eine offene, mitfühlende und akzeptierende Haltung aufrechtzuerhalten. Empathie und positive Achtung sind wichtige Beziehungsaspekte einer erfolgreichen Therapie …, die sich mit Akzeptanz überlagern.
>
> (Germer 2009a, S. 20)

Die **Akzeptanz- und Commitment-Therapie** (ACT) nähert sich der Akzeptanz von ihrem Gegenpol her, von der Ablehnung, die zu Vermeidung führt. Aus der verhaltenstherapeutischen Tradition heraus sieht die ACT im Vermeidungsverhalten einen zentralen Mechanismus in der Entstehung und Aufrechterhaltung unterschiedlichster Symptome. Für sie ist Akzeptanz auf der Verhaltensebene dadurch definiert, dass ein vermeidendes Verhalten aufgegeben wird und man nicht mehr *gegen* etwas kämpft. Sie ist damit die Voraussetzung dafür, sich einer Erfahrung zu stellen. In der Sprache der Verhaltenstherapie ist Akzeptanz somit Voraussetzung und Ausgangspunkt für die **Exposition**. In der ACT wird die Metapher des **Seilziehens** genutzt, um das Aussteigen aus dem Kampf gegen etwas zu verbildlichen.

> Akzeptanz lässt sich manchmal am besten im Sinne von Loslassen verstehen. Die Situation ist wie ein Tauziehen mit einem ungleich stärkeren Gegner. Es geht hin und her. Manchmal schaffen wir es, unter Aufbietung all unserer Kraft, das Tauende ein wenig weiter zu uns hinüberzuziehen. Aber dann zerrt uns der Gegner wieder ein großes Stück in seine Richtung. Hin und her. Immer wieder. Es kostet unsere ganze Kraft – und viel Kraft haben wir nicht mehr. Wir sind zermürbt, am Ende. Was können wir machen?

> Wäre Loslassen eine Alternative? Wer sagt uns denn, dass wir kämpfen müssen? Macht es Sinn, gegen einen Gegner zu kämpfen, gegen den man nicht gewinnen kann?
>
> (Wengenroth 2012, S. 86)

Der Weg zur Akzeptanz führt in der ACT über die Erforschung dessen, was einem Menschen wichtig und bedeutungsvoll erscheint. Wenn ihm dadurch etwas zugänglich wird, was die Umsetzung seiner **Werte** ermöglicht, wird er bereit sein, bestimmte Erfahrungen zu akzeptieren und sein Vermeidungsverhalten aufzugeben.

Marsha Linehan hat ihr Konzept der Dialektisch-Behavioralen Therapie in der Arbeit mit Frauen entwickelt, deren hoher Leidensdruck zu einer chronischen Suizidalität führte. Sie litten unter ihrer Umwelt, unter ihren leidvollen Erfahrungen, unter sich selbst, unter immer wieder neuem Schmerz, unter ihrem ganzen Leben. Als Verhaltenstherapeutin war Linehan Spezialistin für Veränderungsstrategien, die sie den Frauen anbot, um ihnen zu helfen. Diese waren in der Regel aber sehr sensibel für alle Botschaften, die – wenn auch noch so verborgen – vermittelten: »Du solltest anders sein, als Du bist!«; »Du bist nicht in Ordnung, so wie Du bist!«; »Du bist selbst schuld an Deinem Elend!«; »Verändere Dich!«. Linehan erkannte, dass es an diesen Punkten der Therapie wichtig ist, anzuerkennen, dass die Klientin ohnehin schon alles versucht, was ihr möglich ist. Dieses Anerkennen wird in der DBT als **»validieren«** bezeichnet. Entscheidend ist dabei, dass sich die Akzeptanz ausschließlich auf den jeweiligen Augenblick bezieht. *Im Moment* sei es gut, wie es nun eben ist – eine Idee, die Linehan aus der Zen-Tradition schöpft. Im nächsten Moment kann man dann aber durchaus daran arbeiten, unnötiges Leid zu verringern oder gar zu verhindern. Linehan bezieht sich auf die buddhistische Lehre, dass Schmerzen zum Leben gehören. Unnötiges Leiden entstehe dann, wenn man diesen Schmerz ablehnt und ihn nicht haben will. Auch Marsha Linehan spricht von **radikaler Akzeptanz** bzw. von radikalem Annehmen.

> Radikales Annehmen heißt, vom Kampf mit der Realität loszulassen. Der Ausdruck radikal soll darauf hinweisen, dass das Annehmen tief aus dem Inneren heraus kommen und vollständig sein muss. Annehmen ist der einzige Weg aus der Hölle. Es ist der Weg, um unerträgliches Leiden in tragbare Schmerzen zu verwandeln. Schmerzen sind ein Teil des Lebens. … Leiden ist Schmerz, der nicht akzeptiert wird. Leiden entsteht, wenn Menschen nicht in der Lage sind oder sich weigern, den Schmerz zu akzeptieren. Leiden entsteht, wenn Menschen an dem haften, was sie wollen, und sich weigern, das anzunehmen, was sie haben. Leiden entsteht, wenn Menschen sich weigern, die Realität zu sehen, wie sie ist. … Die Weigerung, die Realität zu akzeptieren, und das damit verbundene Leiden können einer Linderung der Schmerzen entgegenstehen. Es ist wie eine Wolke, die den Schmerz umgibt, und die es schwer macht, dem Schmerz ins Auge zu sehen. Radikales Annehmen verwandelt Leiden in Schmerzen.
>
> (Linehan 1996, S. 131)

Linehan weist darauf hin, dass viele Patienten das »Annehmen der Realität« oft als »Gutheißen« missverstehen und sich dagegen wehren. Radikale Akzeptanz bedeutet in ihrem Sinne *keineswegs*, etwas zu billigen oder gar gutzuheißen. Akzeptanz bedeute auch nicht, passiv zu resignieren und etwas einfach hinzunehmen. Radikale Akzeptanz sei etwas höchst Aktives, zu dem man sich entscheiden muss.

> Annehmen der Realität bedeutet sich einzulassen, mitzuschwingen, sich zu erlauben, mit dem übereinzustimmen, was im Augenblick ist. Und das nicht im Sinne eines bewertenden Zustimmens, sondern im Sinne der Teilnahme an der Wirklichkeit, die der Objektivierung und Bewertung vorausgeht oder vorausgehen sollte.
>
> (Huppertz 2003, S. 381)

Akzeptanz als Ausgangspunkt für Veränderung

> Veränderung geschieht, wenn jemand wird, was er ist. Nicht, wenn er versucht, etwas zu werden, das er nicht ist.

Diese Aussage des Gestalttherapeuten und Psychiaters **Arnold Beisser** (*1925; †1991) ging als **paradoxe Theorie der Veränderung** in die Gestaltliteratur ein. Der Satz bekommt noch einmal eine tiefgründigere Bedeutung, wenn man weiß, dass Arnold Beisser mit 25 Jahren mit Auszeichnung an der Stanford University promoviert und Tennisturniere gewonnen hatte, dann aber mit 27 Jahren wegen einer Kinderlähmung für den Rest seines Lebens an die eiserne Lunge gefesselt war. Er schreibt:

> Als ich aufhörte, zu kämpfen und an einer Änderung zu arbeiten, als ich Wege fand, anzunehmen, wie ich bereits geworden war, entdeckte ich, dass ich mich gerade dadurch veränderte. Anstatt mich behindert und unzulänglich zu fühlen, wie ich befürchtet hatte, fühlte ich mich wieder ganz. Ich erlebte ein Wohlbefinden und eine Fülle, die ich zuvor nicht gekannt hatte. Ich fühlte mich nicht nur eins mit mir selbst, sondern auch mit dem Universum.
>
> (Beisser 1997, S. 115)

Veränderung sei der Bruder der Akzeptanz, allerdings der jüngere. Das betonen Andrew Christensen und Neil Jacobson (2000) in ihrem Buch für Paare, denn vermeidendes Wegschauen kann den Leidensdruck zwar für eine Weile verringern, es fällt aber auch eine wichtige Motivation für Veränderung weg. Um etwas zu verändern, muss man hinschauen, nur dann kann man erfassen, was es *genau* zu verändern gilt. Um hinzuschauen, muss man wiederum Vermeidungstendenzen überwinden, wozu es eines gewissen Maßes an Akzeptanz bedarf. Auf der anderen Seite kann sich die Ablehnung dann verringern, wenn sich durch einen akzeptierenden Blick beim bisher Vermiedenen neue Seiten offenbaren. Und manchmal wird das Wahrgenommene durch einen akzeptierenden oder gar mitfühlend liebevollen Blick sogar transformiert. In menschlichen Beziehungen passiert es immer wieder, dass ein ehrliches Annehmen eines »Fehlers« diesen manchmal sogar auf fast magische Weise verschwinden lässt. Und selbst wenn sich *nichts* ändert, der mühsame und erfolglose Kampf fällt weg und ein gewisser Friede kann sich einstellen. Wie man am Beispiel von Arnold Beisser sieht, ist das sogar manchmal die einzige, aber trotzdem entscheidende Möglichkeit der Veränderung, die in unserer Macht steht.

Akzeptanz von Erfahrungen

Es stellt sich zunächst die Frage, *was* eigentlich akzeptiert werden soll. Achtsamkeit fokussiert ja auf den gegenwärtigen Moment und auf das gegenwärtige Erleben, insofern bezieht sich Akzeptanz in diesem Kontext auch ganz wesentlich auf die jeweils **gegenwärtige Erfahrung**. Zwei Begriffe, die dies verdeutlichen, sind *Experiential Acceptance* bzw. *Experiential Avoidance* (vgl. Mittmannsgruber et al. 2009). Damit sind genau diese Akzeptanz bzw. die Vermeidung einer unmittelbaren Erfahrung gemeint und die entfaltet sich von Augenblick zu Augenblick, ob man es will oder nicht. Die so verstandene Akzeptanz zielt *nicht* darauf ab, die Dinge *für alle Zeit* anzunehmen, und sie vermeidet keineswegs, aktiv zu werden, um etwas zu verändern. Auf der anderen Seite kann auch der Wunsch nach Veränderung und ein dahingehendes Bemühen beobachtet und akzeptiert werden.

Akzeptanz – wie wir sie verstehen – bezieht sich auf die **Ebene des Beobachtens**. Dieses Verständnis klärt Missverständnisse, die entstehen, wenn Akzeptanz auf der Handlungsebene mit Resignation, Passivität oder gar Apathie verwechselt wird. Sie ist etwas *Aktives*, im Sinne des Veränderungsparadoxons sogar etwas höchst Aktives, das zur Veränderung beiträgt.

Von Bedeutung ist auch, *wo* man zu Akzeptierendes verortet, ob es im eigenen Erleben oder in der Außenwelt liegt. Einige Formen der **Paartherapie** versuchen, die *Akzeptanz des Partners*, von bestimmten seiner Eigenschaften oder Verhaltensweisen zu fördern. Eine Paartherapie, die von einem achtsamkeitsbasierten Verständnis getragen ist, kultiviert die Akzeptanz der mit diesen Eigenschaften oder Verhaltensweisen des Anderen verbundenen *eigenen inneren Reaktionen*. Die durch die Achtsamkeit geförderte größere Gelassenheit führt dazu, dass manche Probleme oft auch gemeinsam besser getragen werden können und an Gewicht verlieren. Andere Probleme, die sich durch Feedbackschleifen aufschaukeln, scheinen sich aufzulösen, wenn die Gelassenheit auf den Partner zurückwirkt und die Schleifen erst gar nicht entstehen.

Selbstakzeptanz

Selbstwertzweifel, Selbstentwertung und Selbsthass werden manchmal so quälend, dass sie Menschen in Psychotherapie führen. Das Therapieziel besteht dann gemeinhin darin, freundlicher auf sich selbst zu schauen und sich selbst immer mehr so anzunehmen, wie man ist. Achtsamkeit kultiviert mit unterschiedlichen Mitteln diesen akzeptierenden Blick. Ein erster Schritt in diese Richtung besteht oft darin, diesen unheilsamen Umgang mit sich selbst interessiert und annehmend zu beobachten, anstatt gegen ihn anzukämpfen.

Darüber hinaus kann sie mit ihrer transformierenden Kraft zur Weiterentwicklung von Persönlichkeitsanteilen und deren besserer Integration in die Gesamtpersönlichkeit beitragen. Rilke drückt es poetisch aus:

> Wie sollten wir jene alten Mythen vergessen können, die am Anfange aller Völker stehen, der Mythen von den Drachen, die sich im äußersten Augenblick in Prinzessinnen verwandeln; vielleicht sind alle Drachen unseres Lebens Prinzessinnen, die nur darauf warten, uns einmal schön und mutig zu sehen. Vielleicht ist alles Schreckliche im tiefsten Grunde das Hilflose, das von uns Hilfe will.
>
> (Rilke 1985, Eintragung vom 12. August 1904)

Ihre transformierende Kraft entfaltet die Achtsamkeit, wenn es gelingt, akzeptierend auf das zu schauen, was in uns ist, auch auf zunächst ungeliebte, »drachenhafte« Persönlichkeitsanteile, ihre Existenz wahrzunehmen, anzuerkennen, dass sie ein Teil von uns sind, und Wege zu finden, ihnen mit Freundlichkeit zu begegnen.

Im buddhistischen Verständnis ginge es eher darum, die illusionäre Natur all der Bilder und Vorstellungen dessen zu erkennen, was wir als Ich bezeichnen und die unser Selbstbild prägen. In der Sterbebegleitung in der Tradition des tibetischen Totenbuchs wird der Sterbende z. B. angeleitet, angsteinflößende blutrünstige Götter, die ihm erscheinen, als seine eigenen Projektionen zu erkennen und sich an seine **wahre Natur** zu erinnern. Dieses wahre Wesen erscheine als reines weißes Licht am Ende des Tunnels, durch den er im Sterbeprozess geht.

Akzeptanz in der therapeutischen Beziehung

Der Psychoanalytiker Heinz Kohut führte die Vorstellung ein, dass der Säugling am »*Glanz im Auge der Mutter*« erkenne, dass er auf dieser Welt willkommen und liebenswert ist. Unbedingte positive Wertschätzung gehört auch zu den von Rogers beschriebenen und von anderen Therapieverfahren übernommenen notwendigen und oft auch hinreichenden Bedingungen für eine erfolgreiche Psychotherapie. Wenn wohlwollendes Spiegeln in der Kindheit gefehlt hat, wird das Erleben von Akzeptanz in der Therapie zu einer »korrigierenden Erfahrung«. Akzeptierende und wertschätzende Therapeuten werden dann aus dieser Sicht zum Modell und als hilfreiche Objekte verinnerlicht:

> … ein wichtiges Ziel in der Analyse ist es, dem Patienten zu ermöglichen, sich mit seinen früher inakzeptablen Seiten anzufreunden, mit bisher bedrohlichen Wünschen und Phantasien gut umgehen zu können. Um das zu erreichen, muss der Analytiker durch seine Deutungen und die Art, wie er sie dem Patienten anbietet, eine Atmosphäre der Toleranz für das Infantile, Perverse und Lächerliche herstellen, eine Atmosphäre, die sich der Patient als Haltung sich selbst gegenüber aneignen, die er mit dem Verstehen, das er zusammen mit dem Analytiker erworben hat, internalisieren kann.
>
> (Sandler u. Sandler 1983, S. 423)

Der akzeptierenden Wahrnehmung kann später Entwicklung und Transformation folgen. Eugene Gendlin beschreibt das folgendermaßen:

> Und so sagen wir, dass wir das eigene Innere wie ein scheues Kind behandeln, das unseres Schutzes, unserer Aufmerksamkeit und unseres Verständnisses bedarf. Etwas, das wirklich gesehen werden möchte, ohne sich verändern zu müssen. – Und manchmal legen wir unseren Arm um es. Dann wird es von selbst kleine Schritte tun, wird wachsen und uns mit seiner Entwicklung erstaunen, verwundern und oft tief berühren.
>
> (Bundschuh-Müller 2000, S. 31)

Diese Worte passen zu Bildern von Müttern, die ihr Kind liebevoll »halten«, so wie es Winnicott mit seinem Begriff der *Holding Function* beschrieben hat. Sie erinnern auch an Thich Nhat Hanh, wenn er dazu auffordert, sich gegenüber eigenen schwierigen Anteilen wie ein wohlwollender älterer Bruder zu verhalten, und sie zeigen Parallelen zu einer buddhistischen Grundhaltung von akzeptierender, haltender Zuwendung.

Marsha Linehan (1996) spricht im Rahmen der DBT von **Beziehungsakzeptanz**. Sie erfordert vieles, vor allem aber die Bereitschaft, sich auf eine schmerzliche Situation und ein schmerzliches Leben einzulassen und gemeinsam mit der Klientin zu leiden. Sie erfordert, sich zurückzuhalten, den aktuellen Zustand verändern zu wollen, um den Schmerz zu beenden. Auch Beziehungsakzeptanz ist »radikal«, weil sie nicht abwägend eingesetzt werden kann. Radikale Akzeptanz sucht sich nicht aus, was sie akzeptiert und was nicht. Sie fordert die Akzeptanz der Klientin, der eigenen Person, des therapeutischen Unterfangens und des »aktuellen Wissensstandes«, des Standes des therapeutischen Fortschritts oder dessen Fehlen, ohne Beurteilung als gut oder schlecht. Beziehungsakzeptanz kann darüber hinaus als **radikale Wahrheit** angesehen werden, die therapeutische Beziehung wird klar gesehen, so wie sie ist, ohne Verzerrung durch Wünsche, wie sie sein sollte.

Linehan betont auch die Bedeutung der **Selbstakzeptanz der Therapeuten**, da sie untrennbar mit der Beziehungsakzeptanz verwoben sei. Die Akzeptanz der unvermeidlichen eigenen »Fehler« fällt Therapeuten insbesondere dann leichter, wenn sie sich das Konzept von *Rupture and Repair* vor Augen führen (► Kap. 3.4.4).

> Eines der wichtigsten Dinge, die der Therapeut bei Borderline-Patientinnen akzeptieren muss, ist, dass er therapeutische Fehler machen wird. Diese Fehler können schwerwiegend und sowohl für die Patientin als auch den Therapeuten schmerzlich sein. In der DBT ist es weniger wichtig, keine Fehler zu machen, als vielmehr, diese Fehler geschickt und gründlich wiedergutzumachen. Einen Fehler kann man sich vielleicht als Riss in einem Stück Stoff vorstellen. Ein guter DBT-Therapeut ist nicht derjenige, der niemals den Stoff einreißt, sondern derjenige, der gut nähen kann und den Riss wieder gut repariert. Für eine Borderline-Patientin ist es wahrscheinlich viel wichtiger zu lernen, dass eine Beziehung repariert werden kann, als dass in dieser speziellen Beziehung keine Reparaturen notwendig sind.
>
> (Linehan 1996, S. 390)

Die Verwobenheit von Selbst- und Fremdakzeptanz wird häufig in der Arbeit mit jenen Klienten klar, die ein feines Sensorium für die inneren Prozesse ihres Therapeuten haben. Dessen innere Unstimmigkeiten können sie verunsichern, zu Angriffszielen werden oder Schuldgefühle auslösen, nach dem Motto: Wer hat jetzt etwas falsch gemacht?

Dass Therapeuten dazu neigen, speziell auch feindlichen Persönlichkeitsanteilen des Klienten auf ähnliche Weise zu begegnen wie den eigenen, wurde schon erwähnt (Henry u. Strupp 1994; ▸ Kap. 3.4.6). Man kann es **Spiegelprinzip** nennen (Schmidt 2004), dass sich Symmetrien zwischen der Beziehung zu sich selbst und der zur äußeren Welt finden. Danach beginnt jede Absicht zu heilen bei einer gesunden Einstellung sich selbst gegenüber. Wenn man eigene Anteile ablehnt, wird man auch andere Menschen nicht in ihrer Ganzheit akzeptieren können. Eine soweit wie möglich alle Teile anerkennende und wertschätzende Selbstbeziehung des Therapeuten ist aus dieser Sicht die beste Voraussetzung dafür, auch den Klienten in seiner Vielfalt zu akzeptieren.

Akzeptanz und Emotionsregulation

Akzeptanz trägt zur Emotionsregulation bei, indem sie Toleranz und Gelassenheit kultiviert, ein Aufschaukeln über Feedbackschleifen verhindert und damit Teufelskreisen die Macht entzieht. Wenn auftauchende Gefühle einfach akzeptiert werden, fällt der Kampf gegen sie weg, der sie oft sogar verstärkt und chronifiziert. Da die *sekundären* Gefühle wie **Scham-** und **Schuldgefühle** aus deren Ablehnung entstehen, lässt die Akzeptanz der primären Gefühle jene erst gar nicht entstehen. Auch der meist erfolglose Versuch, die primären Gefühle zu unterdrücken, führt zu Gefühlen von Schuld, Scham und Insuffizienz bis hin zur Ohnmacht.

Aus Sicht der Achtsamkeit ist aber wiederum die Gesamtheit der möglichen Auswirkungen zu betrachten. Bis jetzt war nur von den Gefühlen die Rede, *nicht* aber von den aus ihnen resultierenden automatischen und daher oft destruktiven **Handlungen**. Hier gilt es, parallel zur Akzeptanz der Gefühle die Fähigkeit zu kultivieren, innehalten zu können und eben *nicht* automatisch zu handeln. Wenn man mithilfe der Achtsamkeit in einen vertieften Kontakt mit sich und der gesamten Situation kommt, wird weises Handeln möglich. Auf einer späteren Stufe wird schließlich **Nicht-Reaktivität** kultiviert, limitierende oder destruktive Gefühle werden dann schwächer oder kommen gar nicht mehr auf.

Wege zur Akzeptanz

Achtsamkeit fördert die Akzeptanz auf vielen Wegen, und oft stellt sie sich als natürliche Folge der Wirkung anderer Faktoren ein. Zugleich bildet sie die Voraussetzung dafür, dass andere Faktoren überhaupt wirksam werden, oder sie verstärkt deren Wirkung. Auf diese Weise ist sie an vielen jener Prozesse beteiligt, die zum Erfolg einer Psychotherapie beitragen. Die folgende Übersicht soll auf einige dieser Wege und Feedbackschleifen lediglich hinweisen, da sie andernorts ausführlicher erläutert werden.

- Akzeptanz als Folge des **Wirkfaktors Beziehung:** Akzeptierende Persönlichkeitsanteile des Therapeuten werden als Modell verinnerlicht.
- Akzeptanz als Folge des Wirkfaktors **Aufmerksamkeitslenkung**: Wenn die Aufmerksamkeit (auch) auf positive Aspekte von etwas gelenkt wird (Fokus Positives, ▸ Kap. 3.5.2), was zu einer Veränderung des Gesamtbildes führt, erleichtert das die Akzeptanz. Akzeptierend zugewandtes Wahrnehmen führt zu neuen Einsichten und ermöglicht neue Erfahrungen, die ihrerseits wieder die Akzeptanz erhöhen können. Aus der Sicht der buddhistischen Psychologie betreffen diese Einsichten insbesondere die drei Daseinsmerkmale (▸ Kap. 3.6.3). So gehe es bei der Einsicht in die Veränderlichkeit weniger darum, dass man loslassen soll,

sondern »einfach« darum, zu erkennen, dass uns keine Alternative bleibt, als loszulassen.

- Akzeptanz als Folge des **Perspektivenwechsels** und der **Disidentifikation**: Akzeptanz ist Teil und Folge eines disidentifizierten Beobachtens mit einem Blick, der nicht bewertet, nichts ablehnt und nichts haben will, er wird durch die Achtsamkeitspraxis eingeübt. Akzeptanz ist die Folge eines disidentifizierten Beobachtens von Bewertungen, denn allein schon das Erkennen einer Bewertung als Bewertung entzieht ihr ein Stück ihrer Macht. Der Perspektivenwechsel kann auch über eine kognitive Neubewertung zu Akzeptanz führen. Eine Flexibilität im Einnehmen unterschiedlicher Perspektiven ermöglicht die Akzeptanz eigener Persönlichkeitsanteile, wie auch die von Anteilen anderer Personen, indem man sie besser versteht.
- Akzeptanz ist das Ergebnis von Prozessen der **Emotionsregulation**. Mit einem Erregungsniveau innerhalb des *Window of Tolerance* verändert sich die Wahrnehmung und die oben genannten Mechanismen können ihre Wirkung entfalten.
- Die Akzeptanz von bestimmten Gefühlen wird leichter, wenn man sie klar von den mit ihnen oft automatisch verbundenen **Handlungen abgrenzt**. Die Handlungen können durch achtsames Innehalten unterbunden werden, sie sind keineswegs untrennbar mit den Gefühlen verknüpft.
- Wahrnehmen, Sehen und Erkennen führen über die Akzeptanz bis hin zur **Liebe**: Hermann Hesse (1959) meint dazu: »*Es zeigt sich, dass Lieben und Kennen nahezu dasselbe sind, dass man den Menschen, den man am meisten liebt, auch am besten kennt.*«

Akzeptanz als Wirkfaktor

Akzeptanz stellt als Komponente der Achtsamkeit, so wie sie oben definiert wird, einen wichtigen Wirkfaktor dar. Sie betrifft den Therapeuten mit seiner Fähigkeit, den Klienten, aber auch sich selbst und seine inneren Anteile zu akzeptieren. Seine annehmende Präsenz ist die Basis jeder achtsamen Form einer heilsamen Beziehung. Zu akzeptieren, wie und wer man ist, ist in vielen Therapieansätzen ein wesentliches Ziel. Die akzeptierende Begleitung durch den Therapeuten und die langfristige Verinnerlichung seiner Haltung sind ein Weg in diese Richtung, die Achtsamkeitspraxis des Klienten ein anderer. Wenn Schritte in Richtung Selbstakzeptanz zum Tragen kommen, kann sich ihre transformatorische Kraft entfalten und Veränderungen werden möglich. Akzeptanz trägt zur Emotionsregulation bei und wirkt präventiv, denn sie verhindert all jene Leidenszustände, die durch Ablehnung und Vermeidung hervorgerufen werden. Indem sie dazu führt, Vermeidungsverhalten aufzugeben, erweitert sich der Handlungsspielraum und neue korrigierende Erfahrungen werden möglich. Akzeptierende Zuwendung zum Leben erschließt die Erfahrung seiner Fülle und sie eröffnet weite Räume, die bei ängstlichem Vermeiden verschlossen bleiben.

3.7.2 Gleichmut

Gleichmut ist ein Begriff aus den buddhistischen Traditionen des Achtsamkeitsweges, der in der Psychotherapie bisher wenig gebräuchlich war. Von der Akzeptanz kann man ihn in einigen Nuancen unterscheiden: Akzeptanz wird mehr als Aktivität, Fähigkeit oder Qualität des Wahrnehmens oder Handelns gesehen, Gleichmut eher als **Zustand**, den man durch die Achtsamkeitspraxis kultivieren kann. Ein gleichmütiger Zustand kann als der eines **inneren Gleichgewichts** und innerer **Balance** verstanden werden, in dem man dem natürlichen Fluss der Erfahrungen nichts entgegensetzt und ihn nicht stört.

Gleichmut befreit innere Energie, die dann dafür zur Verfügung steht, effektiv auf äußere Anforderungen zu antworten. Definitionsgemäß be-

> deutet Gleichmut die radikale Erlaubnis, etwas zu fühlen, und steht damit im Gegensatz zur Unterdrückung von Gefühlen. Was den äußeren Ausdruck von Gefühlen betrifft, gibt innerer Gleichmut die Freiheit, etwas nach außen hin auszudrücken oder auch nicht, je nachdem, was einer Situation angemessen ist.
>
> (Shinzen Young 2004, S. 34; Übersetzung durch die Autoren)

Wenn man nach den buddhistischen Wurzeln der Achtsamkeit gräbt, findet man ein Wort, welches genau das beschreibt, was die Achtsamkeitspraxis kultiviert: *Upekkha*. Es ist der Ausdruck für »Auge« oder »sehen«. In Verbindung mit einem Objekt bedeutet es »auf etwas schauen« oder »beobachten ohne zu beeinflussen«. In der Theravada-Tradition hat es zwei Bedeutungen: Zunächst kann es sich auf ein *neutrales* Gefühl beziehen, auf eine Erfahrung, die weder als angenehm noch als unangenehm erlebt wird. In der zweiten Bedeutung weist *Upekkha* auf einen **geistigen Zustand** oder eine Haltung hin, die sich als eine Folge von regelmäßiger Praxis einstellt. Es ist ein ausgeglichener Zustand, der nicht ins Schwanken gebracht werden kann, nicht durch angenehme und nicht durch unangenehme und schmerzvolle Erfahrungen. Dieser Zustand schützt vor emotionaler Erregung und umfasst eine Art von **Unparteilichkeit**, aufgrund derer man jede Art von Gedanken, Emotionen und Empfindungen zulassen und erfahren kann, ohne sie zu unterdrücken, zu verleugnen, abzulehnen oder sie zu bewerten. Man begegnet allen Erfahrungen mit gleichem Interesse. Diese Haltung betrifft auch alle Menschen mit ihrem Recht, glücklich zu sein (vgl. Desbordes et al. 2015).

Es ist sinnvoll, zwischen dem reinen Gewahrsein eines Objekts und einer gleichmütigen Haltung ihm gegenüber zu unterscheiden. Erst die **Haltung** erlaubt es dem Gewahrsein, etwas wahrzunehmen, ohne es zu verzerren, anzuhaften oder es abzulehnen. Gewahrsein und Gleichmut sind zwei Fähigkeiten, die sich im Laufe der Achtsamkeitspraxis in unterschiedlichem Maße einstellen. Die Kultivierung des reinen Gewahrseins stellt die Basis dar, auf der sich Gleichmut schrittweise entwickeln kann.

Um Missverständnissen vorzubeugen ist es wichtig, ebenso wie bei der Akzeptanz auch den Gleichmut ausdrücklich von Indifferenz, Apathie und Lethargie abzugrenzen, obwohl man sie – von außen betrachtet – verwechseln könnte, weil die erwarteten automatischen Reaktionen ausbleiben.

Um Gleichmut aus dem buddhistischen Kontext in die moderne Psychotherapie zu transferieren, lassen sich drei Gesichtspunkte diskutieren (vgl. Desbordes et al. 2015):

- Gleichmut ist mit einer **speziellen Haltung** gegenüber der jeweils gegenwärtigen Erfahrung verknüpft. Sie kann als ein Ergebnis des Perspektivenwechsels, der Disidentifikation und Defusion verstanden werden.
- Das Konzept des Gleichmuts überlappt sich mit jenem der **Emotionsregulation**, es gibt jedoch bedeutende Unterschiede. So *lenken* etwa manche Strategien der Emotionsregulation von den stressauslösenden Triggern *ab*. Im Gegensatz dazu wird Gleichmut in der Achtsamkeitspraxis dadurch kultiviert, dass man sich dem Objekt *zuwendet*, das unangenehme Gefühle auslöst. Dabei übt man, im Beobachten und Wahrnehmen zu bleiben, ausdrücklich *ohne* den üblichen Automatismen zu folgen.
- Gleichmut beeinflusst die **physiologischen** und **emotionalen Reaktionen** auf Stressoren, etwa indem sie entweder gar nicht auftreten oder weniger lang anhalten.

Wege zum Gleichmut

Shinzen Young (2004) zeigt zwei Möglichkeiten auf, Gleichmut zu entwickeln: Der eine Weg besteht darin, Zustände des Gleichmuts absichtsvoll einzuladen. Gleichmut auf der **Ebene des Körpers** zu fördern, entspricht dem Versuch, den ganzen Körper in einen möglichst entspannten Zustand zu bringen und dort zu verweilen. Dies beginnt damit, dass man im Körper immer früher wahrnimmt, wenn sich etwas zu verspannen beginnt und man versucht, dort – so gut es geht – wieder loszulassen. Wenn es nicht möglich ist, sich zu entspannen, wechselt man das Programm zum akzeptierenden Beobachten der Spannungszustände.

Auf der **Ebene des Geistes** besteht der Weg darin, negative Bewertungen über die gegenwärtigen Erfahrungen loszulassen, indem man eine Haltung der liebevollen Akzeptanz kultiviert und Fakten behutsam als Fakten anerkennt. Wenn das nicht gelingt, kann man auch hier die Bewertungen selbst zum Gegenstand der Beobachtung machen und ihnen dadurch Macht entziehen. Bei der zweiten Art, Gleichmut zu kultivieren, gilt es auch zu erkennen, wenn ein Zustand von Gleichmut spontan auftritt. Wenn man das mit Wachheit bemerkt, kann man es als Gelegenheit nutzen, die Natur des Gleichmuts zu erforschen. Bei regelmäßigem Üben dieser Praxis wird er häufiger auftreten und länger anhalten.

Eine Studie (Taylor et al. 2011) weist darauf hin, dass sich bei **erfahrenen Meditierenden** andere neuronale Muster finden, die Hinweise auf Gleichmut geben (verringerte Aktivität des Default-Mode-Netzwerks), als bei Anfängern, die eher Zustände von erhöhter kognitiver Kontrolle und Regulation zeigen. Das stimmt mit der Hypothese von Desbordes und anderen (2015) überein, dass sich der Gleichmut langsamer entwickelt und dieser Prozess länger braucht als die Schulung der Fähigkeiten zur Aufmerksamkeitslenkung.

Gleichmut als Wirkfaktor

Gaëlle Desbordes und ihre Arbeitsgruppe (2015) messen dem Gleichmut im Verständnis meditativer Praxis eine fundamentale Rolle zu. Das Konzept erfasse einen essenziellen Faktor, der zum Wohlbefinden beiträgt, und dazu, potenziell krankmachende Prozesse zu transformieren. Sie weisen darauf hin, dass Begriffe wie »*Distancing*«, »Akzeptanz«, »Nicht-Bewerten« und »Nicht-Anhaften« einzelne Aspekte von Gleichmut erfassen, aber unvollständig seien, oft in die Irre führen und zu Verwirrung und Missverständnissen beitragen würden. Zwischen Achtsamkeit und Gleichmut zu differenzieren, könne zur Entwicklung exakterer Messinstrumente beitragen. Diese könnten Gleichmut multidimensional erheben, sei es über die Messung physiologischer Veränderungen, über die Gehirnaktivität oder über eine Selbsteinschätzung, deren Validität allerdings oft angezweifelt wird.

3.7.3 Selbstmitgefühl

Akzeptierendes Wahrnehmen von leidenden Wesen führt – zumindest aus buddhistischer Sicht – zu Mitgefühl, ein akzeptierender Blick auf eigene leidende Anteile zu Selbstmitgefühl. Mitgefühl wäre der Wunsch, das leidende Wesen möge vom Leiden befreit und glücklich sein. Nach buddhistischem Verständnis ist Mitgefühl somit weniger eine Emotion als eine *Motivation* (► Kap. 3.4.5). Wegen seines Potenzials, sich positiv auf psychisches Leiden auszuwirken, hat das Thema Selbstmitgefühl seit einigen Jahren in Forschung und Praxis viel Aufmerksamkeit auf sich gezogen, es soll deshalb genauer beleuchtet werden.

Definition und Komponenten des Selbstmitgefühls

Einen wesentlichen Beitrag zu diesem Diskurs lieferte die texanische Psychologin Kristin Neff, indem sie auf der Grundlage eines buddhistischen Menschenbildes ein Konzept von Selbstmitgefühl entwickelte. Sie definiert *Self-Compassion* als eine warmherzige, verstehende und akzeptierende Haltung gegenüber den als negativ bewerteten Aspekten der eigenen Person und der eigenen Erfahrung.

In ihrem Modell stehen einander in drei Dimensionen jeweils ein positiver und ein negativer Pol gegenüber: Die erste Dimension ist

Freundlichkeit und eine verstehende Haltung dem eigenen Leiden sowie jenen Anteilen gegenüber, die als ungenügend erscheinen. Den negativen Gegenpol bilden Selbstverurteilung und Selbstkritik. Die zweite Dimension ist **menschliche Verbundenheit**. Damit meint sie ein Verstehen leidvoller Erfahrungen als unvermeidbarer Teil menschlichen Lebens und als Resultat eines komplexen Gefüges vieler innerer und äußerer Ursachen. Der Gegenpol dazu liegt bei der Vorstellung, allein für das eigene Unglück verantwortlich zu sein, verbunden mit Scham und Isolation sowie einem Gefühl von Getrenntsein von den anderen Menschen. Der dritte Aspekt beschreibt auf der positiven Seite **achtsames Gewahrsein** auch schmerzhafter Gefühle und Gedanken, ohne sich in übermäßiger Weise mit ihnen zu identifizieren. Am anderen Pol liegt eine übermäßig starke und damit belastende Identifizierung mit diesen Gefühlen (Neff 2012a; 2012b).

Auf der Basis dieses dreidimensionalen Konzepts von Selbstmitgefühl wurde eine *Self-Compassion Scale (SCS)* entwickelt, die auch in einer validierten deutschen Fassung vorliegt (Hupfeld u. Ruffieux 2011). In einer Vielzahl von Studien zeigten sich unter anderem folgende Zusammenhänge: Mehr Selbstmitgefühl korrelierte mit weniger Psychopathologie (Barnard u. Curry 2011), mit weniger Angst, Depression und Stress (MacBeth u. Gumley 2012), mit weniger extremen Reaktionen, weniger negativen Emotionen und mehr akzeptierendem Denken (Leary et al. 2007).

Wege zum Selbstmitgefühl

Wenn Mitgefühl aus dem Kontakt mit einem leidenden Wesen erwächst, besteht der erste Schritt zum Selbstmitgefühl darin, mit dem eigenen Leiden und dem damit verbundenen Schmerz überhaupt einmal tiefer in Berührung zu kommen. Dieser Schritt der **Selbstwahrnehmung** wird aber normalerweise so gut es geht vermieden. Da die Achtsamkeit die wache Wahrnehmung des Körpers und der Gefühle verfeinert und intensiviert, fördert sie auf diesem Wege das Mitgefühl mit sich selbst. **Selbstfürsorge** und Selbstliebe können folgen.

Auch wenn eine Achtsamkeitspraxis zumeist *nicht explizit* darauf abzielt, Selbstmitgefühl zu kultivieren, scheint sie es trotzdem zu fördern. Allerdings wird es in letzter Zeit in den unterschiedlichsten Programmen immer häufiger mit angesprochen. Unabhängig davon wurden neben Programmen, die Mitgefühl »trainieren«, auch Programme entwickelt, die Selbstmitgefühl in den Vordergrund rücken, wie das *Mindful Self-Compassion Program* (Neff u. Germer 2013) und das *Mindfulness-Based Compassionate Living – MBCL* (Brink u. Koster 2013).

Selbstmitgefühl als Wirkfaktor

Einige Autoren halten eine Erhöhung des Selbstmitgefühls für einen **Schlüsselmechanismus** zur Erklärung der Wirkung von achtsamkeitsbasierten Programmen (Baer 2010; Desbordes et al. 2015). Shapiro und ihre Arbeitsgruppe (2005) fand bei Mitarbeitern im Gesundheitswesen, die ein MBSR-Programm absolvierten, im Vergleich zu einer Wartelisten-Kontrollgruppe eine signifikante Erhöhung des Selbstmitgefühls und eine Reduktion von Stress-Symptomen. Das Selbstmitgefühl schien ein **Mediator zur Stressreduktion** zu sein. Auch bei der Wirkung von MBCT wurde die Rolle von Selbstmitgefühl untersucht (Kuyken et al. 2010). In einem Follow-up nach 15 Monaten erwiesen sich Achtsamkeit und Selbstmitgefühl als Mediatoren für die Wirkung auf die Reduktion der **depressiven Symptomatik**. Eine Erhöhung des Selbstmitgefühls reduzierte die Korrelation zwischen kognitiver Reaktivität und depressivem Rückfall.

3.7.4 Fazit

Wir verstehen Akzeptanz als eine Komponente der Achtsamkeit und definieren sie als spezifische Beziehungshaltung gegenüber Erfahrungen. Akzeptanz ist keine kognitive Leistung, sie ist nicht emotional gefärbt, sie ist einfach Gewahrsein. Akzeptieren bedeutet für uns, sich etwas zuzuwenden, *ohne* es bewerten, vergleichen, einordnen oder gar verändern zu wollen. Akzeptanz schließt tiefstes Interesse daran ein, ein Objekt immer genauer und vollständiger wahrzunehmen und zu verstehen, wie es wirklich ist. Uns scheint es bedeutsam, zwischen dieser neugierig zugewandten Haltung und deren Auswirkungen zu unterscheiden. Akzeptanz kann zum Ausgangspunkt von wertvollen Entwicklungen werden: Auf paradoxe Weise stellt sie die Basis für Veränderungen dar, sie kann zu Mitgefühl und Selbstmitgefühl führen, wenn sie auf Leiden trifft; und sie kann zu Liebe werden, wenn sie zu einem umfassenden Sehen und Verstehen führt. Auch wenn Akzeptanz in diesem Sinne nichts verändert, so verhindert sie doch jenes Leiden, das durch Ablehnung und Vermeidung entsteht, und lässt die damit verbundenen Limitierungen des Handlungsspielraums wegfallen.

Ein großes Missverständnis könnte darin bestehen, dass durch die Achtsamkeitspraxis in jedem Fall problematische Erfahrungen verschwinden. Vielmehr ist es so, dass sich die *Beziehung* zu diesen Erfahrungen verändert. Akzeptieren bedeutet in diesem Zusammenhang, zuzulassen, was ist, und sei es auch schmerzlich. Die Erfahrung wird breiter, tiefer und intensiver. Hier hilft der sich aus dem geübten disidentifizierten Beobachten ergebende Gleichmut, sich allen Erfahrungen zu stellen und dabei gelassen bleiben zu können. Es ist für viele Menschen überraschend, festzustellen, dass die Akzeptanz gegenüber den leidenden eigenen Anteilen zu einem intensiveren Kontakt zu sich und anderen führt. Ein solcher Prozess wird dann besonders heilsam, wenn die Begegnung mit eigenen leidenden Anteilen von Selbstmitgefühl getragen ist.

3.8 Der fünfte Wirkfaktor: Lernen durch neue Erfahrungen

Entwicklung bedeutet Lernen. Und um zu lernen, sind wir auf bestimmte Erfahrungen angewiesen – das sind die Grundannahmen dieses Kapitels. Entwicklung wird blockiert, wenn die Umwelt wichtige Erfahrungen *nicht* ermöglicht oder wenn Schutzmechanismen verhindern, sie zu verarbeiten und zu verinnerlichen. Die Folgen sind oft leidvolle Limitierungen im Erleben und Verhalten, die Menschen letztendlich in eine Psychotherapie führen können. Sie kommen dann allerdings selten mit dem Auftrag: »Ich möchte dies oder jenes lernen.« Es bedarf der Kunst des Therapeuten, gemeinsam mit seinem Klienten herauszufinden, welche Lernerfahrungen fehlten und wie diese vermittelt werden können.

Die verschiedenen Psychotherapieverfahren stellen unterschiedliche Wege und Bereiche des Lernens in den Vordergrund. Manche betonen die Klärung und Einsicht in unbewusste Vorgänge, viele meinen, man müsse lernen, auf neue Weise zu denken. Die einen arbeiten am Gefühlsleben, wiederum andere regen Lernprozesse vor allem auf der Verhaltensebene an. Sehr oft geht es darum, zu lernen, auf neue Weise in Beziehung zu sein mit anderen Menschen, mit sich selbst oder mit bestimmten Erfahrungen.

Achtsamkeit als eine spezielle Form der **Beziehung** zu inneren und äußeren Objekten hat ihren Schwerpunkt genau in diesem Bereich. Sie verändert die Beziehungen zu Erfahrungen, zu sich selbst und anderen Menschen. Achtsamkeit bietet auch klare Wege, herauszufinden, welche (Beziehungs-)Lernerfahrungen fehlten, und sie unterstützt die Möglichkeiten, diese anzubieten. Durch eine achtsame Beziehungsgestaltung bieten Therapeuten einerseits *unspezifische*, potenziell neue und damit heilsame »korrigierende« Beziehungserfahrungen an. Sie wurden im Abschnitt zur therapeutischen Beziehung erläutert: Präsenz, Einfühlung und Resonanz, aber auch Mitgefühl. Auf der anderen Seite bietet die gemeinsame Erkundung des impliziten Wissens in Achtsamkeit die Möglichkeit, zu erkennen, welches Wissen fehlt und welche *spezifischen* Lernerfahrungen genau vonnöten gewesen wären. Sie können *individuell* maßgeschneidert angeboten und damit unter günstigen Umständen nachgeholt werden.

Dieser Ansatz wurde im Rahmen der Neurowissenschaften in den letzten Jahren unter dem Namen *»Memory Reconsolidation«* neu erklärt und aufbereitet (Ecker et al. 2015). Der folgende Abschnitt liefert die Grundlagen für das Verständnis solcher Lernprozesse und dafür, wie sie durch die Nutzung der Achtsamkeit leichter zugänglich, intensiver und sicherer gemacht werden können.

Die verhaltenstherapeutische Sicht auf die Achtsamkeit betont den Wirkmechanismus der **Exposition**: Sich einem ansonsten vermiedenen Reiz auszusetzen führt dann zu neuen Lernerfahrungen, wenn dem Erleben neue, zusätzliche Elemente hinzugefügt werden. Achtsamkeitspraxis fördert aber darüber hinaus die Fähigkeit, sich seines Aktivierungszustands bewusst zu sein und erweitert die Möglichkeiten zur Selbstregulation und **Entspannung**. Insofern kann auch die Lernerfahrung, sich mittels Achtsamkeit entspannen zu können, eine wertvolle Wirkkomponente sein, denn der Blick aus der Stille im Zentrum des Zyklons ist ein anderer, als wenn man sich im Wirbelsturm verliert. Nicht zuletzt spielen Lernprozesse auch bei der Erweiterung der Fähigkeit zur **Emotionsregulation** eine Rolle. Achtsamkeitspraxis führt dabei dazu, eine ganz spezielle Fähigkeit zu lernen: **Nicht-Reaktivität**.

3.8.1 Wirkkomponente Rekonsolidierung: Problemaktualisierung und korrigierende Erfahrung

Neue Ergebnisse der Gedächtnisforschung unterstützen jene Ansätze, die mit »korrigierenden« Erfahrungen arbeiten. Denn jene Spuren, die frühe prägende Erfahrungen in Menschen hinterlassen, können unter bestimmten Umständen auch wieder verwehen oder modifiziert werden. Da uns aber große Teile des »Wissens«, das wir durch unsere Erfahrungen über die Welt um uns herum und über uns selbst erworben haben, gar nicht bewusst sind, kann man nicht einfach danach fragen. Diese nicht bewussten Bereiche des Wissens werden nur in jenen Situationen aktiviert, in denen sie relevant erscheinen. Lernen erfolgt dann dadurch, dass die Erfahrungen *nach* der Aktivierung auf *neue* Weise wieder abgespeichert werden.

Menschen jeden Alters lernen. Es sind aber die Jahre der Kindheit, in denen wir die wesentlichen inneren Landkarten anlegen, die uns im Leben Orientierung geben. Aus dem Rohmaterial dessen, was es erlebt, bildet das Kind Modelle von sich und der Welt oder genauer von sich und seinen Beziehungen zur Welt. In diesem Sinne kann man das Gehirn auch als »Vorhersage-Organ« betrachten. Dies geschieht ganz automatisch und meist ohne dass uns die getroffenen Schlussfolgerungen bewusst werden. Dieses im *impliziten Gedächtnis* gespeicherte Wissen führt dazu, dass bestimmte Zustände, Gefühle und Handlungsabläufe aktiviert werden, ohne dass man sich erinnert, womit das zusammenhängt: *»Learned, but not remembered.«* Das implizite Wissen dominiert als schnell, aber ungenau arbeitendes Gedächtnissystem jenen anderen Teil des Gedächtnisses, den man als *autobiographisches oder episodisches Gedächtnis* bezeichnet, mit dessen Hilfe wir uns an Szenen und Episoden unseres Lebens erinnern. Im Rahmen der Psychotherapie ist insbesondere das implizite Beziehungswissen, dessen Bewusstmachung und Neubearbeitung von Bedeutung. Die *Boston Change Process Study Group* hat sich speziell damit beschäftigt (► Kap. 2.6.1).

Klaus Grawe hat mit der Formulierung des Wirkfaktors der **Problemaktualisierung** darauf hingewiesen, dass es in der Therapie notwendig sei, ein bestimmtes Erleben zu aktivieren, um es verändern zu können. Freuds Dreischritt von Erinnern, Wiederholen, Durcharbeiten weist in eine ähnliche Richtung. Der New Yorker Psychoanalytiker Mark Epstein (1996) weist in diesem Zusammenhang auf drei Arten des **Erinnerns** hin, die schon Freud in seiner Arbeit nutzte: Das kathartische Vervollständigen einer Erfahrung z. B. mittels Hypnose, die Technik der freien Assoziation, mit deren Hilfe Erinnerungsstücke nach und nach ans Licht kommen, und die Beobachtung dessen, wie sich Vergangenes in der therapeutischen Beziehung wiederholt und damit aktualisiert. Diese dritte Art des Erinnerns, eben das Wiederholen vergangener Interaktionen in der Gegenwart, bedarf eines Vorgehens, das ein Wiederaufleben alter Erfahrungen ermöglicht, und zudem eines wachen Beobachters, der es bemerkt. Der Schritt des Durcharbeitens besteht aus der Sicht der buddhistischen Psychologie vor allem darin, auf nicht wertende Weise auch bei den unangenehmen und bedrohlichen Emotionen und Inhalten zu verweilen. Das beobachtende Innehalten in Achtsamkeit ermöglicht es, den entsprechenden Vermeidungs- und Schutzimpulsen *nicht* nachzugeben.

Aus neurobiologischer Sicht müssen **problemassoziierte Nervenzellnetzwerke aktiviert** werden, um sie neu zu verknüpfen und zu erweitern. Neurone müssen gemeinsam feuern, damit sich synaptische Verbindungen verstärken, neue Verknüpfungen bilden und andere sich abschwächen. Inzwischen weiß man, dass ein reines Abrufen von belastenden oder traumatischen Erinnerungen, dass ein reines Wiederholen nicht nur nicht nützlich ist, sondern sogar dazu führen kann, dass diese Muster immer leichter automatisch aktiviert werden. Dieses durch Neuroplastizität erklärbare Phänomen wird als **Kindling** bezeichnet (Morrell 1991).

Problemaktualisierung ist dann sinnvoll und heilsam, wenn sie während der Aktivierung mit einer neuen, korrigierenden Erfahrung verknüpft wird. Im optimalen Fall ist diese Erfahrung individuell zugeschnitten und stellt dem Klienten genau jenes Erleben zur Verfügung, das ihm in der Vergangenheit gefehlt hat. Die neurobiologischen Grundlagen dieses Vorgehens wurden erst in den letzten Jahren auf die Psychotherapie bezogen (Ecker et al. 2015). Dabei wird davon ausgegangen, dass Gedächtnisspuren dann *labilisiert* und einer Neubearbeitung zugänglich werden, wenn sie aufgerufen und *gleichzeitig* mit Erfahrungen verknüpft werden, die mit der ursprünglichen nicht kompatibel sind. Innerhalb eines Zeitfensters von fünf Stunden können die Gedächtnisinhalte rekonsolidiert werden. **Rekonsolidierung** bedeutet, dass sie nach der Labilisierung auf eine *neue* Weise, mit *zusätzlichen* Elementen verknüpft, wieder neu abgespeichert werden. Auch wenn z. B. die Erinnerung an eine Szene aus dem Leben im episodischen Gedächtnis zugänglich und wach bleibt, so wird doch die damit verbundene emotionale Reaktion im impliziten Gedächtnis gelöscht oder verändert.

Achtsamkeit ist nun in besonderer Weise dazu geeignet, die Innenwelt zu erforschen, bestimmte Erfahrungen gezielt aufzusuchen und bei ihnen zu verweilen, um sie wieder aufleben zu lassen. Achtsamkeit unterstützt somit sowohl den Wirkfaktor der **Problemaktualisierung** als auch jenen der **korrigierenden Erfahrungen**. In einer achtsamkeitszentrierten psychodynamischen Therapie sind beide untrennbar miteinander verwoben. Allein schon die achtsame Erforschung des Erlebens des Klienten *gemeinsam* mit dem Therapeuten stellt eine neue Erfahrung dar, denn meist sind prägende Erfahrungen, die in der Therapie auftauchen, dadurch gekennzeichnet, dass damals *kein* mitfühlender Erwachsener für das Kind da sein konnte.

Wenn ein Klient in der Therapie über ein Problem berichtet und dabei zu ergründen versucht, woher es wohl kommt, führt das nicht unbedingt zur Problemaktualisierung. Es wird auch keineswegs aktualisiert, wenn er erzählt, was er schon alles versucht hat, um es zu überwinden. Vielmehr treibt ihn in der Regel der automatisierte Strom der Gedanken von einem schon bekannten Punkt zum nächsten. Den Klienten in einen Zustand der Achtsamkeit einzuladen und sich auf das augenblickliche Erleben einzulassen, unterbricht diese Automatismen und eröffnet die Möglichkeit, die mit dem Problem verbundenen tieferen impliziten Dimensionen genauer zu erforschen. Dabei geht es ganz klar *nicht* um ein Nachdenken über das Problem, sondern um einen **Zugang über das Beobachten des unmittelbaren Erlebens**, das mit dem Problem verknüpft ist. Auf diese Weise kann das Erleben vertieft und erweitert werden und Entdeckungen werden möglich. Neurobiologisch gesehen können die mit dem Erleben verknüpften Nervenzellnetzwerke immer vollständiger aktiviert werden. So lässt sich mithilfe der Achtsamkeit realisieren, was Klaus Grawe (2004) in seinem Konzept der »Neuropsychotherapie« mit Problemaktualisierung wohl gemeint hat.

Indem der Therapeut die Aufmerksamkeit des Klienten beim jeweils relevanten Fokus hält, kann sich die Erfahrung intensivieren und vervollständigen. Um Zugang zu impliziten Inhalten zu finden hat es sich bewährt, zunächst vor allem das körperliche und emotionale Erleben in den Fokus der Aufmerksamkeit zu nehmen. So können vom Körper ausgehend – *bottom-up* – Erinnerungen aktiviert werden. Zusammenhänge zwischen dem damaligen und dem jetzigen Erleben werden deutlich, und manchmal stellen sich Erinnerungen ein, die den Symptomen und dem Verhalten plötzlich eine Bedeutung verleihen, die vorher weder der Therapeut noch der Klient ahnen konnte.

Neben der Förderung der Problemaktualisierung kann die Achtsamkeit im nächsten Schritt auch dazu genutzt werden, mit dem **Ziel** einer **Rekonsolidierung** herauszufinden, wie nun eine der ursprünglichen Erfahrung widersprechende neue Erfahrung aussehen würde. Wieder tragen die Achtsamkeit des Klienten und eine achtsame Begleitung im Prozess gemeinsam dazu bei, noch unklare, implizite Bedürfnisse des Klienten zu erforschen. Zugleich kann nur im Laufe eines solchen Suchprozesses deutlich werden, was den Klienten daran hindert, die benötigten Erfahrungen zuzulassen. Hier kann ein Therapeut mithilfe des Inneren Beobachters all jene **Barrieren** erkunden, die der Klient erworben hat, um innere Anteile vor der Wiederholung schmerzvoller Erfahrungen zu schützen. Die achtsame Einfühlung in den Klienten ermöglicht es, gemeinsam mit ihm danach zu suchen, welche neue, korrigierende Erfahrung er zum jeweiligen Zeitpunkt zulassen kann. Dies kann z. B. einfach die mitfühlende und unterstützende Präsenz sein, die das aktuelle Erleben einer längst abgeschlossen erscheinenden Leidenserfahrung aus der Kindheit im gegenwärtigen Moment modifiziert. Das kann auch eine sanfte Berührung sein oder wichtige Informationen, die das Kind gebraucht hätte, etwa um etwas zu verstehen oder nicht auf sich beziehen zu müssen. Oder es kann die Gewissheit sein, von etwas Abschied nehmen zu müssen, gepaart mit Präsenz und dem Vertrauen, dass Trauerarbeit leistbar ist. Auf dieser grundlegenden Erfahrungsebene können dem Klienten in einer achtsamkeitszentrierten Therapie **individuell zugeschnittene Erfahrungen vermittelt** werden, während der Beobachter die ganze Zeit präsent ist.

Eine ähnliche Sicht vertritt der Psychoanalytiker Peter Fonagy (Fonagy et al. 2003), wenn er über »Die Vergangenheit in der Gegenwart – ihre Bedeutung in der heutigen klinischen Theorie und Behandlungstechnik« schreibt:

> Die Aufhebung der Verdrängung wird nicht länger als Schlüssel zur therapeutischen Wirkung betrachtet. … Veränderung vollzieht sich im impliziten Gedächtnis und bewirkt eine Veränderung der Prozeduren, deren sich das Individuum in seinem Leben mit sich selbst und mit anderen bedient. … Die Psychoanalyse ist mehr als nur die Erzeugung eines Narrativs; sie ist die aktive Konstruktion einer neuen Art und Weise, das Selbst-mit-dem-Anderen zu erleben.
>
> (S. 845 f.)
>
> Wir behaupten vielmehr, dass der Prozess der Bearbeitung gegenwärtiger Erfahrungen im Kontext anderer Perspektiven – in diesem Fall Kindheitsperspektiven – heilend wirkt. Die entscheidende Komponente besteht darin, dass die analytische Begegnung dem Patienten über dessen bisherige Perspektiven hinaus einen weiteren Rahmen zur Verfügung stellt, in dem Subjektivität interpretiert werden kann.
>
> (S. 847)

Problemaktualisierung und Einsicht durch Wiederholen

Ein zentrales Wirkkonzept der Psychoanalyse besteht darin, in der **Übertragung** auf die Wiederholung kindlicher Beziehungsmuster zu achten und diese zu deuten. Die **Einsicht** allein führt aber meist *nicht* zu den erhofften Verhaltensänderungen. Allerdings verändert sich häufig die Beziehung zu den dysfunktionalen Mustern, wenn man versteht, dass sie im Laufe der Biografie sehr wohl einmal sinnvoll waren. Aus unserer Sicht kann dieses neue Verständnis dem Klienten dabei helfen, freundlicher auf seine automatisierten Muster und Strategien zu blicken. Sie zu verändern bedarf es meistens weiterer Schritte, wobei es zur Veränderung *keineswegs* in jedem Fall einer Einsicht bedarf.

Psychodynamisch orientierte achtsamkeitszentrierte Verfahren zielen darauf ab, alles zu nutzen, was in der Gegenwart auftaucht, so auch das, was sich in der therapeutischen Beziehung inszeniert bzw. reinszeniert. Wie auch andere Therapiemethoden gehen sie von der Annahme aus, dass das, was im Hier und Jetzt der Therapie geschieht, Parallelen zu dem aufweist, was dem Klienten in der Welt – außerhalb der Therapie – widerfährt bzw. früher widerfahren ist. Aufgrund der klaren Selbstbeobachtung ist Achtsamkeit ein gutes Werkzeug dafür, das Wiederaufleben individueller Muster im Hier und Jetzt der Therapie *gemeinsam* genau zu erforschen. Dazu ist es notwendig, dass sich der Therapeut ein Stück weit in die Beziehungsmuster seines Klienten »verwickeln« lässt, um sie der Beobachtung zugänglich zu machen – ein Weg, der auch in der Psychoanalyse beschritten wird. Wenn es den beiden gelingt, diese Prozesse des Verwickelns achtsam zu beobachten und die Hintergründe bewusst werden zu lassen, wird gerade diese *Ver*-wicklung zum Ausgangspunkt für *Ent*-wicklung und Wachstum.

> Das Verstehen des Patienten im Sinne einer Begegnung schließt ein, dass die Therapeuten sich in das episodische innere Beziehungsfeld der Patienten gewissermaßen hineinziehen lassen … Nicht zu viel, sonst käme es einer Neuauflage der maladaptiven Muster gleich, aber auch nicht zu wenig, denn sonst würden sie die Teilhabe an der subjektiven Innenwelt des Patienten, die erst durch die gemeinsame Aktualisierung im interaktiv intersubjektiven Feld sichtbar wird, verwehren.
>
> (Beneke et al. 2000, S. 77)

Das wohlwollend interessierte Beobachten und Untersuchen der Wiederholungen ist der eine Teil der Arbeit. Daneben gilt es auch, Ausschau zu halten nach all dem, was Einsichten und Entwicklung **verhindert**. Hierzu ist die Perspektive des Teilemodells (► Kap. 3.6.3) hilfreich: Auf der einen Seite gibt es immer Persönlichkeitsanteile, die sich Entwicklung wünschen, auf der anderen stehen aber auch solche, welche den Veränderungstendenzen entgegenstehen. Deren Bedenken nachzuvollziehen, zu verstehen, anzuerkennen und zu berücksichtigen, ist aus der Sicht der Achtsamkeit eine Voraussetzung dafür, dass jene ihren Kampf gegen die Veränderungen loslassen und neue Entwicklungen zulassen können.

Zustandsabhängiges Erinnern

Ob gewisse Erinnerungen abgerufen werden können und ob ein bestimmtes Wissen zugänglich ist, hängt vom jeweiligen Zustand ab, in dem wir uns befinden – das ist die zentrale Aussage der Theorie des zustandsabhängigen Erinnerns (Tulving u. Thomson 1973). Dieses Wissen ist sowohl für die Problemaktualisierung von großer Bedeutung als auch dafür, zu verstehen, wieso es Klienten so oft nicht möglich ist, das in der Therapie Gelernte im Alltag abzurufen. Die Theorie öffnet darüber hinaus noch eine Türe für das Verständnis einer weiteren Wirkungsweise der Achtsamkeit.

Wohl eine der ersten Beschreibungen der Phänomene des zustandsabhängigen Erinnerns findet sich in einem Lehrbuch der Physiologie aus dem Jahre 1835 (Elliotson 1835). Es berichtet von einem irischen Portier, der in einem Lager arbeitete. Wenn er nüchtern war, konnte er sich nicht mehr daran erinnern, was er im betrunkenen Zustand getan hatte. Das war insofern fatal, als er einmal vergessen hatte, wo er ein bestimmtes, nicht adressiertes Paket abgelegt hatte. Als er am übernächsten Tag wieder »genug« getrunken hatte, fiel es ihm wieder ein und er fand das Paket unversehrt wieder. Der Mann müsse zwei Seelen haben, eine für den nüchternen und eine für den betrunkenen Zustand, so schlussfolgerte der Physiologe.

Bei der Problemaktualisierung ist es dem methodischen Vorgehen des Therapeuten überlassen, Zugang zu dem Teil der Psyche zu finden, dem eine Lernerfahrung vermittelt werden soll. In der Sprache des Teilemodells würde man sagen, man müsse sich zu jenem Persönlichkeitsanteil Zugang schaffen, mit dem man arbeiten will. Das sind oft psychische Zustände, die nicht dem Erwachsenen-Ich entsprechen, sondern eher einem kindlichen. Solche regressiven Zustände sind es, die dann manchmal **»Inneres Kind«** (Herbold et al. 2012) genannt werden. In der Sprache der Neurobiologie entspräche dieses Vorgehen dem Versuch, die problemassoziierten Nervenzellnetzwerke zu aktivieren.

Die Problematik des zustandsabhängigen Lernens und Erinnerns lässt sich am Beispiel der Depression veranschaulichen. So gehört es zu den depressionsverstärkenden Mechanismen, dass einem Menschen in einer depressiven Stimmung all das leichter einfällt, was mit negativ bewerteten Erfahrungen verknüpft ist oder mit Dingen, die er verloren hat. Manchmal ist es, als ob sich Schleusen öffnen würden und die Person von damit zusammenhängenden Erinnerungen und Szenen überschwemmt wird. Dass es im Leben auch glückliche Zeiten gegeben hat, ist dem Erleben in diesem Zustand nicht zugänglich. Solche Mechanismen kann man aber auch zugunsten eines Klienten zur Problemaktualisierung nutzen. Ein Therapeut kann Stimmungen induzieren oder den Klienten einladen, sich Körperhaltungen, Bewegungen, Gerüche, visuelle oder akustische Eindrücke zu vergegenwärtigen, die er mit einem damit verbundenen belastenden Erleben assoziiert. Während der Aktivierung muss dieses Erleben dann allerdings mit einer korrigierenden Erfahrung verknüpft werden, denn nur dann ist das Wiedererleben heilsam.

Die Theorie des zustandsabhängigen Lernens eröffnet den Blick auf einen weiteren potenziellen einfachen und plausiblen Wirkungspfad der Achtsamkeit. Der Zustand der Achtsamkeit ist – durch regelmäßige Achtsamkeitspraxis eingeübt – relativ verlässlich und stabil abrufbar. Wenn man etwas in einem Zustand der Achtsamkeit gelernt hat und in der Lage ist, sich wieder in Achtsamkeit zu versetzen, dann ist die Wahrscheinlichkeit hoch, dass das Gelernte in diesem – dem Lernkontext analogen – Zustand auch wieder abrufbar ist.

3.8.2 Wirkkomponente Exposition

Daniel Goleman beschrieb schon 1971 die **Meditation als eine Form der systematischen Desensibilisierung**. Die Hierarchisierung der Reize ergebe sich als Folge jener Selbstregulation, durch die während der Meditation schrittweise alles Belastende von selbst auftaucht; die Exposition mit den entsprechenden inneren Reizen sei dadurch ebenso gewährleistet. Die zweite Komponente der Exposition in der Verhaltenstherapie – die Entspannung – sei im Zustand tiefer Meditation ebenfalls enthalten. Beides zusammen führe zur Desensibilisierung. Der entscheidende Unterschied zwischen den verhaltenstherapeutischen Interventionen und der Meditation liege allerdings darin, dass die Meditation ein **bewusst beobachtendes Teilhaben** an dem Prozess ermöglicht.

Auch heute berufen sich Verhaltenstherapeuten darauf, dass bei der Nutzung der Achtsamkeit – ebenso wie in ihrem Verfahren – die Exposition ein wesentliches Wirkprinzip darstelle. Allerdings liegt aus unserer Sicht ein zweiter wesentlicher Unterschied in der unmittelbaren **Intention der Therapeuten**. Das Standardverfahren der verhaltenstherapeutischen Exposition enthält explizit oder implizit die Suggestion: »Wenn Sie die Konfrontation mit der problematischen, meist beängstigenden Situation aushalten, werden Sie bemerken, dass Ihre emotionale Reaktion schwächer wird und dass sich Ihre meist angstgetriebenen Voraussagen nicht erfüllen.« Mit der Intervention ist die Erwartung verbunden, dass das unangenehme Gefühl abnehmen und die irrationalen Gedanken verschwinden würden. Diese Haltung entspricht aber keineswegs jener Form der »Exposition«, wie sie in einem achtsamkeitsbasierten Verfahren verstanden wird. Dort geht es darum, Empfindungen und Gefühle so gut wie möglich zuzulassen, auf Körperreaktionen zu achten, *nichts* zu erwarten und *nichts* zu tun. Das Ziel besteht *nicht* darin, etwas zu kontrollieren oder Emotionen zu regulieren, das Ziel besteht vielmehr in der Entwicklung einer offenen und akzeptierenden Haltung. Linehan drückt das sehr drastisch aus:

> ... der Fokus auf dem Wahrnehmen des Augenblicks basiert sowohl auf östlichen psychologischen Ansätzen als auch auf westlichen Konzepten von Exposition als einer Methode zur Löschung von automatischem Vermeidungsverhalten und Angstreaktionen.
>
> (Linehan 1996, S. 78)

> Das ist der Punkt, der den Effekt ausmacht: den beiden Techniken geht es darum, sich der Wirklichkeit auszusetzen. Die östliche Achtsamkeit lässt da sein, die westlich-verhaltenstherapeutische Exposition tötet.
>
> (Grepmair 2007, S. 105)

Ein dritter Unterschied liegt in der Aufmerksamkeitslenkung: In einer achtsamkeitsbasierten Exposition wird die Aufmerksamkeit bewusst mehr auf **innere Reize** und Reaktionen gelenkt und man beachtet auch die Körperempfindungen mehr als in der Verhaltenstherapie. Man geht weniger davon aus, dass das grundlegende Bedürfnis darin bestehe, *äußere* Auslöser zu vermeiden, sondern dass primär *inneres* Erleben vermieden wird (*Experiental Avoidance*). Man habe in Wirklichkeit nicht vor der Spinne Angst, sondern vor der Angst, die von der Spinne ausgelöst wird. Vermieden werde nach dieser Sichtweise nicht die Spinne, sondern die Angst vor der Spinne.

Exposition in Achtsamkeit erhöht deren Wirkung

Martin Bohus und Michael Huppertz (2006) weisen darauf hin, dass expositionsbasierte Interventionen wirkungsvoller sein können, wenn sie in Achtsamkeit durchgeführt werden. Das Grundprinzip dieser Verfahren bestehe darin, durch entsprechende Stimuli emotionale Reaktionen hervorzurufen, allerdings unter veränderten Bedingungen und unter

Vermeidung der gewohnten dysfunktionalen Reaktionsmuster. Der Organismus lerne dabei, dass z. B. ein ehemals als gefährlich eingestufter Reiz nur unter spezifischen und komplexen Bedingungen gefährlich ist, die nur relativ selten auftreten.

Eine Grundvoraussetzung für den Erfolg einer Exposition ist zudem eine ausreichend intensive emotionale Aktivierung. Klienten müssen die aversiven Emotionen über einen ausreichend langen Zeitraum aushalten, denn nur dann können sie lernen, dass die befürchteten Konsequenzen unter den gegenwärtigen Bedingungen eben *nicht* auftreten. Derartiges Vorgehen stößt allerdings an Grenzen: Therapien werden häufig abgebrochen, die Exposition ist zu kurz oder zu wenig intensiv oder die Klienten dissoziieren, was Lernprozesse verhindert. Wenn Klienten dagegen durch Achtsamkeitsübungen auf die Durchführung einer Exposition in Achtsamkeit vorbereitet werden, gelingt es ihnen leichter, auch unangenehme Gefühle deutlich besser **wahrzunehmen** und zu **tolerieren**. Sie können mit ihrer Aufmerksamkeit dabei **verweilen** und fliehen nicht in vermeidende Imaginationen oder Gedanken. Auch die Gefahr zu dissoziieren wird durch Achtsamkeit vermindert.

3.8.3 Wirkkomponente Entspannung

In den Anfängen der Meditationsforschung finden sich umfangreiche Untersuchungen zur entspannenden Wirkung einer meditativen Praxis. So beschrieb der Kardiologe Herbert Benson Zustände, die im Rahmen von transzendentaler Meditation auftraten. Die Erstpublikation von Bensons Arbeitsgruppe hatte den Titel »Ein wacher hypometaboler physiologischer Zustand« (Wallace et al. 1971). Gemessen wurden vor allem Parameter, die durch das autonome Nervensystem gesteuert waren, wie der Atemrhythmus, die Herzfrequenz, der Blutdruck und der Sauerstoffverbrauch, der geringer war als im Schlaf. Diese gesundheitsfördernden Zustände, die Benson (1975) als **Relaxation Response** bezeichnete, ließen sich durch unterschiedliche Techniken hervorrufen.

Auch wenn es nicht ihr Ziel ist, kann die Praxis der Achtsamkeit zu Zuständen von Entspannung führen (Berking u. Känel 2007). So kann etwa die Konzentration auf den Atem oder der »Fokus Ruhe« (► Kap. 3.5.2) diese effektiv einladen und vertiefen. Die Fähigkeit zu erlernen, die dazu notwendige psychovegetative Umschaltung durch bestimmte Übungen zu erreichen, ist in ihrer **gesundheitsfördernden** und potenziell symptomreduzierenden Wirkung nicht zu unterschätzen. Es ist wertvoll, sie als *eine* Möglichkeit zur Verfügung zu haben. Eine potenzielle Gefahr von Zuständen der Ruhe liegt allerdings darin, dass sie Veränderung und Entwicklung verhindern können, wenn sie zur Vermeidung eines unangenehmen Erlebens genutzt werden.

3.8.4 Wirkkomponente Emotionsregulation durch Nicht-Reaktivität

Emotionsregulation ist aus unserer Sicht das Ergebnis anderer Wirkfaktoren und daher findet sich das Thema unter Aufmerksamkeitslenkung (► Kap. 3.5.6), Disidentifikation (► Kap. 3.6.4) Akzeptanz (► Kap. 3.7.1) und positiver Neubewertung (► Kap. 3.6.2). Die Fähigkeiten zur Emotionsregulation zu erweitern, kann aber auch als **Lernprozess** verstanden werden, bei dem regulierende Funktionen verinnerlicht werden. Andere Theorien stellen das Erlernen von Nicht-Reaktivität (Sauer 2011) in den Vordergrund.

Ein Meister achtsamer Selbstbeobachtung, Matthieu Ricard, erzählt in einem Interview (BBC 2012), dass er seit 25 Jahren nicht mehr richtig wütend geworden sei. Es ist schwer vorstellbar, dass dies allein auf Mechanismen der Aufmerksamkeitslenkung und Neubewertung zurückzuführen ist. Eher scheint die tiefe Verinnerlichung des disidentifizierten Beobachtens zu einem Verlernen bestimmter Reiz-Reaktions-Automatismen zu führen, sodass die Nicht-Reaktivität zur zweiten Natur wird.

Die australische Arbeitsgruppe um Richard Chambers (2009) stellt diesen vierten Mechanismus im Zusammenhang mit der »Defusion« (► Kap. 3.6.2) in den Vordergrund. Sie definieren das Spezifische der achtsamen Emotionsregulation als

> … die Fähigkeit, achtsam zu bleiben unabhängig von der scheinbaren Wertigkeit und dem Ausmaß einer erlebten Emotion. Sie beinhaltet weder die Unterdrückung der Erfahrungsaspekte der Emotion noch irgendwelche spezifische Versuche, sie neu zu bewerten oder in irgendeiner Weise zu verändern. Stattdessen ist die Achtsamkeitsmeditation ein systematisches Training von Gewahrsein und Nicht-Reaktivität. Sie führt damit zu einer Defusion von all dem, was man erfährt. Dies erlaubt dem Individuum auf bewusstere Weise jene Gedanken, Emotionen und Empfindungen auszuwählen, mit denen es sich identifizieren will, statt mit den gewohnten Automatismen auf sie zu reagieren. Auf diese Weise werden die automatischen Prozesse der Einschätzung unterminiert, aus denen normalerweise störende Emotionen erwachsen.
>
> (Chambers et al. 2009, S. 569; Übersetzung durch die Autoren)

Exkurs

Neurobiologie der Emotionsregulation durch Achtsamkeit

Es gibt inzwischen viele spannende Befunde, welche neurobiologischen Strukturen bei den komplexen Vorgängen der Emotionsregulation beteiligt sind und welche Rolle die Achtsamkeit dabei spielt (Chambers et al. 2009; Desbordes et al. 2015). Der Grundlagenforscher Joseph LeDoux (1996) belegte in Tierstudien die zentrale Bedeutung der **Amygdalae** – der Mandelkerne – bei der Entstehung von Angst und bei schnellen, nicht bewusst gesteuerten Reaktionen auf potenziell gefährliche Reize. Um diese Funktion erfüllen zu können, erhalten die Amygdalae Inputs von allen Sinnesorganen, aber auch vom Körper, z. B. über Schmerzreize. Der Output aktiviert unter anderem motorische Abwehrreaktionen sowie autonome und endokrine Anteile des Sympathikus. Die Amygdalae geben Informationen zur bewussten Verarbeitung von Reizen an die Hirnrinde weiter. Die wechselseitigen Verbindungen mit dem Hippocampus und seiner Gedächtnisfunktion sind für die Berücksichtigung und Speicherung des situativen Kontextes von Reizen wichtig. So haben sie auch Einfluss auf die Aufmerksamkeitssteuerung, man wendet sich emotional als bedeutsam eingeschätzten Reizen zu oder von ihnen ab. Dass die Reizverarbeitung über die Amygdalae schnell erfolgt, brachte evolutionäre Vorteile, sie ist jedoch ungenau. Dagegen ist der Weg über die Hirnrinde zwar langsamer, dafür aber genauer. Da diese detaillierteren Informationen dann zu den Amygdalae zurückgemeldet und integriert werden, sind Neubewertungen mit veränderten Verhaltensreaktionen möglich.

Die Amygdalae stehen in enger Verbindung zu den eher bewusst steuernden **präfrontalen Strukturen**, die ihrerseits modulierend auf die emotionsverarbeitenden Systeme einwirken. Diese präfrontalen Strukturen beinhalten unter anderem: (1.) Dorsale Regionen des lateralen präfrontalen Cortex (PFC), die mit der selektiven Aufmerksamkeit und dem Arbeitsgedächtnis in Zusammenhang gebracht werden. (2.) Ventrale Teile des PFC, die an der Hemmung von Verhalten beteiligt sind. (3.) Der anteriore cinguläre Cortex (ACC) ist in überwachende Kontrollprozesse einbezogen. (4.) Der dorsomediale PFC scheint an der Überwachung des eigenen emotionalen Zustands beteiligt zu sein (vgl. Hölzel et al. 2013a, b). Ein willentliches Herunterregulieren einer affektiven Reaktion zeigt sich in bildgebenden Verfahren typischerweise als eine Erhöhung der Aktivierung im PFC mit einer reduzierten Aktivität der Amygdalae. Dies lässt vermuten, dass der PFC die Aktivität der Amygdalae *top-down* hemmen kann.

Schwierigkeiten in der Emotionsregulation gehen häufig mit Dysfunktionen des frontolimbischen Netzwerks, mit verminderter präfrontaler und erhöhter Aktivierung der Amygdalae einher. Im Gegensatz dazu berichten Studien im Zusammenhang mit Achtsamkeit über eine **erhöhte präfrontale Aktivierung** und eine verbesserte präfrontale Kontrolle über die Amygdalae. Dieses Muster zeigte sich z. B. in der klassischen Untersuchung der Arbeitsgruppe von David Creswell (2007). Versuchspersonen bekamen die Aufgabe, die Gefühle von Menschen zu benennen, deren Gesichter ihnen auf Bildern präsentiert wurden. Die Studienteilnehmer mit einer höheren dispositionellen Achtsamkeit zeigten im Kontrollgruppenvergleich eine erhöhte Aktivierung in Bereichen des präfrontalen Cortex, eine reduzierte Aktivierung der Amygdalae sowie eine stärkere hemmende Koppelung zwischen Amygdalae und dem präfrontalen Cortex.

Ein wesentlicher Mechanismus der Emotionsregulation ist die **positive Neubewertung** im Sinne eines achtsamen Copings (► Kap. 3.6.2). Gemma Modinos und Kollegen (2010) forderten Versuchspersonen auf, emotional negative Bilder entweder einfach zu betrachten oder ihren Inhalt so umzuinterpretieren, dass er keine negative Reaktion mehr hervorruft. In Übereinstimmung mit früheren Studien waren bei der Neubewertung folgende frontale Regionen aktiviert: der dorsolaterale PFC (DLPFC), der dorsomediale PFC (DMPFC) und der ACC. Jene Versuchspersonen, die eine höhere dispositionelle Achtsamkeit aufwiesen, zeigten auch während der kognitiven Neubewertung negativer Bilder eine höhere Aktivität im DMPFC. Die Strategie über die Achtsamkeit war erfolgreich, die linke Amygdala war – im Gegensatz zur einfachen Betrachtung – während der Neubewertung nicht signifikant aktiviert. Man kann interpretieren, dass die positive Neubewertung den PFC *aktivierte* und die Amygdalae top-down kontrollierte.

Zwei andere Studien im Zusammenhang mit Schmerzen weisen in die gegenteilige Richtung: Sie zeigen, dass **erfahrene Meditierende** eine *verringerte Aktivierung* präfrontaler Areale aufwiesen, die mit der *Abwesenheit* von kognitiven Neubewertungsprozessen in Zusammenhang gebracht wird. Bei den Meditationserfahrenen war eher die Bottom-up-Verarbeitung der Reize verstärkt, es waren Gehirnregionen aktiviert, die mit der Körperwahrnehmung in Zusammenhang gebracht werden, nämlich die hintere Insel und der sekundäre somatosensorische Cortex. Die Schmerzen waren gleich intensiv wie in der Kontrollgruppe, wurden aber als weniger unangenehm erlebt (Gard et al. 2012).

Die Veränderung der Schmerzwahrnehmung bei erfahrenen Meditierenden in einer anderen Studie (Grant et al. 2011) war durch die Entkoppelung von präfrontalen Regionen und Schmerzregionen voraussagbar. Spannend ist die Hypothese, darin das neuronale Substrat für **Gleichmut** zu sehen, in der **Entkopplung** von kognitiv-evaluativ tätigen präfrontalen Arealen und jenen sensorischen Arealen, die für die Schmerzwahrnehmung zuständig sind. Denn Gleichmut bedeutet, Schmerzen neutraler und weniger bewertend zu begegnen.

Diese Widersprüche führen zu einer Frage, die auf dem Hintergrund der buddhistischen Sicht der Achtsamkeit nicht überrascht: Besteht der Wirkmechanismus der Emotionsregulation durch Achtsamkeit wirklich in einer kognitiven Kontrolle durch Neubewertung oder wirkt Achtsamkeit nicht vielmehr durch die **Abwesenheit kognitiver Kontrollversuche**? Britta Hölzel, Tim Gard und Ulrich Ott (2013a) erklären die widersprüchlichen Studienergebnisse mit dem Ausmaß an Meditationserfahrung. Es scheint plausibel, dass sich Anfänger zunächst oft kognitiv klar machen müssen, was von Augenblick zu Augenblick passiert. Sie müssen sich an die Absicht erinnern, und es bedarf einer gewissen kognitiven Anstrengung, die gewohnheitsmäßigen Muster zu unterbrechen, um sich herunterzuregulieren oder eine sich anbahnende Erregung nicht weiter aufkommen zu lassen. Erfahrene Meditierende sind nicht mehr auf diese kognitive präfrontale Kontrolle angewiesen, sie haben die akzeptierende Haltung gegenüber der eigenen Erfahrung und Nicht-Reaktivität kultiviert und automatisiert und früher vorhandene eingefahrene Reiz-Reaktions-Abfolgen sind schon entkoppelt. ■

3.9 Der sechste Wirkfaktor: Bedeutungs- und Sinngebung

Die Frage des Sinns spielte für viele große Psychotherapeuten eine wesentliche Rolle: Viktor Frankl (*1905; †1997) z. B. stellte sie in seiner Logotherapie (*Logos*, griech.: Sinn) sogar in den Mittelpunkt seiner Arbeit. Ludwig Binswanger näherte sich in seiner Daseinsanalyse dem Sinn aus einer phänomenologischen Perspektive und für Irvin Yalom zählte in der Existentiellen Psychotherapie neben Tod, Freiheit, Verantwortung und Isolation auch die Sinnlosigkeit zu den menschlichen Grundthemen. Dazu schreibt er:

> Wir Menschen scheinen sinnsuchende Kreaturen zu sein, die das Pech haben, in eine Welt geboren zu werden, der eigentlich von sich aus kein Sinn innewohnt. Eine unserer Hauptaufgaben ist es, einen Sinn zu finden, der stabil genug ist, um einem Leben als Fundament zu dienen, und dann anschließend das knifflige Manöver zu vollziehen, unsere eigene Urheberschaft an diesem Sinn zu leugnen. So wird der von uns erfundene Sinn zu etwas, das »da draußen« auf uns gewartet hat. Unsere anhaltende Suche nach substantiellen Sinnsystemen stürzt uns oft in Krisen.
>
> (Yalom 2002, S. 146)

In solchen Krisen suchen Menschen manchmal therapeutische Unterstützung. Aber auch jenseits von Sinnkrisen in ihrer engeren Bedeutung wirkt insbesondere die Tiefenpsychologie auch dadurch, dass sie Klienten ganz generell dabei unterstützt, Orientierung zu finden, anscheinend Unfassbares zu erforschen und zu benennen, nicht erklärbaren Symptomen, Gefühlen oder Verhaltensweisen eine Bedeutung zu verleihen. Sie hilft ingesamt, sich selbst in seiner Komplexität und seiner Eingebundenheit besser zu verstehen. Entwicklungsorientierte Therapien sind ein gutes Beispiel für Ansätze, die in Krisen und Symptomen Chancen zu Wachstumsprozessen sehen, wenn der Therapeut auf zugrunde liegende Erfahrungen eingeht, ohne die Zusammenarbeit sofort auf Lösungen auszurichten oder zu versuchen, die schmerzhafte Qualität des Erlebens zu lindern. Aus diesem Grund sind viele Verfahren, besonders in der Humanistischen Psychologie, eng mit der phänomenologischen Perspektive verbunden, die Menschen mit ihrer Fähigkeit zur Bedeutungsgebung sieht und fördert. Sie werden dort als Schöpfer von Bedeutung verstanden und geschätzt, selbst in ihren qualvollsten Momenten (Kegan 1986).

3.9.1 Bedeutungsgebung als zentraler menschlicher Vorgang

Im Geben und Haben von Bedeutung sieht der Entwicklungspsychologe Robert Kegan ein grundlegendes menschliches Bedürfnis. Für ihn ist es untrennbar mit dem Erleben des Körpers und der zwischenmenschlichen Beziehungen verbunden. Kegan sieht grundsätzlich in jedem persönlichen Entwicklungsprozess eine Aktivität, bei der sich Bedeutungen formen:

> Das Kind, das nach einem Gegenstand greift, tut etwas, was es – in anderer Form – sein ganzes Leben lang tun wird (Dinge begreifen); auch wenn es um Aufmerksamkeit wirbt, tut das Kind etwas, was es sein ganzes Leben lang versuchen wird (zu erkennen und erkannt zu werden). Im Grunde handelt es sich in beiden Fällen um das gleiche: um die Aktivität der Bedeutungsbildung. Bedeutung ist in ihrem Wesen körperliche Aktivität (greifen, sehen), soziale Aktivität (es bedarf einer anderen Person) und lebenserhaltende Aktivität (indem wir Bedeutung bilden, leben wir). So verstanden ist Bedeutung der grundlegendste Vorgang im Menschen; ein Vorgang, der auf nichts weiter zurückführbar ist. Er kann weder vom Körper noch von sozialer Erfahrung, ja nicht einmal vom Überleben des Organismus getrennt werden. Bedeutung haben wir nur dann, wenn wir von anderen anerkannt

werden. Keine Bedeutungen haben heißt, wie wir es definieren, völlig einsam sein. Auch wenn wir wohlgenährt, warm und körperlich gesund sind, können wir doch zu Grunde gehen, wenn wir nichts »bedeuten«.

(Kegan 1986, S. 41)

3.9.2 Wirkkomponente Bedeutungsgebung durch Kontextualisierung

Zur Frage nach Bedeutung und Sinn entwickelte Gregory Bateson – von der Biologie inspiriert – ein Modell, nach dem die Dinge und Phänomene erst durch den **Kontext** Bedeutung erlangen, in dem sie auftreten. Er bezieht sich dabei unter anderem auf Goethe als Botaniker, dem es gelang, Muster zu erkennen, die verschiedene Elemente der Natur miteinander verbinden. Bateson gibt solchen » *Mustern, die verbinden*« (1987) einen zentralen Platz in seiner Betrachtung des Geistes: Dinge bekommen über ihre Beziehungen zueinander dadurch eine Bedeutung, dass sie Teil von etwas Größerem sind, das gesehen und verstanden werden kann. Auf die menschliche Psyche bezogen leitet Bateson daraus ab, dass wir Geschichten erzählen, die Sinn machen, Geschichten, die etwa ein Element A mit einem Element B verbinden und mit C und D und E. Erst das entstehende Gewebe verleiht den einzelnen Elementen ihre Bedeutung. Manche narrative Therapeuten gehen so weit, zu behaupten, dass es nicht einmal wichtig sei, *welche* Geschichte erzählt wird, solange sie ein sinnvolles Ganzes ergibt.

Auch Viktor Frankl weist darauf hin, dass sich Sinn häufig erst aus der Wahrnehmung einer Gestalt erschließen könne, indem isolierte Elemente im Rahmen dieser **Gestalt** plötzlich Bedeutung bekommen und dadurch der **Aufforderungscharakter** erkannt wird, der einer bestimmten Situation innewohnt (Frankl 1975).

So kann sich gerade in entwicklungspsychologisch orientierten und existenziellen Formen therapeutischer Arbeit eine Stärke der Achtsamkeit zeigen: Das offene, geduldig abwartende Beobachten feiner körperlicher Vorgänge, die dem Alltagsbewusstsein entgehen, ermöglicht das Sammeln vorher unbekannter Phänomene. Das Auftauchen von Zusammenhängen schafft neue Kontexte und damit neue Bedeutungen und Sinn.

Eine Achtsamkeitspraxis eröffnet dem Beobachter ganz neue, Sinn schaffende Perspektiven, indem seine Wahrnehmung weniger durch automatisierte Einordnungs- und Verarbeitungsvorgänge eingeschränkt ist und auch daher mit der Zeit genauer wird. Wichtig ist dabei das Verweilen bei jenen Elementen der unmittelbaren Erfahrung, die Zugänge zu den Speichern des impliziten Gedächtnisses eröffnen. Dies ist z. B. die Beobachtung von automatisierten körperlichen Reaktionsabläufen, die vom »prozeduralen« Gedächtnis (Roth 2003), einem Aspekt des impliziten Gedächtnisses, gesteuert werden. Dabei ist es wichtig, nicht sofort auf vertraute Bedeutungen zurückzugreifen, sondern offen zu bleiben, einfach nur wahrzunehmen und mit dem »Anfängergeist« zu schauen. Wenn man zu schnell versucht, Bedeutungen zu finden, stößt man lediglich auf alte Bekannte. Erst das Abwarten, das verlängerte Wahrnehmen der Vorgänge in der Innenwelt und das Nicht-Einordnen führen nach einiger Zeit dazu, dass für den Beobachter neue Aspekte und Zusammenhänge auftauchen, die dann auch neue Bedeutungen generieren.

Um die Qualitäten der Achtsamkeit hervorzuheben, die diesen Prozess der Sinnfindung unterstützen, soll Nyananponika, der weltberühmte Lehrer des Theravada-Buddhismus, zu Wort kommen:

Das Reine Beobachten lässt die Dinge zunächst selber sprechen; es erlaubt ihnen, sich gleichsam auszusprechen. Es lässt sie ausreden, ohne sie durch ein voreiliges abschließendes Urteil zu unterbrechen, wenn sie noch vieles zu sagen haben. Weil das Reine Beobachten die Dinge immer wieder neu sieht, ohne die nivellierende Wirkung gewohnheitsmäßiger Urteile, deshalb

> werden die Dinge auch häufiger Neues zu sagen haben. Das geduldige Innehalten beim Reinen Beobachten eröffnet manchmal gleichsam mühelos tiefe Einblicke und erschließt verborgene Beziehungen, die sich dem ungeduldigen Zerren eines allzu aggressiven Intellekts versagen. Das entweder vorschnelle oder gewohnheitsmäßige Be-werten oder Be-handeln der Dinge (in Tat und Gedanke) versperrt oft wichtige Erkenntnisquellen. Der westliche Geist muss vom östlichen wieder lernen, sich auch rein empfangend verhalten zu können und dies nicht nur als Mittel der Stillewerdung, sondern auch der Erkenntnis.
>
> (Nyanaponika 2000, S. 32)

Wenn es durch geduldiges Forschen gelingt, »*die Dinge zunächst selber sprechen zu lassen*«, findet und erfindet ein Klient – oft mit der Unterstützung seines Therapeuten – neue Geschichten, die seinem Leben Zusammenhang und Sinn geben und Orientierung bieten. Der Theologe H. Richard Nibuhr drückt das so aus:

> Wir verstehen, was wir erinnern, wir erinnern, was wir vergessen hatten, und wir machen uns vertraut mit dem, was uns vorher fremd war.
>
> (Nibuhr 1941, S. 81)

So kann es schließlich zu einer Erfahrung von **»vitaler Evidenz«** werden, wenn sich körperliches Erleben, Gefühle, Bruchstücke von Erinnerungen und rationale Einsicht zu einem bedeutungsvollen Ganzen zusammenfügen und neue Sinnzusammenhänge schaffen (Petzold 2003, S. 694).

3.9.3 Das Erzählen neuer Geschichten als Wirkmechanismus

Mit ihrer Aussage: »*Gott habe die Menschen erschaffen, weil er Geschichten liebt*«, weisen jüdische Mystiker auf die große Bedeutung von Geschichten für unser Menschsein hin. Auch der oben erwähnte Gregory Bateson (1987) hatte Bedeutungsgebung schon 1979 in seinem letzten Buch – »Geist und Natur« – als das Erkennen von Mustern so beschrieben, dass Menschen die einzelnen Elemente ihres Lebens zu einer Geschichte zusammenfügen. Und Daniel Siegel (2010) verknüpft diese Fähigkeit, Geschichten zu erfinden, mit der Achtsamkeit, indem er auf deren integrierende Funktion auch in der narrativen Dimension aufmerksam macht (► Siebter Wirkfaktor Integration; Kap. 3.10).

In diesem Sinne unterbreiten narrative Therapeuten den Vorschlag,

> ... der Mensch verleihe seinem Leben und seinen Beziehungen eine Bedeutung, indem er seine Erfahrungen erzählt, und er gestalte bei der Ausführung dieser Geschichten sein Leben und seine Beziehungen aktiv in der Aktion mit anderen.

Und weiter: Ein Mensch suche dann häufig eine Therapie auf,

> ... wenn die Erzählung, mit der er seine Erfahrung erzählt oder diese von anderen erzählen lässt, seine gelebten Erfahrungen nur ungenügend wiedergibt oder dass es unter diesen Voraussetzungen entscheidende Aspekte seiner gelebten Erfahrung gibt, die diesen beherrschenden Erzählungen widersprechen. ... Es wurde dafür plädiert, dass der Mensch reich an gelebter Erfahrung ist, dass sich nur ein Teil seiner Erfahrung erzählen und jederzeit ausdrücken lässt und dass somit unweigerlich ein Großteil der gelebten Erfahrung in den beherrschenden Geschichten über das Leben und die Beziehungen eines Menschen unberücksichtigt bleibt. Diese Aspekte der gelebten Erfahrung, die aus der beherrschenden Geschichte herausfallen, bilden eine reichhaltige und ergiebige Quelle für die Verfassung oder Neufassung alternativer Geschichten.
>
> (White u. Epston 1990, S. 28–29.)

Die Erforschung der Innenwelt im Zustand von Achtsamkeit hilft dabei, in Kontakt mit solchen Erfahrungen zu kommen und dann deren »reichhaltige und ergiebige Quellen« zur Verfassung oder Neufassung alternativer und sinnstiftender Geschichten zu nutzen.

3.9.4 Benennen als Wirkkomponente

In vielen Fällen braucht es aber gar keine komplexe Geschichte, denn nicht selten entfaltet allein schon das Benennen eines zuvor nicht fassbaren Objekts der Wahrnehmung eine heilsame Wirkung, die sich in der Psychotherapie auch aus neurobiologischer Sicht als wertvoll erweisen kann (Creswell et al. 2007; Lieberman et al. 2007). Nyanaponika (2000) schreibt zu diesem Aspekt:

> Das Benennen. – Das Sondern und Identifizieren in der ordnenden Funktion des Reinen Beobachtens vollzieht sich, wie bei jeder geistigen Tätigkeit, mit einer sprachlichen Formulierung, d. h. als ein Benennen des identifizierten Vorgangs.
>
> Es liegt ein Wahrheitskern in der Wortmagie der so genannten Primitiven: die Dinge bei ihrem rechten Namen nennen, bedeutet, sie zu beherrschen (wenigstens manchmal). Auch in vielen Märchen kehrt das Motiv wieder, wo die Macht eines Dämons gebrochen wird, wenn man ihm mutig entgegentritt und seinen Namen ausspricht.
>
> Eine Bestätigung davon wird der Übende häufig in der registrierenden und benennenden Funktion des Reinen Beobachtens finden. Insbesondere die »Dämonen« des Bewusstseins-Halbdunkels vertragen nicht die einfache, klärende Frage nach ihrem Namen, geschweige denn die Kenntnis dieses Namens; und dies genügt manchmal schon, um ihre Macht zu lähmen. Der ruhige Blick der Achtsamkeit treibt sie aus ihren Ecken und Verstecken in die gefürchtete Bewusstseinshelle, in der sie ihre Selbstsicherheit und viel von ihrer Kraft verlieren. Obwohl in dieser Phase der Übung noch gar nicht »in Frage gestellt«, sondern nur bemerkt und benannt, so glauben sie doch, sich »verantworten« zu müssen; und damit ist schon viel gewonnen
>
> (S. 118–119).

In manchen buddhistischen Traditionen der Geistesschulung bildet die Übung des Benennens einen wesentlichen Bestandteil des Weges. Ein Benennen ist nur bei einem wachen Inneren Beobachter möglich, es fördert die Einsicht, aber auch die Disidentifikation.

3.9.5 Sinnfindung als salutogene Wirkkomponente

Der Medizinsoziologe und Stressforscher Aaron Antonovsky beschäftigte sich mit der Frage, was Menschen widerstandsfähiger macht und gesund erhält. Er beschrieb einen salutogenen, das heißt gesundheitserhaltenden Faktor, den er als **Kohärenzgefühl** (*Sense of Coherence, SOC*) bezeichnete. Dieser besteht aus drei Komponenten: dem Gefühl, die Welt sei verstehbar, die Herausforderungen des Lebens seien handhabbar und sinnvoll. Diese dritte Komponente der Sinnhaftigkeit bilde den Hintergrund, auf dem die beiden anderen Faktoren ihre Wirkung entfalten und zur Resilienz beitragen können. Studien, die von den positiven Auswirkungen eines Achtsamkeitstrainings auf den SOC berichten, werden im Abschnitt zur gesundheitsfördernden Wirkung der Achtsamkeit dargestellt (► Kap. 5.9).

Die Psychotherapiemethode, die in besonderer Weise den »Willen zum Sinn« in den Fokus rückt, ist die Logotherapie Viktor Frankls. Sie versteht darunter das Streben des Menschen, in seinem Dasein möglichst viel Sinn zu erfüllen und in seinem Leben möglichst viele Werte zu verwirklichen (Frankl 1975). Selbstverwirklichung bedeutet für Frankl Sinnerfüllung, wobei er meint:

> Es gehe in der Logotherapie nicht darum, dem Patienten einen Daseinssinn zu geben, sondern einzig und allein darum, ihn instand zu setzen, den Daseinssinn zu finden, indem man ihn dabei unterstützt, sein Gesichtsfeld erweitert, sodass er sich des vollen Spektrums personaler und konkreter Sinn- und Wertmöglichkeiten gewahr wird.
>
> (Frankl 1975, S. 54)

Achtsamkeit kann genau dazu dienen, das **Gesichtsfeld zu erweitern** und sich des vollen Spektrums der Sinn- und Wertemöglichkeiten gewahr zu werden – insbesondere durch die Erweiterung der Wahrnehmung und die bewusste Verarbeitung ihrer Objekte in jedem Augenblick.

3.9.6 Wertebewusstheit als Wirkkomponente

Viktor Frankl (1975) betont darüber hinaus den **Aufgabencharakter** des Lebens: Die Aufgabe wechsle – entsprechend der Einzigartigkeit der Person – nicht nur von Mensch zu Mensch, sondern auch von Stunde zu Stunde, gemäß der Einmaligkeit der Situation. In diese Richtung weist auch eine heute breit geführte Debatte, die die Bedeutung von sinnvollen Aufgaben für die Gesundheit und das Wohlbefinden im Alter unterstreicht (z.B. Gasiorek u. Giles 2013). Für Frankl behält das Leben Sinn, solange man atmet. Darüber hinaus betont er, dass jeder Mensch über seine gesamte Lebensspanne Verantwortung gegenüber seinen persönlichen Werten trage. Diese unterteilt er in drei Kategorien: Erlebniswerte, schöpferische Werte und Einstellungswerte.

In einem der Bücher Frankls (1975) findet sich ein Cartoon aus der Peanuts-Serie, in dem Snoopy, der Hund, über die Bedeutungslosigkeit und Leere seines Lebens klagt. Sein anschließender Suchprozess findet ein jähes Ende, als sich einer seiner Freunde mit dem übervollen Futternapf nähert und Snoopy ausruft »Sinn!«. Frankl hat das Buch in der Nachkriegszeit geschrieben (Erstausgabe 1947). So verdeutlichte der Cartoon für ihn den Unterschied zwischen den Bedingungen bzw. Mitteln, die zum Überleben notwendig sind, und dem, was dem Leben wirklich Sinn gibt. Heute schmunzeln wir aus anderen Gründen, vielleicht weil wir uns ertappt fühlen, welche Bedeutung wir im Zeitalter der Haubenrestaurants und Kochshows dem Essen zumessen. Dahingehend könnte man den Cartoon so verstehen, dass Snoopy plötzlich eine Möglichkeit in Aussicht gestellt sieht, **Erlebniswerte** zu verwirklichen, indem er das Futter in vollen Zügen genießt; oder aber dass er Orientierung gefunden hat: Es ist klar, welcher Aufgabe er sich als nächstes zuwenden wird.

Matthias Mende (2011) beschreibt Orientierung (neben Bindung, Autonomie und Kompetenz) als eines der vier emotionalen Grundbedürfnisse. Dieses Bedürfnis nach Orientierung äußere sich im Wunsch, dem Leben eine Richtung, Bedeutung und Sinn zu geben. Kurz-, mittel- und langfristige Zukunftsperspektiven und Visionen würden diesem Ziel dienen. So wird seine Sichtweise zur Funktion von Werten verständlich: Alle Werte dienten dem **Bedürfnis nach Orientierung.**

Die Praxis der Achtsamkeit kann dabei helfen, tief in sich hineinzuhören, um sich seiner persönlichen Werte bewusst zu werden und das Leben in jedem Moment immer wieder erneut nach ihnen auszurichten. Eine der achtsamkeitsbasierten Therapien, die **Akzeptanz- und Commitment-Therapie**, nimmt daher explizit auf Werte Bezug. In ihr besteht ein wesentlicher Teil der Arbeit darin, Werte aufzuspüren, die Orientierung geben und die Klienten motivieren, sich bisher vermiedenen Erfahrungen zu stellen, um erfüllter und mit weniger Einschränkungen leben zu können.

Indem Achtsamkeit durch die Qualitäten einer offenen, akzeptierenden und mitfühlenden Haltung charakterisiert ist, verwirklicht sie zusätzlich auch **Einstellungswerte**. Und nicht zuletzt kann eine ständige Achtsamkeitspraxis die Verwirklichung von **schöpferischen Werten** unterstützen – schafft sie doch einen offenen Raum, der es möglich macht, dass ganz neue Perspektiven und ein immer frisches Schauen und Kreativität kultiviert werden.

3.9.7 Fazit

Die Achtsamkeit verwirklicht den Wirkfaktor der Bedeutungs- und Sinngebung auf vielen Ebenen: Das achtsame Beobachten von insbesondere körperlich-emotionalen Phänomenen macht Informationen zugänglich, die innere Abläufe in einen neuen Kontext stellen und ihnen damit eine oft unerwartete Bedeutung geben können. Geschichten können gefunden oder erfunden werden, die das Leben in einem neuen Licht erscheinen lassen. Daneben kann Achtsamkeit dabei helfen, Werte bewusst zu machen, um dem eigenen Handeln Orientierung und Richtung zu geben und das Leben sinnvoller und erfüllter zu gestalten. Im Sinne Viktor Frankls kann Achtsamkeit auch dabei helfen, Erlebniswerte aufzuspüren und ins Leben zu bringen sowie Räume zu erschließen, in denen schöpferische Werte zum Tragen kommen. Als grundsätzliche Haltung dem Leben gegenüber kann sie auch Einstellungswerte verwirklichen und über den Kohärenzsinn Gesundheit fördern.

3.10 Der siebte Wirkfaktor: Differenzieren und Integrieren

Heilen durch Integration – das ist wohl die grundlegendste und umfassendste Vorstellung darüber, wie Heilung geschieht. Integration erfolgt dabei in zwei Richtungen. Zum einen gilt es, den Körper und Gefühle, Gedanken und Erinnerungen und all die im Leben gemachten Erfahrungen zu einem Ganzen zu integrieren, zum anderen geht es darum, seinen Platz im größeren Ganzen der Familie, der Gesellschaft und des Kosmos zu finden. Insbesondere die psychodynamischen, systemischen, und humanistischen Therapieformen kümmern sich um Anteile, Komplexe, Glaubenssätze, frühkindliche Erfahrungen, Introjekte, Persönlichkeitsteile und viele Elemente mehr, die irgendwie einen guten Platz finden sollen, sodass sich ein gewisses Maß an Bindungsfähigkeit und Selbstliebe oder auch Harmonie, Entspannung und Lebensfreude entwickeln kann.

Der Schriftsteller und Philosoph Arthur Koestler (1968) hat die Welt als eine Komposition von Ganzheiten beschrieben – **Holons**, die selbst wiederum Teile von größeren Ganzheiten sind. Für Ken Wilber (2002), der von diesem Modell inspiriert wurde, bedeutet Entwicklung, dass sich einzelne Holons zu immer umfassenderen Holons zusammenschließen. Er beschreibt dieses Prinzip als: *Include and Transcend.* Auf Stufen höherer Komplexität zeigen Holons immer wieder neue Eigenschaften und Fähigkeiten, die aus der Summe ihrer Einzelteile nicht erklärbar sind.

Die Komplexitätstheorie (*Complex Adaptive Systems,* z. B. Kauffman 1996) liefert Modelle, die sich selbst organisierende Systeme auch auf diese Weise beschreiben, dass sich ein Ganzes aus Teilen integriert. Dabei ist die Qualität eines solchen Systems von der Qualität der Kommunikation zwischen seinen Teilen abhängig.

Den Befreiungsweg der Psychoanalyse beschreibt Erich Fromm im folgenden Zitat als einen der Einsichten in verdrängte Bereiche des Bewusstseins, die es zu integrieren gilt, als Erkenntnis über die Vielfalt der Persönlichkeitsanteile, die jedem Menschen innewohnen, bis hin zum Kontakt mit etwas, das über das einzelne Individuum hinausweist.

> Was geschieht im analytischen Prozess? Ein Mensch empfindet zum ersten Mal, dass er eitel ist, dass er Angst hat, dass er hasst, während er in seinem Bewusstsein geglaubt hat, bescheiden, mutig und liebevoll zu sein. Die neue Einsicht schmerzt ihn vielleicht, aber sie öffnet eine Tür; sie ermöglicht ihm, ein Ende damit zu machen, auf andere das zu projizieren, was er in sich selbst verdrängt. Er geht weiter; er erlebt den Säugling, das Kind, den Heranwachsenden, den Verbrecher, den Wahnsinnigen, den Heiligen, den Künstler, den Mann und die Frau in sich; er kommt mit der Menschheit, mit dem

universalen Menschen enger in Berührung: Er verdrängt weniger, ist freier.

(Fromm 1971, S. 176)

Er beschreibt damit einen Entwicklungsprozess von Differenzierung und Integration. Auf dieses Grundprinzip, dass sich Entwicklung in Phasen des Differenzierens und Integrierens vollzieht, hat schon der Entwicklungspsychologe Heinz Werner (1948) hingewiesen.

Als Psychiater misst Daniel Siegel der Integration einen zentralen Stellenwert im Leben und in der Entwicklung der Menschen zu. Für ihn ist sie der »*Schlüsselmechanismus sowohl für das Fehlen von Krankheit wie für das Wohlbefinden*« (Siegel 2010, S. 111). Er pendelt in seinen Überlegungen, auf die sich das folgende Kapitel unter anderem bezieht, zwischen den Vorgängen in der subjektiven Innenwelt, im Gehirn und in den Beziehungen, in die ein Mensch eingebettet ist. Das alles verknüpft er mit der Achtsamkeit und ihrer integrierenden Funktion. In den folgenden Abschnitten werden wir auf seine Anregungen und einige weitere Modelle und Aspekte der Integration Bezug nehmen, die im Rahmen eines achtsamkeitsbasierten Vorgehens Orientierung geben können.

3.10.1 Die integrierende Funktion der Achtsamkeit

In seiner psychotherapeutischen Praxis entwickelte Daniel Siegel (2010) ein System, in dem er Integrationsprozesse in **acht Bereichen** als Schlüssel zu Transformation und Wohlbefinden darstellt. Er geht davon aus, dass in jedem Menschen ein Drang in Richtung Gesundheit, Ganzheit und Integration zu finden sei. Wenn in einem dieser Bereiche Blockaden die Integrationsprozesse behindern, kann es zur Aufgabe der Psychotherapie werden, diese Hindernisse aufzuspüren, um innere Kräfte zur Heilung im Sinne der Integration freizusetzen.

Die acht Bereiche im Überblick:

1. Durch die **Bewusstseinsintegration** erweitert sich die Bandbreite dessen, was wir in unserer Innenwelt, aber auch in unserer Umwelt wahrzunehmen vermögen.
2. Mit **horizontaler Integration** bezeichnet Siegel die ausgewogene und verbundene Nutzung beider Gehirnhälften. Sie verknüpft die Welt der Bilder, des ganzheitlichen Denkens und der nonverbalen Kommunikation mit logischem Denken und der Sprache.
3. Die **vertikale Integration** verbindet Kopf und Gehirn mit dem Körper. Sie ermöglicht eine differenzierte Körperwahrnehmung und deren Nutzung.
4. Bei der **Integration der Erinnerung** werden implizite Modelle der Welt und deren Zusammenhang mit autobiografischen Szenen bewusst. Dies bildet den Ausgangspunkt dafür, sich von automatischen Mustern und Einschränkungen zu befreien.
5. Die **narrative Integration** beschreibt die Fähigkeit, unserem Leben Sinn zu geben, indem wir Geschichten erfinden.
6. Mit der **Integration von Zuständen** meint Siegel das Erkennen und Differenzieren unserer Persönlichkeitsanteile, um sie in ihrer Unterschiedlichkeit anzunehmen und flexibel zu nutzen.
7. Mit **zwischenmenschlicher Integration** beschreibt er die Fähigkeit, mittels Resonanzerfahrungen die Innenwelt anderer zu erspüren, während auch diese uns in ihre Innenwelt einweben.
8. **Zeitliche Integration** bedeutet, angesichts von Veränderlichkeit, Ungewissheit und unserer Sterblichkeit mit mehr Leichtigkeit zu leben und tröstliche Bindungen einzugehen.

Mit fortschreitender Integration in diesen acht Bereichen eröffne sich oft der Blick in eine **weitere Dimension**: Menschen fühlten sich als Teile eines größeren Ganzen und mit diesem verbunden. Ihr Leben bekomme noch einmal auf eine andere Weise Bedeutung und Sinn.

Siegels Gliederung soll im Folgenden als Raster dafür dienen, darzustellen, welche Beiträge die Achtsamkeit bei Prozessen der Differenzierung und Integration leisten kann. Dabei beziehen wir uns auf eine Reihe von Aspekten, die auch für die anderen Wirkfaktoren von Bedeutung sind. Andere werden unter dem speziellen Gesichtspunkt von Differenzierung und Integration wiederholt und auch unter neurobiologischen Gesichtspunkten neu beleuchtet.

Bewusstseinsintegration

Daniel Siegel erklärt vielen seiner Klienten das Rad der Achtsamkeit (► Abb. 3.3, s. S. 86). Vom Gewahrsein in seiner Nabe richtet man die Aufmerksamkeit über die Speichen auf bestimmte Abschnitte des Radumfangs. Die Nabe verknüpft Siegel suggestiv mit einem »*Ort der Ruhe, der Sicherheit, der Offenheit und Neugier … Und von dieser Nabe aus gehen wir eine mitfühlende Verbindung zu uns selbst ein und empfinden Mitgefühl für andere. … Beachten Sie nun, dass wir die Wahl haben, worauf wir unsere Aufmerksamkeit richten. Wir wählen, welchen Punkt am Rand wir aufsuchen*« (Siegel 2010, S. 148–149). Das in der Achtsamkeitspraxis geschulte Einnehmen einer Beobachterposition hat stabilisierende Funktion. Es sei, als ob man sich in seinem eigenen Frontalhirn niederlassen könne und von dort aus – wie von einem Wachturm – beobachte, was in der Innenwelt geschieht, etwa wenn die Flammen der Emotionen hoch aufflackern. Offenes Gewahrsein kann als Zufluchtsort dienen, von dem aus man z. B. im Bodyscan den ganzen Körper, beim Gehen die Fußsohlen, aber auch die Außenwelt immer genauer und objektiver wahrnehmen kann. Siegel spricht von einer inneren Checkliste, mit der man sich mithilfe der Achtsamkeit in jedem Augenblick systematisch die vier Formen der Erfahrung bewusst machen kann: Körperempfindungen, Gefühle, innere Bilder und Gedanken.

Horizontale Integration beider Hirnhälften

Nach den Erkenntnissen der Entwicklungsneurobiologie ist die rechte Gehirnhälfte in den ersten Lebensjahren aktiver und entwickelt sich schneller als die linke. Sie steht in direkterer Verbindung zu tiefer liegenden Zentren wie dem limbischen System und dem Körper insgesamt. Nonverbale Signale werden verstanden und gesendet, noch lange bevor sich die der linken Hemisphäre zugeordnete Sprache entwickelt. Zwei- und Dreijährige haben viele Fragen: Warum? Warum nicht? Sie wollen dann auch mit der linken Hemisphäre verstehen, ordnen und benennen. Reifung und Integration gehen Hand in Hand mit dem Wachstum der Nervenverbindungen im Balken, der beide Hirnhemisphären verbindet. Ein Austausch zwischen den »beiden Seelen in unserer Brust«, zwischen dem Denken und dem Fühlen, zwischen Bildern und Worten wird möglich und in der Folge immer leichter. Fehlende Integration auf dieser Ebene würde sich später als ein Leben im Elfenbeinturm bemerkbar machen, das entweder von Ideen und rationalen Gedanken *oder* von Emotionen und Bauchgefühlen beherrscht wird.

In der Psychotherapie wirkt die Achtsamkeit über die Aufmerksamkeitslenkung dabei mit, die jeweils weniger entwickelte Seite anzuregen und beide zu verknüpfen. Dabei kann im Vordergrund stehen, entweder die Körperwahrnehmung zu schulen oder Worte für das Erlebte und Gefühlte zu finden. Achtsamkeit arbeitet genau an dieser Grenze zwischen Körper und Geist. Sie ermöglicht, bewusst und vertieft zu beobachten, welche Bilder und Worte zu bestimmten Gefühlen oder Körperempfindungen auftauchen. Umgekehrt macht sie auch bewusst, welche Empfindungen und Gefühle mit bestimmten Vorstellungen verknüpft sind. Durch ein Verweilen und Einsinken in die Wahrnehmung *beider* Welten werden diese aktiviert. Ein bewusstes Pendeln zwischen diesen Welten verknüpft sie und so wird die Integration auf der Ebene des Erlebens ebenso angeregt wie auf der neuronalen, denn dort passiert das, was Donald Hebbs Axiom beschreibt: *Neurons that fire together, wire together* – Nervenzellen, die zusammen feuern, verknüpfen sich (Hebb 1949).

Vertikale Integration: Den Körper wahrnehmen

Vertikale Integration würde bedeuten, gegenüber dem eigenen Körper mit all seinen Empfindungen und Gefühlen offen zu sein und sie wahrzunehmen. Das Üben einer verfeinerten und differenzierten Wahrnehmung des Körpers kann sich in mehrfacher Hinsicht positiv auswirken: auf die Wahrnehmung von Gefühlen und Bedürfnissen, auf die emotionale Intelligenz und auf die Lebensintensität und die Lebensqualität. Dass diese Fähigkeit für viele Menschen keineswegs selbstverständlich ist, hat verschiedene Gründe. So werden manchmal automatisch Programme aktiviert, die dazu führen, dass sich die Intensität der Wahrnehmung von belastenden Empfindungen, Schmerzen oder sogar des ganzen Körpers verringert. Sie dienen dazu, überwältigende, schmerzhafte oder auch nur unangenehme Empfindungen handhabbar zu machen. Bei traumatischen Erfahrungen wirkt dieser Mechanismus bis hin zur Dissoziation besonders stark. Andere Menschen haben es einfach nicht gelernt, sich dem eigenen Körper zuzuwenden, genau hinzuspüren, das Wahrgenommene zu benennen und es als Signal zu erkennen.

Siegel spricht von der **Heilkraft der Präsenz**, vom eigenen »Dabeibleiben« bei normalerweise vermiedenen Erfahrungen in Gegenwart eines fürsorglichen Begleiters. Gerade in ihrer frühen Kindheit traumatisierten oder vernachlässigten Menschen fehlte meist so ein Begleiter in der Not, von dem sie sich »gefühlt fühlten«. Wenn es ihnen mit ihren Bezugspersonen nicht möglich war, die interaktive Regulation von Emotionen zu erfahren, konnten sie auch keine Mechanismen zur Selbstberuhigung erlernen und verinnerlichen. Wenn dann ein Therapeut dazu ermutigt, auch bei jenen Stellen zu verharren, die die Klienten sonst vermeiden, werden etwa beim Bodyscan neue Erfahrungen möglich. Die achtsame Gegenwart eines anderen Menschen hilft dabei, offen zu bleiben dafür, was genau passiert. Wenn man z. B. bei den mit einer Panik verbundenen körperlichen Empfindungen verweilt, *»lockert sie ihren Griff«* (Siegel 2010, S. 216). Am Beispiel der Schmerztherapie mithilfe von Achtsamkeit kann man zeigen, dass das Zuwenden zum Schmerz, das genaue Spüren und Erkunden sehr effektiv dazu beiträgt, dass die betroffenen Körperteile wieder mehr zum Leben »dazu« gehören. Anstelle des Betäubens oder eines Ankämpfens gegen Unangenehmes führt die Integration auch dazu, dass das Leiden an den Schmerzempfindungen abnimmt (Young 2004; ► Kap. 5.7).

Integration von Erinnerungen

Wenn man sich der Fähigkeit des Erinnerns von der neurobiologischen Seite her annähert, stößt man auf die beiden **Hippocampi**. Die Forschung legt nahe, dass der linke vorwiegend für die Speicherung von Fakten zuständig sei, der rechte für autobiografisch-episodische Erinnerungen. Die Verbindungen mit den Amygdalae verleihen deren Einzelheiten ihre emotionale Färbung und Bedeutung. Man kann sich den Hippocampus als **Suchmaschine** vorstellen, die dabei hilft, die Puzzlesteine einzelner Bruchstücke von Bildern und Empfindungen impliziter Erinnerungen in die komplexeren Filme autobiografischer Szenen einzufügen. Es bedarf einer konzentrierten Aufmerksamkeit, die verstreuten Puzzlestücke impliziter Erinnerungen immer vollständiger zu aktivieren und zu verknüpfen, um sie ins explizite und damit verbal formulierbare Gedächtnis überführen zu können (Siegel 2010).

Besonders deutlich wird dieser Prozess in Traumatherapien. Dort stellt das Zusammenfügen von Puzzlesteinen fragmentierter Erinnerungen rund um das Trauma oft einen wesentlichen Bestandteil der psychotherapeutischen Arbeit dar. Für Siegel ist dabei ein **dualer Fokus der Aufmerksamkeit** das zentrale Element. Es ist ein anspruchsvoller und aktiver Prozess, zur gleichen Zeit das **Vergangene** ebenso zu erleben wie sich selbst in der **Gegenwart**, in der das Vergangene wiedererlebt wird. Jedoch scheint es genau diese simultane Aktivierung von früheren und gegenwärtigen Erfahrungen zu sein, die zu einer integrierenden Neuabspeicherung in den Hippocampi führt. In der Gegenwart eines Menschen, dem man vertraut, kann man sein Ich von damals aus einem sich **sicher fühlenden Ich-Zustand** teilhabend beobachten. Während der Ich-Zustand von damals aktiviert bleibt, kann die Stärke der gegenwärtigen Erfahrung dosiert werden. Implizites kann explizit und damit integrierbar werden und indem der Klient gemeinsam mit dem Therapeuten einen sprachlichen Ausdruck für das Erlebte findet, kann es zu einem Teil einer sinnstiftenden Lebensgeschichte werden.

Narrative Integration: Eine sinnvolle Lebensgeschichte finden

Was kann am besten vorhersagen, ob sich Kinder sicher an ihre Eltern binden können? Man könnte z. B. annehmen, es sei rein das, was die Eltern in *ihrer* Kindheit geprägt hat. Bindungsforscher fanden aber eine andere Antwort: Es hängt davon ab, welchen *Sinn* die Eltern ihren Kindheitserfahrungen gaben. Das Bindungsverhalten von Kindern korrelierte mit der Fähigkeit ihrer Eltern, die Geschichte ihrer eigenen Kindheit kohärent zu erzählen (van IJzendoorn 1995).

Psychotherapie wirkt wesentlich dadurch, Menschen dabei zu unterstützen, für sich eine solche sinnstiftende Lebensgeschichte zu konstruieren. Welche Rolle die Achtsamkeit im Prozess der Kreation von Geschichten und bei der Bedeutungsgebung und Sinnfindung spielt, wird im Abschnitt zu unserem sechsten Wirkfaktor, der »Bedeutungs- und Sinngebung« erläutert (▶ Kap. 3.9).

Integration von Zuständen und Persönlichkeitsanteilen

Wenn sich ein Kind in Anwesenheit seiner Mutter von ihr gesehen und geliebt fühlt, sind seine Bindungsbedürfnisse befriedigt. Aus der Sicht der Bindungstheorie kann dann der Forschergeist erwachen und sich aufmachen, die Welt zu erkunden. Es ist ein jeweils anderer Zustand, in dem sich ein Kind von seiner Mutter gehalten fühlt oder die Welt erforscht, ob es im Spiel die eigene Kompetenz erprobt oder dann später als Jugendlicher vielleicht mit dem Mountainbike einen Berg hinunterrast. Im Dienste der Befriedigung von Bedürfnissen und beim Erwerben von Kompetenzen entwickeln wir eine Vielzahl von Zuständen. Als neurobiologisch interessierter Psychiater betrachtet Siegel auch die strukturellen, elektrophysiologischen und neurochemischen Korrelate dieser Zustände. So kann man sich die Aktivierung bestimmter Persönlichkeitsanteile oder Zustände als Aktivierung umschriebener **neuronaler Netzwerke** vorstellen. So seien z. B. in Zuständen, in denen wir uns anderen Menschen nahe und verbunden fühlen, sogenannte Bindungsschaltkreise aktiviert und Oxytocin wird freigesetzt. Nervenkitzel und Erfolgserlebnisse hingegen aktivieren das dopaminerge Belohnungssystem.

Eine Integration von Zuständen erfolgt nach Siegel in drei Dimensionen:

- Nach der Einsicht in unsere innere Vielfalt gilt es, damit in Einklang zu kommen, dass wir uns in den verschiedenen Zuständen sehr unterschiedlich fühlen und verhalten. Wohlbefinden entsteht durch die Akzeptanz der Zustände und durch eine gute Zusammenarbeit *zwischen* den Teilen, der **Inter-Dimension**.
- Die zweite Ebene der Zustandsintegration findet *innerhalb* des jeweiligen Zustands statt, die **Intra-Dimension**. Um seiner

Funktion gut nachkommen zu können, sollte ein Zustand in sich möglichst stimmig und kohärent sein, anstatt z. B. durch unangemessene Scham- und Schuldgefühle dabei eingeschränkt zu werden.

- Die **Wir-Dimension** betrifft die Integration von Zuständen in unser Beziehungsleben. Um bestimmte Zustände im Rahmen einer Beziehung zu erleben, sie mit jemandem zu teilen und sie damit zu »Wir-Zuständen« werden zu lassen, bedarf es einer gewissen Offenheit und des Mutes, sich verletzlich zu machen. Abhängig von den Erfahrungen, die wir in unserem Leben gemacht haben, fällt das in vielen Zuständen oft gar nicht leicht.

Neben den einzelnen Zuständen beschreibt Daniel Siegel ein auf einer anderen Ebene liegendes **Kernselbst**, das zum Integrationsprozess beiträgt. Es findet sich in der Nabe seines »Rades der Achtsamkeit« (► Abb. 3-3, s. S. 86) und bestehe im Innersten aus Offenheit.

> Wenn wir in der »Nabe« des Geistes ruhen, bekommen wir ein Gefühl für unser aufnahmefähiges Selbst, öffnen uns einer Welt voll neuer Möglichkeiten und schaffen die nötigen Bedingungen für die Integration der Zustände.
>
> (Siegel 2010, S. 313)

Die nächste Stufe der Integration bestehe darin, den einzelnen Zuständen oder Persönlichkeitsanteilen im größeren Ganzen des **inneren Teams** einen angemessenen Platz zu geben und sie flexibel und situationsgemäß aktivieren zu können. Im Modell der Ego-State-Therapie wurde dazu ein Stufenmodell entwickelt, der sogenannte Big-Mind-Prozess führt darüber hinaus in transpersonale Sphären (► Kap. 3.10.2).

Teilemodelle (► Kap. 3.6.3) können in der Psychotherapie vor allem dann auf heilsame Weise und entwicklungsfördernd eingesetzt werden, wenn sie dem Wirkprinzip von Differenzierung und Integration dienen. Im Bereich der Teilemodelle kann Achtsamkeit dazu beitragen, sich aus der Beobachterposition die unterschiedlichen Zustände bzw. Persönlichkeitsanteile bewusst zu machen, sie erforschend auszudifferenzieren und zu lernen, sie zu verstehen und zu akzeptieren. All das führt zu einer besseren Integration ins Gesamtsystem.

Zwischenmenschliche Integration: Wir-Gefühl

»*Unser Gehirn ist ein soziales Organ*«, schreibt Siegel (2010, S. 317). Er versteht das frühe Gehirnwachstum und die Entwicklung der Selbstregulationsfähigkeit im Kontext der Beziehungen des Kindes, in die es eingebettet ist. Wenn man auf diesem Hintergrund die psychotherapeutische Beziehung betrachtet, richtet sich der Therapeut zunächst auf die nonverbalen Signale seines Klienten aus. Er geht in Resonanz, lässt sich »anstecken« und gleicht sich damit rechtshemisphärisch und im Erregungsniveau seines vegetativen Nervensystems ein Stück weit seinem Klienten an. Interaktive Prozesse der Emotionsregulation finden statt, indem sich der Therapeut gefühlsmäßig auf den Klienten einstimmt. Vielleicht fühlt sich der Klient von seinem Therapeuten gefühlt, was dieser wiederum bemerkt. Diese Resonanzphänomene führen zu einem Gefühl der Verbundenheit, zu einem Wir-Gefühl. Aktivitäten der linken Hemisphären ergänzen den sprachlichen Ausdruck. Linkshemisphärische Resonanz wird möglich, indem Klient und Therapeut passende Worte für das gemeinsam Erlebte finden.

Aber auch außerhalb der Psychotherapie wird die Achtsamkeit in verschiedensten Trainingsprogrammen zur Förderung der zwischenmenschlichen Integration genutzt, indem die Praxis auch die **emotionale, soziale und ökologische Intelligenz** systematisch kultiviert (Cherniss u. Goleman 2001; Dietz u. Dietz 2007).

Zeitliche Integration: Wandel, Sterblichkeit und Ungewissheit

Es ist schon eine beachtliche Leistung, Ganzheiten zu erkennen, Zusammenhänge zu finden und **Kontinuität** zu unterstellen, auch dort, wo all das offensichtlich *nicht* besteht. Ein kleines Beispiel ist unser Lidschlag: Auch wenn die visuelle Wahrnehmung bei jedem Lidschlag unterbrochen wird, füllt das Gehirn diese Lücke und wir erleben ein kontinuierliches Bild. Das Gehirn neigt insgesamt dazu, die Welt als beständig und stabil erscheinen zu lassen. Wir halten auch gerne die Vorstellung eines kontinuierlichen und konstanten Ich aufrecht, unabhängig von den Zuständen, die wir durchleben. Das gibt **Sicherheit** und macht die Welt und uns selbst berechenbarer. Problematisch wird es, wenn wir Ursachen und Zusammenhänge dort suchen oder gar konstruieren, wo eindeutig gar keine vorhanden sind und die konstruierte Verknüpfung eher schädlich ist. Ein Beispiel dafür sind Zwangserkrankungen, bei denen Menschen Ängste entwickeln, es könnte etwas Schreckliches geschehen, wenn sie ein bestimmtes Ritual *nicht* durchführen. Andererseits gibt es ihnen häufig zumindest für kurze Zeit eine (Schein-)Sicherheit, wenn sie ihrem Zwang nachgeben und eine bestimmte Handlung durchführen. Siegel (2010) beschreibt eine Klientin, die jenen Persönlichkeitsanteil, der um Sicherheit besorgt war und immer alles kontrollieren wollte, ihren »Checker« nannte. Sie erkannte seine gute Absicht an und nahm einen inneren Dialog mit ihm auf. Mit der Zeit lernte sie unter anderem über die Praxis der Atembeobachtung, im Beobachten der Impulse zu bleiben, die vom »Checker« ausgingen, ohne ihnen folgen zu müssen. Sie lernte, Gefühle der Unsicherheit nicht mehr zu vermeiden, sondern ihnen ins Auge zu blicken und sie auszuhalten.

Für Siegel bedeutet zeitliche Integration, sich über das achtsame Gewahrsein des **Wandels**, der **Vergänglichkeit**, der Unberechenbarkeit und der Unsicherheit des menschlichen Lebens bewusst zu werden. Er steht mit diesem Pol in der Tradition der buddhistischen Psychologie, die etwa mit dem Fokus auf Wandel zu Einsichten in diese Richtung einlädt (► Kap. 3.5.2). Zugleich geht es nach Siegel aber auch um den anderen Pol, nämlich darum, die Sehnsucht nach Sicherheit und Kontrolle anzuerkennen und ihr dort zu folgen, wo es sinnvoll ist. Die Polarität von Veränderungsbemühungen und akzeptierender Gelassenheit findet ihren Ausdruck auch im bekannten Gelassenheitsgebet, in dem man um den Mut bittet, das zu verändern, was man verändern kann, um die Gelassenheit, anzunehmen, was man nicht verändern kann, und um die Weisheit, das eine vom anderen zu unterscheiden. **Gelassenheit**, **Mut** und **Weisheit** liegen im Kern der zeitlichen Integration. Diese *»erfordert, die Illusion von Sicherheit loszulassen, damit man zwar möglichst gut für seine Sicherheit sorgen kann, sich dann jedoch innerlich vom irrationalen Streben nach Allwissen und Allmacht befreit«* (Siegel 2010, S. 371).

Die nächste Dimension der Integration

Wenn es Siegel gemeinsam mit seinen Klienten gelang, in allen acht Bereichen eine Weiterentwicklung in Gang zu setzen, erwachte oft eine weitere, neue Dimension der Integration. Die Menschen begannen, sich als Teil eines größeren Ganzen zu fühlen, das über ihre unmittelbaren Beziehungen und das eigene Umfeld hinausging. Die Integration auf dieser Ebene führte zu Erfahrungen, die jenen ähneln, die sich in kontemplativen Übungen einstellen und als ein Gefühl des Miteinander-Vernetzt-Seins aller Dinge und der **Verbundenheit** beschrieben werden, somit als eine Dimension, die einen Übergang zu spirituellen Erfahrungen darstellt (► Kap. 3.10.4).

3.10.2 Integration am Beispiel verschiedener Formen der Psychotherapie

Stufen der Integration im Modell der Ego-State-Therapie

Ein inzwischen weit verbreitetes Psychotherapieverfahren legt seinen Schwerpunkt speziell auf die Arbeit mit Ich-Zuständen und bemüht sich um deren Integration: die Ego-State-Therapie. Das folgende Stufenmodell kann im Umgang mit Prozessen der Differenzierung und Integration in jeder Art von Teilearbeit nützlich sein. So kann es auch einem achtsamkeitsbasiert arbeitenden Therapeuten als Orientierung dienen, zu erkennen, was es jeweils braucht, um Ich-Zustände durch Integrationsprozesse zu begleiten. Die folgenden Schritte der Persönlichkeitsintegration wurden von Maggie Phillips und Claire Frederick (2003) formuliert und von Eva Pollani (2013) und Woltemade Hartman erweitert.

- **Die Stufe des Erkennens:** Oft stehen Ego-States in ähnlicher Weise zueinander wie Fremde oder Nachbarn, die einander nicht sehen, die nie miteinander sprechen oder gar verfeindet sind. Auf dieser Stufe betont der Therapeut die Bedeutsamkeit *aller* Ego-States. Er lädt sie ein, in Erscheinung zu treten, und fördert die Bewusstheit darüber, dass es im inneren System auch noch andere States gibt. Der Therapeut geht feinfühlig auf die einzelnen Ego-States, auf ihre Bedürfnisse und Gefühle ein und fungiert als Übersetzer und Vermittler.
- **Die Stufe der Kommunikation:** Wenn Ego-States von der Existenz der anderen erfahren haben, wollen sie oft nicht miteinander in Kontakt treten. Es gilt, mit diesem Widerstand behutsam umzugehen und ihn vielleicht sogar als Ressource zu nutzen. Um Ego-States zu ermutigen, miteinander zu »reden«, bedarf es guter Gründe, die zu finden bisweilen viel Fantasie erfordert.
- **Die Stufe der Entwicklung von Empathie:** Die fehlende Bereitschaft von Anteilen, miteinander in Kontakt zu treten, ist oft durch den Schmerz bedingt, dem sie dabei ausgesetzt würden. Aber gerade darin liegt die Reifungschance. Denn wenn sie in Kontakt miteinander und mit dem Schmerz kommen und Verständnis füreinander entwickeln, erweitert sich ihre Gefühlswelt und Entwicklungsprozesse kommen in Gang.
- **Die Stufe der kooperativen Bemühungen:** Das Zusammenwirken und das Vertrauen innerhalb der »Inneren Familie« wird gefördert. Phillips und Frederick empfehlen dazu die Technik des *Blending of Consciousness:* Die Ego-States werden ermutigt, ihr Bewusstsein für einen bestimmten Zeitraum mit anderen Ego-States zu teilen.
- **Die Stufe der Anerkennung:** Die Ego-States werden dazu angeregt, gemeinsam Teile der Inneren Familie zu werden. Das Miteinander ist durch gegenseitige Wertschätzung geprägt, was die Konsensbildungen innerhalb des Systems erleichtert. In dieser Anerkennung spiegelt sich auch das Wirkprinzip der Akzeptanz wider.
- **Die Stufe des miteinander Teilens innerer Phänomene:** Auf dieser Stufe ähneln die Beziehungen der Ego-States untereinander jener von Geschwistern oder Freunden, die miteinander gute Beziehungen pflegen und Gedanken, Gefühle, aber auch Erwartungen und Fantasien teilen. Zukunftsperspektiven können auf dieser Stufe ebenso thematisiert und bearbeitet werden wie verbliebene Ängste und Widerstände gegen die Integration.
- **Die Stufe der Co-Bewusstheit:** Nach dem Wiedererinnern und Reassoziieren traumatischer Erfahrungen treten in der Regel spontan Zustände der Co-Bewusstheit der Ego-States auf und werden mit der Zeit immer häufiger. Die States beginnen, ihr Bewusstsein, ihre Wahrnehmungen, Intentionen und Ziele spontan miteinander zu teilen.

- **Die Stufe kontinuierlicher Co-Bewusstheit:** Diese letzte Stufe zu erreichen ist das ausdrückliche Ziel einer Ego-State-Therapie. Danach nehmen Ego-States einander entweder als getrennte Identitäten wahr oder es kommt zur spontanen Verschmelzung einzelner Teile miteinander. Innerhalb der inneren Familie wird klar kommuniziert und erfolgreich kooperiert. Wenn diese Stufe nicht erreicht wird, geht die Ego-State-Therapie davon aus, dass traumatische Erfahrungen noch nicht ausreichend bewusst und reassoziiert wurden.

Integration in der Focusing-Methode: Raum geben, Gesellschaft leisten und »Aushalten«

Im Focusing wird empfohlen, schwierigen oder widersprüchlichen Teilen mit einer Haltung des »Aushaltens« zu begegnen. Zunächst gelte es, sich bewusst zu machen, dass es oft notwendig und sinnvoll ist, einen schmerzenden Widerspruch auszuhalten; dass es etwa im Falle eines inneren Konflikts zwei Teile gibt, die *beide* Beistand brauchen. Anfangs erscheint es oft überfordernd, einen der Anteile oder gar beide zu akzeptieren. Man kann sich ihnen dann zunächst einfach nur zuwenden und »Hallo« sagen. Schlussendlich sollten aber *beide* Teile anerkannt und zu beiden »Hallo« gesagt werden, denn beide haben eine Existenzberechtigung. Dazu wird der Klient ermutigt, beiden Teilen Raum zu geben, ohne Partei zu ergreifen und ohne eine Entscheidung oder voreilige Lösung zu erzwingen. Aus der Sicht des Ansatzes werde die harte Arbeit des Es-Aushaltens oft belohnt. Wenn es gelingt, einfach bei allem zu bleiben, was im Inneren existiert, wenn schwierige und einander bekämpfende Teile akzeptiert werden, kann der Klient mit Empathie und Mitgefühl in jeden hineinspüren und allen erlauben, mehr über ihren jeweiligen Standpunkt zu enthüllen. Dann erfolgt oft eine völlig unerwartete **Verwandlung** der Teile und ihrer Beziehung zueinander. Der Focusing-Klient selbst befindet sich bei diesem Prozess eher in der Rolle eines Zuhörers.

> Die Magie des Es-Aushaltens entsteht dadurch, dass man alles, was da ist, anerkennt und es hört. Alle Teile können zum richtigen nächsten Schritt beitragen, der nicht logisch abgeleitet, sondern körperlich gespürt werden kann. Unsere Kultur hat bisher nicht die Möglichkeit erkannt, aus zwei Gegensätzen etwas zu gewinnen, was keinen Kompromiss darstellt, keinen mittleren Weg und keine Entscheidung, sondern einen wahrhaftig inneren Konsens – einen Weg voran, der sich für alle Teile wirklich passend anfühlt.
>
> (Weiser Cornell 2013, S. 83)

> Focusing ist eine sehr absichtsvolle Sache, bei der ein »Ich« sich einem »Es« zuwendet. … Der Klient und ich, wir werden dem da drinnen Gesellschaft leisten. So wie Sie einem verängstigten Kind Gesellschaft leisten würden. Sie würden es nicht drängen oder mit ihm diskutieren oder es auf den Arm nehmen. … Wenn Sie mit Ihrer Aufmerksamkeit dorthin gehen und dort bleiben oder dorthin zurückkehren, ist das alles, was es braucht. Es wird den ganzen Rest für Sie machen.
>
> (Weiser Cornell 2013, S. 219)

Integration als Veränderung von Potenziallandschaften

Es gibt auch empirische Studien, die das Auftreten und die Veränderung von Ich-Zuständen in der Psychotherapie differenzierend erforschen. So veranschaulicht Günter Schiepek (2006) die Zustände von Klienten als Potenziallandschaften. Diese faszinierenden Grafiken entstehen in mehreren Schritten: Psychotherapiesitzungen werden auf Video aufgezeichnet und von geschulten Beobachtern nach bestimmten Kriterien eingeschätzt. Zunächst arbeiten sie heraus, welche Zustände sich im Therapieverlauf bei einem Klienten unterscheiden lassen. Bei der in ► Abbildung 3-5 untersuchten Therapie zeigte die Klientin im Wesentlichen vier States: (1.) »Berichtet und sucht Unterstützung«;

(2.) »Leidet und jammert«; (3.) »Arbeitet therapeutisch«; (4.) »Selbstbewusst und aktiv«. Je häufiger und länger die Klientin in einer Sitzung in dem jeweiligen Zustand verweilte, umso tiefer wurde das entsprechende Tal in der Grafik dargestellt. Man kann sich das »Ich« der Klientin, das sich jeweils mit dem einen oder dem anderen Zustand identifiziert, als bewegliche Kugel vorstellen. Diese bleibt immer wieder für eine bestimmte Zeit in einem Tal liegen und rollt dann zum nächsten. Die Häufigkeit der Übergänge zwischen zwei Zuständen bildet sich in der Höhe des Sattels ab, der die beiden Täler voneinander trennt. Je höher dieser ist, desto seltener gelangen Übergänge, je niedriger desto häufiger und leichter. Die Aussage hat auch eine metaphorische Gültigkeit: Je häufiger man einen bestimmten Zustand aufsucht, umso tiefer wird das Tal. Die Gefahr, hineinzufallen, wächst mit der Tiefe. Umgekehrt ist es umso leichter, von einem in den anderen Zustand zu wechseln, je niedriger der trennende Sattel ist.

▶ Abbildung 3-5 zeigt die Veränderungen der Häufigkeit des Auftretens und der Übergänge im Therapieverlauf. In den ersten drei Sitzungen überwiegt der Zustand »Leiden und Jammern« im Wechsel mit »therapeutischem Arbeiten«. In den letzten drei Sitzungen überwiegt »Berichten und Unterstützung suchen«. Ein neuer Zustand ist dazugekommen: ein selbstbewusster und aktiver. »Leiden und Jammern« traten deutlich seltener auf.

Diese Potenziallandschaften sind mit den Egogrammen der Transaktionsanalyse verwandt, in denen man die Häufigkeit abbildet, mit der man sich auch im Alltag in bestimm-

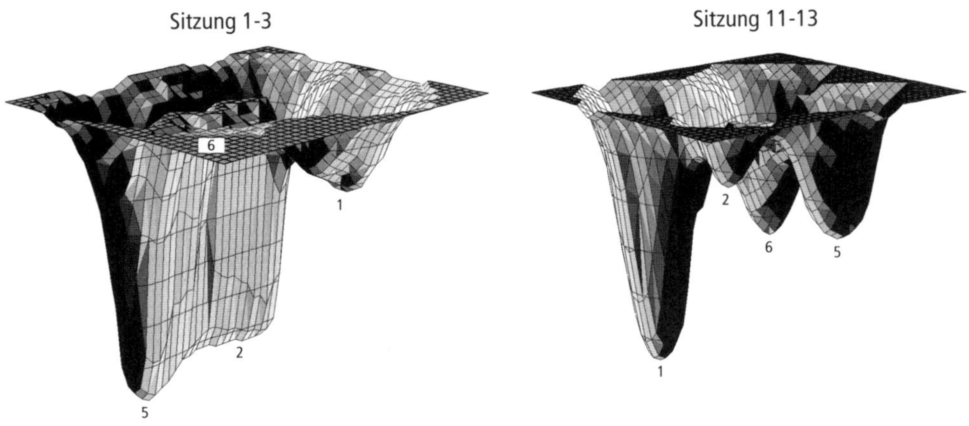

Häufigkeit eines States (in Minuten)			Anzahl Übergänge zwischen den States		
	Anfang	Ende		Anfang	Ende
1. „Berichtet und sucht Unterstützung"	23	56	1⇔2	9	5
2. „Leidet und jammert"	64	14	1⇔5	3	6
5. „Arbeitet therapeutisch"	70	30	1⇔6	4	8
6. „Selbstbewusst und aktiv"	2	35	2⇔5	31	3
			2⇔6	0	4
			5⇔6	0	1

Abb. 3-5 Potenziallandschaften (aus Schiepek 2006, S. 197). Beschreibung im Text.

ten Zuständen aufhält. Beide regen dazu an, sich auch die eigenen Potenziallandschaften oder die bestimmter Klienten vorzustellen. Die Teilelandkarten bekommen damit eine dritte Dimension. Vielleicht ordnen sich auch die Teile bzw. Zustände neu, indem jene näher zusammenrücken, zwischen denen die Übergänge häufiger sind. Ziel der Therapie könnte in diesem Modell sein, die Flexibilität zu erhöhen, mit der zwischen den Zuständen gewechselt werden kann, oder sogar bestimmte dysfunktionale Zustände nur mehr möglichst selten aufzusuchen.

Integration im Big-Mind-Prozess

Ein Beispiel für die Erweckung menschlichen Potenzials ist der Big-Mind-Prozess. Er beruht auf einem Teilemodell, das vom Zen-Lehrer Genpo Roshi (2008) entwickelt wurde und in dem er Prinzipien des Zen-Buddhismus mit jenen des Voice-Dialogue verband. In der von C.G. Jung und seinem Konzept der Archetypen und des Schattens inspirierten Methode des Voice-Dialogue (Stone u. Stone 2000) wird speziell verdrängten Aspekten im Leben eines Menschen eine Stimme gegeben, um sie ans Licht zu bringen und zu integrieren. Roshi wendet sich darüber hinaus den allgegenwärtigen transzendenten Aspekten des Menschen zu. Diese seien nicht verdrängt oder verleugnet, sondern einfach noch unerweckt. Sein Prozess zielt darauf ab, diese Stimmen oder Aspekte des Seins auf eine andere Weise zum Erwachen zu bringen als darüber »einfach zu sitzen«.

Dazu versucht der »Facilitator« oder Therapeut zunächst die Kooperation zweier Anteile des Klienten zu gewinnen, des »Beschützers« und des »Kontrolleurs«. Er nimmt dann mit weiteren »Stimmen« Kontakt auf, wie dem »Skeptiker«, der Angst, der Wut, Kind-Anteilen, dem »dualistischen Geist«, dem »Geist, der nach dem Weg strebt« und jenem, »der dem Weg folgt«. Der Prozess führt noch weiter in transpersonale Bereiche, indem der Facilitator nicht-dualistische und transzendente Stimmen anspricht: den »Big Mind« in seinen unterschiedlichen Aspekten – als »Weg«, der angekommen ist, sowie als »Big Mind« selbst, der allumfassend ist und die Dinge einfach so sieht, wie sie sind. »Big Heart« fühlt, liebt, sorgt sich um alle Wesen und handelt, um Leiden zu lindern. Da sind »Mitgefühl« und der »Meister«, der für Klarheit sorgt und Verantwortung trägt, zudem Freude, Dankbarkeit und der »große Narr«.

In einem letzten Schritt werden dualistische und nicht-dualistische Stimmen umfasst und auf ein »Wahres Selbst« hin orientiert. Wer sich diesem Prozess anvertraut und den Einladungen folgt, könne – nach Genpo Roshi – auf erstaunlich mühelose Weise Zustände kennenlernen, die sich ansonsten erst nach intensiver Meditationspraxis spontan einstellen. Hier setzen auch Bedenken von Skeptikern gegenüber dem Prozess an: So einfach und leicht könne es nicht sein, zu »erwachen«.

3.10.3 Integration als Weg zu mehr Wahrheit

Wozu sich verändern und entwickeln und wohin? Der Entwicklungspsychologe Robert Kegan beantwortet diese essenzielle Frage, die in existenzielle und philosophische Sphären führt, indem er die Dimension und den Wert der Wahrheit einführt.

> Hiermit erhält die verbreitete psychologische Vorstellung von zunehmender Differenzierung und zunehmender Integration als Ziele der Entwicklung eine substantielle Bedeutung, die sich auch rechtfertigen lässt. Mit jeder neuen Entwicklungsstufe löst sich das Selbst stärker aus seinem Eingebundensein in die Welt, womit es ihr, auf jeweils qualitativ neue Art, ihre eigenständige Integrität garantiert. Gleichzeitig entwickelt das Selbst damit eine integriertere Form der Beziehung zur Welt. Damit dies gelingt, muss das Subjekt auf jeder neuen Gleichgewichtsstufe vermindert werden, während das Objekt, mit dem es in Beziehung tritt, größer wird; es muss

> eine Entwicklung in Richtung geringerer Subjektivität und größerer Objektivität stattfinden, eine Entwicklung, die mehr »Wahrheit« bringt.
>
> (Kegan 1986, S. 381)

Achtsamkeitsbasierte Therapeuten sind im Prinzip Phänomenologen: Sie schauen auf das, was ist, und nicht auf das, was sein sollte. Sie verschreiben sich damit dem immer genaueren Erfassen von Phänomenen und deren Wahrheiten. Die Therapeuten machen sich ihre eigenen Hoffnungen bewusst, die sie für ihre Klienten hegen. Zugleich trachten sie aber danach, diese Hoffnungen wieder loszulassen und ihre Klienten auch vor noch so wohlmeinenden eigenen Wünschen für die Zukunft zu schützen. »*Der Konstruktions- und Entwicklungsansatz lässt uns jede unserer Hoffnungen ausklammern, bis auf eine, die Hoffnung auf ein Wachstum der Wahrheit*« (Kegan 1986, S. 383). Auch Marsha Linehan (1996) verweist im Rahmen ihrer Forderung nach radikaler Akzeptanz darauf, dass es letztendlich um Wahrheit gehe und darum, diese anzunehmen.

3.10.4 Integration von Spiritualität als Wirkmechanismus?

Achtsamkeit kann in durchaus heilsamer Weise mit dem Transzendenten in Kontakt bringen. Auf die Frage, ob Achtsamkeit dadurch wirke, dass sie Menschen mit ihrer Spiritualität in Verbindung bringt, antwortete Marsha Linehan in einem Interview Folgendes:

> Es gibt zwei Arten der Achtsamkeit: die spirituelle und die nicht-spirituelle Achtsamkeit. Die nicht-spirituelle wirkt aus unterschiedlichen Gründen: Du setzt dich mit dir selbst auseinander, mit deinen Gedanken, Gefühlen etc. Du lernst, weniger automatisch auf das zu reagieren, was passiert. Das ist es, was ich mit meinen Achtsamkeits-Skills vermittle. Und es funktioniert, weil es ein effektiver Weg ist, mit dir selbst und der Umwelt zusammenzuspielen. In diesem Sinne führt Achtsamkeit zu einem effektiveren Verhalten. In bestimmten Zusammenhängen wie Zen oder in jedem spirituellen Kontext kann Achtsamkeit sehr wohl zu einer Erfahrung von Verbundenheit führen. … Schlussendlich geht es um die Erfahrung der Liebe, deines essenziellen Gutseins und deines eigenen essenziellen Wertes. Ein Problem besteht allerdings darin, dass du mit der Spiritualität im Kontext der Psychotherapie sehr sorgfältig umgehen musst. Es entspricht nicht der Rolle des Therapeuten, spirituelle Wahrheiten zu verkünden. …
>
> Eine der Weiterentwicklungen der DBT besteht sehr wohl darin, die Verbundenheit zu betonen. Gerade vor zwei Wochen habe ich mit Klienten gearbeitet; wir haben über das Gefühl der Verbundenheit mit dem Universum gesprochen und sie haben mir über ihre mystischen Erfahrungen erzählt. Die Schwierigkeit bestand darin, dass die Klienten nicht dazu in der Lage sind, diese Erfahrungen in ihr Leben zu integrieren. Zunächst deshalb, weil sie gar nicht darüber sprechen, dann aber auch, weil ihr Therapeut sie nicht versteht. Dabei ist es sehr wichtig, diese Erfahrungen zu integrieren und sie nicht wieder zu verlieren. Es gibt aber so viele Menschen mit sehr unterschiedlichen Religionen, mit vielen verschiedenen Anschauungen zur Spiritualität, sodass der Therapeut – will er dies alles respektieren – extrem vorsichtig sein muss. … Es ist sinnvoll, die Spiritualität unserer Patienten zu unterstützen, in welcher Form auch immer.
>
> (Zeig 2010, S. 24; Übersetzung durch die Autoren)

In diesem Sinne erkennen auch die Autoren Psychotherapie und Spiritualität als getrennte Bereiche an, die einander aber wechselseitig beeinflussen. Allerdings sind die Grenzen zwischen den Bereichen fließend und es stellen sich in der Therapie nicht selten religiös gefärbte Sinnfragen, wenn sich Menschen – oft ab der Lebensmitte – diesen Themen zuwenden und an ihrer Beantwortung scheitern. Die Suche nach Befreiung vom Leiden führt Menschen häufig in den Bereich des Transzendenten. Dort sind gerade psychisch instabile Menschen gefährdet, ihre Integrationsfähigkeit nicht mehr aufrechterhalten zu können. Zugleich können ihre psychischen Limitierungen eine sinnvolle spirituelle Praxis verhindern, hemmen oder überformen.

Bei Menschen mit psychischen Erkrankungen ist es zunächst sicherlich angemessen, die zur Verfügung stehenden psychiatrischen und psychotherapeutischen Mittel auszuschöpfen. Wenn sie sich stabilisieren, kommt das langfristig auch der Möglichkeit zu einer spirituellen Praxis zugute. Dieses Bedürfnis nach spiritueller Weiterentwicklung lässt sich nach einer erfolgreichen Therapie, besonders wenn sie die tiefen existenziellen Themen berührt hat, immer wieder beobachten. Gerade achtsamkeitszentrierte Therapien führen häufig in neue, unerwartete Höhen und Tiefen der Erfahrung, sei es durch die Gegenwartsorientierung, das genaue Wahrnehmen, die Ich-Stärkung oder relativierende Erkenntnisse über die Selbstorganisation. Oft entsteht das Bedürfnis nach einer meditativen Praxis, die das Loslassen verschiedenster Verhaftungen und eine noch tiefere Befreiung anstrebt. Die Begleitung in diese Dimension des Transpersonalen ist aber nicht mehr die Aufgabe von Psychotherapeuten. Ein verantwortungsvolles Handeln legt nahe, dass diese sich zum Wohle ihrer Klienten auf ihr Fachgebiet beschränken und bei Bedarf mit spirituellen Lehrern oder Schulen zusammenarbeiten (vgl. Anderssen-Reuster 2007b).

Exkurs

Die neuronale Ebene der Integration

Es gibt erstaunliche Parallelen zwischen den mütterlichen Fähigkeiten, die Kindern eine sichere Bindung ermöglicht, und jenen Gehirnfunktionen, die man den mittleren präfrontalen Regionen zuordnet und damit dem, was die Achtsamkeitspraxis schult. Dies zu erkennen war für Daniel Siegel 2007) höchst faszinierend. Aus seiner Sicht wirken die **frontalen Mittellinienbereiche** des Gehirns zutiefst integrativ. Dabei geht er mit seinen Hypothesen sehr weit. Er schreibt ihnen die Funktion zu, entfernte Regionen des Gehirns und des ausgedehnten Nervensystems miteinander zu verbinden und dadurch alles zu einem funktionalen Ganzen zu integrieren. Interpersonal denkend fragte er sich, wie die Gehirne von *zwei* Menschen in Resonanz gehen und gemeinsam wiederum eine funktionelle größere Ganzheit bilden können. Auch dabei spielen aus seiner Sicht die präfrontalen Regionen *beider* Gehirne eine entscheidende Rolle.

Siegel (2007) erklärt, dass es auch sinnvoll sei, die Verbindungen zum **vegetativen Nervensystem** zu betrachten. Körperfunktionen wie der Herzschlag oder die Atmung können gebremst oder beschleunigt und dadurch mit anderen Personen synchronisiert werden. Bidirektionale Verbindungen mit **emotionserzeugenden limbischen Strukturen** wirken dabei aktivierend oder hemmend. Die Fähigkeit, eigene körperliche Zustände wahrzunehmen, aber auch unsere Fähigkeit zur Einfühlung in andere Menschen scheint mit Verbindungen zur **Inselregion** zusammenzuhängen. Die mittleren präfrontalen Regionen sind zudem an der Konstruktion unseres Selbstbildes und beim Planen beteiligt. Über Verbindungen zu Regionen, die als Speicher des autobiografischen Gedächtnisses gelten, werden Vergangenheit, Gegenwart und Zukunft integriert. Ihre Verbindungen zu jenem Teil des autonomen Nervensystems, das unsere inneren Organe und speziell den Darm umgibt – das sogenannte Bauchgehirn – tragen zu dem bei, was man als Intuition bezeichnet. Und Menschen mit Läsionen im Frontalbereich zeigen auch Beeinträchtigungen in ihren moralischen Einschätzungen, somit scheint diese Region auch für ethisches Empfinden und Verhalten von Bedeutung zu sein.

Soweit eine kleine Zusammenfassung zu den verbindenden *Strukturen*. Weitere Aufschlüsse über die Funktion unseres Gehirns und das Zusammenspiel seiner Teile geben elektrophysiologische Untersuchungen. Auf dieser Ebene können **Synchronisierungsphänome** auf zunehmende Integration hinweisen, wenn nämlich weite Bereiche des Gehirns wie im Gleichklang schwingen. Näheres dazu wird im Kapitel »Neurobiologische Wirkungen der Achtsamkeitspraxis« erläutert (► Kap. 8). ■

3.10.5 Fazit

Hinter dem Begriff der Integration verbergen sich die wohl am weitesten verbreiteten Vorstellungen darüber, was Heilung ausmacht. Vom Schamanismus bis C. G. Jung, von William James bis zur systemischen Therapie teilen die meisten psychotherapeutischen Ansätze das Bestreben, ein harmonisch organisiertes Ganzes entstehen zu lassen. Die Praxis der Achtsamkeit scheint die körperlich-psychische Integration eines Menschen auf vielen Ebenen systematisch zu unterstützen: von intrapsychischen über interpersonale Ebenen bis hin in transpersonale Dimensionen. Unter Zuhilfenahme von Teilemodellen dient die mit der Achtsamkeit verbundene genaue Selbstwahrnehmung Prozessen des Differenzierens (Wilber 2002). Dass diese immer weitergehende Differenzierung nicht zu Verwirrung und Polarisierungen führt, dazu tragen ganz entscheidend die Qualitäten des Inneren Beobachters bei, indem mit einem Blick auf das Ganze allem Differenzieren immer wieder heilsame Schritte der Integration folgen.

4. Teil: Hakomi – die umfassende Anwendung von Achtsamkeit in der psychodynamischen Einzelpsychotherapie

4.1 Einleitung

Im folgenden Abschnitt dieses Buches soll die Hakomi-Methode als ein praktisches Beispiel dafür dargestellt werden, wie Achtsamkeit tief in einen psychodynamischen Prozess integriert werden und ihn formen kann. Von ihren buddhistischen Ursprüngen ausgehend und systematisch genutzt, entfaltet sie ihre Wirkung in allen Bereichen des therapeutischen Prozesses. Allerdings ergeben sich Widersprüche zu vielen der derzeit üblichen Vorgehensweisen. Wir beginnen mit einem kleinen Exkurs über die Geschichte des Hakomi-Ansatzes, der deutlich machen soll, wie eine solche Entwicklung in einem Therapieverfahren stattfinden kann, wie verschiedene Elemente aus dem zeitgenössischen Diskurs entnommen und welche Voraussetzungen dafür nötig sind. Dabei soll klar werden, warum gerade die Hakomi-Methode als Beispiel für eine konsequente Integration der Achtsamkeit in die psychodynamische Psychotherapie herangezogen wird.

4.2 Ron Kurtz und die Hakomi-Methode

Die von den »Vorfahren« genutzten Wirkfaktoren werden bei den Weiterentwicklungen in der Psychotherapie nicht unbedingt als *bewusstes* Erbe übernommen, meist sind sie nur implizit oder versteckt in den Rezepturen einer Methode enthalten. Nur selten werden neue entdeckt, stattdessen werden sie, oft vom Zeitgeist getragen, genauer gefasst, neu kombiniert oder in ihrer Umsetzung verbessert. Wenn wir uns hier die Geschichte der Hakomi-Methode vor Augen führen, dann sollen die Quellen sichtbar werden, die zu ihren Zielen, ihrem Verständnis von Heilung und zu ihren methodischen Elementen beigetragen haben. Ihre Entwicklung ist ins Feld der Psychotherapie eingebettet und durch die Perspektive der Achtsamkeit ergänzt, gefiltert und verfeinert worden.

4.2.1 Zeiten der Befreiung

Sturm-und-Drang Episoden bewegen nicht nur das Leben von Einzelwesen. Immer wieder hat es Zeiten gegeben, in denen ganze Generationen – oder zumindest ein maßgeblicher Teil ihrer Vertreter – fest entschlossen schienen, einschränkende zivilisatorische Fesseln hinter sich zu lassen, um freier und mit einem neuen Bewusstsein zu leben. Das 20. Jahrhundert hatte für die westliche Welt zwei solche »wilde« Zeiten: Gleich zu Anfang die **Lebensreformbewegung**, die noch bis ins 19. Jahrhundert zurückreicht und sich auf die Fahnen geschrieben hatte, natürlichere und gesündere Lebensweisen zu entwickeln. Naturheilkunde, Körperkultur, gesunde Ernährung, ein Leben entfernt von urbanisierter Entfremdung und eine Reihe damit zusammenhängender Erneuerungen sollten in Zentraleuropa eine neue Zeit einleiten.

Die 60er-Jahre brachten das nächste Aufbegehren, das diesmal von der anderen Seite des Atlantiks ausging. Energetisiert durch kulturelle Kräfte, wie die entfesselte Musikszene, und politische Katastrophen, wie der Vietnamkrieg, breitete sich ein Gegenentwurf des Lebens aus, der weniger als Sozialreform auftrat als die ihr vorausgehende Bewegung, sondern das Individuelle stärker betonte. Auch wenn eine zunehmende Politisierung große reale Umwälzungen zur Folge hatte, erreichte vor allem das Rütteln an den persönlichen Ketten die Jugend der westlichen Welt: freie Sexualität, spirituelle Selbstbestimmung, Bewusstseinserweiterung – mit und ohne Drogen –, Lossagung vom Konsum, eine von persönlicher Ethik getragene Politik und Lebensfreude; das waren Werte, deren Ruf sich über Musik, Nachrichten und Literatur ausbreitete und in irgendeiner Form jeden Menschen in Europa und Nordamerika erreichte. *»All you need is love«* brachte viele ihrer Losungen auf einen Nenner: Wenn wir auf unsere tiefsten und wahren Gefühle vertrauen, wird alles richtig. In diesem Sinne war die Stimmung »psychologisiert«. Sie half auch dabei, Veränderungen in der professionellen Psychotherapie zu tragen, die, vom humanistischen Geist geprägt, in dieser Zeit vielfältige und kreative Ansätze entworfen hatte und weiter entwickeln sollte.

Doch finden sich in dieser Bewegung auch deutliche Spuren ihrer Vorgängerin. Auch in den Themen, die persönlich-psychologischer Natur sind, setzten sich zentrale Motive vom Anfang des Jahrhunderts fort: die positive Bewertung des Körperlichen, eine freie spirituelle Orientierung – oft mit dem Blick nach Osten –, sexuelle Befreiung, die Gleichstellung der Frau und eine Neuorientierung des Verständnisses von Heilung.

Einer der Vorläufer dieses Heilverständnisses, Jean-Jacques Rousseau, hatte 1762 einen Erziehungsroman mit dem Satz eingeleitet: *»Alles, was aus den Händen des Schöpfers kommt, ist gut; alles entartet unter den Händen des Menschen«* (Rousseau 1963, S. 107). Er postulierte und betonte eine körpereigene »Naturkraft«, die es zu fördern gelte, und wandte sich gegen beherrschende Eingriffe des Menschen. In den **Hippie- und Studentenbewegungen der 1960er-Jahre** hallten diese Themen nach. So tauchte neben der kreativ aufblühenden Musik, den ungebundenen Lebensweisen und all den anderen gegen Obrigkeiten ausgerichteten Ausdrucksformen eines erstarkenden Individualitätsbewusstseins auch der Wunsch nach einer weniger autoritär geführten Psychotherapie als Vehikel zur persönlichen Entfaltung auf. In Gruppen, Workshops und in Einzelsitzungen ging es nicht mehr nur um Heilung von psychischen Krankheiten, sondern um das individuelle Wachstum *jedes* Menschen. Das Vertrauen auf seine natürliche Entwicklungsfähigkeit war eines der besonderen und neuen Merkmale dieses Aufbruchs.

An vielen Orten versprach ein bunter Jahrmarkt von Methoden, Lehren und Schulen intensive Erfahrungen und ein persönliches Vorankommen. Das vielleicht wichtigste Zentrum dieser Bewegung war San Francisco, und einer der Neugierigen und Erfahrungshungrigen dort war Ron Kurtz.

4.2.2 Ron Kurtz und eine Zeitenwende

Kurtz hatte Physik und Psychologie studiert, sich schon längere Zeit mit Yoga befasst und bereits einige Erfahrungen mit Psychotherapie gesammelt. In San Francisco kam nun eine intensivere Begegnung mit der Humanistischen Psychologie hinzu. Insbesondere die Workshop-Erfahrungen mit Will Schutz (1967), der damals als eine führende Figur der Encountergruppen-Bewegung am Esalen Institute tätig war, inspirierten ihn zutiefst. Der Geist dieser Arbeit war durchdrungen von dem Vertrauen auf dem Individuum inhärente Kräfte, auch auf die Kräfte des sogenannten »Es«, die in der Freud'schen Tradition als unbotmäßig, verdächtig und kulturzerstörerisch gebrandmarkt waren. Sie sollten nicht mehr gebändigt und kontrolliert, sondern befreit und in ihrer wahren Qualität erkannt werden (► Wirkfaktorengruppe um Akzeptanz, Kap. 3.7.1). Es hatte Signalwirkung, dass jener innerste Kern, der sich oft hinter destruktiven, beschämenden, lähmenden und anderen problematischen Elementen verbirgt, grundlegend akzeptiert wird: Die Herrschaft des Ich, die Dogmen der Gesellschaft, die hierarchisch-autoritäre Therapiebeziehung, all dies schien ausgedient zu haben. Die Befreiung der Triebe, der Lebenslust und der Beziehungsbereitschaft versprachen Freude am Sein. Und auch der öffentliche Ausdruck der Mode stellte klar: keine engen Anzüge mehr, keine Krawatten, keine Mieder, sondern die weiten, flatternden, bunten, körperbewegten »Klamotten« der Hippies.

In dem erfolgreichen Hollywoodfilm »*Pleasantville*« von 1998 versetzt Autor und Regisseur Gary Ross zwei Teenager aus den 90er-Jahren zurück in die 50er, indem sie sich durch magische Interventionen in einer TV-Serie aus dieser Zeit wiederfinden. Mit diesem Zeitsprung von 40 Jahren beleuchtet er in feiner und humorvoll überzogener Form den großen Wandel, den die 60er-Jahre in der westlichen Kultur angestoßen haben. David und Jennifer landen in einer schwarz-weißen Mittelklasse-Fernsehwelt, die von einer Ära der Konformität, von festem Glauben an die Richtigkeit bestehender Werte und der Unterdrückung von Individualität, Kreativität und Lebensfreude geprägt ist. Sie erscheint zunächst harmonisch und fest gefügt, platzt aber unter dem Einfluss der beiden eigenwilligen Jugendlichen aus allen Nähten. Differenzierte Gefühle, Gestaltungswille, von innen getragene Ethik, Lust und Rebellion stecken die Bewohner von *Pleasantville* an und zerstören die Idylle. Und während sich der Freigeist immer weiter verbreitet, schleichen sich langsam Farben in die schwarz-weiße Filmwelt ein: rote Lippen hier, eine Rose dort. Indem sie sich auf individuelles Erleben und persönliche Werte beruft, wird die Welt Schritt für Schritt belebt und bunt.

»*Pleasantville*« beleuchtet eine Revolution des Bewusstseins, die sich auch in der damaligen Philosophie und Literatur wiederfindet. Denn während sich die Weltpresse mit ihrem Bedarf an Sensationen vor allem den wildesten Blüten zuwandte, der Promiskuität, den Drogen, den chaotischen Lebensformen, verstärkte sich fast unbemerkt eine recht disziplinierte und gründliche Auseinandersetzung mit den philosophischen Fragen der Existenz, der Epistemologie, der Ethik, Religion und Kunst. Es zeigte sich, dass der impulsive und emotionale Zeitgeist durchaus geeignet war, Anschluss an eher akademische Diskurse zu finden (Marcuse 1955; Keen 1969). Ja, er war im Kern der direkte Ausdruck einer sich verändernden Weltsicht, die nach einer erfahrbaren Verwirklichung suchte. Und er nahm Entwicklungen vorweg, die sich erst heute, seit der Jahrtausendwende, im akademischen Bewusstsein ausbreiten, wie z. B. das Bewusstsein für die Bedeutung der Affekte und des Körpers in der Psychologie.

»*Lose your mind and come to your senses*« war die Losung der Hippies, die sich von den Spätfolgen der Aufklärung befreien wollten. Und in der psychotherapeutischen Kulturrevolution wandte man sich – dem Zeitgeist entsprechend – gegen die Vorherrschaft des Mentalen: Zunächst sollte einmal gefühlt und gespürt werden (Johnson 2007) (► Wirkfaktor Problemaktualisierung, Kap. 3.8.1), wozu das alles dienen sollte, könnte vielleicht später klar werden. In ihrem vollen Umfang wird die Bedeutung dieses Wertewandels, der zunächst nur vom Enthusiasmus einiger Rebellen getragen wurde, erst in dem 1998 veröffentlichten wegweisenden Buch von Leslie Greenberg und seinen Kollegen deutlich. Darin wird vorgeschlagen, die *Experiential Psychotherapy* als dritte Säule der Psychotherapie anzuerkennen und ihr neben der Tiefenpsychologie und Verhaltenstherapie einen gleichberechtigten Platz zu geben. In jüngster Zeit werden auch in Deutschland Stimmen immer stärker, die eine solche Erweiterung fordern, allerdings unter dem Namen »Humanistische Psychotherapie« (Kriz 2011).

In den 1960er-Jahren liegen auch die Anfänge von Hakomi. Sie spiegeln – auch als kulturelles Erbe jener aufbegehrenden Generationen

– insbesondere fünf geistige Strömungen des mittleren 20. Jahrhunderts wider:

- Das **gegenwärtige subjektive Erleben** hatte sich in der philosophischen Schule der Phänomenologie z. B. durch Maurice Merleau-Ponty, Edmund Husserl und Martin Heidegger in den Fokus geschoben und zentrale Bedeutung erlangt. Im weiteren Feld der Psychotherapie war es zunächst William James, der dieses Thema untersucht hatte. Aufgrund der naturwissenschaftlichen Ausrichtung der Forschung fand es jedoch wenig Echo. Mitte des 20. Jahrhunderts lebte in der Humanistischen Psychologie die Hinwendung auf die gegenwärtigen Erfahrung auf, vor allem getragen von einigen ihrer hervorragenden Vertreter wie Fritz Perls, Roberto Assagioli, Ronald D. Laing, Charles Tart und Charlotte Selver, die z. T. selbst prägende Erfahrungen mit östlichen spirituellen Disziplinen gemacht hatten (► Wirkfaktoren Aufmerksamkeitssteuerung, Kap. 3.5 und ► Problemaktualisierung, Kap. 3.8.1).
- Der antiautoritäre Geist war dabei, die Reste der feudalen und paternalistischen Gesellschaftsstrukturen Europas abzuschütteln. Pioniere wie Carl Rogers, die nicht mehr »deuten« oder den Menschen in pathologisierenden Kategorien betrachten wollten, inspirierten zu einer eher **»mütterlichen«** und **empathischen Zuwendung** zu den Klienten. Die Normen von »Gesundheit« und »Krankheit« begannen sich im Rahmen der Humanistischen Psychologie aufzulösen, die hierarchische Beziehung zwischen der ärztlichen Instanz und den Patienten wurde in Frage gestellt (► Wirkfaktor therapeutische Beziehung, Kap. 3.4).
  Wenn wir noch einmal zu den Anfängen des europäischen Romantizismus zurückkehren, treffen wir wieder auf Rousseau, der sich in seinem Aufbegehren gegen die feudal-autoritäre Gesellschaft an gleicher Stelle des schon genannten Romans bissig für den jungen Menschen verwendet hatte: »*Befehlt ihm nie etwas, was immer es auch sein mag – absolut nichts. Suggeriert ihm nicht einmal die Vorstellung, dass ihr die geringste Autorität über ihn haben könntet*« (Rousseau 1762, Zweites Buch).
- Dass die Tiefenpsychologie gegenüber der behavioristischen Bewegung den Vorzug bekam, verstand sich von selbst, denn die Erforschung des Innenlebens bot den Klienten die Rückgewinnung ihrer Kompetenz und öffnete die Tür zu einem freien »Selbst«. Die mechanistischen Sicht- und Arbeitsweisen der damaligen Verhaltenstherapie repräsentierten all die unterdrückenden und manipulierenden Qualitäten von außenstehenden Autoritäten, denen der Kampf angesagt war. Allerdings wurde auch in der Tiefenpsychologie um eine wesentliche Richtungsänderung gerungen: Eine Grundannahme der klassischen Psychoanalyse stand zur Disposition, nämlich dass die Kräfte des »Es« antisozial seien und beherrscht werden müssten. Wilhelm Reich und andere hatten postuliert, dass der Mensch ein »gutes, gesundes Kern-Selbst« besitze. Alle großen Vertreter und Freunde der Humanistischen Psychologie, einschließlich Martin Buber, Erich Fromm, Carl Rogers, Rollo May und Abraham Maslow, beteiligten sich an der Diskussion, die durch das 1963 erschienene Buch von Konrad Lorenz über »Das sogenannte Böse« weiter belebt wurde. Freuds Postulate waren erschüttert, und ein größeres Vertrauen auf eine **weise und gute Innenführung** des Menschen fand starken – wenn auch oft naiven – Widerhall in der Gegenkultur (► Wirkfaktoren Aufmerksamkeitssteuerung, Kap. 3.5 und ► Wirkfaktorengruppe um Akzeptanz, Kap. 3.7.1).
- Die zentrale Bedeutung der **menschlichen Beziehung** zwischen Klient und Therapeut für den Heilungsprozess wurde erkannt. Während diese Frage in der behavioristischen Tradition nie einen nährenden Boden

fand, hatten viele bedeutende Analytiker wie Michael Balint, Sándor Ferenczi und Franz Alexander deutlich an Freuds Vorstellungen gerüttelt, der Arzt solle *»undurchsichtig ... sein und wie eine Spiegelplatte nichts anderes zeigen, als was ihm gezeigt wird«* (Freud 1912, S. 384). Wissenschaftler wie Maurice Friedman, der sich Martin Buber verpflichtet sah, betonten nun, dass Heilung vor allem durch die »Begegnung« im psychotherapeutischen Dialog ermöglicht wird (Friedman 1990). Schon 1961 hatten Jerome und Julia Frank auf diesen Wirkfaktor aufmerksam gemacht (Frank u. Frank 1993) und Franz Alexander noch früher: In seinem Buch *»Psychoanalytic Therapy«* stellte er die **»korrigierende emotionale Erfahrung«** in der Beziehung zum Therapeuten ins Zentrum der therapeutischen Behandlung (Alexander u. French 1946) (► Wirkfaktoren therapeutische Beziehung, Kap. 3.4, ► Problemaktualisierung, Kap. 3.8.1, und ► Lernen durch neue Erfahrungen, Kap. 3.8).

- Die Bedeutung einer persönlichen und individuellen **spirituellen Praxis** als ein Weg zu Bewusstseinserweiterung, Wachstum und innerem Frieden wurde anerkannt. Auch hier setzte sich in den 60er-Jahren eine Hinwendung zu östlichem Wissen fort, die schon über 50 Jahre früher in Zentraleuropa begonnen hatte, z. B. mit Hermann Hesses »Siddharta«. Als ein Zeichen der Zeit mag die Ankunft des buddhistischen Mönchs Shunryu Suzuki in San Francisco im Jahre 1959 gelten, der einen wichtigen Einfluss auf die Gegenkulturbewegung genoss. Schon im Jahr 1953 wurde Heinrich Zimmers grundlegendes Werk über die Philosophie und Religion Indiens veröffentlicht und auch damit der Boden für das östliche Denken vorbereitet. Aldous Huxley, Alan Watts und andere griffen diese Strömung auf und popularisierten sie vor allem unter den jungen Menschen. Hier eröffnet sich der Blick auf das **»Potenzial«** eines Menschen, seine geistig-emotionale Entwicklungsfähigkeit, die weit über das hinausreicht, was im gegenwärtigen Diskurs mit »Ressourcenaktivierung« gemeint ist, nämlich bereits vorhandene innere Kräfte, zu denen Anschluss gesucht wird (► Wirkfaktor Disidentifikation, Kap. 3.6).

4.2.3 Der Boden eines neuen Psychotherapieverfahrens

Wenn wir uns noch einmal dem jungen Psychologen Ron Kurtz zuwenden, der die Einflüsse dieser fünf Strömungen in San Francisco miterlebte, treffen wir auf einen neugierigen und begeisterungsfähigen Menschen, der seinen eigenen Erfahrungen, Einsichten und Sichtweisen und vor allem seiner inneren Führung vertraut. Nachdem er es aus dem Zeitgeist ausgegraben hatte, folgte er stur und unablenkbar seinem eigenen Thema, so wie wohl viele Pioniere und Erneuerer. Dazu kommt noch eine kleine Prise Größenwahn, denn wer glaubt schon, dass er es besser weiß als all die anderen Kollegen? Diese Mischung ergibt einen Psychotherapeuten, der um die Mitte der 60er-Jahre einerseits dabei ist, viel von seiner Zusammenarbeit mit seiner Kollegin und guten Freundin Stella Resnick, einer klinischen Psychologin und Gestalttherapeutin, zu lernen, andererseits aber auch das neu Gelernte selbst sofort unterrichtet: Als Lehrbeauftragter an der San Francisco State University brachte er den Studenten bei, anstatt *über* etwas zu reden, *in* der Erfahrung zu sein und sich auf Gefühle und Empfindungen einzulassen. Er lehrte sie, der inneren Stimme zu lauschen, anstatt mit ihrer Aufmerksamkeit im Außen zu sein (► Wirkfaktoren Aufmerksamkeitssteuerung, Kap. 3.5, und ► Problemaktualisierung, Kap. 3.8.1). Die Gestalttherapie und die vielseitigen Angebote Kaliforniens (z. B. des Esalen-Institutes) betteten ihn in eine Kultur des Aufbruchs ein, in der die oben genannten fünf Zutaten einen anregenden Nährboden bildeten.

Gestalttherapie war damals *die* Sache (Perls et al. 1951). Und was Kurtz von Stella Resnick, Will Schutz und vielen anderen humanistischen Psychologen lernte, wurde zum ersten Fundament seiner eigenen Methodik. Dann aber bekam er einen Impuls, der seine Arbeit langsam, aber grundlegend verändern und ihn zu einem Pionier machen sollte: Seine langjährigen Yoga-Erfahrungen führten ihn in ein Vipassana-Retreat. Vipassana ist der ursprüngliche, auf Buddha zurückgehende Weg buddhistischer Meditation. Seine Psychologie fußt auf dem Verständnis, dass dem eigentlichen Wachstum des Menschen, seinem Glück und seiner Befreiung eine langsame, aber spezifische Veränderung im Bewusstsein zugrunde liegt: das allmähliche Erwachen eines inneren Beobachters oder »Zeugen« und eine Disidentifikation des Menschen von seinen erlernten Bewusstseinszuständen. Dies geschieht durch die Förderung der »Achtsamkeit« in einem beharrlichen Training (Nyanaponika 1968; Gunaratna 1970).

Der Funke dieser Einsicht setzte in Kurtz Veränderungsprozesse in Gang, die ihn sein ganzes Leben lang weiterdrängen sollten. Das verwandte Konzept von *Awareness* stellte schon in der Humanistischen Psychologie, insbesondere in der Gesprächspsychotherapie und der Gestalttherapie ein zentrales Element dar. Auch dort war es in seiner Tradition über Elsa Gindler und Charlotte Selver von der östlichen Philosophie inspiriert. Doch die traditionelle buddhistische Psychologie hatte ein viel detaillierteres und über viele Generationen in praktischer Übung bewährtes Vorgehen ausgearbeitet. Im Kern ging es nicht mehr nur um die Objekte der Bewusstwerdung, sondern um die genauen Merkmale eines sich verändernden Bewusstseins – eben um das Bewusstsein selbst: die Reifung auf der Metaebene des Bewusstseins (► Wirkfaktoren Disidentifikation, Kap. 3.6, und ► Akzeptanz, Kap. 3.7.1).

Die praktischen Konsequenzen all dessen und ihre Umsetzung in die Praxis sollen in diesem Buch verdeutlicht werden. Aber eines kann man besonders herausstellen: Achtsamkeit, wie sie in der Hakomi-Methode genutzt wird, hat letztendlich radikale Auswirkungen auf jede einzelne Handlung des Therapeuten, seine Haltung, seine Techniken, seine Strategien und auf die therapeutische Beziehung. Dazu gehört der Verzicht auf lösungsorientierte Strategien, stattdessen ein forschend-experimentelles Vorgehen mit spezifischen Techniken, eine radikal gewaltlose Nicht-Direktivität und Akzeptanz, ein neuer Fokus auf den Körper, die Verlangsamung des Prozesses und vor allem eine genau geformte Beziehungshaltung, die Kurtz später »*Loving Presence*« nennen sollte.

4.2.4 Der Körper und die Naturwissenschaften

Das buddhistische Konzept der Achtsamkeit hat die Hakomi-Methode noch stärker geprägt als der Einfluss der Gestalttherapie. Erst einige Jahre später, nachdem Ron Kurtz in den frühen 70ern nach Albany, NY, gezogen war, um dort in privater Praxis und an einem Kriseninterventionszentrum als Therapeut zu arbeiten, kam er wesentlicher mit den verschiedenen Ansätzen der Körpertherapie und der Körperpsychotherapie in Kontakt (Marlock u. Weiss 2006). Auch diese hatten sich unter dem Einfluss des Zeitgeistes lebhaft entwickelt. In den USA war es Alexander Lowen, John Pierrakos, Stanley Keleman und anderen gelungen, das Erbe Reichs aus der Isolation zu retten und zumindest in der Humanistischen Psychologie wieder hoffähig zu machen. Albert Pesso stellte sein körperlich-szenisches Vorgehen vor, und Körpertherapeuten wie Moshe Feldenkrais und Ida Rolf waren sehr en vogue. Insbesondere Kurtz' ausführliche Erfahrungen mit der Arbeit von Feldenkrais (1978), die sich ausgezeichnet mit seinem psychotherapeutischen Vorgehen in Achtsamkeit vertrug, vertiefte die präzise und detaillierte Wahrnehmung körperlicher und affektiver Erfahrungselemente.

Dazu begann Ron Kurtz eine eigene Therapie bei dem bioenergetischen Analytiker Ron Robbins und später bei John Pierrakos selbst. In diesen Jahren in Albany entstand eine Verbindung zweier Komponenten, die sich als eine sehr potente Mischung erweisen sollte: Die sich erweiternde Palette der Achtsamkeit mit ihren Möglichkeiten zum immer genaueren Selbststudium bot sich an, um jene Erinnerungsinhalte zu erforschen, die sich zunächst vor allem körperlich und affektiv äußern, und sich mit diesem Werkzeug all dem zuzuwenden, was man heute unter dem Begriff des »impliziten Wissens« zusammenfasst (Weiss 2009) (► Wirkfaktoren Aufmerksamkeitssteuerung, Kap. 3.5, und ► Bedeutungs- und Sinngebung, Kap. 3.9).

In dieser Zeit wurde Kurtz auch mit der Hypnotherapie Milton Ericksons (Haley 1996) und der Arbeit von Bandler und Grinder (1981) bekannt. Kurtz war insbesondere von der genialen Behändigkeit begeistert, mit der Erickson es schaffte, »gewaltlos« vorzugehen, nämlich so, dass er gegen keinen der im Klienten wirksamen Kräfte anzukämpfen schien. Vielmehr nutzte er sie in taoistischer Manier, um den Heilungsprozess zu fördern. Diese Strategien entsprachen aus Kurtz' Sicht dem Geiste östlicher Philosophie, der es vermeidet, sich natürlichen Kräften entgegenzustellen, um nicht mehr Chaos anzurichten als notwendig. Neben der buddhistischen Psychologie bekam nun auch die taoistische Philosophie einen fundamentalen Platz in Rons Denken (Johanson u. Kurtz 1991) (► Wirkfaktor Akzeptanz, Kap. 3.7.1).

Als Ron Kurtz gerade mit viel Vergnügen ein beschauliches Leben als örtlicher Psychotherapeut in seiner Nachbarschaft in Albany genoss, passierte etwas, das wie ein Sturm durch sein Leben fegte: Er hatte einige seiner Erfahrungen mit der Körperpsychotherapie in Zusammenarbeit mit einem Freund, dem Arzt Hector Prestera, zu Papier gebracht und 1976 veröffentlicht (Kurtz u. Prestera 1979). Es stellte sich heraus, dass dieses Buch ein riesiger Erfolg wurde und Ron bald kreuz und quer durch die USA reiste, um in Kliniken, Seminarhäusern und Wohnzimmern interessierten Zuhörern vorzuführen, wie sich der menschliche Charakter und seine frühen Erfahrungen im Körper widerspiegeln. Die gleichzeitige Anwendung der Achtsamkeit, die er in Demonstrationen und Übungen nutzte, führte dazu, dass die Menschen in sehr kurzer Zeit an wesentliche, oft tief vergrabene und emotional sehr geladene Erfahrungen kamen, an die sich leicht und gut nachvollziehbar psychotherapeutische Prozesse anschließen ließen. Eine Karriere als Workshop-Therapeut war in Gang gesetzt, die Ron dann später auch ins Ausland führen sollte.

Und schließlich konnte Kurtz auch an seinen naturwissenschaftlichen Hintergrund als Student der Physik und ehemaliger technischer Autor für Elektronik anknüpfen: Seit Mitte des letzten Jahrhunderts hatten die Kybernetik und die Computerwissenschaften langsam ein neues akademisches Feld geschaffen, in dem die Komplexität sich selbst organisierender Systeme zum Gegenstand der Betrachtung werden konnten. Damit eröffnete sich auch die Möglichkeit, das Objekt eines sich in Achtsamkeit selbst beobachtenden Menschen differenzierter und angemessener zu beschreiben (Johanson 2009): als ein sich mithilfe von Kommunikationsprozessen aus »Teilen« selbst generierendes, selbst erhaltendes und selbst reparierendes lebendes System. Es war vor allem Gregory Bateson, der mit seinem letzten, im Jahre 1979 erschienenen Werk »Geist und Natur« (dt. Bateson 1987) ein zunehmend wissenschaftlich anspruchsvolles Erfassen psychologischer und psychotherapeutischer Prozesse möglich machte (Johanson 2009). Mit Erich Jantsch (1982), Ilya Prigogine (1983), Francesco Varela (1991) und vor allem der Forschergruppe vom Santa Fe Institute (Waldrop 1993) legte er um 1980 herum Fundamente, die auch heute eine sich langsam entwickelnde und verbreitende akademische Betrachtungsweise auf hoch autonome und unvorstellbar komplexe Selbstorganisationsprozesse inspirieren (Kriz 1999; Haken u. Schiepek 2010). Seit den späten 1970er-Jahren war es die Sprache und die Denkweise dieser zeitgeschichtlich äußerst relevanten Veränderung des wissenschaftlichen Paradigmas, die für Kurtz und seine Schüler den Rahmen für eine Reflexion und die Beschreibung psychotherapeutischen Handelns bot und die im Einklang mit der Haltung der Achtsamkeit steht (► Wirkfaktor Differenzierung und Integration, Kap. 3.10). Auch hier war es wieder der Zeitgeist, den Kurtz schon bei seinen ersten Flügelschlägen erfasste und in seine Arbeit integrierte.

4.2.5 Eine Schule entsteht

Dies war der Stand, als sich im Sommer 1980 eine kleine Gruppe von Psychotherapeuten, die von Ron Kurtz' Arbeit begeistert waren, aus allen Ecken der Vereinigten Staaten und aus Europa in einer Kleinstadt in Connecticut zusammenfanden, um das, was Kurtz beschrieb und vorführte, in eine lehrbare Methode umzuformen, einschließlich Lehrmaterialien, Curricula und eines Buchs. Von dieser Gruppe sind noch heute Jon Eisman, Greg Johanson, Phil Del Prince und Halko Weiss als Senior Trainer des Hakomi Institute tätig. Pat Ogden hat aus der Hakomi-Methode einen auf Trauma spezialisierten Ansatz entwickelt und lehrt diesen in ihrem eigenen Institut (Ogden et al. 2010). Dyrian Benz und Devi Records haben noch lange Zeit wesentlich zur Entwicklung der Methode beigetragen und sind dann eigene Wege gegangen.

In den 80er-Jahren ist dadurch aus der Arbeit von Ron Kurtz eine Schule entstanden; eine Schule, die sich bemühte, wesentliche Strömungen der damaligen Zeit in einer eigenen Synthese zu verbinden: den Freiheitswillen des 20. Jahrhunderts, die Humanistische Psychologie mit ihrem positiven Menschenbild, die Wiederentdeckung spiritueller Weisheit, die Rehabilitation des menschlichen Leibes (Marlock u. Weiss 2006) und ein sich stets veränderndes naturwissenschaftliches Denken. Die Methode hat dabei einen einzigartigen Charakter entwickelt, den Kollegen sofort erkennen, wenn sie eine Hakomi-Sitzung sehen: langsam, untersuchend und mit einer starken Präsenz des Therapeuten, die mit dem Klienten eng – auch durch die Sprache – in Kontakt ist, während sich dieser in zunehmender Achtsamkeit selbst erforscht. Typischerweise findet eine Reihe Hakomi-spezifischer kleiner und sehr kreativer Experimente statt, die sich auf das präsentierte Thema beziehen, und die beide anschließend in einem achtsamen Zustand gemeinsam auswerten. Wenn sie richtig gestaltet ist, wirkt eine solche Sitzung anstrengungslos, wie von alleine fließend. Alle Ereignisse, auch solche von hoher affektiver Ladung, geschehen in vertrauensvoller und intimer Abstimmung zwischen Klient und Therapeut. Mit möglichem Widerstand wird so umgegangen, dass er sich nicht vertieft, sondern aufgenommen und für den weiteren Prozess genutzt wird. Und schließlich werden immer wieder gemeinsam Phasen gestaltet, in denen der Klient in »regressiven« Bewusstseinszuständen genau auf ihn zugeschnittene spezifische und multimodale Erfahrungen nachholen kann, die er für sein weiteres Wachstum braucht.

1981 wurde der Sitz des Hakomi Institutes nach Boulder, Colorado, verlegt. Seither hat sich ein weltweites Netz aus Teams, Trainings und Workshops entwickelt, von Argentinien bis Russland und von Neuseeland bis Österreich. Dabei ist die Hakomi-Methode zu einem der weltweit am weitesten verbreiteten körperpsychotherapeutischen Verfahren herangewachsen. Zusammen mit einigen verwandten Methoden wurde sie in der bis dahin größten Studie zur Körperpsychotherapie auf ihre Effektivität hin erforscht (Koemeda-Lutz et al. 2006; Kaschke 2010). Diese Studie wurde von Mitgliedern des Hakomi Institute initiiert und gefördert. 2005 wurde ihr der Alice-K.-Ladas-Forschungspreis der United States Association of Body Psychotherapy (USABP) verliehen. Ein eigenes Fachjournal, das »Hakomi Forum«, mehrere Websites, regelmäßige Kongresse, eine Reihe von Büchern und viele andere Veröffentlichungen dokumentieren ihren Weg aus den wilden 60ern hin zu einer anspruchsvollen psychodynamischen Methode (Weiss et al. 2019).

Das Verfahren hat sich ständig weiterentwickelt und verfeinert, lokale Teams mit verschiedenen Schwerpunkten treffen sich jährlich. Dies wahrt den Zusammenhalt, lässt aber auch der Kreativität und dem individuellen Ausdruck der Beteiligten Raum. Überall hat die rasante Entwicklung in den Bereichen der Neurobiologie (u.a. Davidson et al. 2003b; Damasio 2005; Cozolino 2007; Schore 2007), der Bindungstheorie (u.a. Siegel 2010; Wallin 2007) und der Säuglings- und Kleinkindforschung (u.a. Tronick 2007; Beebe u. Lachmann 2002) Einfluss auf die Weise genommen, wie die Methode gelehrt und immer differenzierter betrachtet wird.

Auch hat sich durch die Zusammenarbeit mit Richard Schwartz (2002) eine Präzisierung der systemischen Prinzipien durchgesetzt, die die Innenwelt des Menschen in »Zustände« oder »Teile« differenziert. Damit wurde aus dem zunächst allgemeiner formulierten Postulat des »Ganzen aus Teilen« (nach Bateson 1987; Koestler 1968; Wilber 2002; etc.) ein Persönlichkeitsmodell und eine konkrete Methodologie weiter entwickelt, die das Innenleben einer Person als »sensitive Ökologie« betrachtet.

Während die Trainer des Instituts dabei sind, die Methode vor allem für Psychotherapeuten und angrenzende Heilberufe weiterzuentwickeln und zu verbreiten, hat sich Ron Kurtz bis zu seinem Tode 2011 mit einer Gruppe von Schülern auf eine Vereinfachung der Methode konzentriert, die einen spirituell gefärbten Beziehungsaspekt noch stärker in den Vordergrund stellt und deren Training grundsätzlich für alle Menschen offen sein soll. Für ihn stand der Dienst an den menschlichen Gemeinschaften im Mittelpunkt.

4.2.6 Eine achtsamkeitszentrierte Methode

So ist über Jahrzehnte in der Obhut des Hakomi Institute in Boulder, Colorado, eine differenziertere und inzwischen bewährte achtsamkeitszentrierte Psychotherapiemethode herangereift. Viele Jahre lang musste sie sich mit dem Unverständnis der großen Schulrichtungen auseinandersetzen, insbesondere zum Thema Achtsamkeit. Nun aber ist die Achtsamkeit im Mainstream angekommen und es lässt sich unter Kollegen aller Methoden detailliert diskutieren, wie genau und wie sinnvoll ein therapeutisches Vorgehen ist, das sich ganz und gar an der Achtsamkeit orientiert. Jeder Schritt ist auf sie abgestimmt und alles wird umgangen, das ihrem Wesenskern widerspricht. Wir werden im Folgenden versuchen, aufzuzeigen, wie die Wirkfaktoren der Achtsamkeit in den Prozess integriert sind, oder wie das Vorgehen in der Hakomi-Methode jene Wirkfaktoren wesentlich unterstützt, die auch in anderen psychotherapeutischen Schulen bedeutsam sind.

4.2.7 Die fünf Grundsätze

Eine der ersten Aufgaben, der sich das Gründungsteam im Jahre 1980 widmete, war der Versuch, das der Methode zugrunde liegende Menschenbild und ihre Werte zu explizieren. Dies sollte einen kritischen Diskurs über ihre Fundamente ermöglichen und angehenden Hakomi-Therapeuten Orientierung geben.

In einem längeren Prozess der Reflexion und Diskussion wurde diese philosophische Basis in fünf »Grundsätzen« (*Principles*) zusammengefasst:

1. Der **Grundsatz der Einheit** hält ein Bewusstsein darüber wach, dass die Einzel-

teile unserer Welt miteinander in Wechselwirkung stehen und voneinander abhängig sind, auch wenn diese vielfach verborgen sind. Den wissenschaftlichen Hintergrund dieses Grundsatzes beschrieben unter anderem Gregory Bateson (1987), Erich Jantsch (1982), Ken Wilber (2002) und die Komplexitätstheorie (Holland 1995 u. a.). Danach ist eine »Einheit« im Sinne einer sich selbst organisierenden Ganzheit aus »Teilen« zusammengesetzt. Dieses »Holon«, wie Wilber diese Einheit nennt, steht intensiv mit anderen Einheiten/Ganzheiten im Austausch. Diese Ganzheiten sind aber selbst wiederum Teile von größeren Ganzheiten bzw. Systemen. So ist ein einzelner Mensch Teil einer Familie, oder ein ökologisches System besteht aus vielen Teilen wie Pflanzen und tierischen Lebewesen. Daraus ergibt sich eine Betrachtung der Wirklichkeit, in der die Welt hierarchisch oder – nach Wilber holarchisch – geordnet ist, indem alle größeren Einheiten sich jeweils aus kleineren zusammensetzen.
Diese Sichtweise lässt sich auf die Betrachtung der menschlichen Psyche anwenden, indem man sie als eine Gesamtheit von »Persönlichkeitsanteilen« versteht, aber auch auf die Einbettung eines Menschen in seine Umwelt und in Systeme, in denen er gemeinsam mit anderen Elementen wiederum Teil eines *größeren* Ganzen ist. Im Kontext der Psychotherapie bilden die beiden Ganzheiten des Therapeuten und des Klienten das größere Ganze eines einzigartigen Therapeuten-Klienten-Systems, in dem sich das Verhalten der beiden wechselseitig bedingt. Dieses Konzept, vor allem aber das *Erleben* der wechselseitigen Abhängigkeit, der Verbundenheit und einer Einheit aller Dinge, ist auch wesentlicher Bestandteil vieler spiritueller Traditionen, so wie auch des Buddhismus.

2. Der **Grundsatz der Körper-Geist-Einheit** betont einen praktischen Teilaspekt des Grundsatzes der Einheit, nämlich wie unauflöslich die individuelle Psyche mit ihrer körperlichen Selbstorganisation verbunden ist (Marlock u. Weiss 2006). Dieser Gesichtspunkt hat hier insofern eine besondere Bedeutung, als in der Hakomi-Methode dem *körperlichen* Ausdruck unbewusster psychischer Prozesse eine zentrale Rolle zugemessen wird.
3. Der **Grundsatz der Organizität** bezieht sich ebenfalls auf die ungeheure Komplexität eines sich selbst organisierenden Ganzen, als das der Mensch verstanden wird. Der Grundsatz postuliert, dass die einzelnen Schritte des Entwicklungsprozesses eines Systems nicht vorhersagbar und auch nicht von außen steuerbar sind. Der Prozess entfaltet sich von Innen und kann nur erkundet und unterstützt werden. Lebende Systeme sind nach diesem Grundsatz nicht linear-kausal determiniert, sondern sich selbst-organisierend, selbst-führend und selbst-korrigierend.
In der therapeutischen Praxis zeigt sich die Bedeutung der Organizität darin, dass Hakomi-Therapeuten darauf achten, wohin die – oft kaum wahrnehmbaren – vom System selbst ausgehenden Impulse weisen. Was die Inhalte und Ziele der Arbeit betrifft, folgt der Therapeut diesen Impulsen mittels spezifischer Interventionen. Indem er seine eigenen Vorstellungen hintanstellt, kann er der taoistischen Tradition folgen und erleben, dass *»der große Weg nicht schwierig ist, wenn man keine Vorlieben hat«* (Johanson u. Kurtz 1991) (► Wirkfaktor Akzeptanz, Kap. 3.7.1).
4. Der **Grundsatz der Achtsamkeit** bildet die Basis für alle praktischen Vorgehensweisen in der Hakomi-Methode. Er betont die zentrale Bedeutung des Bewusstseins und seines ihm innewohnenden Entwicklungspotenzials. Strategisch und methodisch wird der gesamte Therapieprozess darauf angelegt, dass mit der Zeit ein »Innerer Beobachter« er-

wacht, der zur Grundlage von Gewahrwerdung, Selbstregulation und Selbstführung werden kann. Da das buddhistische Prinzip der Achtsamkeit auch auf Akzeptanz beruht, werden solche Interventionsformen, die auf spezifische Veränderungsziele ausgerichtet sind, durch die Methodik eines »experimentellen Vorgehens« ersetzt. Für die strategische Intention der Therapeuten entstehen dabei bedeutsame Paradoxien, die sich nur über ein Verständnis verschiedener logischer Ebenen (Watzlawick et al. 1974) auflösen.

5. Der **Grundsatz der Gewaltfreiheit** bezieht sich auf den Umgang mit dem sogenannten Widerstand. In der Hakomi-Methode wird der konkreten Umsetzung dieses Grundsatzes ein wesentlicher Teil des Therapieerfolgs zugeschrieben. Nach den ersten vier Grundsätzen besitzen lebende Systeme eine eigene innere Logik, im Sinne der Selbsterhaltung schützen sie sich selbst. Sie wehren sich gegen all jene Einwirkungen, die aufgrund eigener – oft auch nicht bewusster – Erfahrungen ihre Sicherheit und Stabilität zu bedrohen scheinen. Dieser Schutzmechanismus wird als systemimmanent und intelligent angesehen. Ein Therapeut bemerkt ihn am Ausmaß der Anstrengung, derer es bedarf, um etwas zu bewegen. Daraus ergibt sich die therapeutische Grundstrategie, selbst feines Bremsen sofort zu bemerken und genauestens zu untersuchen. Sobald sich Widerstände zeigen, wird jedes Hinarbeiten auf ein Ziel sofort unterbrochen und der Fokus auf das Ergründen der aktivierten Mechanismen und ihrer Ursachen gelegt. Dafür steht ein breites Repertoire an Interventionen zur Verfügung. Wenn diese Methodik gekonnt eingesetzt wird, entsteht in der Zusammenarbeit eine Eleganz und Anstrengungslosigkeit, ein leichter Fluss des Prozesses, der sich selbst bei hoch emotionalem und energetischem Therapieverlauf »gewaltfrei« entwickelt.

4.3 Das große Bild

4.3.1 Welt- und Menschenbild

In der Psychotherapie ist es nicht unbedingt üblich, das eigene Welt- und Menschenbild zu hinterfragen und es explizit zu formulieren. Zu selbstverständlich erscheint es, das westlich-wissenschaftliche Paradigma als das einzig denkbare anzunehmen. Wir sind beispielsweise mit der objektivierenden Dritte-Person-Perspektive, der Trennung von Beobachter und Beobachtetem, der Vorstellung von unabhängigen und voneinander getrennten Objekten sowie der Notwendigkeit der Quantifizierung aufgewachsen und so vertraut, dass wir gar nicht auf die Idee kommen, etwas davon in Frage zu stellen. Es lohnt sich allerdings, zu untersuchen, ob dieses Paradigma die Welt der menschlichen Psyche hinreichend beschreiben kann, und inwieweit zusätzliche Aspekte notwendig sind, um Heilung und Wachstum sowie alles andere, worum es in der Psychotherapie geht, so gut wie möglich zu erfassen.

Das Bild, das die Hakomi-Methode vom Menschen und seiner Einbettung in die Welt entwirft, entwickelte sich – wie geschildert – aus der Humanistischen Psychologie, dem Zeitgeist und dem wissenschaftlichen Klima des späten 20. Jahrhunderts. Es steht östlichen Vorstellungen näher als die meisten anderen psychotherapeutischen Verfahren. Die Begründer des Hakomi Institute haben mit den fünf Grundsätzen versucht, Aspekte verschiedener Weltbilder miteinander zu verbinden: von der Komplexitätstheorie bis zum Taoismus.

Dabei färbt die Achtsamkeit in besonderer Weise die Haltung und das Vorgehen des Therapeuten. Ihre konsequente Umsetzung gibt seiner Arbeit einen ganz eigenen Charakter, erfordert spezielle Techniken und Strategien, um die therapeutische Arbeit sowohl menschengerecht als auch effektiv zu gestalten. Diese Besonderheiten sollen in diesem Abschnitt des Buches deutlich gemacht werden.

Die folgenden Perspektiven definieren den dabei entstehenden Handlungsraum, die dann folgenden Kapitel beschreiben die konsequente praktische Umsetzung.

4.3.2 Bewusstseinsentwicklung

In der Jahrtausende alten Geschichte der Achtsamkeit wurde den Übenden immer wieder Wege gezeigt, ihr Bewusstsein so zu erweitern, dass sie Phänomene erlebten, die in der »normalen« Erfahrung des Alltags nicht enthalten sind.

Diese Erfahrungen zeigen uns, dass wir »aufwachen« können aus einem Traum von Identifizierungen und weitere und freiere Wirklichkeiten erfahren können, wenn wir unseren Geist trainieren (Nyanaponika 1968). Sogar die Möglichkeit einer »Erleuchtung« rückt ins Bild, wenn wir nur weiter fleißig jeden Tag üben. Nun sind Hakomi-Therapeuten keine spirituellen Lehrer und haben sich meistens nur mit den ersten Schritten dieses sehr langen Wegs beschäftigt. Dennoch liegt ihrer Arbeit die Annahme zugrunde, dass auch diese ersten Schritte wesentliche Veränderungen im Bewusstsein von Menschen bewirken können.

Dass man die Fähigkeiten des Bewusstseins trainieren kann, spielt somit für eine durch Achtsamkeit geprägte Therapie eine große Rolle. Aus diesem Verständnis heraus verändert sich das Lebensgefühl *nicht* primär durch Einsichten eines bereits entwickelten Bewusstseins, sondern vielmehr durch eine Entwicklung des Bewusstseins selbst, die uns auf andere Ebenen von Einsichten führt und jene Mechanismen grundsätzlich verändert, mit denen wir wahrnehmen und unsere Erfahrungen verarbeiten. Achtsamkeit kann aber nicht nur durch die bekannten traditionellen Übungen kultiviert werden, sondern es ist auch möglich, ihre Qualitäten während eines Therapieprozesses durch die spezifische Gestaltung der Interaktionen zwischen Therapeuten und Klienten zu fördern.

4.3.3 Einheit und Einbettung

Die buddhistische Psychologie betont die Einheit des Kosmos. Sich als Einzelwesen isoliert zu fühlen, sei eine Täuschung. Alles sei mit allem verbunden – diese Tatsache werde dem regelmäßig Übenden mit der Zeit von selbst klar. Bewertungen wie »gut« und »schlecht« oder »richtig« und »falsch« ergeben sich aus der Perspektive des Beobachtens und *nicht* aus den Eigenschaften der Objekte, denen sie im normalen Alltagsbewusstsein zugeschrieben werden. Eine integrierte Sicht auf größere Zusammenhänge und deren Sinn erschließt sich nach diesen Vorstellungen im vertieften, neugierigen Erforschen der Welt als ein immer umfassenderes und sinnvoll organisiertes Ganzes.

Das von der zeitgenössischen Psychologie entworfene Bild der **»Einbettung«** (Petzold 2006b) verdeutlicht diese Sicht des Menschen als Teil eines größeren Ganzen. Die Aufgabe der Psychotherapie bestünde bei dieser Sichtweise nicht darin, ein Einzelwesen zu »reparieren«, sondern es besser in seinen umfassenderen Kontext einzubetten. Die Therapie könnte eine optimale Umgebung bereitstellen, in der die Erfahrungen einer missglückten Einbettung durch positive Lernprozesse ergänzt werden, indem die benötigten förderlichen Erfahrungen aus eigenen Impulsen heraus nachgeholt werden.

4.3.4 Forschende Neugierde

Wie die buddhistische Psychologie insgesamt zeichnet sich die Achtsamkeit in besonderer Weise dadurch aus, dass sie der Welt und dem einzelnen Menschen mit grenzenloser Neugier begegnet. So stellt sich dem Übenden nicht die Frage, wie er selbst oder die Welt *sein sollte*, sondern wie sie tatsächlich *ist*. Die Praxis dient der Erforschung immer umfassenderer, tieferer und wesentlicherer Wahrheiten. Diese Haltung ist »wissenschaftlich« im besten Sinne: Sie trachtet danach, immer gründlicher zu verstehen und zu erfahren, nie anzunehmen, dass man schon alles weiß, weiter wach und interessiert zu bleiben und keinen fertigen Bildern zu glauben. Alle Worte und Konzepte bleiben Zwischenstationen, die sich wieder auflösen werden, wenn man weiter forscht. Damit fallen auch alle festen Ziele weg, Lösungen werden gefunden, ohne dass sie angestrebt werden, und die Neugier auf die »Wirklichkeit« bleibt die führende Kraft.

Ein an Achtsamkeit orientierter Therapeut findet sich mit dieser Haltung im Widerspruch zu wichtigen Grundannahmen der zeitgenössischen Psychotherapie und der psychotherapeutischen Versorgung sowie zu vielen ihrer Vorgehensweisen im Rahmen der etablierten Praxis. Denn das vom naturwissenschaftlichen Paradigma geprägte medizinische Verständnis von Psychotherapie impliziert Vorstellungen von Klassifizierungen der zu diagnostizierenden Störungen, von Therapiezielen, von vorgegebenen Wegen, wie diese zu erreichen sind und von »objektiven« Standpunkten. Im Feld dieser Widersprüche zu navigieren, ist nicht leicht, insbesondere für jene Therapeuten, die an manualisierte Verfahren gewöhnt sind. Für diejenigen, die sich ganz dem Geist der Achtsamkeit öffnen wollen, führt der Weg in eine Grundparadoxie, die schon früh im Rahmen der Humanistischen Psychologie diskutiert wurde (u.a. Rogers 1976): Veränderungen können gerade dann stattfinden, wenn man aufhört, sich ändern zu wollen. Diese Paradoxie ist in den Wirkfaktoren »Akzeptanz« und »Selbstmitgefühl« enthalten. Die entsprechende Haltung in die Praxis umzusetzen erscheint schwierig, wenn sich Therapeut und Klient auf Veränderungsziele hin orientieren und damit implizit die Sicht bestärken, die Lage sei, so wie sie ist, nicht akzeptabel.

Der Weg über die Achtsamkeit vertraut daher mehr dem in jedem sich selbst organisierenden Organismus enthaltenen Drang, zusätzliche Erfahrungen zu integrieren, ein höheres Komplexitätsniveau zu erreichen und dabei sich selbst zu transzendieren (Wilber 2002; Kauffman 1996). Die therapeutische Kunst besteht eher darin, sich der Kraft, die diesem Drang innewohnt, durch ein neugieriges und verstehendes Erforschen der Innenwelt anzuschließen und sie auf diese Weise zu unterstützen.

4.3.5 Selbstrelativierung des Therapeuten

Die achtsame Selbstbeobachtung relativiert im Laufe der Zeit die Bilder, die sich der Therapeut von sich selbst und von seiner Arbeit macht. Sie entlarvt nicht nur seine Konzepte, Sichtweisen und Identifizierungen, sie relativiert auch den Glauben an die eigene Wahrnehmung. Häufig erschüttert sie wesentliche Pfeiler, auf denen das Selbstbild ruht. Mit fortschreitender Praxis gewinnen die Therapeuten eine zunehmende Distanz zu den eigenen Modellen und eine höhere Toleranz gegenüber ihren eigenen Grenzen. Narzisstische Tendenzen werden leichter gebändigt und der Humor bekommt mehr Raum (Fulton 2009).

Achtsamkeit bahnt auf diese Weise auch den Weg zu mehr Demut, Respekt und Hochachtung gegenüber den sich selbst organisierenden Systemen. Wenn die Therapeuten ihre Klienten als Wunderwerke der Natur betrachten, gelingt es ihnen leichter, eine akzeptierende und wohlwollende Haltung einzunehmen. In ihrer Modellfunktion inspirieren sie auf diese Weise ihre Klienten dazu, sich selbst mit Akzeptanz und Mitgefühl zu begegnen.

4.3.6 Verortung der Hakomi-Methode

Indem viele der genannten Gesichtspunkte auf Einsicht und auf die Bewusstwerdung nicht bewusster innerer Kräfte abzielen, lässt sich der dargestellte Ansatz im Feld der **psychodynamischen Therapien** verorten. Das konsequente Einbeziehen des Körpers, das sich aus der Achtsamkeit ergibt, verankert ihn im Bereich der **Körperpsychotherapien**. Und nicht zuletzt ist er – wie die Körpertherapie als Ganzes – ein Kind der **Humanistischen Psychologie** (Eberwein u. Thielen 2014). So ist auch die Hakomi-Methode von deren Vorstellungen vom Potenzial des Menschen, von den Möglichkeiten des Bewusstseins, ihrem positiven Menschenbild in seiner existenziellen Dimension und vom Vertrauen auf die Bedeutung und die Wirkung der zwischenmenschlichen Beziehung geprägt.

4.4 Die therapeutische Beziehung

4.4.1 Therapie als »begleitete Selbsterforschung«

Als »begleitete Selbsterforschung« beschreibt Ron Kurtz (1994) den therapeutischen Prozess, bei dem die Achtsamkeit im Sinne einer psychodynamischen Therapie zur Aufdeckung genutzt wird. Aus seinem Verständnis des ursprünglichen buddhistischen Konzepts entwickelte er die Haltung, dass es zunächst nur darum gehen könne, wie die Menschen als lebendes System tatsächlich (organisiert) sind, und nicht darum, wie sie unserer Meinung nach sein sollten. Einer diesem Verstehen entsprechenden, durchgehend freundlichen, fast »wissenschaftlichen« Haltung der Neugier widersprach es, sich selbst oder andere äußere Autoritäten als Maßstab dafür heranzuziehen, wie sich seine Klienten neu organisieren oder entwickeln sollten. Stattdessen galt für Kurtz und seine Methode: erkunden, erkunden und immer genauer erkunden, bis deutlich wird, wie sich ein solches sich selbst organisierendes System von innen heraus weiterentwickeln *will* und was ihm dabei im Wege steht. Aber auch das, was im Wege steht, wird als Teil des Systems anerkannt und mit Interesse gewürdigt. Über verschiedene Wege der Transformation soll dann dafür gesorgt werden, dass jene Erfahrungen nachgeholt werden können, die der Klient für die bisher blockierten Entwicklungsschritte braucht. Damit er diese Erfahrungen dann auch »verdauen« kann, müssen sie präzise geformt und behutsam angeboten werden. Auf diesem Weg müssen konsequenterweise auch die inneren Sicherheitsmechanismen, die sich als »Widerstand« zeigen können, gründlich verstanden und berücksichtigt werden. Wenn diese Schritte gelingen, wird das daraus entstehende Erleben als eine deutlich spürbare Erleichterung empfunden.

Dieses Gelingen stellt sich in der Regel erst als das Ergebnis eines längeren Therapieprozesses ein, in dem die Selbstorganisation der Innenwelt des Klienten und die ihn prägenden lebenslangen Lernerfahrungen mithilfe der Achtsamkeit exploriert wurden. Erst mit der Zeit wird klar, was *genau* gefehlt hat, und vor allem was es braucht, um jene neuen Erfahrungen, die den alten widersprechen oder sie wesentlich ergänzen, überhaupt tolerieren und in der Folge auch integrieren zu können.

Diese Exploration und die maßgeschneiderte Vermittlung neuer Erfahrungen erfordern ein spezifisches Beziehungsangebot durch den Therapeuten. Seine durch die Achtsamkeitspraxis verinnerlichte Haltung und seine Zustände von Achtsamkeit wirken sich in diesem Sinne auf die therapeutische Beziehung aus. Insbesondere Paul Fulton (2009) beschreibt sehr genau, wie die Elemente von Präsenz, Gegenwärtigkeit, Akzeptanz und eine gewisse Distanz zu den eigenen Sichtweisen die therapeutische Zusammenarbeit beeinflussen. Die Untersuchungen von Ludwig Grepmair und Marius Nickel (2007) zeigen, dass allein schon die Tatsache, dass Therapeuten für sich selbst lernen, achtsam zu sein, bereits einen günstigen Einfluss auf den Therapieverlauf hat (► Kap. 6.2). Der Neuropsychologe Louis Cozolino (2007) betont: *»Es ist die Kraft des Zusammenseins mit anderen, die unser Gehirn formt und prägt«* (S. 20).

Die konsequente Anwendung der Achtsamkeit stellt allerdings vieles in Frage, was in der Berufsausübung von Psychotherapeuten selbstverständlich zu sein scheint. So bemerkt z. B. die Therapeutin Erika L. die angestrengte Aufmerksamkeit mit der ihr neuer Klient Martin W. bei seinem ersten Termin darauf wartet, dass sie ihm Fragen stellt, denn sie ist nicht seine erste Therapeutin. Frau L. berichtet in der Supervision, dass sie an das gedacht habe, was Freud über die »gleichschwebende Aufmerksamkeit« empfohlen hat. Sie las vor:

> So wie man nämlich seine Aufmerksamkeit absichtlich bis zu einer gewissen Höhe anspannt, beginnt man auch unter dem dargebotenen Materiale auszuwählen; man fixiert das eine Stück besonders scharf, eliminiert dafür ein anderes, und folgt bei dieser Auswahl seinen Erwartungen oder seinen Neigungen. Gerade dies darf man aber nicht; folgt man bei der Auswahl seinen Erwartungen, so ist man in Gefahr, niemals etwas anderes zu finden, als man bereits weiß; folgt man seinen Neigungen, so wird man sicherlich mögliche Wahrnehmungen fälschen. Man darf nicht darauf vergessen, dass man ja zumeist Dinge zu hören bekommt, deren Bedeutung erst nachträglich erkannt wird.
>
> (Freud 1912, S. 377)

Unglücklicherweise verlangt die an der klassischen ärztlichen Beziehung orientierte Kassenversorgung etwas ganz anderes: eine Anamnese und eine Diagnose. Dazu bedarf es eines längeren Zeitabschnitts, in dem etwas gefordert wird, was Freuds Empfehlung zu widersprechen scheint: viele, viele Fragen, und zwar solche, die sich an pathologischen Modellen orientieren; Fragen, die zudem – wie die Therapeutin argumentierte – die Beziehung sofort hierarchisch gestaltet: Sie weiß, was wichtig ist, er muss antworten. Sie ist die gesunde Expertin, er ist defizitär.

Aus der Perspektive der Hakomi-Methode wird auf diese Weise von Anfang an etwas wirksam, das in der Fachliteratur als *Priming* bekannt ist: Die ersten Interaktionen prägen maßgeblich das Licht, mit dem alles folgende Verhalten der Therapeutin beleuchtet, verstanden und interpretiert wird. So wird die Beziehung implizit definiert. Frau L. war somit im Konflikt, ob sie den professionellen Normen folgen oder mit ihnen brechen sollte. Dürfe sie die Beziehung auf eine Weise gestalten, die ihrem Klienten Türen öffnet zu Wegen, auf denen er auf Neues und Unerwartetes trifft, Wege, die ihn lehren, auf sich selbst zu hören, das eigene innere Wissen ernst zu nehmen und ihm auch zu folgen?

Wenn ein Therapeut sich dafür entscheidet, die Haltung der Achtsamkeit konsequent umzusetzen, wird er weitgehend auf Fragen verzichten wollen. Denn Fragen kreieren eine bestimmte Art von Beziehung und schränken durch die in ihnen enthaltenen Vorannahmen die Aufmerksamkeit ein, indem sie diese in eine bestimmte Richtung lenken. Wenn die Therapeutin im Verlaufe der Therapie viele Fragen stellt, so wie es in vielen therapeutischen Kontexten üblich ist, wird sich diese schon ganz früh eingeführte Struktur verfestigen. Wenn sie dagegen von Anfang an einen Raum für Achtsamkeit öffnen will, bedarf es einer anderen Strategie. Es gilt, nach Wegen zu suchen, auf denen sie sich von den in Achtsamkeit auftauchenden Informationen führen lassen und ihren Klienten – seinen inneren Prozessen folgend – begleiten kann. Dazu müsste die Fähigkeit des Klienten zur genauen Beobachtung der Innenwelt systematisch gestärkt werden. Und er könnte unterstützt werden, zu lernen, auf immer feinere Signale aus seiner Innenwelt zu lauschen, sie zu verstehen und leidenden Anteilen mitfühlend zu begegnen. Dazu müsste eine Art der Kommunikation kultiviert werden, die das Gelingen von **Gegenwartsmomenten** (Stern 2005) in den Mittelpunkt stellt. Die Fokussierung auf die Gedankenwelt und das Erfüllen der Erfordernisse einer an Kategorisierung orientierten Gesundheitsverwaltung wirken diesem Vorgehen eher entgegen.

Die Therapeutin Frau L. erlebte einen ernsthaften inneren Konflikt. Sie löste ihn, indem sie sich *gegen* eine Anamnese entschied. Stattdessen beobachtete sie ihren Klienten auf empathische Weise sehr genau und bezog sich mit ihrer ersten Intervention auf die offensichtliche Anspannung und seinen abwartenden Blick. Sie sagte: »Sie scheinen innerlich schon auf eine Durchleuchtung eingestellt zu sein?« Nach einer Sekunde der Verwirrung breitete sich ein leichtes Lächeln auf dem Gesicht des Klienten aus und er antwortete: »Ja, so kann man das wohl nennen!«

Die Entscheidung *gegen* Fragen ist im Rahmen der Achtsamkeit eine Entscheidung *dafür*, sich daran anzuschließen, was im jeweiligen Moment passiert. Dies kann eine Anstrengung oder eine Verunsicherung sein, es können aber auch Gefühle aufflackern, Automatismen ablaufen oder bestimmte Zustände aktiviert werden. Der Therapeut stellt somit zunächst das augenblickliche Erleben in den Mittelpunkt, um es genauer zu erforschen. Wenn er diesen Weg konsequent verfolgt und sich von seinem Klienten führen lässt, richtet sich dieser auf eine andere Weise auf sich selbst hin aus, als er es gewohnt ist. Er schenkt seine Aufmerksamkeit dem eigenen Erleben, so wie es sich ganz automatisch von Augenblick zu Augenblick in seinem Inneren entfaltet.

Die folgenden Abschnitte beschreiben jene Angebote des *Therapeuten*, die es dem Klienten ermöglichen sollen, die Achtsamkeit sinnvoll für sich zu nutzen. Das sind zunächst bestimmte Qualitäten des Da-Seins, die ein achtsamkeitsorientierter Therapeut in die Therapiesituation einbringen kann, sowie spezielle Formen der Intervention, die diese Qualitäten erhalten und vertiefen. Dazu beschreiben wir besondere Elemente der Therapieausbildung, die ein an Achtsamkeit orientiertes In-Beziehung-Sein fördern.

4.4.2 Achtsamkeit als State und als Trait

Eine regelmäßige Praxis der Achtsamkeit befähigt den Therapeuten, Zustände von Achtsamkeit leichter aufzusuchen, länger in ihnen verweilen und sie vertiefen zu können. Es kann frustrierend sein, wenn sich auch bei regelmäßigem Üben immer wieder ganz andere Zustände einstellen, die einem aus der Zeit vor dem Beginn der Praxis vertraut sind. Dies können z. B. Identifikationen mit Zuständen von Wut, Verletztheit, Leere, Langeweile oder Trauer sein. Dass einem die Achtsamkeit nur als momentaner und vorübergehender Zustand – als *State* – zur Verfügung steht, hilft aber auch dabei, sich eine gewisse Bescheidenheit zu bewahren und keine Illusionen darüber aufkommen zu lassen, es gäbe allzu wesentliche Unterschiede zwischen den Therapeuten und ihren Klienten. Um als Therapeut achtsamkeitszentriert arbeiten zu können, ist es fast zwingend notwendig, sich die Fähigkeit zu erarbeiten, im Therapieraum verlässlich Zustände von Achtsamkeit abrufen zu können, möglichst unabhängig davon, mit welchem Klienten man gerade arbeitet und was im sonstigen Leben vorgeht.

Mit der Zeit werden die Qualitäten der Achtsamkeit immer selbstverständlicher und es wird immer leichter, mit Anteil nehmender Neugierde ausdauernd und konstant das gegenwärtige Geschehen im Klienten und in sich selbst zu beobachten und sich eine erwartungsfreie und ergebnisoffene Einstellung zu bewahren. So besteht in der drei- bis vierjährigen Ausbildung zum Hakomi-Therapeuten ein zentrales Ziel darin, genau diese Fähigkeit zu entwickeln. Wenn Zustände der Achtsamkeit über lange Zeit regelmäßig aufgesucht und eingeübt werden, können sie zunehmend verinnerlicht werden und immer mehr mit der Persönlichkeit verschmelzen. Damit können Charakteristika der Achtsamkeit auch zu einem überdauernden Merkmal der Person – zu einem *Trait* – werden.

4.4.3 Authentizität

Gelegentlich wird die Frage gestellt, ob denn der Therapeut in einem erlernten Zustand der Achtsamkeit auch »authentisch« und »echt« sei. Als Antwort bezieht sich die Hakomi-Methode auf das Modell der »Multiplizität der menschlichen Psyche« (► Kap. 3.6.3), das davon ausgeht, dass Menschen im Laufe ihres Lebens unterschiedliche Zustände entwickeln, die je nach Kontext mehr oder weniger automatisch aktiviert werden. Aus dieser Sicht stellt sich die Frage gar nicht, welcher der verschiedenen Zustände der authentische ist und welcher davon man *wirklich* ist. Stattdessen wird ein Mensch in jedem seiner Zustände als echt verstanden, sei es ein trotziger Kind-Zustand, ein zurückgezogener, ein hingebungsvoller, ein wütender oder eben ein Zustand der Achtsamkeit. Alle wurden irgendwann erlernt und alle sind Aspekte der Gesamtpersönlichkeit.

Wenn man bestimmte Zustände wiederholt und über längere Zeit aktiviert, bekommt man immer leichter Zugang zu ihnen und sie werden immer selbstverständlicher und zunehmend automatisch abgerufen. Dies gilt auch für alle »Therapeutenzustände« und für Zustände der Achtsamkeit. Wie leicht oder schwer es Therapeuten fällt, in einen Zustand von Achtsamkeit zu kommen, hängt unter anderem davon ab, inwieweit sie aus anderen Lebensbereichen oder aus der Zeit vor ihrer Therapieausbildung mit ähnlichen Zuständen vertraut waren. Für erfahrene Therapeuten ist es paradoxerweise in ihrer Rolle oft besonders schwierig, jene Verhaltensweisen zu unterbrechen, die sich – durch das in den einzelnen psychotherapeutischen Verfahren eingeübte Vorgehen geprägt – mit der Zeit tief eingeschliffen und automatisiert haben.

Achtsamkeit hilft allerdings zu bemerken, welcher Zustand in einem bestimmten Moment gerade aktiviert ist. **»Selektive Authentizität«** wäre jene Haltung, aus der heraus man entscheiden kann, welche Zustände für die Therapie förderlich sind und welche nicht weiterführen oder gar schaden. Das Erkennen eröffnet dann auch die Möglichkeit der Selbstregulation.

4.4.4 Loving Presence

Ron Kurtz hat den Zustand achtsamer therapeutischer Zuwendung als **Loving Presence** bezeichnet. Dieser speziell in der Hakomi-Methode kultivierte Zustand wird im Wesentlichen durch folgende Merkmale charakterisiert:

- emotionale Gelassenheit; viel Zeit und Geduld; großes Vertrauen in den Prozess
- eine durchgehend wache und beobachtende Anbindung an den gegenwärtigen Moment (im Gegensatz zu Nachdenken, Reflektieren, internen Datenvergleichen etc.); kein Abschweifen der Gedanken
- eine immer genauer werdende Wahrnehmung der Zustände und des Erlebens des Klienten
- eine wachsende Fähigkeit zur Einstimmung (*Attunement*) (► Kap. 3.4.2) und zur Empathie (► Kap. 3.4.3)
- ein beständiges Interesse gegenüber allen habituellen Mustern der Selbstorganisation des Klienten
- keine Vorlieben gegenüber den unterschiedlichen Kräften, die den Klienten formen (»Allparteilichkeit«), oder gegenüber »besseren« Möglichkeiten, die dem Klienten bisher nicht zur Verfügung stehen (»Lösungsneutralität«)
- eine große Toleranz gegenüber belastenden Gefühlen, die im Klienten oder im Therapeuten entstehen, sowie gegenüber Situationen, die schwer zu ertragen sind
- die Fähigkeit, die Gegenwart des Klienten mit einem Gefühl des »Genusses« zu verbinden, wobei sich der Therapeut nicht an seinen eigenen Erfolgen erfreut, sondern an dem So-Sein des Klienten; Kurtz nennt das *Non-Egocentric Nourishment*
- eine akzeptierende, wohlwollende und wertschätzende Grundhaltung der Bezogenheit

- eine zunehmende Distanz gegenüber eigenen Urteilen, Sichtweisen, Theorien und Vorlieben

Wenn sich ein Therapeut in einem Zustand von *Loving Presence* befindet, treten diese Elemente ohne Anstrengung oder absichtsvolles Wollen wie selbstverständlich integriert auf, es fühlt sich einfach und angenehm an. Die hier aufgeführten Merkmale verwirklichen sich, ohne dass der Therapeut an sie denken muss. Es wird auch insgesamt wenig nachgedacht, der therapeutische Prozess erscheint sich wie von allein zu entwickeln, ohne dass das Handeln des Therapeuten ihm selbst besonders bedeutend zu sein scheint.

Wenn Therapeuten beginnen, solche Zustände zu erleben, beschreiben sie eine Leichtigkeit und Selbstverständlichkeit, die sie am Ende der Sitzung eher voller Energie als erschöpft hinterlässt. Anerkennung von Klienten wird angenommen, aber nicht wirklich der eigenen Person zugeschrieben, denn der Verlauf der Sitzung hatte sich ja wie von selbst ergeben.

Zustände von *Loving Presence* lassen schließlich ein Gefühl tiefer Verbundenheit und wahrnehmbarer emotionaler Intimität entstehen. Therapeut und Klient fühlen sich wie in einem Kokon – und es ist, als bildeten sie gemeinsam ein kleines Universum. Dieses Phänomen wird in der Hakomi-Methode »*The Bubble*« genannt.

Loving Presence kann durch kreative Übungen erkundet, erlernt und kultiviert werden. Die folgende Variante einer *Loving-Presence-Übung* ist eine von sehr vielen Möglichkeiten, in dieser grundsätzlichen Richtung leicht unterschiedliche Ziele zu verfolgen.

Übung

Loving Presence

Sinn: Zustände zu fördern, die *nicht* dazu dienen, Probleme zu lösen oder bestimmte Ziele zu erreichen, sondern vielmehr dazu, eine wohlwollende, liebevolle Haltung zu finden und den anderen vertieft wahrzunehmen.
Dauer: Etwa 40 Minuten.
Übungsform: Partnerübung zu zweit. Die Rollen werden nach 15 Minuten getauscht. Anschließend zehn Minuten Austausch darüber, was über den *eigenen* Zustand bemerkt wurde.
Ablauf: Partner A berichtet von irgendetwas, was ihm in letzter Zeit Bedeutsames passiert ist. Partner B übt *Loving Presence*. Neben dem spezifischen Auftrag für die hier vorgestellte Übung ist es hilfreich, sich so hinzusetzen, dass A und B einander bequem aber wach gegenübersitzen, und B seinen Partner mit einem »weichen« Blick – d. h. relativ unfokussiert – anschaut. Der Auftrag besteht darin, danach Ausschau zu halten, was man am anderen »schön« findet, und die Aufmerksamkeit dann auf diesen Elementen ruhen zu lassen. B lässt Farben, Formen, Eigenheiten, alle kleinen und größeren Aspekte, die am Äußeren des Anderen etwas Schönes an sich haben, auf sich wirken. Mit »schön« ist in diesem Zusammenhang keineswegs das gemeint, was wir aufgrund herkömmlicher kultureller Maßstäbe bevorzugen. »Schönheit« bezieht sich vielmehr auf all das, was bei der achtsamen Betrachtung im Begleiter liebevolle innere Regungen im Sinne der *Loving Presence* vertieft.
Es ist hilfreich, wenn B gelegentlich etwas dazu sagt, was er von A versteht, aber nicht in einen weitergehenden Dialog eintritt. Die Aufmerksamkeit von B verweilt möglichst bei den erwähnten Aspekten von A, unabhängig von ihrer Größe.
Nach 15 Minuten wird getauscht, nach weiteren 15 Minuten darüber gesprochen, wie sich die Übung auf den Zustand von *beiden* Beteiligten ausgewirkt hat.

Der Zustand von *Loving Presence* bildet die Basis, von der aus der Therapeut bestimmte Interventionsformen einsetzt. Die wichtigsten Werkzeuge von Hakomi-Therapeuten sind **Tracking** (► Kap. 4.6.6), **Contacting** (► Kap. 4.6.7), **in Achtsamkeit führen** (► Kap. 4.6.2 u. ► Kap. 4.6.3) und dort halten, viele kreative Formen des **experimentellen Vorgehens** (► Kap. 4.8.3) und der Umgang mit Zuständen, die vom Klienten als problematisch erlebt werden. Schließlich gehören auch Interventionsformen dazu, die neue, bisher fehlende und für die anstehenden Entwicklungsschritte notwendige Erfahrungen vermitteln. Die folgenden Kapitel bieten Einblicke in den »Handwerkskoffer« der Hakomi-Methode.

4.4.5 Sehen und Verstehen

Das subjektive Gefühl des Klienten, verstanden zu werden, wird in den meisten Therapieformen als eine zentrale Notwendigkeit für eine erfolgreiche Arbeit angesehen, insbesondere für tiefenpsychologische Prozesse. Denn es ist schwer, sich zu öffnen und die versteckten, oftmals als negativ beurteilten Aspekte der eigenen Person sichtbar werden zu lassen, wenn kein Gegenüber da ist, das versteht, am besten zunächst noch tiefgehender als man selbst. Wie auch in anderen Methoden wird daher die Fähigkeit kultiviert, die Anteile, Prozesse und inneren Widersprüche des Klienten so wesentlich nachzuvollziehen, dass er sich in möglichst allen seinen Facetten gesehen und angenommen fühlen kann. Die Achtsamkeit mit ihrer akzeptierenden Haltung, dem genauen Beobachten und der nie versiegenden Neugier unterstützt und verfeinert diese Fähigkeit.

Seinen Klienten wahrzunehmen und zu verstehen, ist darüber hinaus eine wichtige Voraussetzung dafür, dass der Therapeut Mitgefühl für ihn entwickeln kann. Dem Klienten mitfühlend zu begegnen, wird immer leichter, je genauer man ihn wahrnimmt und versteht, wie er sich fühlt und auf welchen Erfahrungen seine Gefühle und Schutzmechanismen beruhen. Wenn die angestrebte Interaktion gelingt, erwächst aus dem Beobachten ein immer genaueres **Wahrnehmen** und **Verstehen** und in der weiteren Folge **Mitgefühl** und **»Liebende Güte«**, jener Zustand, der nach der buddhistischen Vorstellung vom Wunsch getragen ist, es möge dem anderen gut gehen. Wenn der Klient das Wahrnehmen, Verstehen und Mitfühlen des Therapeuten bewusst erfährt, entsteht Resonanz (► Kap. 3.4.2), die ihm eine weitere Öffnung ermöglicht. Im Sinne einer positiven Feedbackschleife vertieft sich der Prozess schrittweise dadurch, dass ein immer umfassenderes Verstehen und Mitfühlen möglich wird, je weiter sich der Klient öffnet.

Jedes Wahrnehmen und Verstehen des Therapeuten wird nur dann voll wirksam, wenn es vom Klienten auch bemerkt wird. Insofern ist die Bemühung des Therapeuten, zu verstehen, wie in anderen Verfahren auch, mit der Aufgabe verbunden, dem Klienten zu zeigen, dass er verstanden wird. Dafür werden Kommunikationsformen vorgeschlagen, die den Klienten in seiner Selbsterforschung keinesfalls unterbrechen sollen, sondern sie sogar fördern. Sie sollen deutlich machen, dass der Therapeut dem Erleben des Klienten verstehend folgt und die Aufmerksamkeit nicht etwa auf sich selbst und seine eigenen Gedanken richtet. Zu diesem Zweck wurde die Interventionstechnik des **»Kontakt-Machens« (Contacting)** entwickelt (► Kap. 4.6.7).

Durch sein »Kontaktverhalten« begleitet der Therapeut seinen Klienten bei dessen Bemühungen, sich selbst zu verstehen, sodass dieser erfährt, dass er nichts begründen oder rechtfertigen muss. Er spürt, dass der Therapeut auf seiner Seite steht, alle Regungen und Reaktionen akzeptiert und gute Gründe für alles annimmt, was in seinem Inneren auftritt.

Damit wird der Therapeut auch zum Modell für den Klienten, das ihm einen Weg zur Entwicklung von **Selbstakzeptanz** und **Selbstmitgefühl** (► Kap. 3.7) anbietet. Wenn er erfährt, dass er nicht kritisiert wird, und der Therapeut nicht auf die eine oder andere Weise vermittelt, dass sich etwas verändern muss, hat er es viel leichter, sich wirklich auf sich selbst einzulassen, um tieferen Wahrheiten zu begegnen und sich dafür zu öffnen, was schmerzhaft, widersprüchlich, beschämend, potenziell fehlerbehaftet und problematisch erscheint. Wenn der Klient die damit vermittelte **Absichtslosigkeit** seines Therapeuten erfährt, fallen auch jene in Veränderungszielen implizit enthaltenen Botschaften weg, es sei etwas mit ihm nicht in Ordnung. Es wird einfacher, neugierig auf sich selbst zu werden und auch belastenden Anteilen offen zu begegnen.

4.4.6 Sicherheit

Sich in Beziehungen sicher fühlen zu können, ist eine wesentliche Bedingung für eine gesunde menschliche Entwicklung. Darauf weist nicht nur der Neuropsychologe und Bindungsforscher Louis Cozolino (2007) hin, wenn er z. B. schreibt: »*Etwas Positives, einschließlich Liebe, zu lernen, setzt voraus, frei von Angst zu sein*« (S. 403).

Indem sich der Therapeut auf seinen Klienten einstimmt und ihm vermittelt, dass er ihn akzeptierend wahrnimmt und versteht, kann der Klient Vertrauen in den Therapeuten und Sicherheit in der Beziehung entwickeln. In einer achtsamkeitszentrierten Psychotherapie kommt noch ein weiterer komplexer Aspekt hinzu: Die Einladung, seine Aufmerksamkeit nach innen zu richten, enthält implizit die Aufforderung, sie von der Umgebung abzuziehen. Um sich voll auf die Innenwelt zu konzentrieren, sollten die zumeist automatisch und nicht bewusst ablaufenden Aktivitäten zurückgenommen werden, die darauf abzielen, auch die Umwelt im Blick zu haben, um sie ständig auf Bedrohungen – etwa eine kritische Haltung des Gegenüber – zu überprüfen. Damit gehen wichtige Schutzfunktionen verloren. Ron Kurtz wies darauf hin, dass deshalb von therapeutischer Seite eine besondere Behutsamkeit notwendig sei, die sich des Vertrauens des Klienten würdig erweise. Er prägte dafür die Metapher, dass es sei, als kämen die Interventionen des Therapeuten »unter dem Radar herein«.

Wenn sich der Klient bei seinem Therapeuten *nicht* sicher fühlen kann, wird es ihm auch nicht möglich sein, die Aufmerksamkeit über längere Zeit von der Außenwelt abzuziehen. Er wird sie immer wieder auf den Therapeuten richten, und Achtsamkeit wird, wenn überhaupt, nur maximal für ein paar Sekunden möglich. Hakomi-Therapeuten sehen darin ein Zeichen, dass der Klient noch Zeit braucht, um in der therapeutischen Beziehung Sicherheit zu entwickeln. Er wird versuchen, sie zu fördern, eventuell auch dadurch, dass er das Thema »Sicherheit« selbst zum Gegenstand der therapeutischen Arbeit macht (► Kap. 4.10.5).

In der Hakomi-Methode wird Sicherheit als eine der wesentlichen Voraussetzungen dafür betrachtet, dass sich der Klient in der Therapie zunehmend öffnen kann. Sie fördert die **»Kooperation des Unbewussten«**, die sich im therapeutischen Prozess z. B. darin äußert, dass dem Klienten wesentliche Erinnerungen ganz leicht und ohne Anstrengungen plötzlich »einfallen« und bewusst werden. Es muss dann nicht »gefragt«, »gegraben« und »gebohrt« werden, entscheidende Informationen tauchen wie von alleine auf. Das Denkmodell einer »Kooperation des Unbewussten« geht dabei von der Vorstellung aus, dass es nicht bewusste Elemente gibt, die aus sozialen Gründen oder aus Gründen des Selbstschutzes aus dem Bewusstsein gehalten werden. Die dafür verantwortlichen Automatismen können z. B. das Aufkommen von Scham- und Schuldgefühlen oder von Schmerz verhindern.

In der Hakomi-Methode wird der therapeutischen Beziehung eine vorrangige Bedeutung zugemessen. Entsteht eine neue Art von Vertrauen? Lassen sich Sicherheitsmechanismen entlasten, die es verbieten, dass prägende Erinnerungen, Gefühle und Lernerfahrungen ins Bewusstsein treten und mitgeteilt werden können? Diese Entwicklung lässt sich vom Klienten nicht willentlich steuern. Stattdessen wird davon ausgegangen, dass unbewusste Prozesse entscheiden, wann es als sicher genug und damit als passend erscheint, zu kooperieren und heikle Informationen preiszugeben.

In diesem Zusammenhang ist auch eine wachsende Fähigkeit zur Achtsamkeit von Bedeutung. Denn sie verleiht dem Klienten nicht nur einen besseren Zugang zu inneren Anteilen, sondern fördert auch seine Toleranz gegenüber belastendem Erleben.

4.4.7 Bidirektionale Achtsamkeit

Zentrales Element der Hakomi-Methode ist die sogenannte »**bidirektionale Achtsamkeit**«. Sie ermöglicht es dem Therapeuten, sich selbst sehr genau und fein wahrzunehmen, während er gleichzeitig mit äußerst wachen, aber entspannten Sinnen bei seinem Klienten verweilt. Manche Therapeuten beschreiben es als ein sehr schnelles und feines Pendeln der Aufmerksamkeit zwischen Innenwelt und Außenwelt. Dabei tritt die Welt der Gedanken gegenüber der Welt der Sinneswahrnehmungen zurück, ein Nachdenken wird dabei eher als Hindernis erlebt. Kategorisieren, Erklären oder Hypothesenbilden zieht die Aufmerksamkeit vom Klienten ab und es wird schwer, von Moment zu Moment an das Erleben des Klienten angebunden zu bleiben.

Der nach innen gerichtete Anteil der bidirektionalen Achtsamkeit versorgt den Therapeuten mit wichtigen Informationen über die Qualität der eigenen Präsenz, aber auch darüber, welche eigenen Anteile auf das Verhalten des Klienten reagieren. Diese oft subtilen, manchmal auch starken inneren Reaktionen enthalten wesentliche Hinweise auf die Wechselwirkungen des Klienten mit seiner Umwelt, die im Therapieverlauf effektiv genutzt werden können (► Kap. 4.10).

Übung

Bidirektionale Achtsamkeit

Sinn: Eigene innere Aktivierungen zu bemerken, während man jemandem zuhört, z. B. Körperempfindungen, Gedanken, Gefühle, Impulse, Fantasien und Erinnerungen.
Dauer: Mindestens 30 Minuten.
Übungsform: Partnerübung, A und B
Ablauf: Einigung darüber, wer A und wer B ist; gegenüber in etwa 1,5 bis 2 Meter Entfernung hinsetzen; eine Uhr im Blickfeld; für zwei Minuten mit geschlossenen Augen Achtsamkeit üben. Dann Augen öffnen. A berichtet über eine subjektiv bedeutsame Erfahrung.
B übt während des Zuhörens mit dem Inneren Beobachter, bei sich selbst zu bleiben, und kann dabei gelegentlich sein Verstehen verbal oder nonverbal ausdrücken.
Nach 10 Minuten Wechsel: B berichtet darüber, was er während des Zuhörens *bei sich selbst* beobachten konnte. *Kein* Kommentieren, Interpretieren oder Erläutern des Berichts von A.
Während er dem Bericht von B zuhört, übt nun A seinerseits, mit dem Inneren Beobachter bei sich selbst zu bleiben. Gelegentliche Reaktionen im Sinne des Ausdrucks von Verstehen oder Nachfragen können B helfen.
Dieses Vorgehen kann einige Male im Wechsel wiederholt werden.
Als Abschluss dient ein Austausch darüber, inwieweit es gelungen ist, sich selbst im Auge zu behalten, während man dem Gegenüber zuhört, und welche Herausforderungen dabei auftreten.

4.4.8 Dyadische Achtsamkeit

In den klassischen Achtsamkeitsübungen ist der Übende auf sein eigenes Inneres bezogen und *alleine* mit sich beschäftigt. Es gibt vielleicht einen Lehrer, mit dem sich der Schüler zwischen den Übungen beraten kann und der das Übungsprogramm überwacht. Aber er nimmt nur indirekt an dessen Übung teil und kann nicht wissen, was der Schüler von Augenblick zu Augenblick erlebt. Bei der Integration der Achtsamkeit in den Prozess der psychodynamischen Therapie hat die Hakomi-Methode aus konsequenten Überlegungen heraus ein kritisches neues Element eingeführt und detailliert ausgestaltet: die Teilnahme eines Begleiters am achtsamen inneren Prozess des Übenden. Das bedeutet konkret, dass der Klient seine Innenwelt beobachtet, während er in einer achtsamen Beziehung und in verbalem Austausch mit seinem Therapeuten steht. Dieser Therapeut ist ebenfalls in einem achtsamen Zustand, allerdings richtet sich der größere Teil seiner Aufmerksamkeit nach außen, zum Klienten hin; der andere Teil dient im Sinne der bidirektionalen Achtsamkeit seiner Selbstwahrnehmung.

Es entsteht eine zwischenmenschlich intime Situation, in welcher der Klient seine inneren Vorgänge beobachtet und davon berichtet. Der Therapeut nimmt dabei seinen Klienten genau wahr und erlaubt es sich, sich mit anteilnehmender Neugier dessen Erleben zuzuwenden.

Fallbeispiel

Aus einer Therapie mit Janine L., einer 26-jährigen Mutter und Hausfrau:

Klientin: … es ist wie ein stechender Schmerz in meiner Brust, … wenn ich mich darauf einlasse … es wird gerade deutlicher, … dann überwältigt es mich so, dass sich mein Gehirn ganz vernebelt. …

Therapeutin *(mit weichem Fokus bei der Klientin)*: Der Schmerz vernebelt Sie?

K: Ja, es entsteht ein Schwindel im Kopf.

T: Wollen wir den weiter beobachten oder den Schmerz?

K: Ich glaub', der neblige Kopf drängt in den Vordergrund.

T: Füllt er den ganzen Kopf?

K: Es ist, … es reicht bis in jede Ecke … immer innen am Schädel entlang, … aber es gibt ein klares Zentrum. …

T: Ist die Empfindung dort dichter … oder wie?

K: Sie ist geballt. Ja, … dicht. Und drum herum Schwindel.

T: *(Beobachtet ein feines Zittern des Kopfes)* Da ist auch ein leichtes Zittern?

K: Ja, genau, jetzt bemerk' ich es auch. Das Ganze ist von einer wahnsinnigen Spannung getragen.

T: Im Hals?

K: Ja, hier *(zeigt mit der Hand auf den Nacken, fährt dabei herauf und herunter)* … an beiden Seiten der Wirbelsäule.

T: Da ist mächtig was los.

K: Mächtig ist richtig. Eine mächtige Macht, die das mit dem Herzen an die Seite drückt.

Wie an diesem Beispiel sichtbar wird, erkunden die beiden in nahem Kontakt, was genau die Klientin in sich beobachten kann. Die Untersuchung ist an den gegenwärtigen Moment angekoppelt und wird von der Therapeutin mit Interesse und Wohlwollen begleitet. Es wird beobachtet, was ist, und nicht danach geschaut, was anders sein könnte oder sein müsste.

Eine Weisheit aus der taoistischen Philosophie, von der sich die Hakomi-Methode leiten lässt, lautet: *»Der große Weg ist nicht schwer für* *den, der keine Vorlieben hat.«* Achtsam auf die Klientin einzugehen, bedeutet in diesem Sinne auch, dass von der Therapeutin keine Impulse zur Lösung ausgehen, z. B. zum Herzen zurückgehen zu müssen, den Nebel zu verringern, Spannungen abzubauen etc. Die Therapeutin zeigt keine Vorlieben dafür, wie das Erleben verändert oder verbessert werden könnte. Sie ist akzeptierend-neugierig und fragt sich immer wieder: Wie ist es genau?

Die Therapeutin bringt aber auch ihren eigenen Anteil an achtsamer Beobachtung ein. In diesem Beispiel bemerkt sie das Zittern des Kopfes, das sie neugierig macht. Sie hat damit die Möglichkeit, der Klientin etwas ins Bewusstsein zu bringen, das diese selbst noch nicht bemerkt hat. Und sie kann schauen, ob das etwas ist, was die Klientin aufnimmt und weiter verfolgen möchte. So kann sie auch darauf achten, wie sich mit der Zeit die beobachteten Phänomene zu einer vollständigeren Gestalt ergänzen.

Auf diese Weise arbeiten die Therapeutin und die Klientin beim Beobachten innerer Vorgänge eng zusammen, beide bleiben mit dem Verlauf der Ereignisse und Wahrnehmungen verbunden. Während die Klientin ihre inneren Abläufe direkt verfolgen kann und von ihrer Therapeutin darin bestärkt wird, ist diese über den »Live«-Bericht und die feine Beobachtung äußerer Anzeichen für das innere Erleben der Klientin an deren Erfahrungen angebunden.

Bedeutsam ist dabei die besondere *Qualität* dieser engen Zusammenarbeit. Auf einer tieferen Ebene schafft die **Einstimmung** (*Attunement*) aufeinander ein Gefühl von Verbundenheit (vgl. Stern 1985; Siegel 2010). Diese Ebene der therapeutischen Beziehung gerät im Rahmen der Bindungstheorie immer stärker ins Bewusstsein des professionellen Diskurses. Die Fähigkeit eines Therapeuten zu einer achtsamen Begleitung seines Klienten eröffnet in eleganter Weise einen solchen Beziehungsraum.

Die dyadische Achtsamkeit ist ein Kind der Moderne und Postmoderne, in der die Psychologie und die erkundende Beschäftigung mit der Innenwelt des Menschen im Bewusstsein der westlichen Kultur einen wichtigen Raum eingenommen haben. Deshalb konnte diese Form der Anwendung auch erst in den 70er-Jahren des letzten Jahrhunderts entwickelt werden, als sich die Psychologie und die alten Weisheitslehren tiefer begegneten. In den klassischen Weisheitstraditionen findet sie sich nicht.

4.4.9 Selbsterforschung

Das Wesen der klassischen Anwendung der Achtsamkeit, die Beobachtung von Phänomenen der eigenen Innenwelt, legte die Möglichkeit nahe, dass ein Therapeut als ein psychologisch geschulter Assistent seinen Klienten dabei unterstützen kann, diese Forschung kreativ und erfolgreich zu gestalten. Und genau so hat Ron Kurtz seine Rolle als Therapeut zunächst verstanden. Ihm war es wichtig, dem Klienten mit seinen eigenen Vorstellungen und Vorlieben nicht im Wege zu stehen, sondern seine therapeutischen Fertigkeiten dahingehend einzusetzen, dass der Klient möglichst ungestört ein ständig wachsendes Bewusstsein über seine individuelle Selbstorganisation entwickeln kann. Die fantastische Komplexität dieser Selbstorganisation eröffnet einen beliebig erweiterbaren Raum der Exploration und Bewusstwerdung, einen Raum, von dem der Klient zunächst wenig weiß und der Therapeut noch viel weniger. Für Kurtz enthielt ein gründliches Selbststudium am ehesten die Voraussetzung dafür, nicht auf Widerstand zu stoßen, sondern zu überraschenden Wendungen zu führen und vorher nicht erahnte Möglichkeiten zu eröffnen. Ein derartiges Selbststudium braucht wiederum Fähigkeiten, die mittels einer Achtsamkeitsschulung entwickelt werden können.

Für diesen Weg ist vor allem erst einmal die wohlwollende Neugierde des Therapeuten dem Klienten gegenüber notwendig, und dann ein

Vorgehen, das auch den Klienten zur Neugier einlädt. Denn diese bringt der Klient selten schon beim Therapiebeginn mit. Viel häufiger ist es so, dass Klienten z. B.:

- sich selbst verurteilen und ablehnen
- das Gefühl haben, schon alles über sich zu wissen
- Angst haben, bestimmten Ebenen des Erlebens zu begegnen, und den damit verbundenen Gefühlen lieber ausweichen
- sich intensiv rechtfertigen und verteidigen
- erschöpft sind und ihr Wissensdurst erloschen ist

Daher ist es wichtig, dass ein Therapeut eine solche anteilnehmende und nicht bewertende Neugierde vorleben kann. Von entscheidender Bedeutung ist dabei weniger das Interesse für die Geschichten, die der Klient erzählt, oder dafür, seine Symptome in Krankheitskonzepte einzuordnen und Hinweise auf unbewusstes Material richtig zu deuten, sondern dafür, was sein Klient *erlebt*, und zwar von Moment zu Moment erlebt. Der Therapeut begibt sich in die Position eines wohlwollenden und interessierten Beobachters der augenblicklichen Erfahrung. Sein ganzes Verhalten ist darauf ausgerichtet, diese Haltung mit der Zeit auch im Klienten zu unterstützen. Eine dahinter liegende Annahme besteht darin, dass sich Bilder von Pathologie finden, wenn man Pathologie sucht, und dass sich interessante Abläufe der Selbstorganisation finden, wenn man mit Interesse die Abläufe der Selbstorganisation untersucht.

Somit ist ein achtsamer Therapeut aufgefordert, seinen Klienten im jeweils gegenwärtigen Moment wahrzunehmen, mitfühlend bei ihm zu sein und Interesse an seinem Erleben zu zeigen. Interventionen sind darauf ausgerichtet, auch im Klienten Interesse daran zu wecken, wie er selbst »tickt«. Diese Art der Beobachtung und Erforschung wird aus der Sicht von achtsamkeitszentrierten Verfahren vor allem aus einer übergeordneten Position heraus möglich. Erst der in der Metaposition gewonnene Abstand lässt die Fähigkeiten entstehen, sich in teilnehmender Beobachtung der Erfahrung gegenüber ganz öffnen und ein angemessenes Mitgefühl für sich selbst entwickeln zu können.

Ein achtsamer Therapeut ist daher darauf eingestellt, ein gemeinsames Projekt zu gestalten, in dem sein »Beobachter« und der »Beobachter« des Klienten zusammen studieren, wie sich die innere Welt des Klienten von selbst organisiert, wie diese Organisation entsteht und wohin sie führt. Dieses grundlegende Vorgehen entspricht dem ursprünglichen Konzept der achtsamen Meditation. Nyanaponika (1968) schreibt:

> Reine Aufmerksamkeit … folgt dem Entstehen und Vergehen aufeinanderfolgender physischer und mentaler Prozesse mit wachem Interesse … und registriert gewissenhaft ihre gesonderte Geburt und ihren Tod.
>
> (S. 62; Übersetzung durch die Autoren)

Ein großer Teil des therapeutischen Prozesses widmet sich aus dieser Sicht der genauen Erforschung innerer Strukturen und Abläufe. Diese können aufgrund der Neugier und Gründlichkeit der beiden Beteiligten immer umfassender und genauer ins Bewusstsein rücken.

Fallbeispiel

Aus einer Sitzung mit Karl W. in einem fortgeschrittenen Stadium der Therapie:

Klient *(in einem achtsamen Zustand, mit geschlossenen Augen)*: … da schnürt sich mir der Hals zusammen. …

Therapeutin: Eher wie von außen, wie mit einer Schnur, oder von innen irgendwie?

K: … Von innen … ganz vom Zentrum aus … als wenn von da her ein Zug entsteht. …

T: Dass nichts mehr durchkommt?

K: … Atmen kann ich schon, aber trotzdem wird es dicht … fest gepackt … wie ein Festhalten. …

T: Etwas wird festgehalten?

K: Ich hab' das Gefühl, da sitzt eine Angst drin.

T: 'Ne Angst, die da was verstopft?

K: Genau. Irgendwas soll nicht passieren.

Im weiteren Verlauf stellt sich dann heraus, dass es sich mehr um ein »Angst-Heulen« handelt, zu dem später Erinnerungen vom Schulweg auftauchen, auf dem Herr W. immer wieder bedroht und geschlagen wurde.

In dieser Phase der Therapie wird das Interesse des Therapeuten und die gemeinsame Suche danach deutlich, wie sich der Körper organisiert und was er für den Klienten zu regeln scheint. Es wird »studiert«, aber nichts als unerwünscht oder fehlerhaft verstanden. Da die auftauchenden Empfindungen aber unangenehm sind, kann man davon ausgehen, dass der Klient auch innere Anteile hat, die dieses Erleben unterdrücken wollen und dagegen gekämpft haben. Doch in diesem Moment kann der Klient aus der Perspektive des Beobachters auch einer sehr unangenehmen Empfindung seine forschende Neugier entgegenbringen.

4.4.10 Selbstakzeptanz und Selbstmitgefühl

In seiner achtsamen Haltung ist der Therapeut auch ein Modell für den Klienten. Seine Neugier, seine Akzeptanz, sein Wohlwollen allen Anteilen der Person gegenüber, sein Absehen von jedem Versuch, etwas »verbessern« zu wollen, soll auch den Klienten einladen, mit der Zeit eine annehmende Haltung seiner Innenwelt gegenüber zu entwickeln. Auch schwierige, belastende und beschämende Anteile werden dann eher mit Interesse und Anteilnahme erlebt, ihre Leiden und Quellen können immer tiefer verstanden werden. Auch ihr Beitrag zum Ganzen, ihr Sinn und die Kräfte, die sie bergen, können entdeckt und anerkannt werden. Diese Art von Haltung der Selbstorganisation gegenüber kann aus der Sicht achtsamer Therapie vor allem vom Beobachter aus entstehen. Denn dieser manifestiert die zentralen Qualitäten der Achtsamkeit. Der Therapeut – in seiner achtsamen Haltung – lebt diese Qualitäten vor.

Es ist wichtig, zu verstehen, dass jeder Versuch des Therapeuten, einen Anteil zu verändern, zu verbessern oder zu korrigieren, die implizite Botschaft trägt, dass etwas an ihm nicht in Ordnung sei. Dies ist insofern von besonderer Bedeutung, als diese Botschaft jene Überzeugungen bestärkt, die ohnehin oft schon massiv von anderen Anteilen des Klienten vertreten werden. Um die integrativen Kräfte der Selbstakzeptanz und der Selbstliebe zu unterstützen, ist es aus dieser Sicht unumgänglich, dass ein Therapeut eine bedingungslos annehmende Haltung *allen* Anteilen gegenüber bewahrt, auch wenn diese im Widerspruch zueinander stehen. In der Hakomi-Methode wird das – wie in der systemischen Therapie – als eine **»allparteiliche« Haltung** beschrieben. Von allen Anteilen wird angenommen, dass sie aus ihren verschiedenen Perspektiven zu irgendetwas beitragen, das im Laufe der Zeit verstanden werden wird.

In den letzten Jahren hat das Konzept des **Selbstmitgefühls** in der psychotherapeutischen Forschung beachtliche Aufmerksamkeit gewonnen (► Kap. 3.7.3). Insbesondere Kristin Neff (2012a, b) hat seine Bedeutung für die psychische Gesundheit hervorgehoben. Sie definiert das Selbstmitgefühl durch drei Faktoren: Selbstfreundlichkeit, die mit anderen geteilte Humanität und eben die Achtsamkeit. Dabei werden auch die ersten beiden Faktoren durch die Achtsamkeit und eine in Achtsamkeit eingebettete therapeutische Beziehung unterstützt. Ein Beispiel soll diese Zusammenhänge verdeutlichen:

Fallbeispiel

Eine sehr zielstrebige Prokuristin kommt wegen eines burnout-ähnlichen Zustands in Therapie. In der achten Sitzung beschreibt sie eine eisenharte, mitleidlose Stimme in sich, die sie über lange Zeiten dominiert und angetrieben hat. In dieser Sitzung ist sie allerdings zunächst mit einem anderen Anteil in sich identifiziert, der diese »Scharfrichterin«, wie sie sie nennt, hasst und diese irgendwie loswerden möchte. Somit liegen zwei Anteile der Klientin in bitterem Widerstreit.
In einem passenden Moment fragt die Therapeutin, ob die Klientin damit einverstanden wäre, dass sie – die Therapeutin – einmal mit dem »Scharfrichterinnen-Anteil« reden dürfe. Aufgrund des bisherigen Verlaufs der Sitzung ist die Klientin interessiert und nickt bereitwillig. Wie sich später herausstellt, hatte sie erwartet, dass dieser innere Anteil jetzt von der Therapeutin »ins Gebet« genommen werden würde. Aber die Therapeutin hat eine achtsame Haltung verinnerlicht, sie ist allparteilich und verhält sich auch diesem Teil gegenüber neugierig und wohlwollend. Sie lädt die Klientin ein, sich vorzustellen, sie selbst nähme die Rolle der Scharfrichterin ein. Sie gibt ihr einige Momente Zeit, bis die Klientin deren eiserne Härte in ihrem Leib spürt und mit leicht verengten Augen und zusammengepressten Lippen zur Therapeutin schaut. So fühlte sie sich in diesen Anteil ein, der sie über die meiste Zeit ihres Lebens hinweg im Griff gehabt hatte.

Therapeutin *(beugt sich leicht vor, redet sehr langsam)*: Ich rede mal mit ihr. … Liebe Scharfrichterin, Sie haben wohl einen knallharten Job? … *(Nach einer kleinen Pause und in einer leicht veränderten Stimme an die achtsame Beobachterin gewandt:)* Wie reagiert die Scharfrichterin?

Klientin: Sie ist verwundert … und skeptisch. …

T: Was bemerken Sie sonst noch von ihr?

K: Sie guckt so schräg herüber … und hält die Luft an.

T: Ich red' mal weiter zu ihr? Ist das okay?

K: Ja.

T *(wieder an den Richterinnen-Anteil gerichtet)*: Ich kann mir vorstellen, dass das eine enorme Verantwortung ist? Und sicherlich kein Vergnügen? *(Und nach einer kleinen Pause an die Beobachterin gerichtet:)* Wie reagiert sie?

K: Sie ist irgendwie erschüttert … verwirrt. …

T: Ich sprech' noch weiter mit ihr?

K: Ja, bitte.

T: … Sie müssen bestimmt alles allein regeln? Schon seit ewigen Zeiten? *(Pause, dann zur Klientin:)* Wie geht es ihr damit?

K *(mit weicher Stimme)*: Sie wird traurig. Sie ist gefasst, aber innen wird sie schmerzhaft traurig … sie könnte fast weinen. …

T: Ich sprech' mal weiter mit ihr?

K: Ja, bitte!

T *(zur Richterin)*: Sie haben sicherlich Angst, dass etwas Schlimmes passiert, wenn Sie nicht eisern aufpassen?

K: … Sie nickt, sie sackt irgendwie zusammen … sie ist voller Schmerz.

Im weiteren Verlauf wird deutlich, dass dieser Richterinnen-Anteil der Klientin eine von großer Angst getragene Verantwortung übernommen hat, der sie sich nicht gewachsen fühlte. Die Klientin ist geprägt von der Stimmung im Elternhaus, aus der sie geschlossen hatte, dass sie ein »Nichts«, nichts »Lebenswertes« wäre, wenn sie das »Ungenügende« in sich nicht überwinde. Die Härte der »Scharfrichterin« entspricht der Härte ihrer Eltern. Sie stellt sicher – das wird in den kommenden Sitzungen deutlich – dass sie »nie so tief fallen wird, da sie ein Nichts ist« und von den Eltern verurteilt werden würde. Die »Scharfrichterin« hat die Rolle einer Beschützerin übernommen, indem sie unter großen Entbehrungen solch ein Urteil vorwegnimmt. Diese Zusammenhänge wurden in den folgenden Sitzungen immer klarer. Die Klientin brachte im Laufe einiger Wochen diesem Kampf immer mehr Verständnis und der »Scharfrichterin« immer mehr Mitgefühl entgegen. Diese wiederum entspannte sich zunehmend, da sie sich verstanden und unterstützt fühlte. Ihre Härte nahm in dramatischer Weise ab.

In diesem Beispiel wird deutlich, wie die Therapeutin mit ihrem Mitgefühl der Klientin vorangeht und sich als Modell für eine interessierte und einfühlsame Haltung anbietet. Nichts wird als wertlos oder verbesserungswürdig angesehen. Dabei ist es wichtig, zu betonen, dass nicht jener Teil der Klientin die Türe zum Selbstmitgefühl öffnet, der die »Scharfrichterin« verurteilt und hasst, sondern die Beobachterin. Nur sie kann auch allen anderen Anteilen mit Mitgefühl begegnen, einschließlich dem, der die »Scharfrichterin« hasst. Deshalb bindet die Therapeutin die Beobachterin der Klientin auch durchgehend in den Prozess ein. Sie arbeitet mit ihr zusammen, eröffnet den Weg zum Verstehen und macht es dadurch möglich, dass sich über das Verstehen schließlich Mitgefühl entwickeln kann.

4.4.11 Eineinhalb-Personen-Therapie

Wenn man zum Verständnis einer achtsamen Therapiebeziehung die geschichtliche Entwicklung der Psychotherapiewissenschaften mit einbezieht, könnte man sie als eine »Eineinhalb-Personen-Therapie« betrachten. Martha Stark (1999) hat diesen Begriff geprägt, um sie von einer Ein-Personen-Therapie und einer Zwei-Personen-Therapie zu unterscheiden. »Ein-Personen-Therapie« beschreibt jene Art von Beziehungsgestaltung, wie sie in der klassischen Psychoanalyse oder der klassischen Verhaltenstherapie vorherrschen. Es scheint nur um den Klienten zu gehen, die Persönlichkeit des Therapeuten bleibt in seiner Rolle als objektiver Fachmann in seinem Einfluss auf das Geschehen unbeachtet. Die »Zwei-Personen-Therapie« stellt im Gegensatz dazu das Intersubjektive in den Vordergrund. Aus ihrer Sicht tragen Klient *und* Therapeut gleichermaßen zum therapeutischen Prozess bei. Die »Chemie« zwischen Therapeut und Klient wird nicht nur sorgfältig beachtet, sondern im Therapieprozess möglichst auch systematisch genutzt (Stolorow et al. 1996; Young 2012).

Eine achtsame Therapie schränkt die Wirkung der Therapeutenpersönlichkeit ein, denn der achtsame Zustand distanziert ihn von jenen seiner Persönlichkeitsanteile, die sich mit denen des Klienten verwickeln könnten. Er ist nicht in vollem Umfang »authentisch«, sondern stellt vielmehr »selektiv authentisch« einen bestimmten Zustand zur Verfügung. Andere Persönlichkeitsanteile, die reaktiv agieren könnten oder Vorlieben haben, können von ihm zwar bemerkt werden, kommen aber nicht ins Spiel. Sie werden auch nicht offengelegt oder als therapeutisches Agens genutzt. In einer solchen »Eineinhalb-Personen-Therapie« wirkt zwar der achtsame Zustand des Therapeuten, aber nicht seine komplexe Persönlichkeit. Er kreiert stattdessen einen möglichst offenen Raum, den der Klient so ungestört und unbeeinflusst wie möglich zu seiner Selbsterforschung nutzen kann.

Trotz aller Achtsamkeit des Therapeuten sind Wechselwirkungen zwischen *allen* Persönlichkeitsanteilen der beiden Beteiligten grundsätzlich nicht vermeidbar, z. B. wenn ein eher kühl und sachlich wirkender Therapeut im Klienten Unsicherheit auslöst. Auch kommt es immer wieder vor, dass sich bestimmte Persönlichkeitsanteile des Therapeuten und Anteile des Klienten in einer Wechselwirkungsschlaufe gegenseitig verstärken und stabilisieren. Das kann dann als ein »hyperstabiles System« verstanden werden, das im therapeutischen Vorgehen berücksichtigt werden muss. Strategien zu dieser Situation werden in einem späteren Abschnitt erläutert (► Kap. 4.10).

4.4.12 Loving Presence lernen

Es wird wohl kaum einen Psychotherapeuten geben, der nicht aufrichtig davon überzeugt ist, dass er seinen Klienten in einer liebevollen Haltung gegenübertritt. Diese Haltung würde aus seiner Sicht vielleicht manchmal verloren gehen und gelegentlich würde eine Therapiebeziehung scheitern, dennoch sei die Grundhaltung freundlich und vielleicht sogar von respektvoller unpersönlicher Liebe gekennzeichnet.

Diese Selbstwahrnehmung soll hier nicht angezweifelt werden. Und dennoch – das zeigt die Erfahrung von 35 Jahren in der Fortbildung mit Therapeuten (H. W.), die sich erst in einem fortgeschrittenen Stadium ihrer Laufbahn mit Achtsamkeit beschäftigen – gibt es kulturell und oft auch persönlich getragene Belastungen, die die Kapazität zu einer umfassenden *Loving Presence* einschränken. Zu den wichtigsten Faktoren gehören:

- **Der Leistungsanspruch:** Ziele sollen erreicht werden, Zeitdruck entsteht, Hindernisse und Widerstände steigern Angst, Druck und Frustration. Ansprüche an sich selbst werden unter Umständen auch dem Klienten gegenüber lebendig.
- **Die Helfermission:** Der Wunsch zu helfen und das eigene Mitgefühl drängen auf Lösungen oder schmerzende, schwierige Anteile des Klienten werden schwer ausgehalten, vermieden und umgangen.
- **Der Narzissmus** deckt ein großes Feld von Hindernissen ab: von der Überzeugung alles richtig und schnell zu erkennen bis hin zu enormen Versagensängsten.
- **Die Außenorientierung:** »Richtige Modelle«, Anforderungen der Kassen, fixierte Denkkategorien, vorgefasste Einsichten etc. verengen den Raum.
- Eigene **verletzte Persönlichkeitsanteile** und deren Schutzmechanismen verhindern den freien Blick und eine tiefere Anteilnahme.

In der Ausbildung zu einem achtsamkeitszentrierten Therapeuten muss daher neben der Vermittlung von spezifischen praktischen Fertigkeiten vor allem an den Zuständen gearbeitet werden, mit denen der Therapeut seinen Klienten begegnet. Dies schließt die Begegnung mit kulturell tradierten Werten ebenso mit ein wie Haltungen, die aus persönlichen Lebenserfahrungen resultieren. Das Aufsuchen und Auffinden von *Loving Presence* als einem verlässlich herzustellenden Zustand, der die genannten Elemente umfasst, wird in der Ausbildung zum Hakomi-Therapeuten als das primäre Lernziel angesehen. Die einzelnen Techniken und Strategien fallen leicht oder ergeben sich oft auf ganz natürliche Weise, wenn sich ein Therapeut in diesem Zustand befindet. Dafür braucht es aber in der Regel mehrere Jahre des Praktizierens, sowohl im Therapieraum als auch mit den klassischen täglichen Übungen. Supervision und die Nutzung von Videofeedback unterstützen diesen Prozess.

4.5 Folgen und Führen

In der Regel suchen Menschen eine Psychotherapie in der Hoffnung auf, aus der Gefangenschaft ihrer Symptome befreit zu werden und die Leid bringenden Automatismen aufzulösen, die auf dysfunktionale und hyperstabile Weise ihre Interaktionen mit der Umwelt bestimmen. Sie kommen, um etwas zu verändern, indem sie die eingeschliffenen Muster des Denkens, Fühlens und Handelns verlassen, und um sich neue Möglichkeiten zu erschließen. Sie erwarten, vom Therapeuten beeinflusst zu werden. Aus einer interaktionellen Sicht geschieht dies durch die Koppelung zweier sich selbst organisierender Systeme, jenes des Klienten mit jenem des Therapeuten (Kriz 1999, 2004). Es stellt sich allerdings die Frage, auf welchen Ebenen diese Beeinflussung des Klienten durch den Therapeuten bewusst, erwünscht und angemessen ist, oder wo auch *nicht* bewusst, *nicht* erwünscht und *nicht* angemessen.

So scheint es wichtig, sich über die bewussten Anteile dieser Beeinflussung Gedanken zu machen, insbesondere aber über das, was der Therapeut seinem Klienten implizit und nicht bewusst vermittelt. Welche Auswirkungen haben die nicht expliziten Haltungen und Einstellungen des Therapeuten dem Leben gegenüber, seine Weltanschauung und seine Sicht darüber, wie Heilung geschieht? Auch die Ausbildung in einer bestimmten Psychotherapiemethode prägt sowohl das bewusste als auch das unbewusste Handeln des Therapeuten. Es beeinflusst Klienten so weit, dass z. B. jene, die bei einem Freud'schen Analytiker in Analyse sind, häufiger von sexuellen Symbolen träumen, jene bei Jungianern häufiger von Archetypen (Fischer 1978). In diesem Zusammenhang kann man von einer **»methodenspezifischen Gegenübertragung«** sprechen, die es ebenso wie alle anderen Komponenten der Übertragung und Gegenübertragung zu reflektieren gilt.

Diese Überlegungen sind für die Ziele des vorliegenden Buches in verschiedenster Hinsicht von Bedeutung: Zunächst sollen die Abschnitte über die Wirkfaktoren jeden einzelnen Therapeuten dazu anregen, sich mit seinen Vorstellungen darüber auseinanderzusetzen, was in seinen Psychotherapien wirkt und welche »privaten« Wirkkonzepte er vertritt, und sich möglichst klarzumachen, woran er glaubt. Beispielhaft legen wir das Wirkkonzept für die Hakomi-Methode dar. Für den individuellen Therapeuten und insbesondere auf der Ebene der psychotherapeutischen Schulen finden wir alle Versuche sinnvoll, deren Grundannahmen zu formulieren und Worte dafür zu finden, was die Basis des Vorgehens bildet und was implizit wirksam wird, sei es das Menschenbild oder das wissenschaftliche Paradigma. Nur die explizite Darlegung der Fundamente jeder Schule ermöglicht es, sie kritisch zu hinterfragen und zu diskutieren. Für die Hakomi-Methode wurden ihre »Fünf Grundsätze« (► Kap. 4.2.7) und ihre Wurzeln erläutert, um sie zur Diskussion zu stellen. Nicht zuletzt bilden die Überlegungen über die Beeinflussung des Klienten durch den Therapeuten die Überleitung zu diesem Kapitel, in dem es um Folgen und Führen geht. Es beschäftigt sich damit, wo es angemessen ist, dass der Klient seinem Therapeuten folgt, sowie damit, wo der Therapeut seinem Klienten folgen und sich von ihm führen lassen sollte.

4.5.1 Primat des Folgens

Menschen sind fantastisch komplexe Systeme. In Sekundenbruchteilen organisiert sich auf zwei Ebenen immer wieder ein neues Ganzes: Auf der körperlichen Ebene stehen unvorstellbar viele biologische Elemente miteinander im Austausch und auf der psychischen Ebene formiert sich ein damit tief verbundenes einzigartiges Erleben. In dessen Hintergrund geht eine nicht erfassbare Menge subjektiver Erfahrungsmomente ein, die sich zu Lernerfahrungen verdichten, hauptsächlich implizit abgespeichert werden und auf der körperlichen Ebene in Veränderungen von neuronalen Strukturen und physiologischen Funktionen ihren Niederschlag finden. Zugleich prägen Struktur und Funktion unseres Gehirns und unseres Körpers die Wahrnehmung der Welt und unser Handeln.

Wie genau Leib und Seele einander beeinflussen, ist sowohl für die Philosophie als auch für die Naturwissenschaften eine immer noch ungelöste Frage. Ursache und Wirkung lassen sich in den komplexen Wechselwirkungen zwischen Körper und Psyche meist nicht bestimmen. Die Komplexität der Systeme ist so hoch, dass niemand wirklich wissen kann, welche Veränderungen möglich sind, wohin diese führen und welche Ansätze im Bemühen um Veränderung die größte Aussicht auf Erfolg versprechen. Beide, der Klient und der Therapeut, haben insofern keine direkten Steuerungsmöglichkeiten, die Lösungen liegen in den Weiten des komplexen selbstorganisierenden Systems verborgen.

Das Weltbild einer von der positivistischen Wissenschaft geprägten Medizin betrachtet den Menschen objektivierend, ähnlich wie eine Maschine. Auch wenn eine solche Sichtweise in vielen Bereichen der modernen Medizin erstaunliche Möglichkeiten eröffnete, greift es aus der hier dargestellten Perspektive in der Psychotherapie zu kurz. Es wird weder der komplexen Struktur der menschlichen Psyche gerecht, noch berücksichtigt es das subjektive Erleben und die einzigartige Lerngeschichte des Individuums. Im positivistischen Weltbild müsste der Therapeut Fehler diagnostizieren, erkennen, woran festgestellte Fehlentwicklungen liegen, und wissen, was zu ihrer Korrektur notwendig ist, um dann anschließend eine Art »Reparatur« vorzunehmen.

Der Weg der Achtsamkeit ist ein anderer. Er legt nahe, dass man stattdessen immer tiefer und grundsätzlicher forschen und die Erfahrungswelt eines Menschen ständig weiter ergründen kann. Der »Beobachter im Gehirn« (Singer 2002) kann immer mehr Hintergründe aufdecken und sie erlebbar und damit der Veränderung zugänglich machen. Darauf setzt die Hakomi-Methode. Dabei ist dieser Weg darüber hinaus erweiterbar bis hin in spirituelle Dimensionen (Deikman 1982).

Da dementsprechend weder Klient noch Therapeut wissen können, was in einer Sitzung auftauchen wird, was dann benötigt wird und an welcher Stelle Lösungen möglich sind, liegt ein **prozessorientiertes Vorgehen** nahe. Hakomi-Therapeuten vertrauen darauf, dass durch bestimmte therapeutische Strategien auf eine nicht planbare und nicht vorhersagbare Weise neue Erfahrungen möglich werden. Die Kunst und Wissenschaft des therapeutischen Vorgehens beruht dann einerseits auf einer genauen Beobachtung, wohin die dynamischen Prozesse sich spontan entwickeln, und andererseits auf der Bereitschaft unbewusster Vorgänge, sich im Rahmen der sicheren Beziehung zum Therapeuten in bestimmten empfindlichen Bereichen zu zeigen (Kooperation des Unbewussten; ▸ Kap. 4.4.6).

Wenn ein mit diesem Vorgehen vertrauter Therapeut ohne Vorlieben und Erwartungen die Prozesse seines Klienten begleitet, führt das oft erstaunlich schnell zu einem Erinnern von ansonsten verborgenen prägenden Erfahrungen oder zum Erwachen regressiver Zustände, die vom Klienten beobachtet werden können. Gerade die umfassende Offenheit und Akzeptanz sowie die anteilnehmende Neugier machen den Weg zum Entdecken von Neuem und Unerwartetem frei.

Da das schon Bekannte offensichtlich nicht zu Veränderungen führen konnte, leben erfolgreiche therapeutische Prozesse in den psychodynamischen Therapien vom Entdecken von etwas Neuem, von dem am Beginn der Therapie, aber auch in jeder neuen Therapiestunde, weder der Klient noch der Therapeut wissen können. Beide müssen sich *gemeinsam* auf die Suche begeben, wobei das Wissen dafür, *wohin* diese Suche führt, im Klienten liegt, auch wenn es ihm noch nicht bewusst ist. Der Therapeut kann, was die Inhalte und die Richtung der Suche betrifft, *nicht* die Führung übernehmen. Er weiß nicht, worauf der Prozess hinauslaufen wird, welche Wege möglich, welche verschlossen sind. Er kennt das Territorium nicht. Er kann nicht ahnen, an welchen Stellen sich neue Entwicklungen anbahnen könnten. Er muss sich stattdessen Schritt für Schritt darauf einlassen, was sich enthüllt und welche immer wieder neuen Ausblicke sich auf die noch nicht bewussten Bereiche der Innenwelt des Klienten ergeben.

Vielen Therapeuten fällt es keineswegs leicht, sich auf eine Suche einzulassen, von der sie nicht wissen, wohin sie führt, und wo sie selbst die Antwort nicht wissen werden. Denn sie sind zumeist in einer Kultur aufgewachsen, in der erwartet wird, dass sie die Wege und die Antworten kennen. Es sind aber nicht nur die eigenen Erwartungen, sondern auch die der Klienten, die der gleichen Kultur entstammen. Auch sie wünschen und fordern oftmals vom Therapeuten, dass er weiß, wo die Lösung liegt und wie man sie erreicht. Auch das kann Druck erzeugen und den Selbstwert als Therapeuten in Frage stellen. So können um ein achtsames Vorgehen bemühte Therapeuten, besonders wenn sie damit noch unerfahren sind, immer wieder Momente entdecken, in denen sie zu ihrem Selbstschutz fast unbemerkt bestimmte Wege und Lösungen anstreben, um z. B. drohenden Gefühlen von Unwissenheit, Hilflosigkeit und Versagen auszuweichen.

Allerdings erzeugt es ebenfalls Stress, wenn sie versuchen, den Klienten auf Wege zu führen, die für diesen nicht gangbar sind. In der Hakomi-Methode wird sogar davon ausgegangen, dass auf diese Weise der sogenannte »Widerstand« erzeugt wird (► Kap. 4.8.4).

Die Anwendung von Achtsamkeit lehrt Demut und Bescheidenheit, sie serviert uns Lektionen über unsere Unwissenheit und Hilflosigkeit. Sie lädt ein, nicht zu wissen und nicht zu wollen und auf interessiert wohlwollende Weise dem Klienten auf *seinem* Weg zu folgen, den er erst entdeckt, indem er ihn geht (Miller 2010).

Das folgende Fallbeispiel soll aufzeigen, wie schwer es Therapeuten oft fällt, ihre Klienten auf diese Weise zu begleiten.

Fallbeispiel

Roland A. ist Gymnasiallehrer. Er leidet an Erektionsstörungen und vorzeitigem Samenerguss, was sein Selbstwertgefühl so sehr unterhöhlt, dass er beginnende Liebesbeziehungen immer wieder abbricht, bevor er von Scham überwältigt wird.
In einer Sitzung mit seiner Therapeutin spricht er über seine Einsamkeit:

Klient: … Ich hab' sie angerufen, aber sie war kühl und abweisend …

Therapeutin: … Das tut wohl sehr weh?

K: … Sie denkt wohl, dass ich sie nicht mag. …

T: Haben Sie denn mal versucht, ihr zu sagen, warum Sie sich nicht gemeldet haben?

K: Das habe ich mit Beate ja schon alles durchgemacht … das wird alles nur Krampf.

T: Da ist wohl ein bisschen Angst?

K: Na klar … Sie wissen doch, wie das war.

T: Nicht alle sind wie Beate.

K: Eine Erfahrung reicht mir.

Hier verirrt sich die Therapeutin aus der Sicht der Hakomi-Methode. Sie zeigt ihre Vorliebe für eine Aussprache und sucht in dieser Richtung nach einer Lösung. Sie versucht, Herrn A. in die entsprechende Richtung zu führen – und sie bekommt Widerstand.
Eine achtsame Untersuchung könnte stattdessen bei der Aussage von Herrn A. ansetzen: »Sie denkt wohl, dass ich sie nicht mag …«. Dann wäre es z. B. eine Möglichkeit, folgendermaßen auf ihn einzugehen:

K: … Sie denkt wohl, dass ich sie nicht mag. …

T: … Auch das tut weh … dass Ihre Liebe gar nicht gesehen wird.

Wenn die Therapeutin im Sinne einer achtsamkeitszentrierten Therapie fortfahren wollte, könnte sie ihr Interesse an seinem Gefühl zeigen und ihn einladen, den tiefen Schmerz genauer zu erkunden, ihm zu begegnen, anstatt zu versuchen, ihren Klienten von diesem Gefühl zu erlösen. Dies würde allerdings voraussetzen, auch sehr unangenehmen Empfindungen bereitwillig Interesse entgegenbringen zu können.

4.5.2 Führung durch Aufmerksamkeitssteuerung

In meditativen Übungen wird etwas deutlich, was den meisten Menschen im Alltag nicht auffällt: Der Anfänger bemerkt, dass seine Aufmerksamkeit automatisch gesteuert wird, denn zumeist gelingt es ihm nur ganz kurz, sich – seiner Absicht entsprechend – auf ein bestimmtes Objekt zu konzentrieren. Klassischerweise wird der Übende dazu eingeladen, einen Aspekt des Atems, z.B. dessen Strömen durch die Nase zu beobachten. Man könnte erwarten, dass es eine leichte Übung ist, einfach zu beobachten und einfach zu verweilen. Tatsächlich stellt sich zunächst ein ganz anderes Phänomen ein: Innerhalb von Sekunden folgt die Aufmerksamkeit entweder irgendwelchen Gedanken – z.B. der Angst vor kommenden Aufgaben oder Erinnerungen an Vorfälle vor der Übung oder Ereignissen in der Außenwelt, z.B. dem Ticken einer Uhr, Geräuschen von der Straße – oder assoziativen Gedankenketten. Das kann minutenlang so weitergehen, bis der Meditierende bemerkt, dass sich sein Geist – ohne dass er sich dessen bewusst war – in Gedanken verloren hatte. Auch der weitere Weg kann frustrieren, denn die Automatismen lassen sich nicht leicht zähmen. Wieder und wieder laufen Gedanken auf gewundenen Pfaden, die von unbestimmter Stelle gelenkt erscheinen, bis der Übende »aufwacht« und bemerkt, was passiert ist. Dieses **Aufwachen** ist der Einstieg zu dem, was der **Innere Beobachter** genannt wird. Nach beständigem Üben kann dieser Innere Beobachter immer ausdauernder der Intention des Beobachtens folgen und über längere Zeit auf die Atmung fokussiert bleiben. Die Zeit der Beobachtung dehnt sich aus: auf 20 Sekunden, eine halbe Minute und länger. Ein Abschweifen wird früher bemerkt und der ausgewählte Beobachtungsgegenstand leichter wieder in den Fokus gerückt.

Im psychotherapeutischen Prozess kann es für den Klienten und für den Therapeuten wichtig sein, die Natur solcher Gedankenketten zu begreifen. Denn typischerweise sind unsere Klienten genau wie ihre Therapeuten in hochautomatisierten mentalen Aktivitäten gefangen. Im Alltagsbewusstsein folgen wir Menschen jenen Gedankengängen, die von früher erlernten, gewohnheitsmäßigen Prozessen gelenkt werden und somit unserer bewussten Steuerung entzogen sind. Aus der Sicht der Achtsamkeit liegt darin ein Grund, dass wir von belastenden Wirklichkeiten gefangen und durch sich stets wiederholende Gedanken- und Erlebenskreise eingeengt werden können. All das, was erlernt, verinnerlicht und automatisiert wurde, versperrt dann allerdings nicht nur den leidenden Klienten, sondern auch den Therapeuten den Zugang zum Potenzial des Gegenwartsmoments.

Das zweite von uns beschriebene Wirkprinzip der Achtsamkeit, aber auch von vielen Psychotherapien, liegt in Veränderungen der Aufmerksamkeitssteuerung. Diese Veränderungen und Erweiterungen werden dadurch erreicht, dass sich die Aufmerksamkeitssteuerung des Klienten mit jener des Therapeuten koppelt. Diese Koppelung erschließt z.B. Zugänge zu neuen Feldern der Reflexion und zu unerwarteten Erfahrungen, die über die Automatismen des Klienten hinausführen. Ein Analytiker lenkt durch seine Deutungen die Aufmerksamkeit auf bisher unbewusstes Material. Ein Verhaltenstherapeut leitet seinen Klienten dazu an, sich entgegen seinen Automatismen bisher Vermiedenem zuzuwenden, was zu neuen

Lernerfahrungen führt. Das Erscheinen von neuen Elementen im Aufmerksamkeitsfeld des Klienten ermöglicht auf diese Weise, sie mit dem schon Vorhandenen zu verknüpfen und zu einem neuen und *größeren* Ganzen zu integrieren.

Therapeuten können grundsätzlich auf zwei Komponenten der Aufmerksamkeitssteuerung ihrer Klienten Einfluss nehmen:

1. auf die **Richtung** der Aufmerksamkeit, z. B. das Fokussieren auf bestimmte Objekte, Strukturelemente, Muster etc. (► Kap. 3.5.2);
2. auf die **Qualitäten** der Aufmerksamkeit, die z. B. passiv-rezeptiv, beobachtend, gegenwärtig, weich, fein und genau, global oder detailliert, analysierend oder nachdenkend sein kann (► Kap. 3.5.3).

Achtsamkeitsbasierte Verfahren nutzen allesamt den Wirkfaktor der Aufmerksamkeitssteuerung sowohl im Hinblick auf ihre Richtung als auch auf ihre Qualität.

Fallbeispiel

Achtzehnte Sitzung mit Elke A., einer 35-jährigen, geschiedenen und allein lebenden Grafikerin, die mit Klagen über viele, ihren Lebensraum einschränkende Hypersensitivitäten in die Therapie kommt.

Klientin: *(Spricht über ihren Kinderwunsch)* … Ich quäle mich auch mit der Angst, … dass ich das nur will, weil ich dann jemanden sicher habe, … dass ich es *[das Kind, Anm. der Autoren]* missbrauchen würde. …

Therapeut: *(Bemerkt, dass Frau A. die Lippen zusammenpresst, nachdem sie gesprochen hat, eine sich immer wiederholende Automatik; dann, in einem freundlich interessierten Ton)* … Wenn Sie an diese Angst denken, scheinen sich Ihre Lippen ganz fest zusammenzupressen. …

K: Wirklich?

(Therapeut ***nickt****)*

K: *(Pause)* Ja, das stimmt. … Und meine Augen werden schmaler. *(Wiederholt das Pressen und ein Herunterziehen der Augenbrauen ein paar Mal. Das macht sie aufgrund ihrer Erfahrungen mit Achtsamkeit aus den letzten Sitzungen in verlangsamter, achtsamer Form)* … Ja … so, … als ob ich einen Hass hätte … oder irgendwie sauer wäre. …

T: *(Verfolgt aufmerksam die Erkundungen der Klientin)* … Ja, sieht irgendwie sauer aus. …

(Klientin spielt weiter langsam und vorsichtig mit ihrer Mimik).

T: … Es scheint, als ob sich da gerade etwas zeigt?

K: … Ja, … es ist, als ob ich jetzt schon sauer auf das Kind wäre. … Irgendwie, als ob es mir doch nicht geben würde, was ich brauche. … *(Ist weiter mit ihrer Mimik beschäftigt).*

T: *(Spürt zu seiner eigenen Resonanz auf das »Sauer-Sein« hin)* … Irgendwie tief verletzt?

K: *(Entschlossen)* Ja! Verletzt! … Als ob ich jetzt schon wüsste … irgendwie, … wüsste, … ich kenn das … keiner berührt mich.

Im Weiteren untersuchen die beiden einen inneren Anteil, der sich nach Berührung – im wörtlichen und übertragenen Sinne – sehnt, aber auch davor zurückweicht. Dabei tauchen frühe Erfahrungen mit ihren Pflegeeltern auf.

Im Fallbeispiel wird die Beeinflussung beider Aspekte der Aufmerksamkeitssteuerung sichtbar:

1. Der Fokus der Aufmerksamkeit verlagert sich von einer Angst weg und hin auf eine

Verletzung. Dies gelingt dadurch, dass dem Therapeuten ein äußeres Zeichen auffällt, das auf eine tiefere Ebene hinweisen könnte: die zusammengepressten Lippen der Klientin. Er weiß aber noch nicht, was es bedeutet. Ein solcher nonverbaler Ansatzpunkt wird in der Hakomi-Methode als **»Indikator«** bezeichnet: ein äußerlich beobachtbares Zeichen, das – wenn man es weiter verfolgt – auf eine für die Person bedeutsame, prägende Erfahrung hinführt.

2. Die Qualität der Untersuchung ist in der 18. Sitzung bereits durch ein annehmendes Interesse der Klientin gekennzeichnet; sie ist neugierig darauf, was sie in sich finden wird. Sie steht sich selbst weder kritisch noch ablehnend oder frustriert gegenüber. Sie zeigt die im bisherigen Therapieverlauf eingeübte achtsame Haltung: Ein offener, forschender Geist will die Wirklichkeit erkunden. Der Wunsch, anders zu sein, der in den ersten Sitzungen oft im Mittelpunkt gestanden hatte, ist in den Hintergrund gerückt.

Der Fokus der Aufmerksamkeit, wie er vom Therapeuten beeinflusst wird, hängt von ihm als Person und von der Therapiemethode ab, die er erlernt hat. Er kann sich auf neue Objekte der Reflexion richten, auf Elemente der Interaktionsstruktur, Muster, Metaebenen, Erinnerungen, Affekte etc. Für achtsamkeitszentrierte Therapeuten steht oft das Wahrnehmen von Körperempfindungen und von Gefühlen im Mittelpunkt, die grundsätzlich über den Körper ins Bewusstsein treten (Damasio 2000, 2004). Sie achten aber auch auf Bewegungen, Gestik, Stimme und die Körperhaltung ihres Klienten, insbesondere auf sich wiederholende Strukturen in Handlungen und Ausdruck, im Prinzip auf alles, was Hinweise auf dessen automatisierte Selbstorganisation enthält.

Der Therapeut lässt sich so von all dem führen, worin er den Ausdruck von Persönlichkeitsanteilen seines Klienten vermutet. In seiner achtsamen Präsenz schenkt der Therapeut seine Aufmerksamkeit weniger den Worten, als jenen Verhaltenselementen seines Klienten, in denen sich wesentliche Persönlichkeitszüge äußern. In der Hakomi-Methode wird das so ausgedrückt, dass die Aufmerksamkeit weniger den *Geschichten* des Klienten gelte, sondern dem *Geschichtenerzähler* selbst.

Auch im obigen Beispiel folgt der Therapeut weniger dem, was die Klientin sagt, als den nonverbalen Zeichen, die auf ihr Erleben hinweisen. Er spricht sie auch nicht auf ihre Aussagen über den Kinderwunsch an, sondern auf ihre Mimik, nämlich auf das, was ihre Lippen tun. Der Therapeut hört ihre Worte und nimmt sie ernst, er stellt jedoch die sich in jedem Augenblick selbst organisierende Person in den Mittelpunkt seiner Aufmerksamkeit. Der achtsame Therapeut versucht, mit all seinen Sinnen das »So-Sein« seines Klienten zu erfassen. Er bleibt primär mit dem Klienten als Person in Kontakt und sekundär mit dessen Aussagen.

Nachdem dem Klienten speziell am Anfang einer Therapie oder einer Therapiesitzung vermittelt wurde, dass auch das Verbale verstanden wird, stellt sich dem Therapeuten im weiteren Verlauf die Aufgabe, aus einer Vielzahl von nonverbalen Hinweisen des Klienten jene auszuwählen, die als Indikatoren (► Kap. 4.6.6) auf etwas hinweisen könnten, das ihn prägt und formt. Dabei kann es durchaus hilfreich sein, wenn sich der Therapeut mit existenziellen **Lebensthemen** der Entwicklungspsychologie auseinandergesetzt, und sich ein Wissen darüber angeeignet hat, *wie* sie sich zeigen können. Zu diesem Verständnis können die unterschiedlichsten Persönlichkeits- und Entwicklungstheorien beitragen. In der Geschichte der Körperpsychotherapie wurde eine »Charakterkunde« entwickelt (Marlock u. Weiss 2006; Weiss 2006), die auch Hakomi-Therapeuten Orientierung gibt.

Ein Therapeut im Zustand der Achtsamkeit denkt aber *nicht* analysierend nach. Er kann zwar über einen reichen Wissenshintergrund verfügen, nutzt ihn aber nicht durch Nachdenken. Er bleibt stattdessen am gegenwärtigen Erleben des Klienten angeschlossen, indem er es mit allen Sinnen erfasst. Dabei tauchen im Therapeuten aufgrund seiner erworbenen Kenntnisse nebenher und ohne nachzudenken **Einsichten** in Zusammenhänge auf, die das Verstehen des Klienten erleichtern, Hypothesen nahelegen und zur Auswahl der nächsten Erkundungsschritte beitragen können.

Wissen zu erlangen ist in diesem Sinne ein nie abzuschließender Prozess. Erkennen bedeutet keineswegs, Fakten festzuschreiben, sondern vielmehr sich an etwas anzunähern, um es immer umfassender und genauer zu erkunden und neu zu begreifen. Achtsam zu sein bedeutet in diesem Sinne auch, nie etwas wirklich zu wissen, sondern immer wieder am Anfang zu stehen und weiter neugierig darauf zu sein, was sich als Nächstes enthüllen wird. Der Geist der Achtsamkeit öffnet sich gegenüber der unendlichen Komplexität der Wirklichkeit und bleibt für sie offen. Ein »Wissen« im herkömmlichen Sinne kann es allenfalls erleichtern, zu bestimmten Vermutungen zu gelangen, kann wirkliches Verstehen aber auch verhindern. Dies gilt vor allem für das Wissen des Therapeuten, in seinen Grundsätzen aber auch für die Klienten.

Man kann eine achtsam arbeitende Klient-Therapeut-Dyade als ein sich co-regulierendes Tandem beschreiben, in dem *beide* zu einer fortschreitenden Erkundung beitragen: der Therapeut, indem er ganz präsent auf das gegenwärtige Erleben seines Klienten gerichtet ist und den Prozess auf eine Weise steuert, dass es beobachtet und erforscht werden kann; der Klient, indem er das in der Aufmerksamkeit auftauchende Material genau erfährt und davon berichtet. Der Therapeut hilft auch dabei, dass Elemente angesteuert werden, die normalerweise nicht im Bewusstsein auftauchen, aber wichtig zu sein scheinen. Der Klient steuert seinerseits, indem er auftauchende Inhalte bemerkt, untersucht und sich von ihnen zum formenden Kern führen lässt. Beide erhalten, so gut sie können, den achtsamen Geist, der interessiert, annehmend und wach bleibt.

4.5.3 Fokus Selbstorganisation

Es sollte deutlich geworden sein, dass sich ein achtsamkeitszentriertes Vorgehen nicht für direkte Problemlösungen eignet. All das, was der Klient als »Problem« definiert, wird aus systemischer Sicht in seinem Gesamtzusammenhang gesehen und auf einen möglichen tieferen Sinn hin untersucht. Es wird im Kontext des »Bodens« verstanden, auf dem es entstanden ist und sich aufrechterhält. So nehmen achtsamkeitszentrierte Therapeuten das Anliegen des Klienten sein Symptom betreffend zwar ernst und wenden sich dem präsentierten Problem untersuchend zu, sie setzen aber auf einer basalen Ebene der Selbstorganisation an. Sie stellen sich unausgesprochen die Fragen: Was ist das für ein Mensch, wie ist er als Ganzes organisiert? Wieso hat er gerade dieses Problem? Welche Elemente bewegen ihn und welche Rolle spielen die Symptome im größeren Gesamtbild?

Doch während ein achtsamkeitszentriert arbeitender Therapeut die Gesamtpersönlichkeit seines Klienten in den Fokus nimmt und beobachtet, wie sie sich von Moment zu Moment neu erschafft und organisiert, sind die Klienten, wenn sie in Therapie kommen, in der Regel mit ihren Problemen beschäftigt, die sie mit sich selbst oder ihrer Umwelt haben. Ihre Aufmerksamkeit gilt Vorkommnissen und Erlebnissen aus der Vergangenheit oder Erwartungen, die ihre Zukunft betreffen. Sie erzählen Geschichten und suchen nach Zusammenhängen, Gründen und Erklärungen. Sie denken über die Vergangenheit nach und reflektieren das Erlebte. Allerdings besteht auch die Reflexion meist aus automatisierten Denkprozessen und erfolgt damit auf eingefahrenen Wegen. Im Gegensatz dazu nutzt die Achtsamkeit den Beobachter und seine Beobachtungen des Gegenwärtigen. Und das könnte z. B. auch die Reflexion selbst sein, die Art und Weise, *wie* sie erfolgt.

Um sich dem genauen Beobachten innerer Abläufe zuwenden zu können, muss der Therapeut zunächst selbst der Versuchung widerstehen, sich von Geschichten, Theorien und Begründungen faszinieren und ablenken zu lassen. Darüber hinaus hat er die Aufgabe, den Klienten vom Erzählen seiner Geschichten, vom Nachdenken und Erläutern und von der Suche nach Erklärungen zum beobachtenden Studium der eigenen Person zu führen und zu verhindern, dass sich dieser im identifizierten Erleben verliert.

Diese »Umschaltung« in einen Modus des achtsamen Erkundens gelingt am leichtesten und elegantesten durch die Kultivierung einer spezifischen Art des Dialogs. Dieser folgt dem Klienten, indem er seine wichtigen Themen und Erfahrungen aufgreift, zugleich führt er aber langsam und beständig in Richtung Selbstbeobachtung. Die Art der Gesprächsführung und das experimentelle Vorgehen in der Hakomi-Methode sind genau darauf ausgerichtet. Beides wird in der Folge beschrieben. Zunächst aber ein Beispiel, wie eine Therapeutin versucht, diesen Weg zu beschreiten.

Fallbeispiel

Die 28-jährige Klientin hat einen Hochschulabschluss, arbeitet aber derzeit als Kellnerin. Sie leidet unter kreisrundem Haarausfall, der ihre soziale Unsicherheit und ihre Selbstzweifel so verstärkt, dass sie es mit Psychotherapie versucht. In einer der ersten Sitzungen schildert sie einen Besuch bei ihren Eltern:

Klientin: … Das war durchaus nicht subtil. Er *[ihr Vater]* sucht immer nach dem Schwachpunkt, seine Fragen gehen direkt darauf los. Immer nur auf der Suche nach dem, was verkehrt an mir ist.

Therapeutin: *(Auf die Heftigkeit in der Stimme bezugnehmend, mit empathischer Betonung)* Das macht Sie ganz schön sauer?

K: Ja, und sie *[die Mutter]* sitzt dann da wie die Madonna persönlich, lächelt und sagt gar nichts.

T: Das macht Sie fertig, wie Sie im Stich gelassen werden?

K: Sie ist so feige!

T: Da platzt Ihnen fast der Kragen?

K: Das kann man wohl sagen!

T: Wäre es für Sie interessant, diese geladenen Gefühle mal genauer zu untersuchen?

K: Na ja, geladen sind sie schon. Aber wozu darin noch rumgraben?

T: Mal schauen, was da drinnen eigentlich ganz genau getroffen wird?

K: Das liegt sicherlich daran, wie ich schon immer im Stich gelassen wurde.

Die Therapeutin ist in dieser Sequenz zunächst bemüht, der Klientin zu folgen und zu verstehen. Dabei bezieht sie sich auf deren gegenwärtiges Erleben. Dann versucht sie, Führung zu übernehmen. Sie will einen Beobachtungsmodus einführen und die Klientin dazu einzuladen, Interesse an sich selbst zu entwickeln. Dies löst einen leichten Widerstand aus, dann folgt eine Erklärung, die eine weiter vertiefende Untersuchung unnötig zu machen scheint. Die Therapeutin nimmt den Faden des Verstehens wieder auf:

T: Ein Leben voll schlimmer Verlassenheit.

K: *(Schaut nach unten, erscheint resigniert)* Ja.

T: *(Nach einer Pause)* Jetzt gibt etwas in Ihnen auf?

K: *(Weiter resigniert)* Was soll ich denn tun?

T: *(Auf die Körperhaltung bezogen)* Sie sinken richtig in sich zusammen und wissen nicht weiter?

K: Ja.

T: Wäre es okay, uns auf diesen Zustand einzulassen und ihn genauer zu kosten?

K: Ich kenn' ihn gut, aber ich will ihn nicht.

T: Fühlt sich furchtbar an?

K: Grau und leer.

T: Ich bin gerne bereit, Sie in diese Welt zu begleiten und zu schauen, wie es dort ist.

K: Es ist wie eine farblose, öde Welt. Da käme nur Schmerz.

T: Schmerz in Ihnen?

K: Ja, ein Schmerz, der mich irgendwie zerschneidet.

In dieser Phase führt die Therapeutin ihre Klientin behutsam in Richtung einer tieferen Selbsterforschung. Sie folgt dem sich laufend entfaltenden Erleben der Klientin; zugleich sorgen ihre Interventionen dafür, dass die Klientin mit der Zeit ihrem eigenen Erleben gegenüber eine Haltung des Beobachtens entwickelt.

4.5.4 Achtsames Beobachten und die identifizierte Reaktion

Ein weiterer zentraler Bereich therapeutischen Führens bezieht sich auf den von uns beschriebenen **dritten Wirkfaktor** der achtsamkeitszentrierten Psychotherapie: die **Disidentifikation**. Disidentifikation beschreibt jenen für die Achtsamkeit charakteristischen Wechsel der Perspektive, der sich durch das Einnehmen der Beobachterposition ergibt, und dessen Folgen: die Befreiung aus der Gefangenschaft der Identifikation mit limitierenden und Leid bringenden Zuständen.

Die »alltägliche Trance« (Wolinsky 1993) ist wesentlich dadurch charakterisiert, dass Menschen mit den Zuständen, in denen sie sich befinden, identifiziert sind. Wenn diese Zustände als besonders hartnäckig und quälend erlebt werden, können sie dazu motivieren, eine Psychotherapie aufzusuchen. Die Person erlebt sich dann als Mittelpunkt einer Welt, aus der es kein Entrinnen zu geben scheint. Ihr Fühlen und Denken, ihr Blick auf ihre Umwelt und sich selbst und auch die körperliche Aktivierung ist eingeengt und festgefahren.

Der disidentifizierte Blick aus der achtsamen Beobachterperspektive ergibt ein ganz anderes Bild: Von dort aus gesehen befindet sich eine Person lediglich im »Glauben« an ihre Wirklichkeit. Diese ist über die Jahre gewachsen und ist im Sinne des Erlebens erst langsam zur Realität geworden. Sie ähnelt eher einem Traum, aus dem man erwachen kann. Alle Therapieformen, die mit Achtsamkeit arbeiten, verlassen sich daher auf die entstehende Kraft, die eine höhere Perspektive einnehmen kann und nicht mehr mit irgendwelchen Erlebensformen verschmolzen ist.

Dem Therapeuten stellt sich die Aufgabe, den Klienten zu diesem Perspektivenwechsel einzuladen, somit eine Beobachterposition anzuregen und zu erhalten, denn das geschieht keineswegs von alleine. Das Alltagsbewusstsein dient der schnellen und ressourcensparenden Verarbeitung von Informationen zum möglichst anstrengungslosen Reagieren auf die Anforderungen des täglichen Lebens. Zu diesem Zweck schleifen sich die Reaktionen mit der Zeit als Automatismen ein. Deren achtsame Erkundung eröffnet die Option, das automatische Handeln zu unterbrechen, nachdem Prozesse verlangsamt wurden und das Beobachten der Reaktionsbereitschaften an die Stelle der Reaktion tritt.

Unter **Reaktion** versteht man in der Hakomi-Methode eine automatisch ablaufende Handlung, bei der nur das Endresultat sichtbar wird. Die einzelnen in Sekundenbruchteilen ablaufenden Schritte, die zu dieser Handlung führen, bleiben dabei unbeobachtet im Dunkeln. Im obigen Fallbeispiel reagierte die Klientin auf die Bemerkung ihrer Therapeutin »Jetzt gibt etwas in Ihnen auf?« mit der Frage: »Was soll ich denn tun?« Bei genauerem Beobachten hätte die Klientin vielleicht bemerkt, dass die Aussage der Therapeutin ihre Gefühle von Ohnmacht auf unangenehme Weise intensivierte und etwas in ihr darum rang, diese nicht zu spüren. Sie hätte vielleicht bemerkt, wie Gefühle auftauchen und blitzschnell durch Schutzmechanismen reguliert werden und hätte damit eine Einsicht in ihre automatisierte Selbstregulation gewonnen. Denn das achtsame Erforschen zielt genau darauf ab, die Selbstorganisation zu erforschen, anstatt sie in alltäglicher Manier einfach nur automatisch und unbewusst ablaufen zu lassen.

Der Bewusstseinsforscher Benjamin Libet löste durch seine Arbeit (1985) eine höchst kontroverse und immer noch anhaltende Debatte zur Frage der Willensfreiheit des Menschen aus. Er fand, dass sich eine bestimmte Handbewegung in einer Nervenzellaktivität im Gehirn ankündigte, noch bevor sich der Betroffene bewusst zu dieser Handlung entschieden hatte. Diese schnellen Prozesse, die zu Reaktionen im oben beschriebenen Sinne führen, sind fantastisch komplex und im Alltag nur zu sehr geringen Anteilen bewusst. Das Resultat dieser Prozesse, unser Verhalten, wird wesentlich durch implizites Wissen gesteuert und ist unserem Bewusstsein größtenteils unzugänglich. Libet war über lange Zeit davon überzeugt, dass alle Handlungen schon vorbereitet und entschieden sind, bevor wir uns dessen bewusst werden. Im Laufe seines Forscherlebens kam er aber zur Einsicht, dass es doch etwas gebe, das sich nicht voraussagen ließe: nämlich die Entscheidung, etwas *nicht* zu tun oder *nicht* zu sagen (Libet 2005).

In ihrem Kern nutzt die Achtsamkeit genau diesen von Libet erkannten Handlungsspielraum. Die Klientin aus dem obigen Beispiel wurde eingeladen, das Endergebnis ihrer inneren Prozesse nicht einfach als Handlung ablaufen zu lassen, sondern die vorbereitenden inneren Abläufe zu beobachten. Die Praxis der Achtsamkeit schult diese besondere Fähigkeit: still zu sitzen und innere Ereignisse einfach wahrzunehmen, ohne unmittelbar reagieren zu müssen (Nicht-Reaktivität; ► Kap. 3.8.4). Nach einiger Übung würde die Klientin nicht nur sagen: »Was soll ich denn tun?« Sie könnte sich während der Beobachtung ihrer Innenwelt verlangsamen und die einzelnen Schritte der inneren Prozesse bemerken, die zu diesen Worten führten. Sie könnte vielleicht sogar den Automatismus trotzdem einmal ablaufen lassen und die Worte aussprechen; aber sie würde auch dabei beobachten, was in ihrem Inneren genau passiert. Auf diese Weise wäre sie nicht mehr eins mit der zunächst unvermeidbar erscheinenden Reaktion, sie wäre vielmehr neugierig darauf, wie es zu diesem Resultat kommt. Davon könnte sie dann im Zustand der Achtsamkeit ihrer Therapeutin berichten. Die Abläufe würden im Laufe der Zeit für eine interessierte Untersuchung immer zugänglicher, bis irgendwann bisher unbekannte, neue Möglichkeiten auftauchen, z. B. Hoffnungen und Sehnsüchten zu folgen, Risiken in Kauf zu nehmen und dadurch neue Erfahrungen zu machen.

Den *Impuls* zu einer Reaktion, zu einer automatisiert vorbereiteten Handlung (Gefühle, Gedanken, Worte etc.), kann man allerdings nicht unterdrücken, er wird sogar eingeladen, um ihn studieren zu können. Auch die Reaktion selbst kann man, wie beschrieben, langsam ablaufen lassen, um sie zu untersuchen. Allerdings erscheint es nicht sinnvoll, solche Reaktionen *ohne* den Inneren Beobachter in der Therapie oftmals wiederholt ablaufen zu lassen. Die Automatismen würden sich nur immer tiefer einschleifen, der Klient wäre ihnen damit immer mehr unterworfen.

»Das Gewinnen von Einsicht zählt – neben der Internalisierung einer positiven Beziehungserfahrung – zu den spezifischen Wirkfaktoren psychodynamischer Therapien« (Wöller u. Kruse 2010, S. 175). Damit Einsichten nicht nur »intellektualisierende Pseudo-Einsichten« bleiben (ebd.), müssen sie neben ihrer kognitiven auch eine emotionale Dimension einschließen. Solche Einsichten in bis dahin nicht bewusste

Zusammenhänge sind nur der Beginn dessen, was in der psychodynamischen Therapie als **Durcharbeiten** bezeichnet wird. Erst dieser weitere Schritt führt zu einer Verankerung der Einsicht im impliziten Gedächtnis.

Der Wert von Einsichten, die man durch reflektierendes Nachdenken gewinnt, ist somit beschränkt. Denn auch unsere Reflexionsprozesse unterliegen den Automatismen der Selbstorganisation, auch sie sind das Ergebnis von Anpassungsmechanismen, die wir zur Verarbeitung unseres Erlebens erworben haben. Solche einschränkenden Automatismen waren der entscheidende Grund dafür, warum z. B. Milton Erickson darum bemüht war, neue innere Erfahrungen nicht im Alltagsbewusstsein zu vermitteln, sondern in Trance (Haley 1996). Mithilfe einer posthypnotischen Amnesie versuchte er sogar, die in der Trance erfolgten Einsichten und Lernprozesse vor einem analysierenden Nachgrübeln zu schützen.

Auch haben sich »*Top-down-Prozesse*«, das Einwirken von höheren, mentalen und von Bedeutungen geleiteten Funktionen auf grundlegendere Vorgänge, die sich im Körper und in den Gefühlen ausdrücken (Fisher u. Ogden 2009), als begrenzt wirksam erwiesen. Gerhard Roth (2003) z. B. bezweifelt in geradezu hoffnungsloser Weise die Einflussmöglichkeiten des expliziten (*top*) auf das implizite (*down*) Gedächtnis.

Das hängt sicherlich auch damit zusammen, dass das reflektierende Denken nur sehr begrenzt Zugang zu all jenen Informationen finden kann, die über das **implizite Lernen** in die Gesamtorganisation eines Menschen integriert wurden. Damit sind nicht nur jene Erfahrungen gemeint, die man als Kind während seiner ersten zwei bis zweieinhalb Lebensjahre gemacht hat – und damit in der Zeit, für die die sogenannte **»infantile Amnesie«** besteht –, sondern die unzähligen lebenslangen Lernprozesse, von denen man inzwischen weiß, dass sie implizit ablaufen.

Menschen sind aber sehr wohl dazu fähig, die *Auswirkungen* von früheren und frühesten Lernerfahrungen auf ihre Selbstorganisation zu beobachten und zu untersuchen. Dabei sind sie keineswegs nur auf das Bilden von Hypothesen angewiesen. Um z. B. zu prüfen, ob es eine bestimmte Situation war, die zu Schuldgefühlen geführt hat, kann man mit der Unterstützung eines Therapeuten erforschen, welche Reaktionen ein bestimmtes Bild, ein Wort oder die Erinnerung an eine Szene hervorruft: wie sich vielleicht bestimmte Muskeln zusammenziehen, ein elendes Gefühl im Bauch entsteht, wie man beginnt, eine Verteidigungsrede zu formulieren, oder wie man einen Impuls bemerkt, sich wegzudrehen. Solche Beobachtungen kann man beliebig verfeinern und differenzieren. Je länger man bei ihnen verweilt, desto mehr Verbindungen und Vertiefungen tauchen auf. Stern (2005) spricht in Bezug auf das gegenwärtige Erleben von einer »*ganzen Welt in einem Sandkorn*« und führt aus: »*Je länger der Therapeut am Gegenwartsmoment festhalten kann und ihn erforscht, umso mehr Pfade, die in die unterschiedlichsten Richtungen führen, werden sich auftun*« (S. 147).

Auf dem Wege der achtsamen Beobachtung wird man immer sicherer, dass man etwas »Wahres« entdeckt. **Wahrheit** bezieht sich dann darauf, wie sich ein Mensch in jedem Augenblick tatsächlich um ein bestimmtes Thema oder rund um wiederkehrende Auslöser organisiert. Aus der Position des Beobachters studiert man – fast wie in einem wissenschaftlichen Forschungsprojekt – die bemerkten Fakten. Zugleich durchlebt die Person auf einer anderen Ebene intensive, oft schmerzhafte oder erhebende Erfahrungen, die wiederum zum Gegenstand der Beobachtung werden. Dabei ist der Klient mit der Zeit immer weniger mit den Anteilen identifiziert, die all das im gegenwärtigen Moment wieder erleben. Er findet sich stattdessen immer verlässlicher und stabiler in der Position eines ruhigen und akzeptierenden Beobachters wieder, der den Fluss der Erfahrungen von einer höheren Warte aus beobachtet.

Dafür ist es zunächst wichtig, dass ein Therapeut überhaupt bemerkt, dass sein Klient mit seinem Erleben identifiziert ist. Da diese Form des Seins in unserer Kultur wie selbstverständlich und normal erscheint, wird sie häufig nicht als **Identifizierung** erkannt.

Hier ein Beispiel aus einer Therapie, in dem der Therapeut diese Situation anfänglich nicht bemerkt. Er bietet ein verbales Experiment, eine »Sonde« (► Kap. 4.8.3) an und hat vor, es weiter auszuwerten.

Fallbeispiel

Therapeut: *(Spricht langsam)* Dann schauen Sie doch einmal, was in Ihnen vorgeht, wenn ein Mensch zu Ihnen sagt: *(Pause)* Es ist okay, zu vertrauen.

Klient: *(Lacht leicht auf)* Ja, ja, schön wär's. … Das hab ich schon oft genug gehört.

T: Sie glauben das nicht?

K: Also wirklich … das ist nun wirklich ein Heile-Welt-Wunsch.

T: Passt überhaupt nicht in Ihre Erfahrungen?

Man kann sich vorstellen, dass es hier nicht entscheidend weitergeht, denn der Klient bestätigt lediglich seine schon vorbestehende Sichtweise. Die Begleitung des Therapeuten ist zwar auch während der nächsten Interaktionen verstehend und zugewandt, aber es wird deutlich, dass der Klient mit seinem schmerzhaften Erleben der Welt identifiziert bleibt. Eine Diskussion über die Natur des Menschen könnte vielleicht folgen, denn dieser Weg wäre dem Klienten vertraut.

In dieser Phase ist kein Innerer Beobachter aktiviert, der die inneren Reaktionen des Klienten bemerken und schildern könnte. Es findet sich keine Neugierde, kein Forschen und Studieren. Hätte der Klient schon ein Stück einer achtsamen Haltung verinnerlicht, hätte er von den inneren Vorgängen berichten können, die der Formulierung einer festgefahrenen Weltsicht vorangingen: ein Schreck vielleicht, eine Angst, ein Zusammenziehen, Erinnerungen – das heißt alle inneren Phänomene und Abläufe, die zu seiner eher zynischen Aussage führten. Aber was waren die Verletzungen, die Erfahrungen, die vielen Selbstregulationsmechanismen, die diese Weltsicht kreierten? Was läuft ab, wenn sie im Hintergrund aktiviert werden? Welche Mechanismen organisieren in Windeseile seine Reaktion? Diesen Fragen könnte aus der Sicht einer achtsamkeitszentrierten Therapie in einem gründlichen Studium nachgegangen werden. Der Beobachter hätte vieles zu entdecken, das im Bewusstsein des Klienten noch nie aufgetaucht ist. Und diese Entdeckungen könnten den Weg für weitere Heilungsschritte bereiten. Die identifizierte Reaktion, die sich zuerst zeigte, und die meint, die Wirklichkeit zu kennen, verschließt zunächst den Raum für eine solche Erforschung.

Falls ein achtsames Vorgehen schon möglich ist, könnte der Therapeut seinen Klienten vielleicht in Richtung einer Erforschung einladen, etwa so: »Ich bin interessiert, mehr darüber herauszufinden, wie Sie zu diesem Ergebnis kommen. Wäre es okay, den Satz noch einmal zu hören und zu studieren, was in Ihnen abläuft, wenn Sie ihn hören und bevor sich das Ergebnis einstellt?«

Dann wäre eventuell eine Intervention in Form einer **Sonde** sinnvoll und der Klient zu motivieren, langsamer und neugieriger zu werden, genau zu studieren und zu bemerken, was der Satz in ihm auslöst. Er könnte gemeinsam mit dem Therapeuten untersuchen, wie er mit seinen Enttäuschungen umgeht, was sich in Bezug auf sie innerlich automatisch organisiert, welche bisher nicht wirklich verarbeiteten oder nicht bewussten Erfahrungen unwillkürliche Sicherheitsmechanismen kreieren sowie welche Grunderfahrungen sich dahinter verbergen. Diesen Erfahrungen könnte man dann mit mehr Anteilnahme und größerem Wissen begegnen, als es früher möglich war.

Hakomi-Therapeuten haben gelernt, ständig den **Bewusstseinszustand** des Klienten im Auge zu behalten. Dessen Achtsamkeit ist die Voraussetzung dafür, gemeinsam detailliert untersuchen zu können, was in seinem Inneren abläuft. So hat der Therapeut laufend im Auge, ob der Innere Beobachter aktiviert ist oder der Klient aus einem identifizierten und automatisierten Alltagsbewusstsein heraus reagiert. Er hat dann immer mehrere Möglichkeiten, die Kapazitäten der Achtsamkeit zu fördern, indem er genau konzipierte Formen der Kommunikation einsetzt, einfache Erläuterungen gibt oder auch außerhalb der Therapie zum Üben anregt.

4.5.5 Das Zusammenspiel von Folgen und Führen

Die Begründer des Neurolinguistischen Programmierens (Bandler u. Grinder 2010) beobachteten außergewöhnlich effektive Therapeuten, um herauszufinden, wie diese einen guten *Rapport*, d.h. eine tragfähige Verbindung zu ihren Klienten, herstellten. Sie beobachteten Prozesse des Folgens und Führens, für die sie die Begriffe *Pacing* (Schritt halten, sich nonverbal und/oder verbal einstimmen, abholen) und *Leading* (führen) einführten. In der Hakomi-Methode sind es die Kommunikationsformen des *Tracking* und *Contacting*, die dem Ziel dienen, dem Klienten auch auf der bewussten Ebene verbal zu vermitteln, dass der Therapeut ihm folgt, ihn wahrnimmt, ihn in seine Welt begleitet und versteht.

Dabei übernimmt der Therapeut ganz klar die Führung des Prozesses, er hat die Verantwortung dafür, *wie* der gemeinsame Weg beschritten wird. Der Klient bestimmt dagegen, *wohin* der Weg führt und worum es in dem Prozess *inhaltlich* geht. Die **Kompetenz des Therapeuten** liegt somit in der Förderung der Achtsamkeit, in der Gestaltung des therapeutischen Prozesses, beim Heranführen an prägende Erfahrungen, beim Umgang mit Blockaden, beim Erforschen bestimmter Persönlichkeitsanteile und beim Anbieten verändernder Erfahrungen.

Die implizite **Kompetenz des Klienten** ergibt sich aus seinem oft noch nicht bewussten »Wissen« darüber, *worum* es im Kern geht, welche Themen von Bedeutung und welche irrelevant sind, in welcher Reihenfolge sie bearbeitet sowie welche Erfahrungen nachgeholt werden müssen. Was den Inhalt der Sitzungen betrifft, folgt der Therapeut seinem Klienten, denn er kennt dessen innere Welt nicht.

Das **Primat des Folgens** bildet die Basis der therapeutischen Beziehung. Es lässt dann dem Prozess den größtmöglichen neugierigen Freiheitsspielraum, wenn der Therapeut seinem Klienten jederzeit und überall hin folgen kann und in der Lage ist, seine Initiativen zu jeder Zeit abzubrechen und alle Vorlieben aufzugeben, um darauf zu schauen, was sich tatsächlich entwickeln will. Die Haltung der Achtsamkeit erfordert vom Therapeuten eine große innere Freiheit, damit er seinem Klienten auf jeder Biegung des Weges folgen und ihn begleiten kann. Er *muss* dann nicht Führung übernehmen, sondern er *kann*.

4.6 Kultivierung der Achtsamkeit

Achtsamkeitszentrierte therapeutische Dialoge unterscheiden sich grundsätzlich von einer alltäglichen Konversation. Da neue Klienten das zumeist nicht wissen, folgen sie ihren Gewohnheiten auch im Kontakt mit dem Therapeuten und nutzen ihre bisher mehr oder weniger erfolgreich angewendeten Fähigkeiten. Die Kunst des Therapeuten besteht nun darin, seinen Klienten von Anfang an auf diese andere Art der Kommunikation vorzubereiten und ihn mit deren Qualitäten vertraut zu machen.

Dazu gehören Merkmale wie die verlangsamte Geschwindigkeit des Sprechens, die Bewusstheit über die Wahl des jeweiligen Fokus der Aufmerksamkeit und über die Tendenzen, zu bewerten. Um den Klienten an diese Qualitäten heranzuführen, muss der Therapeut ihn zunächst genau dort abholen, wo er sich mit seinem Bewusstsein und seinen Fertigkeiten befindet. Das bedeutet, dass sich der Therapeut im Sinne des Folgens zunächst anpassen und auf die Welt und den Stil seines Klienten einstimmen muss. Von dort aus entwickeln sich dann während des gesamten Therapieverlaufs die tragenden Elemente der achtsamkeitszentrierten Therapie.

Da Menschen in einem sehr unterschiedlichen Ausmaß über die Fähigkeit verfügen, achtsam zu sein, gilt es all das, was der Klient diesbezüglich schon mitbringt, zu erkennen und zu fördern. Ein mit Achtsamkeit arbeitender Therapeut beachtet daher nicht nur die Inhalte des Erlebens des Klienten, sondern insbesondere auch dessen Möglichkeiten, sich selbst auf achtsame Weise zu beobachten. Ein Teil seiner Aufmerksamkeit richtet sich auch aus diesem Grund laufend auf den Bewusstseinszustand des Klienten, indem er darauf schaut, wie dieser über sich spricht, wie genau er sein Erleben beschreiben kann, wie weit er mit diesem Erleben identifiziert ist, oder ob schon spontan Momente auftauchen, in denen er sich seiner Innenwelt zuwendet.

Es geschieht normalerweise nicht von alleine, dass der Klient aus dem Alltagsbewusstsein aussteigt, aus seinem schnellen Reagieren, aus dem assoziativen Denken, dem Verlass auf Automatismen etc., und stattdessen in eine Beobachterposition wechselt und darin verweilt. Es ist daher die Aufgabe der Therapeuten, sich in seinen Interventionen von der Absicht leiten zu lassen, die Fähigkeit des Klienten zur Achtsamkeit langsam aufzubauen und zu vertiefen.

Weiter unten werden drei zentrale Elemente eines achtsamkeitszentrierten therapeutischen Interaktionsstils genauer erläutert. Die ersten beiden sind *Tracking* und *Contacting*. Sie sollen achtsamen Zuständen den Boden bereiten und anschließend die Arbeit in Achtsamkeit erleichtern. Auch die Technik des *Accessing* und die vielen Formen experimentellen Vorgehens (► Kap. 4.8.2) sind im Zuschnitt auf die Achtsamkeit entstanden und tragen dazu bei, dass sie über den ganzen Therapieprozess hinweg kultiviert und genutzt werden kann.

4.6.1 Der lange und der kurze Weg

Es gibt viele Wege, um Achtsamkeit in die Therapie einzuführen. Manche Klienten bringen schon Vorerfahrungen in der Arbeit mit Achtsamkeit mit, anderen ist es am Beginn der Therapie kaum möglich, sich selbst wahrzunehmen und den eigenen Körper zu spüren. So kann es unter Umständen lange Zeit brauchen, bis die ersten kleinen Elemente der Achtsamkeit für den therapeutischen Prozess nutzbar werden. Auf diesem manchmal langen Weg kann es zunächst wichtig sein, Ressourcen aufzubauen, das Vertrauen in die therapeutische Beziehung zu stärken und darauf zu achten, dass sich der Klient wirklich verstanden fühlt. Wenn sich keine wesentlichen Hindernisse mehr in den Weg stellen, ist es ein in den therapeutischen Prozess integrierter Übungsweg, auf dem der Klient lernen kann, seinen Körper und seine Gefühle genauer wahrzunehmen und Worte dafür zu finden.

Um zu lernen, von einer Außenperspektive auf die eigene Innenwelt zu blicken, haben sich unter anderem auch **Externalisierungstechniken** bewährt, wie sie etwa in der Sandspiel-Therapie (Kalff 2000) oder in Form des Familienbretts (Ludewig u. Wilken 2000) zum Einsatz kommen.

Bei der Einladung zur Achtsamkeit können auch grundsätzliche Hindernisse auftauchen. Die häufigsten Schwierigkeiten ergeben sich bei schwer traumatisierten Menschen, die von massiv belastenden Bildern und Körperempfindungen überschwemmt werden, sobald sie ihre Aufmerksamkeit nach innen wenden und es stiller wird. Aber auch für diese Menschen wurden inzwischen gut erprobte Wege entwickelt (Ogden et al. 2010).

In den meisten Fällen sind es aber die bereits angesprochenen Formen der automatisierten Selbstorganisation, welche sich anfänglich der Achtsamkeit entgegenstellen: eine ausgesprochen problemorientierte, rationalisierende und vergangenheitsorientierte Auseinandersetzung mit sich selbst und eine hohe Identifikation mit dem Erleben bzw. mit bestimmten Persönlichkeitsanteilen. Sie erfordern eine geduldige Arbeit, für die hier die Kommunikationsformen von *Tracking* und *Contacting* vorgeschlagen werden (► Kap. 4.6.6 und ► 4.6.7).

4.6.2 Eingebettetes Vorgehen

Klienten einfach einzuladen, etwas genauer zu untersuchen, ist wohl die eleganteste Art, sie für ein achtsames Erforschen zu gewinnen. Diese Einladung kann ausgesprochen werden, ohne die Achtsamkeit zu erwähnen oder gar zu erläutern. Zu einem Klienten, den gerade eine tiefe Traurigkeit überkommt, könnte der Therapeut z. B. sagen: »Diese Traurigkeit scheint schwer auf Ihnen zu lasten?« Falls der Klient Zustimmung signalisiert, könnte man fragen: »Hätten Sie Lust, sie ein wenig genauer zu erforschen?« Wenn der Klient abermals zustimmt, könnte der Therapeut noch konkreter werden: »Wäre es okay, mal ganz langsam zu werden und hineinzuspüren?« Und weiter: »Was für eine Art Traurigkeit ist das?« oder: »Wie fühlt sie sich genau an? Woran bemerken Sie, dass Sie traurig sind?« Wenn sich ähnliche Sequenzen häufiger wiederholen, wird das hinspürende Wahrnehmen mit der Zeit für den Klienten ganz selbstverständlich, und er entwickelt die Erwartung, dass dieses feine Nachforschen ein wichtiger Bestandteil der angebotenen Form der Psychotherapie ist.

Wenn sich dann langsam die Gewohnheit entwickelt, Phänomene des Erlebens genauer zu untersuchen, kann zusätzliche Hilfestellung gegeben werden, wie z. B., dass es vielleicht helfen könnte, die Augen zu schließen, um nicht abgelenkt zu werden und um im Detail mitzubekommen, was im Inneren wahrnehmbar ist. Auch ein freundlicher Kommentar, wenn die Innenwendung unterbrochen wird, und der Klient sich wieder dem Therapeuten zuwendet, könnte das Bewusstsein über ein achtsames Vorgehen stärken, z. B.: »Das reicht jetzt erstmal?« oder: »Genug erforscht?«

Im Laufe des Therapieprozesses kann ein Klient dann immer deutlicher die Früchte erkennen, die das Erforschen der Innenwelt trägt: Tiefgehende Gefühle tauchen auf und werden verstanden, vieles wird entdeckt und damit manches klarer. So wachsen auch die Motivation und die Neugier auf sich selbst.

Die Phasen, in denen der Klient seinen inneren Erfahrungen folgen und studieren kann, wie sie sich verändern und intensivieren, werden auf diesem Weg mit der Zeit immer länger. Er lernt dabei, gleichzeitig seinem Therapeuten von diesen Beobachtungen zu berichten und kann erfahren, wie er durch dessen Präsenz und Interventionen nicht nur nicht gestört, sondern sogar in seinem spontanen Prozess unterstützt wird. Und er kann erleben, wie es sich anfühlt, wenn jemand bereit und dazu in der Lage ist, jedes entdeckte Element willkommen zu heißen, nachzuvollziehen und zu verstehen.

Fallbeispiel

Eine junge Schauspielerin wird von ihrer Osteopathin zu einer Körperpsychotherapeutin überwiesen, da sich Schmerzen im rechten Schultergelenk trotz monatelanger intensiver Behandlung nicht wesentlich besserten. Nachdem die Klientin geschildert hat, worum es ihr geht, übernimmt die Therapeutin die Führung:

Therapeutin: Der Schmerz zieht sich also von der Kapsel sowohl den Arm hinunter als auch Richtung Kopf?

Klientin: Ja, eigentlich sogar ein bisschen den Hals hinauf.

T: Wäre es für Sie okay, dass wir da mal ganz genau hineinfühlen?

K: Ja, sicherlich.

T: Dann schlage ich vor, dass wir gewissermaßen ganz langsam werden und ganz genau. *(Sie bemerkt, wie der Blick der Klientin unfokussiert wird und diese offensichtlich nach innen spürt; kleine Pause; dann spricht sie langsamer:)* Sie sind schon ganz dabei?

K: Ja, ich krieg den kleinen Punkt mit, ganz am Ende, … hier oben *(zeigt mit der linken Hand auf die äußere Rundung der rechten Schulter),* da ist es fast wie eine dicke Nadel.

T: Ist es okay, dort ein bisschen zu verweilen und noch feiner hineinzuspüren?

K: Ja, … *(ihr Blick senkt sich noch mehr, ihre Atmung verlangsamt sich)* … es ist ein dickes Stechen, … und die beiden Enden *(den Arm hinunter und zum Hals)* laufen dort zusammen, … aber es unterbricht auch was. *(Pause)*

T: Wenn es hilft, könnten Sie auch die Augen schließen, um noch mehr mitzukriegen, … diese Unterbrechung z. B.

K: *(Schließt die Augen, atmet lange aus, sinkt leicht zurück)* … Der Schmerz verläuft irgendwie ganz innen, am Knochen entlang … fast wie eine Lähmung.

T: Sie lähmt den Arm?

K: Eigentlich mehr wie ein Zurückziehen … aber auch Lähmen. …

T: Die Hand zieht sich zurück?

K: Ja, sie friert irgendwie ein, ich krieg es noch nicht richtig klar. …

T: Wir haben keine Eile, wir können es einfach wirken lassen.

K: Irgendwie ist da auch ein komisches Gefühl damit verbunden, sowas wie Angst … oder Ekel? Irgendwas passiert auch im Bauch.

Es lässt sich verfolgen, wie die Klientin mit der Zeit immer achtsamer wird und wie sie den anfänglich grob beschriebenen Schmerz immer differenzierter wahrnimmt. In diesem Beispiel tauchen zudem sehr schnell Verbindungen zu emotionalen Elementen auf, die in den nächsten beiden Sitzungen mit großer Intensität zum Vorschein kommen und der Klientin im weiteren Therapieverlauf dabei helfen, sich einem Missbrauchsthema zu nähern.

4.6.3 Explizites Vorgehen

Manchmal ist es aber auch sinnvoll – etwa bei eher sachlich und mental eingestellten Klienten – ein paar Erklärungen zur Achtsamkeit und ihrem Sinn anzubieten. Dabei kommt es auf die Interessen und Bedürfnisse des Klienten an und darauf, ob es Anzeichen für eine kritische Einstellung gegenüber der Achtsamkeit gibt.

Erläuterungen könnten beinhalten, dass Achtsamkeit eine erlernbare Fertigkeit ist, die dabei hilft, innere Prozesse mit verfeinerten Sinnen immer genauer wahrzunehmen. Vielleicht ist es interessant zu hören, dass sie einer uralten Tradition entstammt oder dass sie in vielen verschiedenen psychotherapeutischen Methoden angewandt wird. Man kann auch ihre Qualitäten beschreiben, wie das Nach-innen-Wenden der Aufmerksamkeit, die wohlwollend-neugierige Haltung oder die Langsamkeit. Wichtig ist es, sich an den Kenntnissen und Bedürfnissen des Klienten zu orientieren, und es ist eher selten, dass dazu mehr als ein paar Sätze notwendig sind.

Nach einer solchen Information liegt es nahe, eine unmittelbare Erfahrung mit der

Achtsamkeit anzubieten. Dazu kann der Therapeut den Klienten einladen, seine Aufmerksamkeit auf ein Phänomen zu richten, von dem er bereits berichtet hat, wie z. B. eine Körperempfindung oder ein Gefühl. Oder er übt mit ihm eine der klassischen Formen der Selbstexploration, z. B. den Bodyscan (▶ Kap. 2.8.3).

Wenn sich dann im weiteren Therapieverlauf Elemente des Erlebens zeigen, die für den Therapieprozess besonders bedeutsam erscheinen, kann der Therapeut den Klienten mit dessen Einverständnis in einen Zustand der Achtsamkeit führen und mit einer genaueren Exploration beginnen. Das trifft insbesondere auf Indikatoren zu (▶ Kap. 4.6.6) – vom Therapeuten beobachtbare nonverbale Hinweise auf prägende Erfahrungen – die als Ausgangspunkt für eine achtsame Selbsterforschung genutzt werden können. Der Sinn der Achtsamkeit enthüllt sich dann oft auf eine für den Klienten unmittelbar erfahrbare Weise.

Fallbeispiel

Erste Sitzung mit einer Prokuristin mit Burnout-Symptomen, die bereits weiter oben vorgestellt wurde (▶ Kap. 4.4.10):

Klientin: … Das ging bis zu 18 Stunden am Tag, aber mir fiel's gar nicht auf.

Therapeutin: Zu und durch?

K: Ja, zu und durch. Und vollkommen kontrahiert.

T: Ich wollte Ihnen vorschlagen, diese Kontraktion mal genauer zu erforschen. Könnte das für Sie interessant sein?

K: Natürlich.

T: In der Hakomi-Methode machen wir das mit Achtsamkeit, einem uralten Weg der genauen inneren Wahrnehmung. Passt das für Sie?

K: Ich weiß nicht, wie ich das tun soll.

T: Das würden wir mit der Zeit gemeinsam erlernen und vertiefen.

K: Gut. *(Blickt die Therapeutin suchend an)* Wie? …

T: Dem liegt gewissermaßen ein Geistestraining zugrunde. Ich würde Sie z. B. einladen, etwas in Ihrem Inneren genauer zu untersuchen. Wir würden sehr langsam werden, und Sie sind eingeladen, Ihre Aufmerksamkeit dahin zu lenken. Dann würden wir lange verweilen und langsam einsammeln, was Sie alles bemerken. Und während Sie das tun, könnten Sie mir dabei berichten, was Ihnen alles auffällt. Wollen wir es mal versuchen?

K: Ja, gerne. Was nehmen wir denn?

T: Ja, ich hatte gedacht, wir nehmen diese Kontraktion.

K: … Ach so …

T: Also, Sie könnten sich sozusagen innerlich zurücklehnen *(wird langsamer als sie sieht, dass die Klientin mitmacht)* und mit der Wahrnehmung nach innen gehen … zu den Empfindungen, die sich kontrahiert anfühlen. …

K: Ich glaube, das merke ich in meiner Brust *(sie schließt von alleine die Augen, dann öffnet sie sie wieder).* …

T: Wenn es hilft, feiner wahrzunehmen, können Sie die Augen auch gerne geschlossen halten.

K: *(Schließt die Augen wieder)* Es ist wie ein Ball mit einer harten Rinde.

T: Wenn Sie mögen, bleiben wir eine Weile dabei und lassen den Ball auf uns wirken. Was bemerken Sie an diesem Ball noch? … Die harte Rinde, wie ist die? Dick? Dünn?

Im Laufe der Therapie kann es immer wieder notwendig werden, dem Klienten etwas über die Achtsamkeit, ihre Komponenten oder den dyadischen Aspekt zu erklären und das Besprochene dann gemeinsam auszuprobieren. Mit der Zeit lernt der Klient, die Vorgänge in seiner Innenwelt zu beobachten und gleichzeitig davon zu berichten.

Übung

In Achtsamkeit führen

Sinn: Üben, einen Klienten in Achtsamkeit und damit langsam zu einer verfeinerten Wahrnehmung seiner Innenwelt zu führen.
Dauer: 15 Minuten
Übungsform: Übung zu zweit. Zwei Varianten werden ausprobiert (explizites und eingebettetes Führen) mit jemandem, der entweder wirklich keine Erfahrung mit Achtsamkeit hat, oder der bereit ist, sich in jemanden einzufühlen, für den die Achtsamkeit völlig neu ist.
Die Bandbreite der Möglichkeiten, die Achtsamkeit in den therapeutischen Prozess einzuführen, ist groß: Sie reicht von ausführlichen expliziten Erklärungen der Achtsamkeit als Einstieg bis hin zu einem impliziten, natürlich gleitenden und unauffällig in den Dialog eingebetteten Vorgehen. Formulierungen für beide Arten des Führens werden vorgeschlagen. Sie sollen dazu inspirieren, die eigenen Worte und den eigenen Stil zu finden.
Die Übung fällt leichter, wenn sie sich auf ein relevantes Erleben beziehen kann, mit dem die in Achtsamkeit geführte Person in Kontakt ist und das sie genauer untersuchen will. Für den Therapeuten ist es wichtig, allmählich langsamer zu werden, um modellhaft den Klienten anzuregen, sein Tempo ebenfalls zu verlangsamen.
Ablauf:
Variante A: Explizites Führen
Therapeut: »Ich habe in unserer Zusammenarbeit vor, mit einem uralten Verfahren zu arbeiten, das man Achtsamkeit nennt oder auch *Innere* Achtsamkeit. Haben Sie schon davon gehört? Haben Sie Lust, es auszuprobieren?«
»Bei der Achtsamkeit steht die Erforschung der eigenen Innenwelt im Mittelpunkt, und zwar indem man lernt, langsam immer genauer mitzukriegen, was im Inneren in Sekundenschnelle abläuft, ohne dass man es im Alltag bemerken würde. Die Aufmerksamkeit wird also nach innen gerichtet, z. B. auf das, was im Augenblick im Körper passiert oder wohin die Gedanken einen ziehen oder welche Gefühle auftauchen. Für die meisten Menschen ist es dabei zunächst hilfreich, die Augen zu schließen, damit man sich besser auf das Innere konzentrieren kann. Sind Sie bereit?« *(Abwartende Pause).*
(Wenn der Klient die Augen schließt) »Ja, ich sehe, wie Sie die Augen schließen und nach innen hin aufmerksam sind. *(Pause)* Was bemerken Sie in sich? Was können Sie beobachten?«
Wenn der Übungspartner nicht von sich aus ein Beobachtungsobjekt anbietet, könnte der Therapeut die Aufmerksamkeit des Klienten zunächst auf die Atmung lenken oder sich davon berichten lassen, was der Klient denn ganz grundsätzlich im Augenblick bemerkt, und anschließend vertiefend nachfragen (*Accessing*; ► Kap. 4.7.1).
Variante B: Eingebettetes Führen
Therapeut: »Da ist in Ihnen gerade etwas Wichtiges angestoßen worden? Haben Sie Lust, das mal genauer zu untersuchen?«

(Wenn der Klient Einverständnis signalisiert) »Dann schlage ich Ihnen vor, dass wir ganz langsam werden und dass Sie sehr genau nach innen spüren. *(Pause)* Manchmal hilft es, die Augen zu schließen, um genauer wahrnehmen zu können. *(Pause)* Können Sie mir beschreiben, was genau Sie in diesem Augenblick über diese xy *(was immer vorher angesprochen war: Angst, Verwirrung, körperliche Empfindungen, Sehnsucht, Körperspannung, ein innerer Anteil etc.)* bemerken? Bitte berichten Sie mir, was Ihnen auffällt, während Sie beobachten.«
Dann können wieder *Accessing-Fragen* folgen.

4.6.4 Hausaufgaben und Trainingsprogramme

Achtsamkeitsübungen haben in den letzten zwei Jahrzehnten als begleitende Maßnahmen sowohl in psychodynamischen als auch in verhaltenstherapeutischen Verfahren eine große Verbreitung gefunden (► Kap. 2.6.2). In entsprechenden Trainingsprogrammen werden sie meist im Gruppenformat vermittelt. Im Rahmen von Einzeltherapien werden sie manchmal als Übungen zu Hause empfohlen, oder vom Therapeuten im Einzelsetting innerhalb der Therapiesitzungen angeleitet.

Im Gegensatz zu einer solchen begleitenden Nutzung der Achtsamkeitspraxis oder von einzelnen Übungen als *Ergänzung* der Therapie wird die Achtsamkeit in der Hakomi-Methode *keineswegs als zusätzliche Maßnahme* verstanden. Ihr besonderes Merkmal liegt in der vollständigen Integration der Achtsamkeit in das therapeutische Vorgehen bis hinein in jede kleinste Intervention. Auch wenn sich manche Therapeuten z. B. angewöhnt haben, jede Sitzung mit einer kurzen gemeinsamen Achtsamkeitsübung zu beginnen, ist das entscheidende Charakteristikum der Hakomi-Methode die *laufende* Anwendung der Achtsamkeit während des gesamten Therapieprozesses.

Dennoch kann es zur Unterstützung der Therapie hilfreich sein, Achtsamkeit auch außerhalb der Therapiesitzungen zu üben. Manche Klienten – speziell solche, die schon Vorerfahrungen mit der Achtsamkeit haben, z. B. durch einen Aufenthalt in einer Klinik – üben ohnehin schon selbst; andere fragen ihre Therapeuten nach Hinweisen für eine Unterstützung. Dann können passende Übungsformen oder Hilfsmittel, wie z. B. im Buchhandel erhältliche Tonträger, empfohlen werden. Dazu kommen noch weiter reichende Möglichkeiten, z. B. der Besuch von MBSR-Kursen, von regelmäßigen Meditationsgruppen oder Retreats. Informationen und Hinweise dazu stehen in ausreichendem Maße zur Verfügung (z. B. Weiss et al. 2015; 2016)

4.6.5 Gesprächsführung

Um den Klienten zu einer achtsamen Haltung einzuladen, ihm Wege zu Zuständen der Achtsamkeit zu ebnen und um ihn bei der achtsamen Selbstbeobachtung zu begleiten, wurden in der Hakomi-Methode spezifische Kommunikationselemente entwickelt. Sie sind zwar genau durchdacht, wirken aber eher unauffällig und unaufdringlich. Auch wenn sie sich wie selbstverständlich und natürlich aus dem Therapieprozess ergeben, braucht es oft ein jahrelanges Training, um sie umfassend anwenden zu können. Insbesondere die Fertigkeiten von *Tracking* und *Contacting* lassen sich nahezu beliebig erweitern und verfeinern.

Der **Verzicht auf Fragen** ist das wohl auffälligste Merkmal eines solchen Vorgehens. Denn mit Ausnahme der eng definierten *Accessing*-Fragen, die einem speziellen Ziel dienen (► Kap. 4.7.2), wird ein gut ausgebildeter Hakomi-Therapeut nur selten Fragen stellen. Dafür gibt es drei Gründe: Die therapeutische

Beziehung soll auf eine spezifische Weise gestaltet, die achtsame Selbstbeobachtung soll unterstützt und der Therapeut soll entlastet werden.

Eine eher hierarchische Beziehung, in der die Führung und das benötigte Wissen vor allem beim Therapeuten liegt, widerspricht dem dyadischen Verständnis von Achtsamkeit in der Hakomi-Methode (► Kap. 4.4.8). Ein fragendes Vorgehen würde aber genau zu einer solchen Hierarchisierung beitragen. Es würde dem Klienten signalisieren, der Therapeut wisse, worauf es ankommt und in welcher Richtung gesucht werden müsse. Das Beantworten von Fragen orientiert den Klienten in der Regel nach außen und verhindert zumeist, dass er für sich selbst herausfinden kann, was *ihm* wichtig ist. Er erwartet dann, dass das Wissen darüber, was wichtig ist, und wie die Lösung aussieht, nicht im eigenen Kompetenzbereich liegt. Die Rollenverteilung des fragenden Therapeuten und des antwortenden Klienten entspricht eher dem der traditionellen Medizin, in der die Ärzte für die Heilung verantwortlich sind und die Patienten vertrauensvoll das tun, was diese sagen. Diese Beziehungskonstellation ist in unserer Kultur so selbstverständlich, dass sie uns oft gar nicht mehr auffällt und als der einzig angemessene Weg erscheint. Die Stärke einer achtsamkeitszentrierten Therapie liegt im Gegensatz dazu in der Erkundung des Unbekannten und Einmaligen. Alle Vorannahmen, die in Fragen enthalten sind, schränken die Offenheit bei dieser Suche ein.

Dagegen entspringt die Vermeidung von Fragen einem Rollenverständnis, bei dem vom Therapeuten nicht erwartet wird, dass er etwas weiß, was er gar nicht wissen kann: was die Ursachen des Leidens des Klienten sind und was genau zu dessen Heilung durchgearbeitet werden muss. Viele Therapeuten fühlen sich durch dieses Verständnis ihrer Rolle entlastet. Andere erleben dieses **Nicht-Wissen** eher als beängstigend oder sogar beschämend, insbesondere dann, wenn Klienten eine Expertise einfordern. Meist sind die Vorstellungen, die einen Therapeuten subtil unter Druck setzen, etwas liefern zu müssen, gar nicht bewusst. Dieser Druck erscheint oft so gewohnt und normal, dass er kaum bemerkt wird, und sich stattdessen in Erschöpfungszuständen, Gefühlen von Unzulänglichkeit oder Ungeduld zeigt. Die Entlastung von diesem Druck wird für viele Therapeuten dann spürbar, wenn sie tatsächlich erkennen und akzeptieren, dass sich ihre Expertise »nur« auf die Steuerung des *Prozesses* und nicht auf die *Inhalte* der Therapie beziehen kann. Der Therapeut muss all das nicht mehr wissen, was nur der Klient wissen kann. Er kann sich stattdessen auf seine eigene Präsenz und die Art der Präsenz des Klienten konzentrieren sowie auf seinen Einfluss darauf, *wie* sein Klient mit sich selbst umgeht.

In der Hakomi-Methode werden zwei Elemente der Gesprächsführung gelehrt, die wie die beiden Fahrer eines Tandems zusammengehören und die gesamte Therapie begleiten: *Tracking* und *Contacting*. *Tracking* ist das verfeinerte Wahrnehmen des Klienten. *Contacting* ist der in eine spezielle Form gebrachte verbale Ausdruck des Wahrgenommenen, das dem Klienten zeigen soll, dass er verstanden und begleitet wird. Beide gemeinsam fördern die Entwicklung einer vertrauensvollen therapeutischen Beziehung und sie bereiten den Boden für eine achtsame Arbeitsweise.

4.6.6 Tracking

Tracking bezeichnet die anspruchsvolle Kunst des Therapeuten, seinen Klienten in jedem Moment detailliert und genau zu beobachten. Dieses Beobachten des Klienten spielt zwar auch in anderen Formen der Psychotherapie eine Rolle, ist aber in der Körperpsychotherapie von besonderer Bedeutung, indem es dort zu einer inspirierenden Quelle für Interventionen wird. Es wendet sich dem ständigen Fluss jener Informationen zu, die man aus der feinen Wahrnehmung des Körpers und aller damit zusammenhängenden nonverbalen Signale gewinnt – Informationen, die im alltäglichen Gespräch nicht bewusst wahrgenommen werden oder unbeachtet bleiben.

Die **Wahrnehmung der Sprache des Körpers** sorgt darüber hinaus vor allem auch dafür, dass die Therapie am unmittelbaren gegenwärtigen Erleben des Klienten angebunden bleibt. Während seine Gedanken oft zur Beschäftigung mit der Vergangenheit oder der Zukunft verleiten, führen die Signale seines Körpers zum gegenwärtigen Moment. Und das **Folgen dieser ständigen Spur** bildet die Brücke zur lebendigen Erfahrung des Augenblicks, auf den sich eine von Achtsamkeit getragene Therapie vorrangig bezieht.

Angemessenes *Tracking* ist dann möglich, wenn sich der Therapeut im **Wahrnehmungsmodus** befindet. Im Gegensatz zum Nachdenkmodus ist dieser durch die spezifischen Qualitäten der Achtsamkeit charakterisiert: gelassen, langsam, unfokussiert, rezeptiv, nicht bewertend und neugierig. So übt sich ein Therapeut durch das *Tracking* gleichzeitig selbst in achtsamen Zuständen.

Übung

Tracking

Sinn: Die Fähigkeit zu üben, sich vom gesprochenen Wort zu lösen und die Aufmerksamkeit auf nonverbale Signale zu richten, um mithilfe einer verfeinerten Wahrnehmung das gegenwärtige Erleben des beobachteten Menschen zu erfassen.
Dauer: Beliebiger Zeitraum. Kann bei vielen Gelegenheiten kürzer oder länger geübt werden.
Übungsform: Übung als Einzelperson, in Situationen, in denen man andere Menschen beobachten kann, ohne sie in Verlegenheit zu bringen.
Ablauf: Suchen Sie eine Situation, in der Sie einen Menschen aus einiger Entfernung dabei beobachten können, wie er jemand anderem etwas erzählt, z. B. in einem Café oder Restaurant, bei der Arbeit oder im Fernsehen. Stellen Sie sicher, dass Sie nicht hören können, was gesagt wird, indem die Entfernung groß genug oder der Ton abgedreht ist.
Schalten Sie in einen passiv-rezeptiven Wahrnehmungsmodus mit weichem Fokus um. Vertrauen Sie darauf, dass Ihnen irgendetwas auffallen wird. Dann nehmen Sie die äußeren Anzeichen des inneren Erlebens wahr: Gesichtsausdruck, Gesten, Mimik, Atmung, Körperhaltung, Bewegungen etc. Lassen Sie sich davon beeindrucken, ohne sich anzustrengen.
Nach 5 bis 10 Minuten nehmen Sie sich ein bisschen Zeit, alles aufzuschreiben, was Sie

1. tatsächlich wahrgenommen haben,
2. meinen, welches innere Erleben damit verbunden ist (traurig, aufgeregt, verwirrt etc.), und wie die beobachtete Person in Beziehung zu den anderen stehen mag,
3. vermuten oder fantasieren, um welche Art von Themen es ging.

Wenn es die Umstände erlauben, kann man der beobachteten Person später auch schildern, was man gesehen und vermutet hat, und sich Rückmeldung darüber holen, inwieweit die Interpretationen zutreffend waren.

Natürlich kann ein Therapeut – insbesondere in den ersten Sitzungen – nicht darauf verzichten, den Berichten und Geschichten seiner Klienten zuzuhören. Den meisten Klienten ist es wichtig, ihre Geschichten beim Therapeuten zu deponieren, sie wollen, dass er sie hört und versteht. Dieses Gefühl, gehört und verstanden zu werden, ist eine Basis für die Sicherheit in der therapeutischen Beziehung und dadurch die Voraussetzung dafür, sich zu öffnen. Wenn der Klient in der gemeinsamen Arbeit allerdings beim Erzählen von Geschichten verharrt, wird es schwer werden, sich von den bereits bekannten, im expliziten Gedächtnis gespeicherten und immer wieder replizierten Inhalten zu lösen und Neues zu entdecken. Psychodynamische Therapien leben jedoch von neuen Informationen, neuen Erfahrungen und neuen Perspektiven, um die subjektive Welt des Klienten zu verändern.

In einer gut verlaufenden Therapie ist es daher wichtig, nach den Quellen von neuen Erfahrungen als Ausgangspunkte für wirkliche Entdeckungsreisen zu suchen. Das achtsame Beobachten des gegenwärtigen Erlebens ist so eine Quelle. Sich zu ihr zu begeben, verhindert ein ständiges Wiederholen des Gleichen und ermöglicht, das bereits bekannte Terrain der mentalen Welt zu verlassen und sich für lebendige Erfahrungen zu öffnen. *Tracking* hilft dabei, sie aufzufinden, indem der Therapeut lernt, sich z. B. auf beobachtbare Merkmale des Klientenverhaltens zu beziehen, die auf prägende Erfahrungen hinweisen – von Ron Kurtz (2005) »**Indikatoren**« genannt. Diese sind dem Klienten in der Regel nicht bewusst, können aber ins Licht der Achtsamkeit gerückt werden. Eine sich immer wieder zeigende Geste, ein ständig leicht zur Seite gedrehter Kopf, ein gepresster Ton der Stimme oder eine plötzliche Blässe können solche Hinweise sein. Wenn der Therapeut sie bemerkt und für signifikant hält, kann er sich darauf beziehen und den Klienten zu einer Erkundung einladen, z. B.: »Gerade als Sie über die Begegnung mit Ihrer alten Freundin sprachen, schien sich Ihr Gesicht ein wenig zusammenzuziehen. Haben Sie das gespürt? Tauchte da etwas Unangenehmes auf? Hätten Sie Lust, das näher zu erforschen?«

Diese für die Hakomi-Methode zentrale Umfokussierung der Wahrnehmung des Therapeuten von den Erzählungen des Klienten hin zu seinen nonverbalen Signalen wird als Wechsel der Aufmerksamkeit von der »**Geschichte**«, die der Klient präsentiert, auf den »**Geschichtenerzähler**« beschrieben. Der Erzähler rückt ins Zentrum der Aufmerksamkeit und zwar damit, wie er sich von Augenblick zu Augenblick automatisch organisiert. Vielen Therapeuten fällt es gar nicht leicht, sich umzustellen, und es bedarf manchmal langen Übens, da die erzählten Geschichten einen machtvollen Sog in Richtung Vergangenheit ausüben. Erläuterungen, Assoziationen und die Suche nach Bedeutungen lassen allzu oft den gegenwärtigen Moment vergessen.

Die Fähigkeit zum *Tracking* erhöht sich mit wachsender Achtsamkeit, denn die Achtsamkeitspraxis schult die Wahrnehmung: Sehen, Hören und Fühlen werden immer wacher, das Wahrnehmen des anderen, aber auch die Selbstwahrnehmung werden immer feiner, genauer und differenzierter. Diese Art der Aufmerksamkeit ist kein angestrengtes, fokussiertes, zielendes Schauen und kein aktives Abscannen möglicher Aspekte der Beobachtung. Es entspricht am ehesten dem **offenen Gewahrsein** (► Kap. 3.5.3) und führt ein vertrauensvoll entspanntes, eher passiv abwartendes und rezeptives Wahrnehmen mit weichem Fokus in den therapeutischen Prozess ein, ganz im Sinne einer achtsamen Haltung. Fritz Perls hat diese Art des Wahrnehmens einmal in einem Bild beschrieben: Er verglich sich mit dem Zentrum einer Zielscheibe, das von jedem Pfeil getroffen wird. Er verstand sich selbst *nicht* als der sich bewegende Pfeil, sondern als passiv Empfangender.

Diese Kunst des *Tracking* gilt in der Hakomi-Methode als ein Schlüssel zu einer effektiven und in die Tiefe führenden Therapie. Dem Üben dieser zentralen therapeutischen Fertigkeit, die sich immer weiter kultivieren lässt, wird in der Ausbildung viel Zeit gewidmet.

In der Praxis kommt es darauf an, dass der Therapeut von Moment zu Moment bemerkt, in welchem Zustand sich der Klient befindet, was er zu erleben und zu fühlen scheint, welche unbewussten Botschaften und Impulse sich zeigen und welche Lebensthemen seine Selbstorganisation bestimmen. Insbesondere die Körperpsychotherapie geht von der Annahme aus, dass sich prägende Erfahrungen organisierend und gestaltend auf die Körperhaltung, auf muskuläre Aktivierungen, auf Bewegung, Stimme, Tonus und Rhythmen, auf das Beziehungsverhalten, die Aufmerksamkeitssteuerung und vieles mehr auswirken. Sie zu lesen, zu verstehen und anzusprechen ist die besondere Kunst, die einen guten körperorientierten oder achtsamkeitszentriert arbeitenden Therapeuten ausmachen kann. Schon in der Anfangsphase einer Therapie, in der die Inhalte des Gesprochenen meist noch im Vordergrund stehen, nimmt ein achtsamkeitsorientierter Therapeut all die Informationen auf, die aus dem nonverbalen Verhalten des Klienten sichtbar und spürbar werden. Diese Informationen nutzt er dann für die Planung und Gestaltung seiner Interventionen. Sie einzubeziehen erleichtert es dem Klienten, mit seinem inneren Erleben in Kontakt zu kommen, es zu beobachten und zu studieren.

Dazu bedarf es aber auch noch einer kommunikativen Brücke, die es dem Therapeuten erlaubt, das Beobachtete auf eine Weise anzusprechen, die dem Klienten Wege eröffnet, auf denen er seine Innenwelt ohne Einschränkungen und leicht untersuchen kann. Das Bauen dieser verbalen Brücke wird in der Hakomi-Methode *Contacting* genannt und wie auch das *Tracking* methodenspezifisch gestaltet.

4.6.7 Contacting

Contacting kann man mit »Kontaktverhalten« oder **»Kontaktaussagen«** übersetzen. Es dient dazu, dem Klienten mitzuteilen, dass ihn der Therapeut wahrnimmt und versteht, und das auf eine Weise, bei der er sich nicht analysiert oder bewertet fühlt. Durch gutes *Tracking* versteht der Therapeut etwas vom Erleben des Klienten, das möglicherweise noch gar nicht ganz in dessen Bewusstsein aufgetaucht ist. So kann es z. B. sein, dass der Klient stockend und leise spricht, während er darauf fokussiert ist, die Haltung einer selbstbewussten Mitarbeiterin zu beschreiben. Der Therapeut hat nun die Option, *nicht* unbedingt darauf einzugehen, wie sich die Kollegin verhält oder was der Klient dabei gefühlt hat. Stattdessen wäre es möglich, seine *Beobachtung* einzubringen und die beobachteten Fakten anzusprechen, wie das Stocken der Sprache oder die dünne Stimme. Er könnte verstehend-interpretierend nachfragen: »Gibt es da eine Unsicherheit? Einen zurückgehaltenen Ärger? Eine feine Angst?« etc. Das *Tracking* kann in Einfühlen und Verstehen münden. Wenn dieses Einfühlen und Verstehen gelingt und angemessen mitgeteilt wird, kann sich das Gespräch vertiefen oder auf eine Ebene gehoben werden, von der aus sich Türen zu einem achtsamen Selbststudium öffnen.

Als Interventionen im Sinne des *Contacting* schlägt die Methode bestimmte Formulierungen vor, mit deren Hilfe die im *Tracking* beobachteten Elemente in den therapeutischen Prozess eingebunden werden und darüber hinaus im Klienten Gefühle des Verstandenwerdens hervorrufen können. Falls der Therapeut im obigen Beispiel annimmt, dass es sich beim stockenden Sprechen um Vorsicht handelt, könnte er sagen: »Sie werden ganz vorsichtig?«

Kontaktaussagen als zentrale in der Hakomi-Methode vorgeschlagene **Form** des Eingehens auf den Klienten erfüllen vier wichtige Merkmale:

1. Sie beziehen sich auf die Gegenwart.
2. Sie sind kurz und einfach formuliert.
3. Sie benennen einen möglichen Erlebnisinhalt (wirklich nur *einen*).
4. Sie haben eine fragende, forschende Form und enden mit einem »halben« Fragezeichen.

Diese Merkmale dienen dazu, (1.) das augenblickliche Erleben im Fokus zu halten, ohne den Klienten in seinen Schilderungen zu unterbrechen und Erläuterungen auszulösen; (2. und 3.) auf ein Erleben hinzuweisen, das zum Ausgangspunkt für eine achtsame Erforschung werden kann, und (4.) dem Klienten das Gefühl zu vermitteln, dass ihn der Therapeut versteht, während ihm die fragende Form die Möglichkeit offen lässt, die Aussage zu bestätigen, abzulehnen oder zu korrigieren und eine passendere Beschreibung zu finden.

Fallbeispiel

Aus einer Sitzung mit einem 42-jährigen kaufmännischen Angestellten, der wegen sexueller Störungen in die Therapie kam.

Klient: Sie hängt dann einfach ihren Mantel an die Garderobe und reagiert erst einmal auf Robbie (*einen Hund*).

Therapeut: *(Tracking der energielosen Körperhaltung und des blassen, deprimierten Gesichtsausdrucks)* Sie fühlen sich ganz verlassen?

K: Nicht verlassen, eher isoliert … deprimiert.

T: Ganz allein?

K: Ja, allein und irgendwie ungeliebt.

T: Ungeliebt?

Das Beispiel demonstriert, wie Therapeut und Klient dabei kooperieren, einen Gefühlszustand zu identifizieren und zu benennen. Der Therapeut bezieht sich zunächst auf die im *Tracking* bemerkten Aspekte und formuliert sie als Kontaktaussage. In seiner Kürze und Schlichtheit unterbricht er den Klienten nicht in seiner Exploration, vielmehr unterstützt er ihn dabei. Die fragende Form ermöglicht es dem Klienten, genauer zu untersuchen und klarer zu werden und die Aussage teilweise zu bestätigen, darüber hinaus aber auch zu korrigieren und zu ergänzen.

Contacting fördert das Beobachten und lädt zu tieferem Nachforschen ein, im Beispiel ist das in der Folge der Zustand des »Ungeliebtseins« der Fall. Kontaktaussagen treten an die Stelle von Fragen, die einige Nachteile hätten: Sie enthalten meist keine empathische Vorleistung und drücken primär kein Verstehen aus; im Gegenteil: Sie demonstrieren, dass der Therapeut *nicht* verstanden hat. Und sie unterstützen, wie schon ausgeführt, eine subtil hierarchische Form der Beziehung.

Insgesamt unterstützt ein therapeutischer Stil, der durch gutes *Tracking* und Kontaktverhalten geprägt ist, beim Klienten das Gefühl von Sicherheit und Verstandenwerden. Er lädt zu einem kooperativen Explorieren ein und gibt den nicht bewussten Signalen des Klienten eine Führungsrolle hin zu unbekannten und grundlegenderen Ebenen. Es drückt auch das Interesse an Aspekten aus, die von Verhaltensautomatismen überspielt werden, und lädt den Beobachter ein, auf diese Aspekte neugierig zu werden. All das spielt sich in fast beiläufiger und unangestrengter Form ab und schafft einen Raum, um an bestimmten Stellen innezuhalten und Tiefenforschung zu betreiben.

Übung

Contacting

Sinn: Sprachformen zu entwickeln, die folgende Kommunikationsaspekte erleichtern:

- Fragen vermeiden und damit aus der Führungsrolle kommen
- der Kommunikation einen explorativ-experimentellen Charakter verleihen und diesen erhalten
- tiefere Ebenen des Erlebens ansprechen, die entweder gar nicht oder nur teilweise bewusst im Gespräch mitlaufen

- einen leichten, anstrengungslosen Fluss der Kommunikation ermöglichen und dabei eine einseitige Fokussierung auf mentale Ebenen vermeiden
- Verstehen ausdrücken
- den Geist der achtsamen Selbstbeobachtung des gegenwärtigen Erlebens fördern

Dauer: 40 Minuten
Übungsform: Partnerübung für 2 Personen, A und B; die Übenden legen fest, wer in welcher Rolle beginnt. Die Übenden setzen sich in einer guten Gesprächsdistanz hin, eine Uhr im Blickfeld.
Anmerkung: Dies ist eine Übungssituation. Ein »echtes« therapeutisches Gespräch würde keineswegs *nur* aus Kontaktaussagen bestehen. Durchgehend eingestreut haben Kontaktaussagen eher den Charakter einer unauffälligen und unaufdringlichen Begleitung; in bestimmten kurzen Gesprächsabschnitten werden sie manchmal vermehrt angeboten.
Ablauf:
Für 3 Minuten Achtsamkeit üben.
Dann beginnt B über irgendetwas zu berichten, was für ihn Bedeutung hat. A übt »Kontaktaussagen«, indem er ausschließlich entsprechend geformte Aussagen macht.
Zusammenfassung der Merkmale:

- Sehr kurze Sätze, manchmal nur ein bis zwei Worte. Auf keinen Fall mehr als ein Satz. Nur ein einziger Aspekt wird angesprochen.
- A versucht das augenblickliche Erleben von B anzusprechen, nicht den Inhalt seiner Aussagen. Beispiele: »Gerade sehr nervös?«; »Das macht Dich traurig?«; »Jetzt weißt Du nicht weiter?«; »Völlig fertig?«; »Im Moment breitet sich ein richtig glückliches Gefühl aus?« Voraussetzung für *Contacting* ist eine gewisse Übung im *Tracking.*
- Die Aussage sollte in einem fragenden Tonfall erfolgen, damit die forschende Haltung deutlich wird und B eingeladen ist, genauer zu werden, richtigzustellen, zu korrigieren etc.

Nach 15 Minuten wird gewechselt.
Nachdem beide Partner geübt haben, sollten sie sich noch einmal 10 Minuten Zeit nehmen, um zu besprechen, wie sich gelungene Kontaktaussagen bei der empfangenden Person auswirken. Auch die Schwierigkeiten und Erfolge der begleitenden Person können besprochen werden.

4.6.8 »Persönlichkeitsanteile« ansprechen

Am Beginn einer Therapie zeichnet sich das Verhältnis eines Klienten zu seinen Zuständen bzw. Persönlichkeitsanteilen normalerweise dadurch aus, dass er sich mit ihnen identifiziert. Das zeigt sich unter anderem in der sprachlichen Formulierung, wenn er von seinen Zuständen als »ich« berichtet: »Ich habe keine Hoffnung!«; »Ich bin verwirrt!«; »Ich habe Sehnsucht nach …« usw. Das Verweilen in bestimmten identifizierten Zuständen kann relativ stabil sein, wenn sich ein Klient z. B. über längere Zeit in einem depressiven Zustand befindet. Sie können aber auch mehr oder weniger häufig wechseln, wenn z. B. ein Klient zwischen wütenden und traurigen Zuständen hin und her pendelt.

Im Umgang mit diesen Zuständen kann sich ein achtsamkeitsorientierter Therapeut die vielen **»Modelle psychischer Multiplizität«** (Hesse 2003) zunutze machen, die in den letzten Jahrzehnten an Bedeutung gewonnen haben (► Kap. 3.6.3). Sie gehen davon aus, dass sich die psychische Realität eines Menschen in viele verschiedene erlernte Zustände auffächert, die sowohl durch innere als auch durch äußere Ereignisse automatisch ausgelöst werden und die dazu dienen, auf verschiedene Situationen augenblicklich mit einem angemessenen Verhaltensrepertoire reagieren zu können (Siegel 2007). Eine neurobiologische Interpretation würde diese Zustände als dauerhaft etablierte Aktivierungsmuster bestimmter Nervenzellnetzwerke sehen, die bei Bedarf abgerufen werden.

Die Hakomi-Methode nutzt das in langer Zusammenarbeit mit Richard Schwartz (2002) assimilierte Modell der »**Systemischen Therapie mit der Inneren Familie**« (IFS), in dem das Zusammenspiel der einzelnen Persönlichkeitsanteile eines Menschen als »sensitive innere Ökologie« verstanden wird. Mit seiner Hilfe wurden jene Interventionen der Hakomi-Methode weiterentwickelt, die im ersten Grundsatz der »Einheit« (► Kap. 4.2.7) ihren Ausgang nehmen. Sie fördern die achtsame Fähigkeit des Klienten, seine Zustände bzw. Anteile aus der Beobachterposition zu betrachten und zu untersuchen, ohne mit ihnen identifiziert zu sein. Er lernt, sie zu differenzieren, um sie auf einer höheren Ebene neu zu integrieren (► Wirkfaktor Differenzieren und Integrieren, Kap. 3.10). Eine wichtige praktische Bedeutung des Teile-Verständnisses für einen mit Achtsamkeit arbeitenden Therapeuten ist die Möglichkeit, mithilfe einer »**Teile-Sprache**« die Sicht des Klienten auf sich selbst in Richtung Achtsamkeit zu kultivieren.

Fallbeispiel

Aus einer Sitzung mit dem in ► Kapitel 4.6.7 bereits vorgestellten kaufmännischen Angestellten:

Klient: Ich weiß nicht. … Mir ist das peinlich.

Therapeut: Jetzt wird Ihr beschämter Anteil wieder wach?

K: Ja, die Scham. … *(Versinkt in sich.)*

T: Die Scham packt Sie und nimmt Sie mit in ihre Welt?

K: Sie hat solche Macht.

T: Dieser Teil von Ihnen kann alles andere dominieren?

K: Wenn er kommt, ist alles zu spät.

T: Geht es, den mal vorsichtig zu untersuchen?

K: *(Kleine Pause)* Er breitet sich in mir aus wie ein Krampf.

T: Also, dass der ganze Körper krampft?

K: Ja, so ähnlich, alles andere ist weg.

T: Das ist diese Macht, von der Sie sprechen?

K: Ich krieg ihn nicht los.

T: Da meldet sich noch ein anderer Teil von Ihnen, der ihn bekämpfen will?

K: Der versucht, ihn irgendwie wegzuschieben. Der ist wie ein hilfloser Krieger.

T: Also zwei Teile im Kampf: die krampfende Scham und der hilflose Krieger?

K: Ja, sie sind in einer Pattstellung. Ich sehe sie wie bei einem Ringkampf.

Der Klient löst sich in diesem Beispiel langsam aus seiner Identifikation mit der Scham, dann aus der mit dem Kämpfer. Die Sichtweise einer beobachtenden Instanz tritt in den Vordergrund.

Teilemodelle bieten viele Möglichkeiten, die Rollen, die von den Teilen übernommen werden, empathisch zu verstehen und Einsichten in deren Zusammenwirken zu erlangen. Das Fallbeispiel soll aber insbesondere den **dritten Wirkmechanismus** der Achtsamkeit, die Vorgänge der **Disidentifikation** deutlich machen (► Kap. 3.6 und ► 4.9.5): Ein Innerer Beobachter tritt hervor, der von einer übergeordneten

Ebene aus auf alle Persönlichkeitsanteile blicken kann und das Potenzial eines interessiert zugewandten und annehmenden Verstehens in sich trägt. Mit zunehmender Übung kann es gelingen, eine relativ verlässlich abrufbare Metaposition zu etablieren, von der aus der Klient auf seine Zustände blickt, ohne von ihnen beherrscht zu werden.

4.7 Achtsame Exploration des Unbewussten

Tracking und *Contacting* sorgen dafür, dass der Therapeut am gegenwärtigen Erleben des Klienten angebunden bleibt und ihm dabei hilft, mit bisher nicht bewussten oder am Rande des Bewusstseins auftretenden Teilen seiner Erfahrung in Berührung zu kommen. Sie unterstützen das Erwachen des Inneren Beobachters und eine verstehende Beziehung zum eigenen Erleben. Das Ansprechen der jeweils aktivierten Persönlichkeitsanteile fördert ebenfalls das Einnehmen einer disidentifizierten Perspektive, von der aus sich der Klient gezielt inneren Anteilen zuwenden und sie systematisch explorieren kann.

Wenn der Klient auf diese Weise mit dem disidentifizierten Beobachten innerer Vorgänge vertraut gemacht wurde und ihm ein ausreichendes Maß an entsprechenden Fähigkeiten zur Verfügung steht, kann sich der Therapeut stärker dem zentralen Bereich achtsamkeitszentrierter psychodynamischer Therapie zuwenden: der Erforschung der Innenwelt im Zustand der Achtsamkeit. Sie hat das Ziel, in Bereiche der Selbstorganisation des Klienten vorzudringen, in denen bestimmte Erfahrungen oder deren Fehlen zur Bildung von einschränkenden Modellen der Wirklichkeit geführt haben. Meist sind dem Klienten weder die Erfahrungen, noch die daraus abgeleiteten impliziten Sichtweisen auf die Realität bewusst.

Wie auch andere therapeutische Schulen, geht die Hakomi-Methode davon aus, dass langandauernde, wiederholte oder auch traumatisierende Erfahrungen zu impliziten Modellen der Wirklichkeit verarbeitet werden und dass ein Mensch gar nicht anders kann, als solche Modelle zu kreieren, auch wenn sie ihm nie bewusst wurden. Wie die Syntax oder die Phonetik einer Sprache generiert werden, wie man den eigenen Wert einschätzt, wie man die Muskeln einer Hand bewegt oder welche Gefühle gefühlt und ausgedrückt werden dürfen – das alles wird erlernt, ohne dass wir wissen, dass wir es lernen. Die Neurobiologie geht ebenso wie die Tiefenpsychologie davon aus, dass sich so entstehende lebensformende Modelle in den frühen Lebensjahren bilden, viele davon in einer Zeit, für die keine zusammenhängenden episodischen Erinnerungen abrufbar sind. Der Psychoanalytiker Daniel Stern (2006) nennt sie z. B. »*RIGs: Representations of Interactions that have been Generalized*«, der Verhaltenstherapeut Aaron Beck spricht von »Schemata« (Beck et al. 1985), Hakomi-Therapeuten von »Anschauungen« usw. Die Neurobiologie führte den Begriff des »impliziten Gedächtnisses« ein, in dem solche Modelle gespeichert sind, und Gerhard Roth (2003) hebt insbesondere die Rolle des »emotionalen Erfahrungsgedächtnisses« hervor.

Hierhin soll die psychotherapeutische Reise gehen, wenn Hakomi-Therapeuten zur Achtsamkeit einladen. Sie soll die Landkarten erforschen, die von dem Kind von damals, dem **»Landkartenmacher der Wirklichkeit«**, wie es Ron Kurtz nennt, auf intuitive Weise angelegt wurden. Jahrzehntelange Erfahrungen mit diesem Vorgehen haben gezeigt, dass es möglich ist, diese zentralen Bereiche der Selbstorganisation mithilfe der Achtsamkeit bewusst und damit für eine Bearbeitung zugänglich zu machen. Dies wird möglich, wenn der Klient mit therapeutischer Hilfe längere Zeit bei bestimmten Elementen seiner Erfahrung in Achtsamkeit verweilt, um sie anzureichern und zu vertiefen und sie dadurch in das gegenwärtige Erleben bringt.

Die Hakomi-Methode nutzt das Verständnis des Menschen als ein **»komplexes adaptives System«** (Holland 1995), das durch ein *»sine qua non«* charakterisiert ist, nämlich ständig **»Neues«** (*Novelty*) zu kreieren (Kauffman 1993; Markose 2003). Psychisches Leiden kann als Einschränkung dieser Fähigkeit verstanden werden, indem das sich selbst organisierende System zumindest in Teilen hyperstabil wird und *nicht* dazu in der Lage ist, sich angemessen zu adaptieren, weil keine relevanten neuen Informationen integriert werden. Aus dieser Sichtweise ergibt sich die Aufgabe des psychodynamisch arbeitenden Therapeuten, Prozesse zu kreieren, die dem Klienten Zugang zu solchen neuen Informationen auch aus der Innenwelt zugänglich machen. Diese können ihn dazu bewegen, sich zu verändern, neu zu orientieren und ihrerseits neuartige Verarbeitungsprozesse in Gang setzen. Aus der Perspektive eines achtsamkeitszentrierten und körperorientierten Ansatzes erscheinen Methoden, die sich vor allem auf explizite, mentale und reflektierende Arbeit verlassen, unnötig begrenzt, wenn sie die vollen Möglichkeiten eines am Impliziten orientierten, spürenden und (achtsam) beobachtenden Vorgehens nicht nutzen. Achtsam zu arbeiten kann durch genaue Selbstbeobachtung neue Informationsreservoirs erschließen, durch die Therapieprozesse emotional bedeutsam und für das Therapeut-Klienten-Team hoch interessant werden. Wenn sich in Sitzungen Endlosschleifen abspulen, sich Geschichten aneinanderreihen und die Gespräche langweilig werden, könnte sich der Therapeut fragen, wie sich der Zugang zu Ebenen öffnen ließe, die Neues kreieren. *Novelty* wäre dann ein umfassender und genauer empfundenes Erleben, differenziertere Erinnerungen, vom Klienten selbst generierte Einsichten und Bedeutungen sowie ganz neue Erfahrungen, die das sich selbst organisierende System noch nicht machen konnte bzw. durch Schutzmechanismen verhindert hat.

Die Speicherungsprozesse der Lernerfahrungen eines Menschen und deren Auswirkungen sind extrem komplex, sodass sich im Prinzip fast beliebig immer wieder neue, differenziertere und fundamentalere Elemente entdecken lassen. Die Frage lautet daher eher, wie weit diese Innenwelt dem Bewusstsein zugänglich gemacht werden muss, damit entscheidende Erfahrungen angesteuert werden können, die die Kraft haben, die bestehende Selbstorganisation zu labilisieren und neu zu ordnen.

Wie Daniel Kahnemann (2012) deutlich macht, leben wir Menschen oft in einer Illusion, die er »WYSIATI« nennt: *»What You See Is All There Is«* (Es gibt nichts über das hinaus, was Du bereits siehst). So könnte man auch eine Therapie beschreiben, die sich hauptsächlich auf das verlässt, was ein Klient schon weiß oder wusste. Achtsamkeit soll darüber hinaus den weiteren und größtmöglichen Raum von Informationen öffnen.

4.7.1 Vertiefung durch Accessing

Ein wesentlicher Wendepunkt in einer Hakomi-Sitzung ist der Übergang vom therapeutischen Gespräch im Alltagsbewusstsein zu einem achtsamen Zustand. Der Therapeut hört sich zu Beginn einer Sitzung die präsentierten Probleme an und versucht, sie zu verstehen. In seiner Begleitung mittels *Tracking* und *Contacting* bemüht er sich darum, die Sitzung auf den gegenwärtigen Moment auszurichten. Irgendwann kommt aber der Zeitpunkt, an dem sich die *gesamte* Aufmerksamkeit auf die Innenwelt verlagert und der Beobachter des Klienten die gegenwärtigen inneren Vorgänge verfolgt. Dieser Übergang wird *Accessing* genannt, **»Zugang finden«** zu einer umfassenden, *nach innen gerichteten* Achtsamkeit.

So kann es etwa ein bestimmtes Gefühl sein, eine Körperempfindung oder eine habituelle Bewegung, die das Interesse des Therapeuten oder des Klienten wachruft. Wenn sich beide darüber einig sind, das bemerkte Phänomen näher zu untersuchen, wird der Klient dazu eingeladen, seine Aufmerksamkeit ganz bewusst nach innen zu richten. Damit die ganze Konzentration auf das ausgewählte Objekt gelenkt werden kann, schließen viele Klienten spontan oder nach einer entsprechenden Anregung die Augen. Folgende drei Schritte werden – zumindest in frühen Stadien der Therapie – vom Therapeuten eng begleitet:

1. Das neugierige **Ansprechen** eines möglichen Beobachtungsobjekts, z. B. einer immer wiederkehrenden Bewegung der Hand.
2. Die **Anfrage**, ob dieses Objekt auch für den Klienten interessant ist.
3. Die **Aufforderung**, die Aufmerksamkeit nach innen zu richten, sich diesem Objekt zuzuwenden und davon zu berichten, z. B. die Bewegung ganz langsam zu wiederholen, dabei genau zu beobachten, was im Inneren passiert, und das Beobachtete mitzuteilen.

Wenn der Klient innere Vorgänge beschreiben kann, versucht der Therapeut als nächsten Schritt, das Erleben zu vertiefen. Er tut dies durch eine bestimmte Form von Fragen, die sogenannten *Accessing*-Fragen. Dies sind die einzigen Fragen, die in der Hakomi-Methode als Interventionsform gelehrt werden.

4.7.2 Accessing-Fragen

Accessing-Fragen regen an, sich bestimmten Detailaspekten der beobachteten Erfahrung zuzuwenden. Ihr Sinn liegt allein darin, den Klienten in Achtsamkeit zu halten und sein Beobachten zu vertiefen. Sie sind *nicht* dafür konzipiert, bedeutsame Informationen zu generieren.

Fallbeispiel

Sitzung einer Sportdozentin mit einer Hakomi-Paartherapeutin, die sie wegen Beziehungsproblemen aufsuchte, die in verschiedenen Beziehungen immer wieder aufgetreten waren. Im fortgeschrittenen Stadium der Therapie berichtet sie in einer Sitzung über eine »gewisse innere Kälte«. Nach etwa 15 Minuten, in denen sie von der Therapeutin mit Kontaktaussagen begleitet wurde, stößt sie auf eine Empfindung im Kehlkopfbereich, die sich unangenehm anfühlt.

Therapeutin: Der kommt gerade wieder, dieser Druck vorne im Hals?

Klientin: Ja, es ist echt unangenehm.

T: Wollen wir da mal einsteigen?

K: *(Nickt und schließt die Augen)* Hmm … *(kleine Pause)* er schließt irgendwie den Kehlkopf ein.

T: Ganz drum herum?

K: *(Kleine Pause)* Ja … *(zögert)* wie eine Schicht, aber vorne, oben, da ist es irgendwie dicker.

T: Wie ein Huckel?

K: Ja, wie ein kleiner Huckel. Der bohrt irgendwie.

T: Nach innen oder nach außen?

K: Nach innen … *(kleine Pause)* und wenn ich dem Bohren folge, wird mir fast schlecht.

T: Schlecht im Rest des Körpers?

Kommentar: Zunächst leitet die Therapeutin die Untersuchung mittels der drei beschriebenen Schritte ein. Dann folgen einige Accessing-Fragen: »Ganz drum herum?«; »Wie ein Huckel?«; »Nach innen oder nach außen?«. Sie halten die Klientin weiter in der Erfahrung, indem sie Fragen nachgeht, die nur im Zustand der Achtsamkeit beantwortbar sind. Dabei wird ihre Wahrnehmung genauer, sie vertieft sich und es zeigen sich neue Elemente. Diese tauchen in der Folge beim längeren **Verweilen** der Aufmerksamkeit beim Kehlkopf auf, das durch die Accessing-Fragen angeregt wurde.

An diesem Beispiel werden die zentralen Merkmale von *Accessing*-Fragen sichtbar. Es sind:

- kleine, anscheinend unbedeutende Detailfragen zu einer inneren Erfahrung
- Fragen, die nur mithilfe von Achtsamkeit beantwortet werden können
- Fragen, die sich an die geschilderte Erfahrung anschließen und der Klientin dabei helfen, bei dieser zu bleiben und sie zu vertiefen

Wenn man diese Art der Exploration fortsetzt, vertieft die Klientin ihren Zustand der Achtsamkeit immer weiter. Sie verweilt bei auffälligen Objekten der Wahrnehmung, die etwas zu ihrer Selbstorganisation auszusagen scheinen. Das Ziel des Weges bleibt zunächst unbekannt. Was im sich anschließenden Prozess passiert, ergibt sich aus dem Verweilen und Vertiefen: Andere Elemente des neuronalen Netzwerks werden aktiviert, im Hintergrund mitlaufende Schichten der Erfahrung treten ins Bewusstsein und Zusammenhänge aus der Gesamtorganisation tauchen im Erleben auf. Dann kündigt sich hier eine Erweiterung in Richtung eines umfassenderen Zustands an, den die Klientin mit der Aussage »mir wird fast schlecht« andeutet. Im weiteren Verlauf konnte die Therapeutin auch den Hintergrund dieses Zustands gemeinsam mit der Klientin erkunden: Er hatte mit unterdrücktem Weinen aus langen Leidensjahren in der früheren Kindheit zu tun.

Accessing-Fragen halten Klienten im Zustand der Achtsamkeit und vertiefen sie. Manchmal helfen aber auch ganz einfache Einladungen wie: »Bleiben Sie noch ein bisschen dabei!«; »Wollen wir noch ein wenig verweilen?«; »Nehmen Sie sich noch einen Moment Zeit mit diesem Gefühl!«. Auf jeden Fall bleibt die Aktivität des Therapeuten darauf gerichtet, die Achtsamkeit des Klienten zu erhöhen, das Erleben anzureichern und zu verdichten.

4.7.3 Zugang zu prägenden Erfahrungen

Wohin soll diese Vertiefung führen? Das Ziel des Vorgehens in der Hakomi-Methode ist das Ansteuern von Zuständen (»Teilen«), in denen sich zumeist in der Kindheit gemachte Erfahrungen, oft auch Erinnerungen, enthüllen, die sich prägend auf die Selbstorganisation des Klienten ausgewirkt haben. Dieser gesamte Vorgang der achtsamen Vertiefung entspricht einem zentralen Element unseres **fünften Wirkfaktors**, der **»Problemaktualisierung«** (► Kap. 3.8.1). Auf dem Weg zum Wiedererwachen solchen Erlebens verlässt sich der Therapeut auf die Anziehungskraft einer ungelösten Lebensthematik. Die Achtsamkeit öffnet dem Klienten einen Weg, auf dem er sich von nicht bewussten Kräften lenken lässt und auf dem der Therapeut dieser Anziehungskraft nichts entgegensetzt. Die Offenheit, die Akzeptanz und das Interesse des Therapeuten erlauben dem Klienten eine ungehinderte Annäherung. Dabei ist es das Ziel achtsamer Arbeit, den Beobachter wach zu halten und den Klienten nicht in Identifikationen rutschen zu lassen.

Viele dieser angesteuerten Erfahrungen sind schwer auszuhalten und die Klienten versuchten oft ihr ganzes Leben lang zu vermeiden, ihnen wieder zu begegnen. Da die Achtsamkeit die Toleranz gegenüber schwierigen Erfahrungen erhöht, die Selbstbeobachtung kultiviert und die Begleitung durch den Therapeuten dabei als Stärkung erlebt wird, erleichtern achtsamkeitszentrierte Therapien die Annäherung an schwierige und schmerzhafte Erfahrungen. Der ganze Prozess läuft langsam und findet im engen Kontakt mit dem Therapeuten statt. Dieser begleitet und unterstützt eher wie eine Hebamme eine Geburt: gut beobachtend, Hilfestellung gebend, langsam und annehmend.

Wie andere Psychologen betonte Klaus Grawe (2004) die Bedeutung der Problemaktualisierung in der Therapie. Man kann sie aus der vorgestellten Sicht auch als Aktivierung bestimmter Zustände betrachten, die auf der neurobiologischen Ebene mit der Aktivierung bestimmter Zellverbände im Gehirn korrelieren. Wie Neurobiologen aufzeigen (Nadel 1994; Nader 2003; Ecker et al. 2015), ist diese Aktualisierung eine der Voraussetzungen dafür, die Aktivierungsmuster zu verändern.

4.7.4 Modalitäten

Bei der achtsamen Selbsterforschung begegnet der Klient unterschiedlichen Phänomenen des Erlebens: Sinneswahrnehmungen, Körperempfindungen, Gefühlen, Impulsen, Gedanken, Bildern, Erinnerungen und Bedeutungen. Die Aufmerksamkeit des Therapeuten gilt auch diesen verschiedenen Modalitäten. Denn auf dem Weg zu prägenden Erfahrungen kann in Bezug auf die Nähe zu solchen Erfahrungen eine gewisse Hierarchie beobachtet werden. Beispielsweise sind Gedanken und Körperempfindungen zunächst weiter entfernt, aber wenn sich Gefühle und Bilder dazu gesellen, nähert sich der Prozess seinem zentralen Bereich. Oft wechselt das Erleben eines Klienten ganz allein von einer Modalität zur anderen und verdichtet die Erfahrung, bis tragende Komponenten der Selbstorganisation erwachen: z. B. Bilder, die von Gefühlen und Körperempfindungen begleitet sind. So mag ein Klient von Eindrücken von gleißendem Licht berichten, von Menschen in grünen Gewändern, von Angst und Schmerz – bis es deutlich wird, dass ein prägendes Ereignis aus einem Krankenhaus auftaucht. Oder es stellt sich plötzlich eine Erinnerung ein: Die Klientin sitzt unter dem Tisch zu Hause. Sie ist ungefähr vier Jahre alt, sie fühlt sich verlassen, betrachtet die Schuhe der Anwesenden; ihr fallen die gefährlich aussehenden schwarzen Stiefel des Vaters auf. So entfaltet sich über eine Einstiegserfahrung eine Hierarchie von Erlebensstufen bis hin zum Aufleben von prägenden Erfahrungen. Der Therapeut begleitet und hilft beim Dabeibleiben, Vertiefen und beim Modalitätenwechsel, bis der Klient in einem zentralen Bereich angekommen ist, der nicht vorhergesagt werden kann. Unbewusste Kräfte ziehen den Prozess von einer Stufe des Erlebens zur nächsten, wobei sich auf jeder neuen Stufe zuvor nicht bewusste Elemente angliedern.

Bei diesem Prozess kann es an vielen Stellen Blockaden geben, etwa wenn das Erleben des Klienten auf *eine* Modalität beschränkt bleibt. So kommt es vor, dass jemand über lange Zeit von Bildern erzählt, die im Inneren auftauchen, ohne dass sich sein Erleben mit Gefühlen oder Bedeutungen füllt. Dafür stehen therapeutische Hilfen bereit, die einen Modalitätenwechsel erleichtern, oder spezifische Wege, welche die Charakterstruktur des Klienten berücksichtigen (Eisman u. Monda 2015).

Übung

Accessing

Sinn: Eine Fragetechnik zu entwickeln, die die Achtsamkeit vertieft und gleichzeitig einen möglichen Weg zum Erwachen von meist in der Kindheit gemachten Erfahrungen bahnt, die eine prägende Wirkung auf die Selbstorganisation haben.
Dauer: ca. 40 Minuten.
Übungsform: Partnerübung; »Therapeut« und »Klient«.
Für eine *Accessing*-Übung ist es notwendig, einen Übungspartner zu haben, der bereit ist, sich tiefer in seine eigene Innenwelt einzufühlen. Dafür sind natürlich insbesondere tatsächliche Klienten geeignet, aber auch andere vertraute Personen, die Lust haben, eine kleine Forschungsreise nach innen zu unternehmen.

Es ist zu beachten, dass möglicherweise ein intensives Erleben ausgelöst wird. Daher wird vorgeschlagen, die Übung abzubrechen, wenn dieses Erleben zu sensibel ist. In einer therapeutischen Situation kann sich eine Intensivierung des Prozesses ergeben.
Die hier vorgeschlagene Übung greift ein isoliertes spezifisches Element heraus. In einer tatsächlichen Therapiesituation werden niemals ausschließlich *Accessing*-Fragen gestellt. Sie werden mit Kontaktaussagen und anderen Elementen gemischt, wie z. B. bei der Intervention des »Magischen Fremden« (► Kap. 4.9.4).

Ablauf:

Schritt 1: Die Person in der therapeutischen Rolle (hier »Therapeut« genannt) führt die Person in der Klientenrolle (hier »Klient« genannt) in einen Zustand der Achtsamkeit (► Kap. 4.6.3).

Schritt 2: Der Therapeut bittet den Klienten, seinen Körper zu »scannen« und eine Körperempfindung auszuwählen, die ihn interessiert. Als Beispiel nehmen wir hier eine Spannung in den Schultern.

Schritt 3: Der Therapeut stellt zu dieser Empfindung einfache Fragen, die nur aus einem Zustand der Achtsamkeit heraus beantwortet werden können.
Beispiele:

- Wie tief reicht die Spannung in den Körper?
- Wie lang? Wie breit dehnt sie sich aus?
- Hat die Spannung ein Zentrum?
- Zieht sie in eine Richtung?
- Gibt es in dem Bereich andere Empfindungen, die mit ihr verbunden sind?

Bei diesen Fragen ist zu beachten, dass sie möglichst eine direkte Verbindung zu dem haben, was der Klient berichtet. Ungünstige Fragen für das genannte Beispiel wären etwa: Gibt es auch im Kopf eine Spannung? Hat die Spannung eine Farbtönung? Anders ist es natürlich, wenn der Klient selbst anfängt, über seinen Kopf zu sprechen oder über die »Farbe« der wahrgenommenen Empfindung.

Schritt 4: Meistens stellt sich nach ein paar Fragen ein »Modalitätenwechsel« ein. Der Klient fängt an, z. B. über Gefühle zu berichten, die mit der Körperempfindung verbunden sind. Das ist ein Zeichen für eine Vertiefung der Achtsamkeit. In unserem Beispiel könnte der Klient etwa von einem »angstvollen Zusammenziehen« berichten. Dann ist auch der Therapeut eingeladen, den Wechsel der Modalität mitzumachen und auf Gefühle, Bilder, Erinnerungen, Impulse etc. einzugehen, je nachdem, was der Klient anbietet. Im Beispiel:

- Was für eine Art Angst?
- Eher wie eine Bedrohung? Oder eher wie allein gelassen sein? Oder, oder …
- (Falls »Bedrohung« gewählt wird): Von außen? Von vorne? Eine Person? Etc.
- Auch hier sollte versucht werden, den Elementen zu folgen, die der Klient von sich aus anbietet.

Schritt 5: Das etwaige Auftauchen von Erinnerungen weist oft auf eine Nähe zu prägenden Erfahrungen hin, insbesondere wenn damit Emotionen verbunden sind. Auch Erinnerungen lassen sich mittels *Accessing* anreichern, indem der Therapeut den Klienten dazu anregt, Details der

Erinnerung ins Bewusstsein zu bringen. Er gibt sich nicht mit Aussagen zufrieden wie: »Ich sitze auf meinem Bett. Ich schaue auf die verschlossene Tür«, sondern stellt *Accessing*-Fragen:

- Was für eine Tür? Welche Farbe?
- Holz?
- Was für eine Türklinke? Was für ein Schloss?
- Wer ist hinter der Tür?

Nach 15 Minuten Rollentausch.
Nach 30 Minuten Austausch über die Wirkung von *Accessing*-Fragen sowie über Möglichkeiten und Probleme dieses Vorgehens.

4.7.5 Noch einmal die Teile

Einer achtsamen Selbstbeobachtung erschließt sich meist erst mit der Zeit, wie komplex unsere Psyche aufgebaut ist. Es kann zunächst verwirren, Anteile in sich zu finden, die einander widersprechen, oder solche, von deren Existenz man bisher gar nichts geahnt hat. Mit zunehmender Disidentifikation treten immer klarer Teile zu Tage, die bewerten, beschützen, für die Bewältigung des Alltags sorgen, verletzt sind oder vernebeln. Manche scheinen so selbstverständlich, dass sie als »zweite Natur« gar nicht mehr auffallen. Mit der Zeit wird auch deutlich, in welchen Beziehungen die Teile zueinander stehen, etwa welche einander bedingen, versorgen oder bekämpfen. Man landet auf diese Weise auch im Inneren in einer Welt, die sich aus Anteilen selbst organisiert (Johanson 2009). Ein von Achtsamkeit und Mitgefühl geprägter Blick auf diese Welt der inneren Anteile lässt allmählich immer klarer die Sinnhaftigkeit, Intelligenz und Logik des Aufbaus des gesamten Systems erkennen und verstehen.

In der Arbeit mit Klienten wird in der Hakomi-Methode in der Regel der Begriff »Teil« benutzt, da er für die meisten Menschen eingängig und nachvollziehbar ist. »Ein Teil von mir möchte dies, ein anderer das« ist eine häufig gebrauchte Formulierung. Genauer betrachtet ist der Begriff des »Teils« allerdings sehr vereinfachend und nicht in vollem Umfang zutreffend. Denn eigentlich handelt es sich nicht um Teile, sondern um **Zustände**, in die der Klient kommt oder kommen könnte. Wenn man noch genauer beobachtet, bemerkt man, dass jeder dieser Zustände sich von den anderen auf *allen* Ebenen seiner Selbstorganisation unterscheidet: Jeder hat seine eigenen Gefühle und Gedanken sowie seine Art der Wahrnehmung, seine typische körperliche Aktivierung und vor allem seine eigene Geschichte. Der biografische Hintergrund lässt verstehen, wie der Teil entstanden ist, welche Rolle er im Leben des Betreffenden spielt und für welche Bedürfnisse und Werte er eintritt.

Achtsamkeit öffnet eine vorurteilsfreie Sicht auf jeden einzelnen Teil und das Ganze. Das Interesse dafür, was jeder Teil beizutragen hat und welche Erfahrungen ihn prägen, ermöglicht eine allparteiliche Haltung. In der Arbeit mit den Teilen kommt der hier herausgestellte **siebte Wirkfaktor** der Achtsamkeit **»Differenzieren und Integrieren«** zum Tragen (► Kap. 3.10). Er macht es möglich, dass jeder Teil seine Rolle und seinen Platz im übergeordneten Ganzen erhält und nicht mehr abgespalten, bekämpft oder abgewertet werden muss.

Fallbeispiel

Eine der ersten Sitzungen mit Janine L., einer schon vorgestellten Klientin (► Kap. 4.4.8), es geht um einen Streit mit ihrem Sohn:

Klientin: Es gibt kaum etwas, was mich so auf die Palme bringt.

Therapeutin: (*Bemerkt, wie ein harter Zug um Janines Mund entsteht*) Da wird jetzt ein richtig wütender Teil in Ihnen wach?

K: Das kann man wohl sagen.

T: Der meldet sich anscheinend immer wieder (*die Wut war schon einige Male aufgetreten*).

K: Ja, der ist immer sprungbereit.

T: Wäre es für Sie interessant, diesen wütenden Teil einmal genauer zu untersuchen?

K: Absolut!

T: Dann lassen Sie uns mal ganz langsam werden … und hineinspüren. *(Klientin schaut nach unten, unfokussiert, nach innen gewendet)* … Was bekommen Sie mit?

K: Mein Kiefer wird hart. … Spannung in den Armen … ich könnte losboxen.

T: Bereit zur Attacke?

K: Ich hasse diese Seite an mir!

T: Ah. Da meldet sich sofort ein anderer Anteil von Ihnen? Einer, der den wütenden Anteil nicht leiden kann?

K: Ich möchte ihn am liebsten erschlagen!

T: Da sind also gerade zwei Teile in Ihnen wach: Einer, der total wütend auf Ihren Sohn ist, und einer, der genauso wütend auf diese Wut ist? Beide total wütend?

K: *(Schaut auf)* Das stimmt. Beide sind tierisch wütend, einer auf Pascal und einer auf mich.

T: Eigentlich ja nur auf den wütenden Anteil in Ihnen?

K: Ja, das ist wirklich total blöd!

T: Also meldet sich jetzt noch einer, der die beiden anderen Teile blöd findet?

K: Das ist meine Oberrichterin! Die hat immer was an mir auszusetzen!

T: Die drei liegen gerade im Clinch?

K: *(Pause, wird still, nach innen gekehrt)* Ja, sie blockieren sich alle.

T: Welcher Teil ist im Moment der, den wir untersuchen sollten?

K: Ganz klar der erste, der macht mir Sorgen.

T: Also ist da noch ein weiterer Teil, der sich um die Wirkung auf Pascal sorgt?

K: Der kann doch nichts dafür.

T: Also da sind schon vier wichtige Anteile: ein wütender auf Pascal, einer der auf die Wut wütend ist, die Oberrichterin und ein besorgter, anteilnehmender Teil?

K: Aber diese erste Wut ist die wichtigste.

T: Wollen wir die mal genau erforschen?

Kommentar: Es wird deutlich, dass die Therapeutin sich auf keine Allianz mit einem dieser Teile der Klientin einlässt, sondern an allen interessiert ist. Sie bezieht sich fast immer auf den gegenwärtigen Moment und benennt alle Teile aus einer beobachtenden Perspektive und hilft damit auch der Klientin, in einer beobachtenden Haltung zu bleiben. Sie zeigt Interesse und Neugier und lädt zu einer genaueren Untersuchung ein. Im Verlauf der Sitzung werden die gegenwärtige Erfahrung des wütenden Teils und in weiteren Sitzungen noch weitere Teile erforscht. Eine besondere Rolle spielt schließlich ein vollkommen hilfloser, sogar ohnmächtiger Zustand, den der wütende Teil (später »der Auslöscher« genannt) verhindern möchte: Seine Wirkung soll den Fall in quälende Ohnmacht abwehren. Der ohnmächtige

Teil (später »die Zerquetschte« genannt) steht in Verbindung mit biografischen Elementen rund um den ständigen Streit der Eltern. All diese Teile werden sorgsam untersucht und verstanden. Beispielweise erweist sich die »Oberrichterin« als eine wichtige innere Gestalt, die dafür sorgt, dass die Klientin nicht von *anderen* Menschen verurteilt werden kann, indem sie die unerwünschten Teile im Zaum hält.

Übung

Teile und Zustände

Sinn: Sich Übersicht über eigene Teile/Zustände zu verschaffen und zu klären, wie man Teile voneinander unterscheidet. Das externalisierende Aufschreiben unterstützt die Disidentifikation. Der Blick auf die eigenen Teile kann es Therapeuten erleichtern, Teile auch bei ihren Klienten zu identifizieren und sie im Prozess der Disidentifikation zu unterstützen.
Dauer: Mindestens 30 Minuten
Übungsform: Übung allein. Nachsinnen und aufschreiben. Papier und Stifte bereithalten.
Ablauf: Nehmen Sie sich ein Blatt Papier und machen Sie drei Listen von für Sie typischen Teilen/Zuständen, und zwar nach der Unterteilung von Richard Schwartz (2002; ► Kap. 3.6.3): Manager, Exilanten und Feuerbekämpfer. Dabei ist es sinnvoll, beschreibende Namen für sie zu finden:

- **Manager** sind solche Teile, die funktional und effektiv den Alltag regeln und für Erfolg im Leben sorgen. Beispiele: die Fürsorgliche, der Perfektionist, der neugierige Forscher, die knallharte Analytikerin, der Diplomat.
- **Exilanten** sind Teile, die man möglichst nicht erleben und fühlen möchte, da sie verletzlich sind, gequält, unerträglich, peinlich etc. Sie werden unterdrückt und versteckt und schon früh ins Exil geschickt, sodass man sie manchmal selbst nicht mehr kennt. Beispiele: die einsame Denkerin, das unerwünschte Ungeheuer, der Übersensible, die Unersättliche, der Killer.
- **Feuerbekämpfer** sind solche Teile, die auf dysfunktionale Weise versuchen, das »Feuer« der Exilanten zu löschen, um nicht in ihren Zustand zu fallen. Beispiele: der Alko-Freak, die Fernsehsüchtige, der wütende Berserker, die Nörglerin, der Sexbesessene.

Gehen Sie Alltagssituationen durch und vergegenwärtigen Sie sich die Zustände, in die Sie kommen: bei der Arbeit, in Auseinandersetzungen mit verschiedenen Menschen, zu Hause, in der Freizeit etc. Wichtige Kriterien sind, dass jeder dieser Teile/Zustände sich von anderen Zuständen sowohl in seiner Gefühlslage als auch in seiner Körperaktivierung, seinen Handlungsweisen, seinem typischen Denken und den mit ihm verbundenen Elementen der Biografie unterscheidet. Es ist sinnvoll, sich den Zustand in all diesen Dimensionen vorzustellen, sich einzufühlen und zu untersuchen, durch welche Aktivierung er sich von anderen Zuständen unterscheidet.
Dabei kann es sein, dass Sie insbesondere bei Exilanten mit Zuständen in Kontakt kommen, die Sie bisher so »erfolgreich« abgewehrt haben, dass Sie sie noch kaum oder gar nicht wirklich kennen. Sie können sich ihnen eher als *mögliche* Zustände annähern, um zu erfühlen, wie es wäre, wenn Sie sie mehr zulassen würden.
Besonders zu beachten:

- Teile/Zustände, die bei anderen Menschen angenehme oder unangenehme Zustände auslösen können

- Teile/Zustände, die so häufig und alltäglich auftreten, dass sie als »Normalzustand« wahrgenommen werden
- Teile/Zustände, die Sie davor schützen, in verwundete Zustände (Exilanten) »abzustürzen«
- Verwundete, eher »kindliche« Zustände (Exilanten), die Sie schon lange begleiten

Gegen Ende der Übung nehmen Sie sich noch ein wenig Zeit, um Namen für die einzelnen Zustände zu finden. Am besten eignen sich Namen, die man mit Bildern verknüpft, wie Gestalten aus der Literatur oder kreative Wortschöpfungen. Beispiele aus der Arbeit mit Klienten sind: Rübezahl, verirrter Schmetterling, Zinnsoldat, einsamer Wolf, Lustmolch, Prinzessin auf der Erbse oder Scharfrichter. Diese bleiben in Erinnerung und helfen dabei, sie auch im Alltag leichter zu bemerken. Oft braucht es aber auch Zeit, einen passenden Namen zu finden, und nicht selten verändert er sich bei näherem Hinschauen oder wenn er sich durch Wachstumsschritte weiterentwickelt. Und schließlich finden sich zwischen den einzelnen Teilen vielleicht auch Koalitionen (der Berserker könnte die Prinzessin auf der Erbse schützen) oder feindselige Beziehungen (der Scharfrichter verdammt den Lustmolch), die Sie durch Linien oder andere grafische Elemente sichtbar machen können.

Wenn sich der Blick nach innen aus einer disidentifizierten Beobachterperspektive ausreichend etabliert hat und immer wieder eingenommen werden kann, wirkt sich das auch auf den Umgang mit den Persönlichkeitsanteilen aus. Ein wesentliches Therapieziel ist es, eine **gute Beziehung zu *allen* Teilen** herzustellen. Diese guten Beziehungen sind aber eben nur aus der Position des Inneren Beobachters möglich. Allein er kann von einer übergeordneten Ebene aus alle Teile wahrnehmen und verstehen. Denn jeder einzelne Teil sieht aus seiner eingeschränkten Perspektive nur jeweils einen Ausschnitt der Wirklichkeit. Aus ihren unterschiedlichen Sichtweisen, Bedürfnissen und Aufgaben für das Gesamtsystem müssen sich zwischen den einzelnen Teilen Widersprüche ergeben, die im Prinzip bestehen bleiben dürfen und toleriert werden können, wenn sie aus extremen Polarisierungen entlassen und besser integriert sind.

Bei dieser Art der Arbeit ist es wichtig, dass ein Therapeut kontinuierlich darauf achtet, mit welchem Teil der Klient im jeweiligen Moment identifiziert ist. Dabei kann es sowohl für den Therapeuten als auch für den Klienten zu einer besonderen Falle werden, wenn man alltäglich auftretende und vernünftig erscheinende Teile mit dem anteilnehmenden Beobachter verwechselt. Denn oft gibt es gut entwickelte »Manager-Anteile«, die sich sehr bemühen, den Idealen eines Beobachters zu entsprechen. Dieser Unterschied kann häufig erst durch längere Erfahrung mit der Achtsamkeit bemerkt werden.

Ein Therapeut übernimmt speziell in den Anfangsphasen einer Therapie **Modellfunktionen**, indem er allen Teilen interessiert, verstehend, akzeptierend und wohlwollend begegnet. Er vertritt die *Loving Presence*, die der Klient mit der Zeit übernehmen kann, um sich selbst und seinen Teilen immer mehr mit Selbstmitgefühl zu begegnen. In der Hakomi-Methode tritt der Therapeut zunächst selbst in Austausch mit den einzelnen Teilen seiner Klienten und sorgt dafür, dass sie besser verstanden und integriert werden. Später wird der Beobachter des Klienten immer mehr in die Kommunikation mit einbezogen, bis dieser am Ende einer Therapie diese Aufgabe weitgehend eigenständig, ohne die Unterstützung des Therapeuten erfüllen kann.

Fallbeispiel

Eine weitere Sitzung mit Janine L., in der sie mit ihrem »Auslöscher-Anteil« in Kontakt ist. Sie sitzt achtsam in einem Sessel und spürt nach innen. Sie fühlt die Aktivierung des »Auslöschers« als eine den ganzen Körper erfassende Anspannung, mit einem Schwerpunkt im Unterkiefer, der sich fest an den Oberkiefer presst. Das begleitende Gefühl beschreibt sie als kalt und hart wie eine polierte Stahlwand. Dieser »Auslöscher« dient dem Zweck, einen tiefen Fall in absolute Ohnmacht zu verhindern. Janine nutzt im Folgenden Wege des Umgangs mit inneren Anteilen, die sie in den vergangenen Sitzungen gelernt hat.

Therapeutin: Wenn wir (*sie meint damit sich selbst und die Beobachterin der Klientin*) uns dem Auslöscher zuwenden, wie müssten wir mit ihm sprechen?

Klientin: Er ist so hart und absolut einsam.

T: Könnte man ihm dieses Verständnis vermitteln?

K: Ich mach das mal. *(Sie sitzt eine Weile still da, mit geschlossenen Augen. In ihrem Inneren spricht sie aus der Perspektive des Beobachters mit dem Auslöscher. Nach etwa einer Minute vertieft sich ihr Atem, die Gesichtszüge entspannen sich, die Therapeutin kann eine leichte Feuchtigkeit zwischen den Augenlidern bemerken.)*

T: Da verändert sich was?

K: Es … es ist doch eher eine Sie. … Sie ist so einsam … und irgendwie … heldenhaft. Sie rührt mich.

T: Da scheint sich auch etwas für sie zu verändern?

K: Ja, sie schaut mich an. Sie ist so erschöpft. Sie ist eigentlich butterweich.

T: Sie fühlt sich verstanden?

K: Ja, sie ist so erleichtert.

Wenn in einer Psychotherapie mit inneren Anteilen gearbeitet wird, geht es einerseits um solche, die wichtige Schutzfunktionen übernommen haben, oder um verbannte und unterdrückte Teile, die verletzt und verwundet sind. Ihr Schmerz ist oft so schwer zu ertragen, dass andere Elemente des Systems versuchen, sie zu verstecken, zu verdrängen oder gar zu eliminieren. Die dabei entstehenden Spannungen sind ein wesentliches Merkmal vieler psychischer Probleme. Achtsamkeit wirkt hier über die Verringerung dieser Spannungen, indem sie einen neuen Bezug zu den unterdrückten *und* zu den unterdrückenden Teilen herstellt und dabei auch deren Beziehung zueinander verändert. Auf diese Weise trägt sie zur Integration der Gesamtpersönlichkeit bei (► Wirkfaktor Differenzieren und Integrieren, Kap. 3.10).

4.7.6 Der Körper

Auf den östlichen Übungswegen zur Bewusstseinsentwicklung wird der Körper als Medium geschätzt und genutzt. Es gibt viele gute Gründe, warum auch der klassisch buddhistische Weg der Achtsamkeit mit der Beobachtung des Körpers beginnt. So fällt es dem Anfänger leichter, körperliche Phänomene wahrzunehmen als dem Funktionieren des Geistes zuzuschauen. Der Körper ist auch die Bühne, auf der sich unser emotionales Leben abspielt (Damasio 2000; 2004), und er ist der Ausgangspunkt für die Entwicklung des Selbst (Damasio 2012). In den Körperpsychotherapien, deren Tradition bis in die Zeit vor Freud zurückreicht, wird auf vielfältige Weise mit der körperlichen Ebene gearbeitet (Marlock u. Weiss 2006; Heller 2012; Geuter 2015; Weiss et al. 2019). Aber die Wahrnehmung des Körpers steht auch bei den meisten der Übungen im Vordergrund, die in *nicht* körperorientierten achtsamkeitsbasierten Psychotherapieverfahren übernommen wurden. Beispiele dafür sind die Atembeobachtung oder der Bodyscan. Insgesamt ist eine moderne Psychotherapie ohne

Berücksichtigung der körperlichen Dimension gar nicht mehr denkbar.

Doch welche Bedeutung hat der Körper für die Psychotherapie? Er hat zunächst einmal Anteil an allem Erleben und bedingt es mit. Bereits Einzeller reagieren mit Kontraktionen auf aversive Reize und sie bleiben länger kontrahiert, wenn sich die Reize wiederholen. Schon dort wird der Körper zu einem Gedächtnisspeicher, denn ein Gehirn ist noch nicht angelegt. Ebenso reagiert der menschliche Körper auf alles, was auf ihn einwirkt. Er lernt aus seinen Erfahrungen und speichert das meiste des Gelernten im impliziten Gedächtnis, das nicht bewusst und wesentlich umfangreicher ist als das explizite und weit über zentrale Prozesse hinausreicht. So werden auch die meisten frühen Erfahrungen, die unser Leben prägen, auf diesen impliziten Ebenen gespeichert, was dazu führt, dass wir – wie es in der Neurobiologie manchmal ausgedrückt wird – den größten Teil dessen, was wir lernen, nicht erinnern.

Die Bedeutung des Körpers für die Psychotherapie liegt nun darin, dass der fast unerschöpfliche **Speicher des impliziten Gedächtnisses** über den Körper zugänglich gemacht werden kann. Das Gelernte, das uns prägt und formt, lässt sich z. B. an den Feinheiten unserer körperlichen Reaktionen und Strukturen beobachten. Die damit zusammenhängenden Ereignisse und Erfahrungen, auf die der Körper reagierte, haben sich auch auf der somatischen Ebene niedergeschlagen und lassen sich dort indirekt erschließen. Sie enthüllen sich im Laufe der achtsamen Beobachtung.

Fallbeispiel

Ein Therapeut untersucht mit seiner Klientin die Haltung ihres Kopfes. Er ist permanent leicht nach links gedreht, während sich ihr Blick, der Stellung des Körpers entsprechend, nach vorne richtet. Das war dem Therapeuten aufgefallen, er hatte es angesprochen und sie war neugierig geworden. Da sie selbst Therapeutin und schon mit Achtsamkeit vertraut ist, willigt sie gleich ein, das Phänomen achtsam zu untersuchen. Während sie genau in sich hineinspürt, dreht sie – auf seine Einladung hin – ihren Kopf gerade nach vorne. Sie bemerkt, dass sie den Kopf, wenn sie ihn näher an eine Neutralstellung bringt, nicht nur dreht, sondern ihn auch ein klein wenig nach hinten zieht. Diese von außen kaum sichtbaren Bewegungen zur Mitte, nach vorn, dann nach links, nach hinten, führt sie mehrere Male durch. Dann fällt ihr auf, dass sich, während sie den Kopf zur Seite zieht, auch ihre Augenlider minimal schließen. Ihr Therapeut lässt sich von diesen Vorgängen berichten und begleitet sie mit Kontaktaussagen. Während die Klientin schließlich in der Stellung mit dem nach links gedrehten Kopf verweilt, schließt sie die Augen und berichtet von einem skeptischen Gefühl, das diese Haltung begleitet:

Klientin: Es ist so, als ob ich kritisch schaue, skeptisch bin.

Therapeut: Da scheinen Sie auf etwas Fragwürdiges zu schauen?

K: Ich weiß nicht … es ist so, als ob die ganze Welt fragwürdig ist. *(Sie bewegt den Kopf immer wieder einmal sehr langsam hin und her.)* Irgendwie: Ich gegen die ganze Welt.

T: Die Welt ist gegen Sie?

K: Ah, jetzt krieg ich es, … es ist, als ob da alles verlogen ist. … Ich scheine zu reagieren, … auf was Verlogenes. …

T: Keinem Menschen … trauen?

K: Ne, keinem Menschen. Doch, vielleicht. Aber erst einmal scheint mein Körper einfach zu glauben, dass da draußen alles verlogen ist.

Diese Exploration fördert zunächst keine Erinnerungen ans Licht. Die Klientin bemerkt nur, dass der Körper auf etwas reagiert und sich auf etwas eingestellt hat. Es wird auch klar, was er über die Welt gelernt zu haben scheint, auch wenn sie (noch) nicht weiß, wie diese bisher unbewusste Sichtweise entstanden ist.

Es kommt gar nicht so selten vor, dass Klienten etwas über ihre Modelle der Wirklichkeit, ihre unbewussten Einstellungen, Sichtweisen oder Überzeugungen bemerken, ohne dass jemals aufgedeckt wird, an welche konkrete Erfahrungen sich dieses Lernen knüpfte. Dennoch wird irgendetwas für einen Klienten offensichtlich und es entsteht ein *»vitales Evidenzerlebnis«*, wie Petzold (2003, S. 694) es nennt: Es wird in subjektiver Klarheit erlebt, was sich als wahr und wirklich enthüllt. Auch er versteht solche Erlebnisse als eine *»Hermeneutik vom Leibe her«* (2003, S. 68), also vom körperlich-emotionalen Erleben getragen.

In diesem Sinne kann das achtsame Wahrnehmen des Körpers zu Empfindungen, Gefühlen, Erfahrungen und Erinnerungen führen, die das Leben und die Selbstorganisation des forschenden Menschen geprägt haben und immer noch von Moment zu Moment gestalten. Viele körperorientierte und experimentelle Techniken eröffnen Wege dorthin, machen sie breiter und leichter gangbar (► Kap. 4.8.2), besonders wenn sie in Achtsamkeit eingebettet werden.

4.7.7 Erfahrung und Bedeutung

Als **sechsten Wirkfaktor** der Achtsamkeit haben wir die Veränderung von **Bedeutungs- und Sinngebungen** beschrieben (► Kap. 3.9). Die wohl bekannteste Intervention, die diesen Wirkfaktor nutzt, ist die Deutung in der Psychoanalyse. Auch wenn es nicht bewusst geschieht, ist es ein menschliches Grundbedürfnis, sich mithilfe von Bedeutungen orientieren zu können. Gregory Bateson (1987) sieht in dieser Fähigkeit ein zentrales Merkmal des Menschseins und beschreibt die Gabe, einzelne Erfahrungen zu einer sinnvollen »Geschichte« zu verbinden. Sie hilft uns dabei, zu erklären und zu verstehen, was um uns herum passiert und wie wir uns in der Welt zurechtfinden und einrichten können. Vertreter der narrativen Therapie meinen, es sei sogar besser eine unglückliche Geschichte vom eigenen Leben erzählen zu können, als eine lückenhafte, zerbrochene oder gar keine (White 2010). Auf der anderen Seite sieht Viktor Frankl (1988) in der Unfähigkeit, Sinn herzustellen, eine wesentliche Ursache existenzieller Not.

Es ist für Menschen meist schwer auszuhalten, *keine* Erklärung für ein bestimmtes Phänomen wie eine Handlung oder ein Symptom zu haben. Nach dem Motto, »besser eine falsche oder verrückte Erklärung als gar keine Erklärung«, verlassen sie sich aufs Nachdenken und kommen zu Aussagen wie: »Es ist wahrscheinlich so, dass …« oder: »Das hängt sicherlich damit zusammen, dass …«. Wenn sich keine Erklärung findet, erfinden sie notfalls eine und »konfabulieren« (Weiss u. Harrer 2006).

Wirklich befriedigende und bewegende Entdeckungen, die Bedeutungen wesentlich verändern und neuen Sinn kreieren, erwachsen auf dem Boden umfassender und differenzierter Erfahrungen. Das sind jene Erfahrungen, die Karl Bühler (1907) als **»Aha-Erlebnis«** und Hilarion Petzold als »vitale Evidenz« (s. o.) beschrieben haben.

Hakomi-Therapeuten bemühen sich, nicht zu früh nach Bedeutungen zu suchen, sondern versuchen, sie vielmehr auf dem Hintergrund der neuen Erfahrungen selbst auftauchen zu lassen. Sie gehen mit jenen Einsichten vorsichtig um, die vor allem auf mentalen Konstruktionen beruhen. Stattdessen unterstützen sie einen Prozess, in dem zunächst die inneren Erlebniswelten mithilfe der Achtsamkeit genauer exploriert werden. Wenn genug erlebt und erforscht ist und neue Informationen zur Verfügung stehen, stellen sich früher oder später spontan Einsichten über Sinnzusammenhänge ein. Darüber hinaus können Therapeuten an günstigen Zeitpunkten durch spezifisch auf Bedeutung abgestimmte *Accessing*-Fragen (► Kap. 4.7.2) dazu einladen, Sinnzusammenhänge auftauchen zu lassen.

Fallbeispiel

Nadine K., eine Logopädin, sucht nach längerer physiotherapeutischer Behandlung eine Körperpsychotherapeutin auf, da die schmerzhaften Verspannungen in Schulter und Nacken immer wieder zurückkommen. Schon in der ersten Sitzung macht sie eine Entdeckung. Nach etwa einer halben Stunde werden die Verspannungsbereiche in behutsam eingeführter Achtsamkeit genau untersucht. Die Klientin sitzt angelehnt auf dem Therapiesessel, die Therapeutin ihr gegenüber. Nadine K. hat die Augen geschlossen und widmet ihre ganze Aufmerksamkeit dem problematischen Schulterbereich.

Therapeutin: … Also von diesem Knochen bis rauf in den Ohrbereich?

Klientin: Ja, mehr hinter dem Ohr.

T: Wie tief reicht diese Ballung?

K: Also an den beiden Enden eher flach, … aber in der Mitte (*berührt mit der linken Hand ganz vorsichtig eine Stelle, wo die Schulter in den Hals übergeht*) … da, hier, da ist es wie ein festgezurrter Knoten, wie so ein Silvesterböller.

T: Ist es okay, noch ein wenig dabei zu bleiben und hineinzuspüren?

K: Ja, … wie eine super geballte Faust … auf kleinstem Raum …

T: *(Wartet einen Moment)* Zieht es von innen oder drückt es von außen?

K: Von innen … und irgendwie nach unten.

T: Nach unten?

K: Ja, wie Schnüre, die nach unten ziehen.

T: Senkrecht nach unten?

K: Eher wie ein bisschen nach innen, zur Mitte. Und der Knoten stoppt das.

T: *(Pause)* Wohin würde es denn gehen, wenn der Knoten nicht wäre?

K: … Dann würde ich klein werden, wie zerdrückt … oder so …

T: *(Bemerkt einen Gesichtsausdruck)* … Und das macht Sie traurig?

K: Ich seh' mich zerdrückt … da ist Angst … *(Augen werden feucht)*

T: Das ist schlimm, oder?

K: Es fühlt sich an, als ob ich zerstört werde *(weint leicht).*

T: Zerdrückt und zerstört?

K: Der Knoten rettet mich. Er hält mich oben.

Hier wird deutlich, wie sich aus der Wahrnehmung einer körperlichen Beschwerde allmählich Sinn herausschält. Die weiteren achtsamen Untersuchungen enden nach mehreren Sitzungen schließlich bei Erfahrungen in der Ursprungsfamilie der Klientin, in der es für sie keine Sicherheit gab.

Achtsamkeitszentrierte Körperpsychotherapie kann die genaue Wahrnehmung des Körpers als Ausgangspunkt nutzen, um in *Bottom-up*-Prozessen den Einfluss des Körpers auf mentale Prozesse zu nutzen. Mit ihrer Hilfe kann Zugang zu Erinnerungen an jene prägenden Erfahrungen gefunden werden, welche die Basis für Bedeutungsgebungen bildeten. Wenn diese Erinnerungen aktualisiert und mit korrigierenden Erfahrungen neu verknüpft werden, können sich auch neue Bedeutungen ergeben.

4.8 Der forschende Psychotherapeut

Es war Abraham Maslow, einer der Väter der Humanistischen Psychologie, der gesagt haben soll: »*Wenn ein Hammer das einzige Werkzeug ist, was man hat, sieht alles wie ein Nagel aus.*« Dementsprechend ist der Werkzeugkasten der Psychotherapie voll von Interventionen, mit denen Symptome und Probleme behandelt werden sollen. Therapeuten sind daher gewohnt, überall Probleme zu finden. Darin werden sie von ihren Klienten bestärkt, die ja tatsächlich mit der Not ihrer Probleme kommen, damit sie gelöst werden.

Für Therapeuten, die mit der Achtsamkeit arbeiten, sieht die Lage anders aus. Sie haben Interventionen in ihrem Werkzeugkasten, die von Neugier und Akzeptanz geprägt sind. Für sie geht die Aufmerksamkeit nicht dorthin, wo etwas geändert werden muss. Stattdessen versuchen sie die Welt ihrer Klienten auf eine Weise zu erkunden, dass diese die Sinnhaftigkeit ihrer Art, sich zu organisieren, erfahren können, und dass alles auf seine Weise erst einmal seine Richtigkeit hat. Der Weg der Achtsamkeit und des Mitgefühls führt zunächst nicht auf eine Suche nach Lösungen. Er führt vielmehr zu einer Haltung, aus der heraus **nichts verändert** werden muss, aber alles **auf neue Weise erlebt** werden kann. Er führt daher über eine Entwicklung des Bewusstseins in Bereiche, die am Ausgangspunkt der Reise für den Verstand nicht absehbar sind.

Wer den Werkzeugkasten der Achtsamkeit nutzt, ist somit nicht darauf ausgerichtet, Symptome, Probleme oder Fehler zu finden oder eine pathologische Entwicklung zu entdecken, um dann nach einer Diagnosestellung Maßnahmen gegen sie zu ergreifen. Auch wenn ein problem- oder lösungsorientiertes Vorgehen in vielen Bereichen der Medizin sinnvoll erscheint und auch in der Psychotherapie lösungsorientierte Verfahren weite Verbreitung finden, bietet die Achtsamkeit andere, manchmal kontraintuitive Wege an. Ihre konsequente Anwendung in der Hakomi-Methode führt zu einem konkret beschreibbaren Vorgehen, bei dem sich ein Therapeut keineswegs an Problemen und Symptomen orientieren muss, um dann nach ihrer Lösung zu suchen.

4.8.1 Haltungen in der Psychotherapie

Achtsamkeitszentriert zu arbeiten kann Therapeuten massiv entlasten. Denn Therapien können leicht und mühelos werden, wenn es gelingt, den Prozess so zu unterstützen, dass er sich wie von selbst entfaltet. Das dazugehörende Zulassen fällt allerdings nicht immer leicht, denn die beschriebene, vom professionellen Umfeld, aber auch von unserer Kultur geprägte Vorstellung und Haltung, die sich an Problemlösungen ausrichtet, steht im Weg.

Die problem- und lösungsorientierte Haltung

Ein in der üblichen Weise arbeitender Therapeut muss seinen Klienten in ein Diagnosesystem einordnen und einen Behandlungsplan vorlegen, damit die Therapie vom Gesundheitssystem finanziert wird. Dieser Hintergrund beeinflusst seine Einstellung und sein Vorgehen. Er ist aufgefordert, nach Ausnahmen oder problemaufrechterhaltenden Mustern zu suchen, Blockaden zu beseitigen, Abwehren zu durchbrechen, unangemessenes Verhalten zu löschen oder belastende Gefühle zu verändern. Und er versucht vielleicht, Energien zum Fließen zu bringen, Ressourcen zu aktivieren oder Gedanken umzuprogrammieren. Im Vergleich mit einem achtsamkeitszentrierten Vorgehen klingt das alles sehr anstrengend, wie ein Kampf gegen schwer besiegbare Kräfte.

Die forschende Haltung

Eine forschende Haltung erspart dem Therapeuten die Anstrengung, nach Lösungen zu suchen oder gegen etwas ankämpfen zu müssen. Sie hat ihren Ursprung in der Annahme, dass alles einen guten Grund und Sinn hat. Um diesen Sinn aufzuklären, stellt sich dem Therapeuten die Aufgabe, zu erforschen, wie ein sich selbst organisierendes menschliches System »tickt«. Er vertraut im Weiteren darauf, dass sich jedes selbstorganisierende System in Richtung höherer Komplexität entwickeln will und es nur darum geht, Wege zu finden, ihm das zu ermöglichen. Er versucht dem Klienten innewohnende Kräfte zu befreien, um sich von ihnen leiten und mitziehen zu lassen, anstatt selbst Pläne zu entwerfen und eigene Energien zu mobilisieren, um die Therapie in irgendeine Richtung voranzubewegen.

Carl Rogers (1976) ist wohl der bekannteste Vertreter der Humanistischen Psychologie, der dem Menschen diese Entwicklungstendenz unterstellt. Er bezeichnet sie als **Selbstaktualisierung** und schreibt:

> Aus Praxis, Theorie und Forschung geht eindeutig hervor, dass der personzentrierte Ansatz auf einem grundlegenden Vertrauen zum Menschen und allen Organismen basiert. … Man kann sagen, dass in jedem Organismus auf jedweder Entwicklungsebene eine Grundtendenz zur konstruktiven Erfüllung der ihm innewohnenden Möglichkeiten vorhanden ist. … Jeder Mensch hat eine zielgerichtete Tendenz zur Ganzheit, zur Verwirklichung seiner Potenziale.
>
> (Rogers 1981, 3. Kapitel)

4.8.2 Experimentelles Vorgehen

Die aus der Achtsamkeit erwachsende forschende Haltung wurde zur Basis der Hakomi-Methode. Viele der neu entwickelten Interventionen dienen einem achtsamen Forschen. Methodisch erfolgt dieses Forschen durch ein »experimentelles Vorgehen«. Der Klient wird während des gesamten Therapieprozesses eingeladen, genauer wahrzunehmen, zu untersuchen und profunder zu begreifen, was im Inneren abläuft. Der Therapeut hat kein Veränderungsziel im Auge, sondern er forscht mit seinem Klienten, wie er sich von Moment zu Moment selbst organisiert und wo sich dabei **Limitierungen** zeigen, die seine Handlungsfreiheit und seine Lebensqualität einschränken.

Diese Haltung entspricht eher der eines Wissenschaftlers in der Grundlagenforschung als der eines Anwenders, der die aus der Forschung gewonnenen Erkenntnisse in die Praxis umsetzt. Sie verwirklicht den innersten Kern des wissenschaftlichen Geistes, der die Geheimnisse des Universums ergründen und immer besser verstehen will, ohne zu wissen, wohin ihn diese Suche führt. Ein Koleopterloge wendet sich mit liebevoller Neugierde seinen Käfern zu; er wird nicht versuchen, sie zu verändern. Und ein Baumwissenschaftler will alles über Bäume wissen; auch er sucht nicht nach Fehlern in ihrer Konstruktion.

In diesem Geist werden in einer Hakomi-Therapie immer wieder Experimente – kleine Forschungsprojekte – verabredet und durchgeführt. Dabei wiederholen sich folgende Schritte:

1. Ein Objekt des Interesses wird **vereinbart**.
2. Der Therapeut lädt den Klienten in einen **achtsamen Zustand** ein.
3. Der Therapeut präsentiert einen **Auslöser**, der relevantes Erleben hervorrufen kann.
4. Klient und Therapeut **untersuchen** gemeinsam, was genau im Klienten vorgeht, wie der Klient sich um den Auslöser herum organisiert und welche formenden Elemente diesen Aspekt der Selbstorganisation gestalten.

Beim darauf folgenden Durcharbeiten der auftretenden Phänomene, beim Umgang mit Hindernissen auf dem einer inneren »Sehnsucht« folgenden Weg und bei der Integration neuer Erfahrungen nutzt der Therapeut die dem System innewohnenden Kräfte. Eine gelungene Integration zeigt sich dann daran, dass der Klient sie als erleichternd erlebt. Damit sich das gesamte System auf eine Weise weiterentwickeln kann, die von der ihm immanenten Intelligenz getragen wird, ist aber ein gründliches Forschen unumgänglich, das sich über den größeren Teil des Therapieprozesses erstreckt. Diese Forschung wird von einem Hakomi-Therapeuten unterstützt, ohne dabei eigene Vorlieben zu verfolgen.

4.8.3 Experimente

Wie in einigen Fallbeispielen bereits beschrieben wurde, kann der Therapeut im Therapieverlauf *spontan* auftretende Phänomene nutzen, um sie zum Ausgangspunkt eines Forschungsprojekts zu machen. Um dabei einen guten Zugang zur Achtsamkeit zu finden, bieten sich klar angelegte, kleine Experimente an, bei denen ein Erleben rund um ein bestimmtes Thema *bewusst und geplant* angeregt wird. In der Folge werden einige Beispiele typischer Interventionen dargestellt, sie sollen eine Vorstellung vom experimentellen Vorgehen vermitteln.

Sonden

Eine »Sonde« (*engl. probe*) ist eine von Ron Kurtz in den 1970er-Jahren entwickelte verbale Intervention. Sie schließt an ein Thema an, das sich aus dem therapeutischen Gespräch oder den Beobachtungen des Therapeuten ergibt. Sie soll dabei helfen, dass auftauchende bedeutungsvolle Inhalte nicht durch eine automatisierte und eingeschränkte mentale Weiterverarbeitung verloren gehen, sondern dazu genutzt werden, die Selbstorganisation rund um dieses Thema zu studieren. Sonden sind somit ein guter Weg, um von einem »Darüber-Reden« zur Erforschung des gegenwärtigen Erlebens überzuleiten.

Eine Sonde dient dazu, genauer zu erforschen, warum einem Klienten ein bestimmtes Erleben versagt bleibt – was es ist, das seine Möglichkeiten einschränkt, für ihn wichtige Dinge zu erleben und sich von ihnen »nähren« zu lassen. Eine Grundannahme dabei ist, dass diese Dinge im Leben potenziell bereitstehen, aber nicht gefunden oder abgewehrt werden. Dazu offeriert der Therapeut seinem Klienten in einem achtsamen Zustand mit einem kurzen Satz das, was dieser vom Leben zu ersehnen scheint. Die Intervention soll jene Mechanismen beobachtbar machen, die *verhindern*, dass er sie annimmt und damit seine Sehnsucht stillen kann. Beispiele für solche verbalen Sonden sind Sätze wie: »Du bist ein guter Mensch«, oder: »Es ist okay, sich zu öffnen«. Obwohl Sonden vom Wortlaut her wie Autosuggestionen klingen, sind sie nicht dazu gedacht, die automatischen Abwehrmechanismen zu unterlaufen oder zu schwächen. Der Therapeut versucht keineswegs, seinen Klienten von etwas Besserem zu überzeugen. Ganz im Gegenteil: Er wählt eine bestimmte Aussage, weil er davon ausgeht, dass sie von diesem ersehnt, aber eben *nicht* geglaubt werden kann. Er aktiviert somit ganz bewusst die damit verbundenen Schutzmechanismen.

Fallbeispiel

Aus einer Sitzung mit einer Psychologiestudentin: Sie erzählt von ihrem generellen Misstrauen anderen Menschen gegenüber und davon, wie sie versucht, es zu bekämpfen. Die Therapeutin bietet ihr ein kleines Experiment an, mit dessen Hilfe sie das Thema untersuchen könne. Nachdem sich die Klientin an dem Experiment interessiert zeigt, erklärt ihr die Therapeutin, was sie vorhat: Sie werde die Klientin in einen achtsamen Zustand begleiten und dann einen Satz zu ihr sagen. Diese sei eingeladen, ihre Reaktionen auf diesen Satz zu beobachten und davon zu berichten. Dann führt sie die Klientin in Achtsamkeit und bereitet sie auf die Sonde vor:

Therapeutin: *(Spricht langsam)* … Und Sie brauchen nur zu beobachten, was sich in Ihnen ganz von alleine tut. … Ob Gedanken auftauchen, … Körperempfindungen, … Gefühle. … Was passiert in Ihnen, wenn Sie einen Menschen hören, der zu Ihnen sagt *(kleine Pause):* »Du kannst mir vertrauen.« *(Es vergehen etwa*

15 Sekunden, in denen sie beim »Tracking« der Klientin eine Anspannung und leichte Energetisierung bemerkt.) … Eine Art Alarm in Ihnen?

Klientin: *(Weiter in Achtsamkeit, mit geschlossenen Augen)* Es ist, als ob alle meine Sinne anspringen. »Alarm« passt ganz gut, … ich bin wie auf dem Sprung. …

T: Eine Gefahr irgendwo?

K: Ich weiß nicht, ob eine Gefahr droht oder nicht, das ist es ja gerade.

T: Eine beängstigende Ungewissheit?

K: Ja.

T: Wollen wir einen Moment bei der verweilen?

K: Ja, … es ist interessant, dass ich, … wie ich versuche, … hinter den Horizont zu schauen.

T: Da könnte was kommen?

K: Das Schlimme ist, dass keiner da ist. Keiner, der mir hilft zu sehen … *(fängt an zu weinen).*

T: Jemand Starkes?

K: Ja, *(unter Tränen)* ich muss alles allein herausfinden.

In dieser Sitzung geht es dann um die Unzuverlässigkeit ihrer Eltern und wie sie als Einzelkind allein damit zurechtkommen musste.

Hätte der Körper der Klientin keine so klare Antwort auf die Sonde gezeigt, hätte die Therapeutin die Sonde wiederholen oder leicht verändern können. Um sich an das genaue Thema der Klientin heranzutasten, hätte sie in der Formulierung unterschiedliche Aspekte betonen können, wie z. B. »Du kannst Dich verlassen«, oder »Du brauchst niemandem zu vertrauen«. Das Experiment zielt darauf ab, die Hintergründe des Misstrauens deutlich werden zu lassen und die Mechanismen beobachtbar zu machen, mit denen sich die Klientin schützt. Den roten Faden in der Untersuchung bildet die Frage, welche Erfahrungen der Klientin gefehlt haben, die ihr erlaubt hätten, sich vertrauensvoll einzulassen.

Übung

Sonden

Sinn: Die Technik achtsamer Erforschung mithilfe von Sonden kennen zu lernen, das Erleben zu vertiefen und Alternativen zu nachdenkendem Erörtern zu erkunden.
Unter »Sonden« werden in der Hakomi-Methode verbale Experimente verstanden, die dazu dienen, ein bedeutsames Thema auf gründliche Weise zu erkunden, indem man untersucht, wie sich der Klient rund um dieses Thema automatisch organisiert.
Dauer: 25 bis 50 Minuten.
Übungsform: Übung zu zweit. Es kann getauscht werden.
Ablauf: A beginnt als Therapeut. Er legt dem Klienten die folgende Liste von Aussagen vor und lässt ihn wählen, mit welcher experimentiert werden soll. Der Klient kann sich dabei von der Vermutung leiten lassen, was ihm wohl schwerfallen würde, zu glauben.
Aussagen:

- Du bist vollkommen okay, so wie du bist.
- Du bist frei, zu tun, was du willst.
- Du bist schön.

- Ich freue mich, dass es Dich gibt.
- Es ist vollkommen sicher hier.
- Ich bin bei Dir.
- Ich sehe Dich.
- Du bist wichtig.
- Du kannst mir alles zeigen.
- Ich bin auf Deiner Seite.
- Ich helfe Dir gerne.
- Du kannst Dir so viel Zeit lassen, wie Du brauchst.
- Du hast genug getan. Es reicht vollkommen.
- Du bist liebenswert.
- Ich bleibe bei Dir.

Danach führt der Therapeut den Klienten sehr langsam durch folgende Schritte:

1. Der Therapeut lädt den Klienten zu einem Experiment in Achtsamkeit ein und holt sich dessen Einwilligung.
2. Der Therapeut führt den Klienten über mindestens ein bis zwei Minuten in Achtsamkeit.
3. Der Therapeut bereitet den Klienten verbal auf das Experiment vor, etwa indem er sagt: »Ich lade Dich ein, genau zu beobachten, was ganz von allein in Dir passiert, wenn ich Dir gleich den eben ausgesuchten Satz sage. Vielleicht gibt es irgendeine körperliche Reaktion oder es tauchen Gedanken oder Bilder auf oder ein Gefühl klingt an … Ganz egal, was es auch ist, Du brauchst nur zu beobachten, was von ganz allein, ganz automatisch in Dir abläuft. … Also, … beobachte, was in Dir drinnen geschieht, wenn Du mich sagen hörst …«
   So eine Vorbereitung wird ganz langsam und sorgfältig gesprochen, mit kleinen Pausen. So soll sie den Klienten auf ein achtsames Wahrnehmen vorbereiten.
4. Nach einer Pause von etwa drei Sekunden langsam und ohne besondere Betonung – ganz neutral – den gewünschten Satz sagen.
5. Nach drei Sekunden wiederholen, warten.
6. Nach etwa 20 Sekunden entweder ansprechen, was durch das *»Tracking«* des Klienten bemerkt wurde: z. B. »Da scheint etwas Trauriges aufzutauchen?« oder »Du wirst ganz unruhig?« oder nachfragen: »Kannst Du mir – aus der Achtsamkeit heraus – berichten, was Du in Dir bemerken kannst?«
7. Dann einen Bericht einholen und genauer nachfragen. Dabei sind folgende Punkte besonders wichtig:
   - Den Klienten einladen – wenn es geht – im Zustand der Achtsamkeit zu bleiben und von dort aus zu berichten.
   - In der Gegenwartsform zu sprechen: »Es zieht sich etwas in der Brust zusammen?« statt: »Da zog sich etwas in der Brust zusammen?«
   - Darauf achten, ob der Bericht tatsächlich aus der Perspektive des Inneren Beobachters erstattet wird, indem die Person innere automatische Abläufe beschreibt. Für diesen Bericht dann Interesse zeigen und das Erleben mit *Accessing*-Fragen genauer erforschen.

Es würde nicht dem Sinn des Experiments entsprechen, wenn der Klient, ohne nachzudenken oder nachzuspüren, automatisch reagiert, indem er etwa sagt: »Das glaub' ich nie und nimmer!« oder »Wär' ja schön!«. In diesem Fall empfiehlt es sich, den Klienten zurück in die Achtsamkeit zu führen und den Inneren Beobachter neu zu engagieren, um zu untersuchen, wie er zu dieser Antwort gekommen ist, welcher innere Prozess ablief, an dessen Ende die erste Reaktion stand.
In einer Hakomi-Sitzung ginge es von diesem Punkt aus zumeist mit einer genaueren Untersuchung weiter. In dieser Übung sollte die Erforschung jedoch nach ein paar Minuten abgeschlossen und der Klient zurück ins Alltagsbewusstsein geholt werden.
Eine Nachbesprechung über die Relevanz des Themas für den Klienten und über die durch das Experiment erschlossenen neuen Informationen rundet die Übung ab.
Nach einer kleinen Pause kann ein Rollentausch vorgenommen werden.

Passives Abnehmen

Aus seiner achtsamen Haltung ergibt sich, dass ein Hakomi-Therapeut *nicht* versucht, die Schutzmechanismen seiner Klienten zu umgehen, zu verringern oder zu überwinden. Im Gegenteil, er lädt diese Mechanismen ein, er versteht sie als unterstützend für seinen Klienten und begegnet ihnen mit großem Interesse, mit Respekt und Fürsorge. Dies gilt in einer achtsamkeitszentrierten und körperorientierten Therapie auch für die körperlichen Formen der Abwehr. Zu diesen Abwehrformen gehören unter anderem muskulöse Verhärtungen, Kontraktionen, Taubheiten, Erschlaffungen und komplexe Mobilisierungen des Körpers. In verschiedenen Formen der Körperpsychotherapie wurden sie Jahrzehnte lang genau studiert und beschrieben (Marlock u. Weiss 2006; Heller 2012; Geuter 2015; Weiss et al. 2019).

Bestimmte klassische Ansätze der Körperpsychotherapie sind aus dem Heilungsparadigma der Medizin hervorgegangen und würden in Bezug auf eine solche Beobachtung z. B. versuchen, einen verspannten Körper dazu zu bringen, dass er sich entspannt. Ein auf Achtsamkeit beruhendes Verfahren braucht aber einen anderen Ansatz, der sich dem So-Sein des Klienten nicht entgegenstellt. Aus diesem Grund wurde im Rahmen der Hakomi-Methode die Interventionsform des »Passiven Abnehmens« entwickelt, eine körperliche Intervention, die mit Berührungen arbeitet. Dabei *übernimmt* der Therapeut z. B. die Arbeit einer Anspannung, die der Klient in sich bemerkt und in der Folge erkundet hat. Bei diesem Abnehmen wird somit vom Therapeuten ein Schutzmechanismus des Klienten unterstützt und erhalten.

Fallbeispiel

Sitzung mit einer 51-jährigen Redakteurin: Gemeinsam mit ihrer Therapeutin untersucht sie starke Verspannungen im Schultergürtel. Diese werden im Verlauf der Sitzung immer stärker. Die Klientin ist mit Körperinterventionen schon aus früheren Sitzungen vertraut. Die Therapeutin bietet ihr an, die Spannungen in einem Experiment »abzunehmen«. Die Klientin geht gerne darauf ein und beschreibt in Achtsamkeit, was die Therapeutin genau machen muss, um die beobachtete Spannung zu unterstützen.

Therapeutin: *(Ist hinter die im Sessel sitzende Klientin getreten)* Also von hier *(berührt leicht die Schulter der Klientin)* bis hier?

Klientin: Ja, wenn Sie hier *(weist mit der Hand zur Schulter)* leicht drücken würden, … ja, so … und mit der anderen Hand von dort *(weist auf eine andere Stelle der* *gleichen Schulter)* … ja, nein, ein bisschen mehr nach unten. … *(So verbringen die beiden eine gewisse Zeit damit, die Therapeutin präzise einzuweisen, wie sie die Schulter der Klientin zusammenpressen soll, damit sie die »Arbeit« übernimmt, die normalerweise die verspannten Muskeln für sie machen. Währenddessen vertieft sich die Achtsamkeit, da das Abnehmen nur in einem Zustand der Achtsamkeit präzise gesteuert werden kann. Als die Therapeutin schließlich genau an der richtigen Stelle und mit dem richtigen Druck die Schultermuskeln zusammenschiebt, atmet die Klientin auf, dann spricht sie weiter:)* Ich fühle mich, als ob ich kollabieren möchte, es ist wie ein trauriges Aufgeben.

T: Ich spüre, wie Sie leicht in sich zusammensinken.

K: Ja, es ist, als ob mein Körper sagt, ich kann nicht mehr.

T: Keine Kraft mehr?

In diesen Momenten »übernimmt« die Therapeutin gewissermaßen den Schutz der Klientin vor irgendeiner Art von Zusammenbruch. Die beiden können anschließend erforschen, um welche Erfahrungen von Kraftlosigkeit es sich handelt, aber auch, wofür der Schutz notwendig ist. Das passive Abnehmen – **passiv, weil der Klientin eine Aktivität abgenommen wird** – arbeitet nicht *gegen* den Schutz. Im Gegenteil: Er wird gewürdigt und unterstützt. Diesen Schutz für eine Weile der Therapeutin zu überlassen gibt Sicherheit und ermöglicht die Erforschung dessen, was beschützt wird.

Aktives Abnehmen

Wenn ein Therapeut die Körperhaltung und die Bewegungen seiner Klienten während der Therapie im Auge hat, zeigen sich ihm manchmal Anzeichen von Impulsen, die zurückgehalten werden. Eine leicht bewegte, aber wieder gestoppte Armbewegung kann so ein Anzeichen sein. Sie kann bedeuten, dass sich der Klient unbewusst vor seinen eigenen Impulsen schützt: laut werden, Aggression, Raum greifen, sexuelle Impulse oder jede andere Art freien Ausdrucks können aus irgendwelchen Sicherheitsgründen im Keime erstickt sein. Auch diese Schutzfunktion kann vom Therapeuten »abgenommen« werden, indem er das Zurückhalten übernimmt. Dass er sicher zurückgehalten wird, macht es dem Klienten dann möglich, den zugrunde liegenden Impuls mehr zuzulassen. Er kann das »Bremsen« dem Therapeuten überlassen, während der ursprüngliche Impuls Raum gewinnt und erforscht werden kann.

Fallbeispiel

In einer Sitzung mit ihrem erfahrenen Therapeuten ballt eine Klientin die rechte Faust und drückt mehr als dass sie schlägt auf ihren Schenkel. Der Therapeut bietet ihr an, dass er ihre Faust festhält, während sie untersucht, was diese eigentlich tun will. Dabei geht der Therapeut von seiner Wahrnehmung aus, dass es einen Impuls zu geben scheint, der aber gebremst wird.

Sie arrangieren sorgfältig eine Situation, in der er schließlich mit viel Kraft und beiden Händen die Bewegungen ihrer Hand blockiert – er nimmt damit die Blockade aktiv ab. Aber er gibt auch genug Raum, sodass die Hand der Klientin im *achtsamen und langsamen* Ringen mit den Händen des Therapeuten Bewegungen ausprobieren und herausfinden kann, was sich richtig anfühlt – was die Hand eigentlich will. Es ist so, als ob zwei ihrer inneren Anteile im Kampf liegen, wobei der Therapeut den schützenden Teil für sie übernimmt.

Dabei leuchtet das Gesicht der Klientin auf, ihr ganzer Körper wird aktiv, in ihr entsteht eine riesige Lust, die Hand gegen den Widerstand des Therapeuten zu bewegen. Mit einem angespannten, aber begeisterten Lachen wird die Bewegung immer mehr zu einem intensiven Boxen in Richtung Boden. Dazu sagt die Klientin immer wieder: »Das ist es, das ist es«, wobei das »Das« mit der Boxbewegung und intensiven Betonung verbunden ist. »*Das* ist es, *das* ist es …«, bis sie schließlich langsam wird und ruhig und dann sagt: »Es ist mein kleiner Bruder …, da hab ich einen riesigen Hass in mir.«

Der Intervention liegt die Annahme zugrunde, dass die Klientin so stark mit der Blockade identifiziert ist, dass sie den dahinter liegenden Impuls nicht erkunden kann. Sie erlebt den Impuls lediglich als körperliche Anspannung, seine Bedeutung ist ihr zunächst noch unklar. Das aktive Abnehmen trennt den Impuls von der Blockade, ohne dass deren Schutzfunktion verlorengeht. Indem sie vom Therapeuten übernommen wird, kann sich die Klientin sicher genug fühlen, den Impuls zu explorieren.

Solche Interventionen sind hoch komplex. Viele Faktoren müssen zusammenstimmen, damit sie gelingen. So ist es für den Therapeuten keineswegs einfach, seine Kraft so fein zu dosieren, dass die Bewegung der Klientin zwar blockiert, aber auch nicht völlig unterdrückt wird. Er muss jederzeit innehalten können, um das Experiment zu unterbrechen und es ggf. zu adaptieren. Entscheidend ist die Anwesenheit des Inneren Beobachters der Klientin während des gesamten Experiments; auch darauf muss der Therapeut achten. Blindes Ausagieren ist aus Sicht der Hakomi-Methode *nicht* sinnvoll. Es führt zu keinen neuen Einsichten und kann das limitierende Verhalten im Sinne des sogenannten *Kindling*-Effekts (Morrell 1991) eher sogar verstärken und verfestigen.

Verbales Abnehmen

Auch Sätze, die der Klient wiederholt zu sich selbst sagt, können vom Therapeuten in genau abgestimmten Experimenten »abgenommen« werden. So kann z. B. eine innere Stimme genau exploriert werden, die immer wieder sagt: »Du bist einfach zu doof!« Spezifische Merkmale wie ihre Tonlage, die Geschwindigkeit und die genaue Betonung werden herausgearbeitet und vom Therapeuten eingeübt. Dem Klienten muss klar sein, dass der Therapeut nicht seine eigene Meinung wiedergibt, sondern eine innere Stimme des Klienten übernimmt, damit dieser sie in Achtsamkeit untersuchen kann. Wenn der Therapeut in einem sorgfältig gestalteten und zeitlich abgestimmten Rahmen den Satz ausspricht, kann der Klient beobachten, was er in ihm auslöst und mit der Zeit herausfinden, welche Funktion diese innere Stimme hat. So könnte sich bei dem genannten Satz z. B. herausstellen, dass er zu einem Persönlichkeitsanteil gehört, der auf kindliche Weise versucht, dafür zu sorgen, dass er sich nicht so »doof« anstellt oder dass ein Teil anderen Personen zuvorkommen will, die diesen Satz zu ihm sagen und ihn damit verletzen könnten.

Verlangsamen und Wiederholen

Spontane Bewegungen, Mimik und andere Lebensäußerungen können im Experiment, eben unter Einbezug des »wissenschaftlich« interessierten Beobachters, wie in Zeitlupe immer wieder nachvollzogen und sorgfältig untersucht werden, bis im Bewusstsein auftaucht, welche Funktion sie für den Klienten haben und wie sie am automatischen »Management« der Selbstorganisation teilnehmen.

Andere Formen des Experimentierens

Für einen achtsamkeitszentriert arbeitenden Therapeuten lassen sich die Möglichkeiten des Experimentierens beliebig erweitern. Die vielen Variationen und Kombinationen von Interventionen dienen alle dem Ziel, die Selbstorganisation des Klienten beobachtbar und damit bewusst werden zu lassen. Experimente eröffnen Zugänge zu jenen Bereichen, in denen limitierende Modelle der Wirklichkeit die Spielräume des Klienten einschränken und dadurch Leiden hervorrufen.

So lässt sich z. B. untersuchen, welche Auswirkungen das Schließen und wieder Öffnen der Augen hat, was das Einnehmen unterschiedlicher Haltungen und Positionen in einem Raum auslöst oder was passiert, wenn bestimmte Erinnerungen abgerufen werden. Man kann Objekte zu Repräsentanten von Personen oder anderen Dingen werden lassen und untersuchen, was eine Annäherung an das Objekt beim Klienten auslöst oder was bei einer Berührung passiert. Selbst wenn man das gleiche Experiment wiederholt, wird die Erfahrung des Klienten jedes Mal eine andere sein.

Experimente können in unendlichen Variationen mit viel Kreativität in jedem Bereich erdacht werden, der das Interesse des Therapeuten oder des Klienten erweckt hat. Jedes Experiment ist eine Übung in Achtsamkeit und stärkt den Inneren Beobachter. Geführt von den Kräften der Aktualisierungstendenz kann sich der Klient jenen Bereichen seiner Psyche annähern, in denen sich etwas unfertig, ungelöst oder schmerzhaft anfühlt – Bereiche, wo Altes erlöst und Neues gelernt werden kann.

Übung

Experimentelle Berührung

Sinn: Die körperliche Dimension bei der achtsamkeitszentrierten Arbeit einzuschließen und tiefergehendes Erleben auszulösen und zu erforschen.
Dauer: 30 bis 60 Minuten, je nachdem ob ein Rollentausch vorgenommen wird.
Übungsform: Übung zu zweit, A (Therapeut) und B (Klient). Nach 30 Minuten kann getauscht werden.
Hier wird zum Üben eine einfache Intervention vorgeschlagen: eine schlichte Berührung. Es ist zunächst wichtig, zu klären, ob der Übungspartner einer Berührung gegenüber offen und neugierig sein kann. Wenn es Einwände gegen eine Berührung gibt, dann soll die Übung in der vorgeschlagenen Form *nicht* ausgeführt werden. Eine Alternative wäre, statt der tatsächlichen Berührung nur die Intention einer Berührung anzudeuten, indem sich die Hand von A nur leicht annähert. Auch das dabei ausgelöste Erleben kann untersucht werden, wobei B als Klient bei dieser Übungsvariante die Augen offen halten muss, um die Bewegung der Hand von A sehen zu können. Bei Menschen mit Traumaerfahrungen kann diese Übung kontraindiziert sein.
Ablauf: A lädt B ein, sich eine Berührung in einem unproblematischen Körperbereich vorzustellen, auf die er neugierig sein könnte. Einfache Beispiele wären: Eine Berührung beider Hände, eine Berührung am Rücken oder der Wange von B. Der Klient (B) demonstriert den Ort und die Art der Berührung, indem er sie selbst an A (Therapeut) vormacht.
Dann folgen die Schritte wie beim Geben einer Sonde.
Beide begeben sich in eine bequeme (Sitz-)Haltung, die es erlaubt, wach und präsent zu bleiben. Dabei sollte der Therapeut so sitzen, dass er die vorgeschlagene Berührung ohne Anstrengung für mindestens 10 Minuten halten kann.
A führt B in Achtsamkeit; dann wird der Moment der Berührung vorbereitet, indem B eingeladen wird, den Inneren Beobachter wach zu halten und offen zu sein, alles zu bemerken, was im Körper, in den Gedanken und in den Gefühlen automatisch ausgelöst wird, wenn die Berührung erfolgt.
Nach einer drei-sekündigen Pause führt A die gewünschte Berührung vorsichtig, aber klar durch und hält sie. Diese Schritte sollen *sehr* langsam vorgenommen werden.

A bittet B nach ein paar Augenblicken um einen Bericht seines Inneren Beobachters. B bleibt dabei (möglicherweise mit geschlossenen Augen) im Zustand der Achtsamkeit und berichtet, was er von Moment zu Moment bemerkt, während er weiter berührt wird. Der Therapeut fragt nach, ist neugierig, aber versucht nicht, ein bestimmtes Erleben (z. B. ein angenehmes) herbeizuführen. Er versucht, eher Ebenen anzusprechen, die mit wichtigen inneren Anteilen einer Person zu tun haben, z. B. ein Sich-nicht-öffnen-Können aus der Angst heraus, dass die Hand wieder weggeht. In einem solchen Fall läge es nahe, die Ängste tiefer zu ergründen und zu verstehen, vielleicht sogar biografische Elemente auftauchen zu lassen. Die Übung zielt nicht darauf ab, dass B möglichst schnell eine *schöne* Erfahrung macht.
Nach einiger Zeit kann die Art der Berührung verändert werden: die Stärke des Drucks, die genaue Stelle, der Winkel der Hand etc. Dies geschieht aber wiederum nicht mit der Absicht, die Berührung angenehmer zu gestalten, um etwas zu beruhigen oder in Ordnung zu bringen, sondern damit sie sich passend und »richtig« anfühlt, um ein bestimmtes Thema genauer zu erfassen. Die Neugierde soll den Prozess leiten, nicht der Wunsch nach einem positiven Gefühl.
Wie bei allen Experimenten ist es die Aufgabe des Therapeuten, seinen Klienten in seinem achtsamen Zustand zu unterstützen, indem er darauf achtet, dass dessen Bericht aus der Beobachterperspektive erfolgt. Dies gelingt am leichtesten durch erklärende Worte wie »Einfach mal schauen, was Du beobachten kannst« oder durch *Accessing*-Fragen. Aussagen wie »Mir geht's besser ohne die Hand da, nimm sie weg«, sind eher Bewertungen und Schlussfolgerungen als die Ergebnisse der achtsamen Erforschung innerer Vorgänge. Die Frage, wie sich das genau anfühlt, was ihn zu diesem Schluss bewegt, regt den Klienten wieder dazu an, den Inneren Beobachter zu aktivieren. Danach könnte es durchaus auch angemessen sein, die Hand wieder zu entfernen und zu beobachten, was dabei dann innerlich passiert.
In einer Hakomi-Sitzung würde sich der Therapeut ausgehend von der Erforschung dessen, was die Berührung auslöst, auf die Suche nach »formenden Erfahrungen« begeben. In dieser Übungssequenz ist es aber sinnvoll, den Prozess nach etwa 15 Minuten anzuhalten und B ins Alltagsbewusstsein zurückzuholen. A und B können sich darüber austauschen, was B in diesem Experiment über sich erfahren hat.
Anschließend – wenn es passt – Rollenwechsel: Jetzt ist B der Therapeut und A der Klient.

4.8.4 Barrieren

Ein zentrales Ziel psychodynamischer Therapie ist die **Einsicht** des Klienten in seine inneren Widerstände gegen Veränderungen, um sie anschließend »durcharbeiten« oder auch überwinden zu können. Aus der Haltung der Achtsamkeit begegnet der Therapeut auch diesen sogenannten Widerständen mit Akzeptanz, Anteilnahme und Interesse. Dass die Arbeit mit der Hakomi-Methode oft mühelos erscheint, liegt unter anderem daran, dass sich der Therapeut nie *gegen* die auftauchenden Schutzmechanismen des Klienten stellt oder sie kritisch sieht. Es entspricht dem der Achtsamkeit innewohnenden Grundsatz der **Gewaltlosigkeit** (► Kap. 4.2.7), diese Mechanismen bzw. deren Absicht wohlwollend anzunehmen und zu würdigen und sich sogar in ihren Dienst zu stellen. Wenn der Therapeut mit seinem Klienten auf diese Weise arbeitet, treten viele jener Phänomene gar nicht auf, die als Artefakte durch jene Vorgehensweisen von Therapeuten hervorgerufen werden, bei denen Ziele verfolgt werden, die nicht zur Selbstorganisation des Klienten passen. In diesem Sinne können bestimmte Formen des interpersonalen Widerstandes als »**Mythos des widerständigen Klienten**« (Daye 2015) verstanden werden.

Wenn sich der Therapeut aus der Haltung der **Allparteilichkeit** mit beschützenden Anteilen verbündet, müssen sich diese nicht verteidigen. Er steht aber ebenso auf der Seite jener Kräfte, die auf die Erfüllung von Bedürfnissen drängen, sie aber aufgrund von Schutzmechanismen nicht erfüllen konnten. Genau in diesem Spannungsfeld zwischen Wunsch und Angst manifestiert sich das, was in der Psychoanalyse als Abwehr bezeichnet wird. Genau dort liegt das Ungelöste und Eingefrorene, dort besteht die Sehnsucht, andere, erfüllendere Erfahrungen zu machen, als es bisher möglich war. Und genau in diesem Feld ist es möglich, dass dem Klienten seine limitierenden Modelle der Wirklichkeit deutlich werden und die Therapie korrigierende Erfahrungen anbieten kann.

In der Hakomi-Methode wird das, was im Inneren des Klienten die Erfüllung seiner Sehnsüchte und Bedürfnisse unmöglich macht, als »**Barrieren**« bezeichnet. Sie verhindern, dass der Klient bei dem Versuch, seine Bedürfnisse zu erfüllen, erneut schmerzlich oder sogar katastrophal scheitern würde. Ein Scheitern, das aufgrund impliziter Lernerfahrungen unvermeidlich erscheint. Darum ist die Barriere aus Sicht des Klienten aufgrund seiner Erfahrungen lebenswichtig. An ihr wird deutlich, welche limitierenden Modelle der Wirklichkeit den Erlebensraum des Klienten begrenzen. Sie zu erforschen und zu verstehen ist aus dieser Perspektive die zentrale Wirkstätte der Therapie. Da eine effektive Arbeit dorthin führen muss, wird sie in der Hakomi-Methode bewusst und gezielt aufgesucht.

Auf eines kann sich der Therapeut allerdings verlassen: Der Klient will nicht wirklich in der Pattstellung zwischen Sehnsucht und Barriere verharren. Etwas in ihm drängt weiter auf die Erfüllung seiner existenziellen Grundbedürfnisse (Bentzen 2005; Weiss 2006). Wo diese Erfüllung auf Hindernisse stößt, liegt daher das Feld, in dem sich das dem Klienten innewohnende Potenzial entfalten könnte. Das gilt selbst dann, wenn Hindernisse überraschend und zunächst unverständlich erscheinen – der Klient wird müde und scheint unmotiviert, Angebote werden abgelehnt oder Ärger auf den Therapeuten taucht auf. Genau hier kann sich das Neue entwickeln, wenn das Hindernis vollständig verstanden wurde. An diesen Stellen ist ein Therapeut dann manchmal emotional gefordert: Kann er Abstand zu seinen eigenen Bedürfnissen finden? Kann er unangenehme Gefühle tolerieren? Kann er neugierig auf die sich entfaltende Situation und die spezifische Barriere bleiben? Seine Praxis der Achtsamkeit bereitet ihn darauf vor. Wenn seine Akzeptanz, sein Interesse und seine Neugierde siegen, wenn er nicht durch eigene Vorlieben getrieben wird, dann wird das Hindernis zum Ziel.

4.9 Lernen und Integration

4.9.1 Die Aktualisierung prägender Erfahrungen

»Geistestraining durch Achtsamkeit« (Nyanaponika 2000) ist der Titel eines Grundlagenwerks zur Achtsamkeit. Diese drei Worte beschreiben aber auch den Therapieprozess in einem achtsamkeitszentrierten Vorgehen. Das mit strukturellen Veränderungen im Gehirn einhergehende »Training« führt zur Entwicklung eines Inneren Beobachters, mit dessen Hilfe der Klient aus einer übergeordneten Perspektive auf sich selbst blicken kann. Diese Anwesenheit seines Inneren Beobachters in der therapeutischen Dyade eröffnet dem Klienten einen außergewöhnlichen Erfahrungsraum: Sein Hauptfokus ist nach innen gerichtet, der Kontakt zur Außenwelt tritt so weit in den Hintergrund, dass er sich bisweilen nur noch auf die Verbindung zum Therapeuten beschränkt. Seine Wahrnehmung der Innenwelt wird dabei oft intensiver und die Emotionen werden heftiger. Unter Umständen nimmt er die Zeit verzerrt wahr, sodass er sich vielleicht wundert, dass die Sitzung so schnell zu Ende gegangen ist. Sein Bewusstsein ist gewissermaßen zweigeteilt: Während Anteile bzw. Zustände aufleben und er sie klarer und genauer als je zuvor wahrnehmen kann, ist sein Innerer Beobachter anwesend. Aus der Außenperspektive betrachtet kann sich diese Szene folgendermaßen darstellen: Der Klient sitzt in einem Sessel, er hat die Augen geschlossen und ist mit einem heftigem Erleben in Berührung. Mit seinem Therapeuten bleibt er über verbale Kommunikation verbunden. Seine analysierenden, rational und kausal denkenden Persönlichkeitsanteile sind zurückgetreten und beobachtende, empfindende und erlebende Anteile bestimmen das Geschehen.

Auf diese Weise wird eine besondere und in gewisser Hinsicht einzigartige Situation geschaffen. Ein Mensch kann sich ganz seinem inneren Erleben widmen und ist dabei im engen Kontakt mit einem anderen Menschen, der für ihn da ist, ihn begleitet und unterstützt. Für eine begrenzte Zeit bekommt die innere Welt des Klienten eine Bühne, auf der sich die Dynamiken seiner Selbstorganisation zeigen und sich wesentliche biografische Erfahrungen in seinem gegenwärtigen Erleben aktualisieren. Die Beobachter des Klienten und des Therapeuten können gemeinsam das Geschehen wie vom Zuschauerraum aus immer genauer erforschen, um es zunehmend zu verstehen.

Fallbeispiel

Therapie mit einem jungen Studenten: Dieser erlebt und erforscht gerade Bilder, wie sie im Zustand der Achtsamkeit häufig in Sitzungen auftauchen.

Klient: Ich seh' mich im Garten sitzen, am Teich, in meinem Versteck unter den Weiden.

Therapeutin: Verloren und isoliert?

K: Ja, ich bin so zerrissen.

T: Wie alt ist der Junge?

K: Vier vielleicht. Er hat die rote Hose an, die er gerade zum Geburtstag bekommen hat.

T: Trotzdem fühlt er sich schrecklich?

K: Er hat Tränen im Gesicht.

T: Er weint?

K: Und er ist wütend. Ich fühle seine Wut. Das Unrecht zerreißt ihn.

Kommentar: Wenn der Klient in einem achtsamen Zustand bei bestimmten Körperempfindungen und Gefühlen verweilt, stellen sich häufig bedeutsame Erinnerungen an Szenen aus der Kindheit ein, die ihn prägten. Sie werden oft detailreich und mit den dazugehörigen Emotionen aktualisiert und damit für eine weitere Erforschung zugänglich.

In der Hakomi-Methode ist dies der Raum, in dem therapeutisch relevante Veränderungen durch genau gestaltete therapeutische Interventionen herbeigeführt werden können. Diese Interventionen folgen keinem standardisierten Vorgehen, sondern werden in enger Zusammenarbeit erspürt und entwickelt. Wenn sie in erhoffter Weise wirksam werden, zeigt sich das unmittelbar im Erleben des Klienten, z. B. als eine Erleichterung, als ein Sich-Lösen von Spannungen, als ein erlöstes Weinen oder als Stille und Ruhe.

4.9.2 Veränderung durch Lernen

Für den nun folgenden Schritt soll noch einmal rekapituliert werden, auf welchen theoretischen Grundlagen das hier vertretene Verständnis der therapeutischen **Transformation** beruht. Es wird davon ausgegangen, dass Menschen im Laufe ihrer Entwicklung in der Auseinandersetzung mit der Umwelt implizit lernen, wer und wie sie sind und was man von der Welt und den anderen Menschen erwarten kann. Die Hakomi-Methode bezieht sich dabei auf die Metatheorie der **Komplexen Adaptiven Systeme** *(Complex Adaptive Systems, CAS*; Waldrop 1993; Kauffman 1996), wonach persönliche Erfahrungen zur Konstruktion von impliziten »**Modellen der Wirklichkeit**« führen, die bestimmen, auf welche Art sich das Individuum selbst organisiert. Diese Modelle erlauben – in der Sprache der CAS – »die Zukunft zu antizipieren« und somit zu »wissen«, was zu erwarten ist. Da nach dieser Theorie jedes einzelne Individuum seine eigenen Modelle entwickelt, befindet sich jedes Einzelwesen in einer einmaligen und einzigartigen subjektiven Welt, aus der heraus sich seine Gefühle, seine Gedanken, sein Verhalten und sein Körper sinnvoll organisieren. Für die Ausformung von jedem dieser Elemente gibt es somit aus der Lerngeschichte heraus nachvollziehbare und verstehbare »Gründe«.

So schreibt John Holland, einer der bedeutenden Vertreter der CAS-Theorie:

> Trotz des ständig Neuen in der Welt bringen wir es zustande, aus Erfahrungen Modelle der Welt zu schaffen. Wir lernen uns zu verhalten, und wir antizipieren die Zukunft, indem wir Modelle benutzen, die uns sowohl bei gewöhnlichen als auch bei ungewöhnlichen Aktivitäten leiten.
>
> (1998, S. 53; Übersetzung durch die Autoren)

Ähnliche Theorien sind – in Varianten und unterschiedlichen Formulierungen – vielen Psychotherapeuten vertraut. Die meisten gehen ebenfalls davon aus, dass sich aufgrund solcher Modelle, Schemata, Überzeugungssysteme etc. relativ stabile Teile bzw. Zustände im Sinne komplexer Ganzheiten aus Wahrnehmungs-, Denk-, Gefühls- und Verhaltensmustern sowie körperlichen Aktivierungen bilden, die auch Entsprechungen in neuronalen Strukturen und Aktivierungsmustern finden.

So kann ein energiegeladenes Kind, dessen hohes Aktivitätsniveau in seiner Umgebung nicht willkommen ist, ein Modell von sich selbst entwickeln, das die Vorstellung enthält, etwas an ihm sei falsch, und ein weiteres darüber, was die Welt von ihm erwartet. Diesen Modellen entsprechend entsteht dann vielleicht ein Anteil der Selbstorganisation, der den Selbstausdruck hemmt und sehr diszipliniert und kontrolliert ist. Der originäre, energiegeladene Ausdruck wird hingegen unterdrückt.

Persönlichkeitsanteile entwickeln sich aufgrund von Lernprozessen. Sie enthalten in der Regel wichtige Limitierungen, von denen manche das Ergebnis gut integrierter Anpassungsleistungen an die Umwelt sind, während andere die Entwicklung blockieren, weil ihnen die für bestimmte Entwicklungsschritte notwendigen Erfahrungen gefehlt haben. Deren Aktivierung im Zustand der Achtsamkeit ermöglicht neue Lernvorgänge, die Entwicklungsprozesse vorantreiben.

Eine achtsamkeitszentrierte Therapie kann dabei helfen, mit großer Präzision herauszuarbeiten, welche für seine Entwicklung benötigten gesunden Erfahrungen vom Klienten *nicht* gemacht werden konnten. Diese fehlenden Erfahrungen sind zunächst meist *unklar* und daher häufig nur auf indirekte Weise erschließbar. Oft ist es einfacher, sie über die belastenden Erfahrungen aufzuspüren, die sich einschränkend auf die Entwicklung von Teilen ausgewirkt haben. Sie stellen sich im Therapieprozess oft sehr schnell von allein ein oder lassen sich aus den Auswirkungen rekonstruieren, die sie auf die entstandenen Modelle der Wirklichkeit hatten. Wenn aber schließlich verstanden wird, welche notwendigen Erfahrungen nicht gemacht werden konnten, ist es möglich, sie in der Therapie nachzuholen.

Fallbeispiel

Therapie mit einer pensionierten und alleinstehenden Lehrerin: In zwei Experimenten hatte sie bemerkt, wie sie ganz fein – und leicht zu übersehen – zurückschreckt, wenn Nähe möglich wäre. Da war einerseits die näher kommende Hand

der Therapeutin und andererseits die Sonde »Ich komme Dich besuchen.« Jetzt studiert sie in Achtsamkeit ihre muskulären Impulse, ein In-sich-Zurückziehen, eine subtile Angst und eine Tendenz, innerlich wegzugehen. Dabei stellen sich ganz plötzlich Bilder großer Bedrohung ein, Szenen, die sie als Erfahrungen im Zweiten Weltkrieg erkennt: Flucht über Landwege, Soldaten, Tote, Gewalt. Die Szenen stammen aus der Zeit ihrer ersten beiden Lebensjahre. Im Laufe der Therapiesitzung wird etwas spürbar, was die Klientin begreifen lässt, dass bestimmte innere Anteile solche Situationen immer noch erwarten. Sie sind ständig dabei – um es in der Sprache der Komplexitätstheorie auszudrücken –, ähnliche Erfahrungen zu »antizipieren«. Diese Teile sind seit ihrer frühen Kindheit auf lebensbedrohliche Übergriffe vorbereitet. Sie werden immer dann aktiviert und reagieren, wenn ihr jemand näher kommt. Diese Teile tragen, wie sich im weiteren Verlauf herausstellt, auch nicht bewusste Modelle über Männer und deren Gewaltbereitschaft. In späteren Sitzungen verknüpft sie diese mit ihren vielen unglücklichen Erfahrungen in der Liebe.
In einer für sie zentral wichtigen Sitzung wird der Klientin klar, dass diese inneren Anteile keine Sicherheit kennen. Für diese ist es immer noch genau so, wie sie es in der Welt von damals erfahren und gelernt haben – das emotionale Erfahrungsgedächtnis ist schwer zu beeinflussen. Hier hat ihre Therapeutin die Möglichkeit, diesen ständig alarmierten Teilen Erfahrungen zu vermitteln, die sie noch nicht kennen. In diesem Fall war das eine spezifische Erfahrung von Sicherheit. Im folgenden komplexen Prozess der Suche danach offenbaren sich alle guten Gründe, warum es für die auf Sicherheit bedachten und normalerweise nicht bewussten Persönlichkeitsanteile keine gute Idee wäre, sich in Sicherheit zu wähnen. Es werden einige genau ausgeformte Maßnahmen getroffen, die für die Klientin wichtig sind: Unter anderem übernimmt die Therapeutin ausdrücklich die Aufgabe, sie zu warnen, wenn etwas Gefährliches passieren würde. Dabei muss sie auf die Türe achten, auf Geräusche hören und sich so setzen, dass sie den Bereich hinter der Klientin im Blick hat. Nach einigen weiteren, in Achtsamkeit vorbereiteten Maßnahmen ist die Klientin dann soweit, dass sie – weiter in einem achtsamen Zustand – Sicherheit erleben kann. Sie sitzt zusammengekauert auf dem Boden, die Therapeutin hinter ihr. Dabei stützt sie ihre Arme auf die Knie und hält sie auf eine Weise, dass sie wie ein Schirm wirken. Zugleich berührt sie minimal die Beine der Therapeutin. Dann beginnt sich der aufpassende Teil – sie nennt ihn ihren »Igel« – zu entspannen und aus dem Erleben des bedrohten Teils – später wird sie ihn »die Amöbe« nennen – löst sich ein Schluchzen. Der ganze Körper der Klientin entspannt sich nach einer Weile, sie sinkt leicht gegen die Knie der Therapeutin. Es folgt eine lange Zeit des Weinens, dann Ruhe, dann Friede. Sie tankt – nach ihrem subjektiven Erleben zum ersten Mal in ihrem Leben – Sicherheit.

4.9.3 Erfahrungslernen im Reich des Impliziten

Solche Lernprozesse werden durch ein Prinzip ermöglicht, das als **Memory Reconsolidation** bekannt geworden ist (Ecker et al. 2015). Erinnerungsinhalte können abgerufen und damit aktualisiert werden. Im gegenwärtigen Erleben sind sie für eine Bearbeitung zugänglich, sie können verändert und anschließend in neuer Form wieder abgespeichert – eben rekonsolidiert – werden. So kann man sich auf der neuronalen Ebene vorstellen, dass jene neuronalen Netzwerke, welche die Erfahrung repräsentieren, aktiviert werden müssen, um sie mit anderen und neuen Neuronenverbänden zu verknüpfen (Nadel 1994; Nader 2003). Grawe wies in Übereinstimmung mit dem neueren Wissen über die *Memory Reconsolidation* darauf hin, dass die **Problemaktualisierung** möglichst auf allen Sinneskanälen und somit *multimodal* erfolgen sollte. Das bedeutet, dass das Erleben eines Problems möglichst lebendig werden muss, damit es – um die neuen Erfahrungen bereichert – erneut abgespeichert werden kann. Eine solche Problemaktualisierung ist allerdings nur dann sinnvoll, wenn sie mit einer »korrigierenden emotionalen Erfahrung« verbunden ist. Dabei ist die **optimale Intensität** der Problemaktualisierung und der korrigierenden Erfahrung eine Voraussetzung für eine erfolgreiche Rekonsolidierung. Verhaltensmuster können sich *»nur über emotional bewegende Interaktionen«* ändern (Roth 2003, S. 551).

Ein achtsamkeitszentriertes Vorgehen bewährt sich sowohl bei der Problemaktualisierung als auch bei der Vermittlung einer korrigierenden Erfahrung. Die bewusste Gestaltung der therapeutischen Beziehung bietet einen sicheren Raum. Er ist die notwendige Voraussetzung dafür, die Kooperation des Unbewussten für das Wiedererleben der schmerzhaften Erfahrungen zu gewinnen. Damit die gemeinsam entwickelten positiven Erfahrungen – wie das Verständnis für ein inneres Kind – aber nicht an den Therapeuten gekoppelt bleiben, ist es wichtig, dass die achtsame Beobachterposition während des ganzen Therapieprozesses erhalten bleibt bzw. immer wieder angesteuert wird, und dass der Klient sich möglichst nicht mit den beobachteten Anteilen seiner Psyche identifiziert. Es ist von Vorteil, den Beobachter – gewissermaßen als weise, mitfühlende erwachsene Instanz des Klienten – in den Ablauf der Therapie so einzubeziehen, dass er selbst mit Teilen der Psyche interagiert und kommuniziert (vgl. Schwartz 2002). Der Therapeut kann insofern für einige Zeit für den Klienten eine stützende Funktion übernehmen durch Verstehen, Akzeptanz und das Auffinden von positivem Erleben. Letztlich fällt diese Rolle aber wieder an den Klienten – oder genauer gesagt – an die entwickelte beobachtende Instanz zurück. Auf diesem Weg wird auch vermieden, was in der Psychoanalyse manchmal als »maligne Regression« (Elhardt 2001) beschrieben wird, nämlich dass der Klient mit regressiven Anteilen identifiziert bleibt und diese sogar gestärkt werden.

4.9.4 Regression und Progression

Die Achtsamkeit ist insofern ein sicherer Schutz bei der Arbeit in regressiven Zuständen, als diese damit eindeutig in den Dienst der Progression gestellt werden. Unter dem Begriff der »Regression« werden unterschiedliche Phänomene zusammengefasst: Sie reichen von einer unbewussten Regression im Dienste der Abwehr bis hin zu einer therapeutisch gesteuerten Regression im Dienste des Ich. Sie gehören zu jenen therapeutischen Mitteln, die gut verstanden werden, und zu deren Einsatz klare Strategien zur Verfügung stehen sollten. Dies gilt auch für die Therapie mit Achtsamkeit, da sie einen leichten Zugang zu zunächst verdecktem und aus dem System »heraus organisiertem« Erleben (Johanson 2009) schafft und da dieses Erleben im Prozess dann auch wach gehalten und vertieft werden kann. In der praktischen Arbeit entsteht dabei oftmals ein gewisser »Sog« zu einem solchen Erleben, bei dem frühere Zustände im Hier und Jetzt noch einmal erfahren werden. Dabei wird hier – so wie auch in anderen Ansätzen – davon ausgegangen, dass Menschen durch Mangelerfahrungen oder Überflutung in ihrer Entwicklung blockiert werden. Ihr Entwicklungsweg wird plötzlich zu einer Sackgasse, an deren Ende sie etwas ungelöst stehen lassen müssen. Sie bilden intuitiv und oft auf eine sehr kreative und differenzierte Weise Anteile heraus, die dabei helfen, sich zu schützen und alternative Wege zu gehen, um den weiter bestehenden Mangel zu kompensieren. Das Leben wird zu einem Überleben, bei dem man mit sehr viel weniger auskommt, als es für eine harmonische und ausbalancierte Entwicklung gebraucht hätte. Dies kann z. B. ein Mangel an Sicherheit, Nähe oder auch Freiheit sein. Dieser Vorgang wurde unter anderem als *Developmental Arrest*, als Stehenbleiben des Reifungsprozesses beschrieben (Young et al. 2005), oder das damit verbundene innere Kind als *Frozen in Time* bezeichnet, da dessen Entwicklung in einer bestimmten Zeitspanne eingefroren blieb (Barth 2010).

Man kann den Sog zu solchen Zuständen als eine Sehnsucht nach Entwicklung verstehen, die den Klienten immer wieder in die Sackgasse, in die unaufgelöste Situation zurückführt. Es ist wie eine Suche danach, ob nicht doch etwas anderes möglich ist, etwas, das sich richtig anfühlen und in ein Gefühl von Frieden münden würde. Zu diesem Punkt, in dem die Entwicklung blockiert wurde, zu diesem »eingefrorenen Kind« scheinen diese unbewussten Prozesse führen zu wollen, um endlich das Erlösende zu erfahren. Dabei bestehen allerdings noch keine klaren Vorstellungen darüber, was das Erlösende wäre.

Für die Arbeit mit entsprechenden »Kind-Anteilen« wurde in der Hakomi-Methode eine spezielle Interventionsform entwickelt: der **»Magische Fremde«**. »Fremder« deshalb, weil der Therapeut für das im Erleben auftauchende Kind ein Unbekannter ist, »magisch«, weil er aus der Zukunft kommt und über Zauberkräfte zu verfügen scheint. Denn er taucht in einer Situation auf, die das Kind in Wirklichkeit ohne Unterstützung meistern musste, er besitzt Wissen von der Zukunft und kann auf vielerlei Weise Erfahrungen kreieren, die für das Kind unvorstellbar waren.

Fallbeispiel

Therapie mit der pensionierten und alleinstehenden Lehrerin (Fallbeispiel in ► Kap. 4.9.2): In einer für sie entscheidend wichtigen Sitzung findet sie Zugang zu einem fünfjährigen Mädchen in sich, das am Rande eines Feldes steht und auf die Rückkehr des Vaters aus dem Krieg wartet. Sie sieht das Mädchen dort stehen, ihre Kleidung, ihr Haar, ihre ängstlichen Augen. Der Vater ist in der Fremde verschollen, und sie weiß nicht, ob er jemals wiederkommen wird. Die Klientin fühlt das Kind als Teil von sich, während der Innere Beobachter wach bleibt. Sie spürt die Angst, die Sehnsucht, die Verzweiflung und die Ungewissheit. Ihr Körper ist kontrahiert, alles ist angespannt.

Der Therapeut fühlt sich in die verzweifelte Lage ein, in der dieser Teil der Klientin buchstäblich »eingefroren« ist. Weitere Schritte sind dem Kind nicht möglich, weil es nicht weiß, wie es ausgeht, und es immer noch wartet. So unternimmt der Therapeut, nachdem er eine Weile direkt mit dem Mädchen gesprochen hat, eine für sie »magische« Handlung:

Klientin: *(Spricht aus der Position des Mädchens)* Ich hab' solche Angst.

Therapeut: Wäre es okay, wenn ich mich bei der Erwachsenen erkundige, die Du einmal sein wirst?

K: *(Mit einer verwunderten Stimme)* Ja!

T: *(Mit leicht veränderter, tieferer Stimme, die sich bisher an den Umgang mit einem Kind angepasst hatte)* Also, ich frage Sie mal, erwachsene Beobachterin, haben Sie alles mitgekommen?

K: *(Nickt)* Ja.

T: Was ist passiert? Ist ihr Vater zurückgekommen?

K: Nein, er ist in Russland gefallen.

T: Danke, ich werde jetzt wieder mit dem Mädchen reden, okay?

K: Ja, gut.

T: *(Wieder mit einer eher weichen, an den Zustand des kleinen Mädchens angepassten Stimme)* Liebe Angelika, kannst Du mich hören?

K: *(Mit weicher, kindlicher Stimme)* Ja.

T: Ich habe leider eine schlimme Nachricht für Dich. ... Dein Vater wird nicht wiederkommen.

(Die Klientin beginnt heftig zu weinen, der Körper kollabiert und entspannt sich dabei.)
Im Weiteren geht der Therapeut fürsorglich und verstehend mit dem Kindanteil um. Auch die Beobachterin wird eingeladen, dem Kind etwas zu sagen. Diese spürt ein intensives Mitgefühl für das Mädchen und teilt es ihm mit. Nach einigen Minuten wird es langsam ganz ruhig und still. Gegen Ende der Sitzung schildert die Klientin einen »großen weichen Schmerz«, aber auch »großen Frieden«.

In der Arbeit mit Teilen kommt der **Wirkfaktor von Differenzierung und Integration** zum Tragen. Dabei werden Teile, die »verbannt« worden waren, oft erstmals bewusst. So kommt es vor, dass sich manche Teile erst im Laufe der Therapie gegenseitig kennenlernen. Daniel Siegel (2010) nennt das **Zustandsintegration** (► Kap. 3.10.1). Der Weg dazu führt über den Inneren Beobachter, der als einziger von seiner übergeordneten Position aus Zugang zu *allen* Teilen hat und alle ihre Rollen und Positionen sehen und verstehen kann. Das fünfjährige Mädchen im Fallbeispiel war ganz aus dem Bewusstsein der Klientin verschwunden. Man kann es als Schutzmechanismus verstehen, dass zur Vermeidung von Schmerz jene neuronalen Netzwerke, die sich damals gebildet haben, lange nicht aktiviert wurden. Um sie zu verändern und zu integrieren, müssen sie aktualisiert werden. Diese Aktualisierung erfolgte über das achtsame Erforschen der Körperempfindungen und Gefühle und führte schließlich zum Auftauchen dieser besonderen Szene aus der Kindheit. Nachdem sich das wartende Kind gezeigt hatte, war es dem Therapeuten möglich, in Gestalt des magischen Fremden mit ihm Kontakt aufzunehmen. Auch wenn es dem Therapeuten nicht leichtfiel, die Todesnachricht zu überbringen, war sie für das Kind die notwendige Basis dafür, sich auf ein Leben ohne ihren Vater einzustellen, den »eingefrorenen« Zustand zu verlassen und mit der Trauerarbeit zu beginnen. Mit dieser Regression im Dienst der Progression ist es der Klientin möglich, den regredierten Zustand zum Leben zu erwecken, ihn zu beobachten, intensiv und klar zu spüren und mit dem Therapeuten zusammen zu erkunden, welche Erfahrung nötig ist, damit der Entwicklungsprozess weitergehen kann.

In der Arbeit mit innerpsychischen Anteilen trägt jene dem Inneren Beobachter verwandte übergeordnete Instanz, die Teile wahrnehmen und für sie sorgen kann, unterschiedliche Namen: Richard Schwartz nennt sie z. B. das »Selbst«, bei Roberto Assagioli heißt sie »der Dirigent« und bei Albert Pesso »der Pilot«. Es wurden auch Übungen entwickelt, die dabei helfen können, die entstehenden Fähigkeiten der Selbstfürsorge zu kultivieren, wie der sogenannte »**Selbstdialog**« (Weiss et al. 2015).

4.9.5 Disidentifikation als Wirkfaktor

Der **dritte** von uns beschriebene **Wirkfaktor** der Achtsamkeit ist die **Disidentifikation** (► Kap. 3.6). Der durch das Einnehmen einer Beobachterposition herbeigeführte Perspektivenwechsel gilt als *spezifischer* Wirkfaktor der achtsamkeitsbasierten Therapie. Unter der Bezeichnung **Decentering** (► Kap. 3.6.2) wird ihm auch in der dritten Welle der Verhaltenstherapie eine zentrale Rolle zugemessen. Am Beginn einer Therapie sind wohl fast alle Klienten zumindest zeitweise mit leidhaften Zuständen hoch identifiziert. Diese Identifikation mit bestimmten Persönlichkeitsanteilen und einschränkenden Glaubenssätzen hält sie oft in unangenehmen »Wirklichkeiten« gefangen. Die mit den einseitigen Mitteln verschiedener Teile erfolgenden Befreiungsversuche sind oft erfolglos und können einen Menschen zum

Psychotherapeuten führen. Manchmal stehen die Anstrengungen, etwas zu lösen, einer Verbesserung der Lage im Wege oder verschlechtern diese sogar (Watzlawick et al. 2013). Das Gewinnen von Abstand, der Wechsel der Perspektive und die Disidentifikation eröffnen neue Möglichkeiten, indem sie andere Teile und den Beobachter mit einbeziehen. Das kann auch für andere Therapieverfahren von großer Bedeutung sein.

Zustände der Identifikation lassen sich unter anderem an den sprachlichen Formulierungen des Klienten erkennen. Er setzt das »Ich« mit seinen Zuständen gleich, wenn er z. B. sagt: »Ich bin völlig deprimiert und hoffnungslos«, »Ich hasse diese unterwürfige Seite an mir« oder »Ich finde ihr Verhalten unmöglich«. Diese Art des Sprechens vermittelt, dass der Klient zumindest im Moment *keinen* Abstand zu seinen inneren Prozessen hat. Auch die ständige Fokussierung auf andere Menschen und deren Unzulänglichkeiten kann darauf hinweisen, dass ein Innerer Beobachter nicht zur Verfügung steht. Bei einem Blick nach innen tauchen daher in Abwesenheit des Inneren Beobachters eher Anteile auf, die z. B. andere Menschen angreifen, selbstkritisch oder abwertend sind. Die Identifikation mit einem Anteil kann man auch daran erkennen, dass sie häufig mit einem Kampf *gegen* etwas verbunden ist, z. B. gegen Veränderungen.

Im Zentrum einer achtsamkeitsorientierten Therapie steht die Kultivierung der Fähigkeit, sich eher mit dem Inneren Beobachter identifiziert zu fühlen und sich selbst aus dieser Perspektive und mit deren speziellen Wahrnehmungsqualitäten zu betrachten. Der Kampf gegen etwas wird durch ein Interesse *für* etwas ersetzt, und zwar im Prinzip für alles, was der Klient in seiner Innenwelt antrifft. Mit dieser Anwendung der Achtsamkeit ist das Erbe der buddhistischen Tradition verbunden: Eine Verpflichtung zu einem Weg, immer klarer zu erfahren, wie die Welt tatsächlich *ist* und nicht wie sie sein sollte.

In der Hakomi-Methode achtet der Therapeut ständig darauf, in welchem Bewusstseinszustand sich der Klient befindet, wann er mit welchem Teil identifiziert ist oder wann er in eine beobachtende Qualität hinein »aufwacht«. Die akzeptierend beobachtende Haltung des Therapeuten unterstützt das Erwachen und die Entwicklung des Inneren Beobachters ebenso wie alle Interventionen, seine Wortwahl und seine Betonung bestimmter Aussagen. Die Entwicklung und Gestaltung der in diesem Abschnitt ausgeführten Strategien und Techniken erfolgte mit dem Blick auf dieses Ziel: während des gesamten Therapieverlaufs die Fähigkeit des Klienten zu einer disidentifizierten Selbstbeobachtung systematisch zu kultivieren.

In der Hakomi-Methode wird die im Therapieverlauf wachsende Fähigkeit zur Disidentifikation auf verschiedene Weise genutzt:

- Zur offenen, vorurteilslosen und eher »wissenschaftlich« anmutenden Erforschung der eigenen Selbstorganisation.
- Zur Erkundung von Teilen bzw. Zuständen sowie zur Stärkung der Fähigkeit, ihr Auftreten auch im Alltag zu beobachten und zu regulieren.
- Zum Gewinn einer größeren Freiheit gegenüber jenem regressiven Sog, der die Person in tranceähnliche Zustände zieht.
- Zu einer höheren Toleranz gegenüber schwer auszuhaltenden Erfahrungen.
- Zur Vermittlung zwischen Teilen, die in schwierigen Beziehungen stehen, und zu deren angemessener Versorgung.
- Zur Unterstützung einer harmonischen Integration limitierender Anteile in das Gesamtsystem.
- Zur Etablierung von Zuständen, die auch im Alltagsleben größere Befriedigung und mehr Lebensqualität ermöglichen.

Der Innere Beobachter wird aber nicht nur zum Ausgangspunkt der Entwicklung »höherer« Bewusstseinszustände, die umfassender sind und durch mehr Offenheit, Toleranz,

Weite, Akzeptanz, Freiheit und Weisheit charakterisiert sind. Er wird auch zum »Entwicklungshelfer« für jene Anteile, die enger, jünger und daher unreifer und durch Automatismen limitiert sind. Die Anwesenheit des Inneren Beobachters sorgt dafür, dass sie weder automatisch ausgelebt noch unterdrückt werden. Stattdessen erhalten sie die Zuwendung, die Anteilnahme und das Mitgefühl aus einer Perspektive, die größer ist und das Ganze umfasst. Diese Vorstellung menschlicher Entwicklung wird in ähnlicher Weise auch von buddhistischen Lehrern vertreten, die Erkenntnisse der westlichen Psychologie und Neurobiologie integrieren, wie Thich Nhat Hanh (2002), Bhikkhu Analayo (2010) und Yongey Mingyur Rinpoche (2009).

4.9.6 Integration als Modell für Wachstum und Heilung

Insbesondere Daniel Siegel (2001; 2010) hat sich um eine systematische Beschreibung von Differenzierung und Integration – unser **siebter Wirkfaktor** der Achtsamkeit – bemüht (► Kap. 3.10). Als **Zustandsintegration** (► Kap. 3.10.1) fasst er Prozesse zusammen, die auch in der Hakomi-Methode dem Ziel der Therapie dienen: der Integration von schwer auszuhaltenden und belastenden Anteilen in das Gesamtsystem. Im Zusammenspiel mit dem Inneren Beobachter rücken diese oft von ihren extremen Positionen ab und können dadurch von den anderen Teilen leichter wahrgenommen und akzeptiert werden. Um sich aus ihren isolierten Stellungen im Gesamtsystem lösen zu können, sind insbesondere Teile mit Beschützerfunktionen oder sehr gequälte Anteile auf das Verständnis und die Unterstützung übergeordneter Instanzen angewiesen. Die akzeptierende und mitfühlende Haltung des Inneren Beobachters ermöglicht eine oft erstaunlich leichte und fließende Kooperation mit dem Therapeuten. Hingegen führt jede mit einem Veränderungsanspruch an Teile verbundene Haltung eher zu Komplikationen und zur Aktivierung von Gegenkräften.

Aber auch andere Ebenen der Integration, etwa die Bewusstseinsintegration, die vertikale Integration des Körpers und die interpersonale Integration sind Teil des übergeordneten Wirkprinzips der Integration. Auch sie tragen zum Erfolg einer Therapie bei. Dazu kommt in der Hakomi-Methode noch die **Integration von bisher fehlenden Erfahrungen**, die durch das Hinzukommen neuer Informationen die Selbstorganisation des Systems verändern und von Limitierungen befreien können.

Auf diesen Wegen wird der Prozess der Integration in der Hakomi-Methode durch die Einbeziehung einer höheren und somit umfassenderen Metaperspektive des Inneren Beobachters möglich. Ebenso führt die durch die Integration neuer Elemente erhöhte Komplexität ebenfalls zu neuen und erweiterten Sichtweisen. Schlummernde Potenziale des Bewusstseins werden genutzt, um einen Platz auch für all jene Elemente zu finden, die zunächst scheinbar schwierig zu integrieren sind. Diese Potenziale und die damit verbundenen Kräfte können durch die Praxis der Achtsamkeit systematisch gepflegt und gefördert werden.

4.10 Übertragung und interpersonale Systeme

4.10.1 Zwei Menschen im Zusammenspiel

Wenn Therapeuten sich um einen Zustand von *Loving Presence* (► Kap. 4.4.4) bemühen, geschieht das auch mit dem Ziel, den Klienten vor Vorlieben, Vorurteilen und wenig nützlichen Zuständen des Therapeuten zu schützen. Aber selbst wenn ihm das weitgehend gelingt, reagiert der Therapeut doch auch mit Gefühlen und anderen Verhaltensweisen, die aus seiner eigenen Biografie stammen. Das ist auch in der Hakomi-Methode durchaus erwünscht und wird – wie in der Psychoanalyse – als nützlich erachtet. Seine auch auf sich selbst gerichtete Achtsamkeit erleichtert es, eigene Reaktionen wahrzunehmen, ohne aus ihnen heraus zu handeln oder sie zu unterdrücken.

Dabei wird es dem Therapeuten möglich, durch die im Training erlernte Fähigkeit zur **bidirektionalen Achtsamkeit** (▶ Kap. 4.4.7) gleichzeitig die Signale seines Klienten *und* deren Wirkung wahrzunehmen. So kann er sich selbst als Messinstrument verstehen, um nachzuvollziehen, was der Klient im Alltag möglicherweise auch bei anderen Menschen auslöst. Die Gegenübertragung wird somit in der Hakomi-Methode differenziert erfahren und genutzt, um die Beziehungsmuster des Klienten zu verstehen.

Im Folgenden soll grob skizziert werden, wie die Achtsamkeit den Umgang mit Übertragung und Gegenübertragung in diesem Sinne bereichern kann.

Fallbeispiel

Aus der Supervision eines psychodynamisch arbeitenden Therapeuten: Dieser schildert, wie angestrengt er nach Sitzungen mit einem seiner Klienten, einem Kollegen, nach Hause kommt. Bei einer gemeinsamen Erkundung mit dem achtsamkeitszentriert arbeitenden Supervisor bemerkt der Therapeut, dass diese Anstrengung dann entsteht, wenn er sich bemüht, die in der Therapie entstehende lähmende Langeweile zu überbrücken oder sie von vornherein zu verhindern. Der Supervisor macht diese Langeweile zum Gegenstand eines weiteren Forschungsschrittes, indem er seinen Supervisanden bittet, sie in Achtsamkeit auf sich wirken zu lassen. Nach und nach enthüllt sich diese Langeweile als ein Schutzmechanismus: Sie verhindert das Erleben von Unterlegenheitsgefühlen und Neid, die immer wieder durch die klugen Erläuterungen seines Klienten ausgelöst werden, der selbst ein erfahrener Therapeut ist. Gleichzeitig machen dessen Analysen die Therapie aber auch tatsächlich etwas leblos. Sie verhindern das Wagnis, sich auf ein neues und wahrscheinlich unangenehmes Erleben einzulassen. So dienen sie ihm gleichzeitig als ein Schutzmechanismus. Im Wechselspiel zwischen dem Therapeuten und seinem Klienten ergab sich eine Vielzahl von Explorationsmöglichkeiten. Auf der einen Seite war es z. B. möglich, Hypothesen darüber zu bilden, wie der Klient mit seiner Umwelt und in seiner Rolle als Therapeut mit seinen Klienten interagiert, und wie ihn das in seinen Limitierungen stabilisieren könnte. Andererseits – und das war der Weg, der dann beschritten wurde – war es möglich, in Achtsamkeit die feinen inneren Reaktionen des Supervisanden zu untersuchen und durchzuarbeiten. Das führte dazu, dass er zu seinem Schutzautomatismus der Langeweile eine größere Distanz fand und ihn in den folgenden Sitzungen rechtzeitig wahrnehmen und zurückstellen konnte. Anschließend bezog er seine Interventionen auf jene Anteile seines Klienten, die diesen mithilfe seiner mentalen Stärke ebenfalls in einem Schutzraum festhielten. Sie hatten es erfolgreich geschafft, dass der Klient seine eigene Selbstwertproblematik nicht bemerkt hatte.

Das Beispiel soll die Komplexität des Zusammenspiels zwischen zwei Menschen deutlich machen. Beide sind daran beteiligt, was geschieht oder auch *nicht* geschieht. Die Situation kann eskalieren, wenn sich jene Anteile im Verhalten durchsetzen, die Beschützer-Funktionen erfüllen. Die als unangenehm erlebten Zustände werden dann von beiden gemeinsam aufrechterhalten oder verstärken einander sogar gegenseitig. In der Hakomi-Methode spricht man in diesem Fall von einem **hyperstabilen »Klienten-Therapeuten-System«**.

4.10.2 Entwicklung durch Verwicklung

Es ist sicherlich oft der Fall, dass in der Therapie Verhaltenselemente auftauchen und erkannt werden können, die den Klienten auch im Alltag und in seinen sonstigen Beziehungen einschränken. Im obigen Beispiel könnte es sein, dass die analysierende, vielleicht sogar subtil überhebliche Art des Klienten zu jenen Problemen beitrug, die er in der Therapie bearbeiten wollte: die Schwierigkeiten mit seiner Ehefrau.

Die dem Ansatz der **Intersubjektivität** (Stolorow et al. 1996 u. a.) folgenden Schulen betonen, dass es sich bei der therapeutischen Dyade um ein **Zweipersonenstück** handelt. Welche Anteile des Klienten in der therapeutischen Beziehung aktiviert und in den Vordergrund geholt werden, hängt somit auch vom Therapeuten ab. Allein schon die Rolle, in der er gesehen wird, aber auch seine Ausstrahlung und sein individuelles Verhalten lösen etwas im Klienten aus. Dieses allgegenwärtige Phänomen lässt sich nicht vermeiden, weder im Alltagsleben, noch in der Therapie. Vom ersten Kontakt an wirken beide wechselseitig aufeinander ein und rufen im anderen bestimmte Bereiche aus dem Spektrum möglicher innerer und äußerer Reaktionen hervor.

Dem in der Hakomi-Therapie umgesetzten akzeptierenden Geist der Achtsamkeit entspricht es, dass der Therapeut die zwischenmenschlichen Wechselwirkungen anhand seiner eigenen Reaktionen zwar beobachtet, aber zunächst nicht zu verändern sucht. Idealerweise bemerkt er diese, ist interessiert, muss aber nicht danach handeln. Solange er ausreichend in einem Zustand von *Loving Presence* bleiben kann, ist es möglich, sich vom Beobachter aus mit Neugier auf das sich zwischen ihm und dem Klienten entwickelnde System einzustellen. Eine entstehende Verwicklung ist bis zu einem gewissen Grade willkommen, denn sie hat das Potenzial, beiden Beteiligten zu Einsichten zu verhelfen. Sie aktiviert bestimmte Persönlichkeitsanteile des Klienten und macht damit die Erforschung ihrer Hintergründe möglich. Sie kann aber auch den Therapeuten dabei unterstützen, die Selbstorganisation des Klienten zu verstehen und Strategien zu vermeiden, die schädlich sein könnten (Eisman u. Monda 2015). Darüber hinaus kann eine Verwicklung auch ihm bewusst machen, wie er sich selbst organisiert und wie sich das auf andere Menschen auswirkt. Wenn das spezifische Zusammenspiel der beiden Akteure verstanden wird und größere Zusammenhänge systemischer Natur berücksichtigt werden, können vor allem langfristig therapeutische Strategien sehr individuell angelegt werden (Fisher 2015).

Die achtsame Haltung des Therapeuten beinhaltet vor allem Aspekte, die dabei helfen:

- Der in *Loving Presence* begründete wohlwollend forschende Geist und die aus der Achtsamkeit erwachsenden Strategien erlauben eine **nicht-bewertende Aufdeckung** der Psychodynamik des Klienten und der ihnen zugrunde liegenden prägenden Erfahrungen.
- Da Therapeuten in Zuständen der Achtsamkeit besser dazu in der Lage sind, die in ihnen ausgelösten **Emotionen zu tolerieren**, können sie diese beobachten und untersuchen, ohne dass beschützende Verhaltensmuster ausgelöst werden.
- Ein Zustand von *Loving Presence* verhindert, dass **Zustände des Therapeuten** aktiviert werden, deren Verhaltensmuster sich ungünstig auf den Therapieverlauf auswirken würden.

Die Dyade birgt somit wertvolle Potenziale, limitierende »Modelle der Wirklichkeit« erfahrbar zu machen. Versuche, die Wechselwirkungen vorschnell zu beeinflussen, würden die subjektive Wirklichkeit eher zudecken und die Möglichkeiten einschränken, wesentliche interpersonale Bereiche der Selbstorganisation beobachtbar und damit verstehbar zu machen.

Solche Versuche wären z. B. Verbesserungs- oder Lösungsvorschläge, Beschwichtigungen, Erklärungen oder Analysen.

4.10.3 Die Persönlichkeit des Therapeuten

Therapeuten haben dennoch individuell unterschiedliche persönliche Bedürfnisse und Vorlieben, die auch bei aller Bereitschaft, achtsam zu sein, ihre Wirkung entfalten können. Bei manchen steht z. B. der Wunsch nach Nähe im Vordergrund, bei anderen die Sehnsucht, für andere Menschen wichtig zu sein und den eigenen Wert zu bestätigen, wieder andere lieben es vor allem, sich kompetent zu fühlen.

Eine wichtige und bei Menschen in helfenden Berufen keineswegs selten anzutreffende Erfahrung ist die, dass sie als Kind schon früh lernen mussten, für das Wohlergehen eines Elternteils zu sorgen, eine Aufgabe, bei der sie scheitern mussten. Dabei entwickelten sich wertvolle Fähigkeiten und oft nicht bewusste Motivationen, auch anderen Menschen zu helfen. Die Kehrseite der Bereitschaft und Fähigkeit, für andere zu sorgen, ist die damit verbundene eigene Hilflosigkeit und Verzweiflung, aus der sie ursprünglich erwachsen ist. Wenn es dann in der Therapie einem Klienten schlecht geht und es unmöglich scheint, ihm zu helfen, springen häufig nicht bewusste alte Automatismen an: Der Therapeut strengt sich vielleicht vermehrt an, schont, drängt, ärgert sich oder gibt auf. All das kann davor schützen, wieder die Ohnmacht und Verzweiflung spüren zu müssen.

Mithilfe der Achtsamkeit kann der Therapeut diese Ohnmacht stattdessen sogar einladen, erforschen und sich von ihr Auskunft geben lassen: über sich selbst und über seine Beziehung zum Klienten. Er kann auch lernen, sich mithilfe der Achtsamkeit in der Therapiesituation selbst zu regulieren. Er kann Impulse bemerken und interessiert bleiben, ohne sie auszuagieren. Das ist keine einfache Aufgabe, denn sie erfordert eine hohe Toleranz gegenüber dem eigenen Erleben. Manchmal muss er etwas zurückstellen, um im Nachsinnen oder mit einem Supervisor zunächst verborgene Ebenen zu erhellen und die Bedürfnisse des aktivierten Anteils zu erforschen, um besser für ihn sorgen zu können.

In der Hakomi-Methode geht man davon aus, dass ähnliche innere Prozesse in allen Therapeuten und in allen Therapien auftreten, allerdings in vielfältigen Formen und Intensitäten: manchmal ganz leicht, manchmal drängender, oft unbemerkt und bisweilen offensichtlich. Damit die limitierenden Wirkungen der Persönlichkeit eines Therapeuten den Raum für den Klienten möglichst wenig einschränken, sollte er lernen, mit diesen Einschränkungen gut umzugehen. Achtsamkeitszentrierte Verfahren verlangen auch daher von den Therapeuten, dass sie selbst regelmäßig Achtsamkeit praktizieren. Dabei werden sowohl die Stärken der *Loving Presence* als auch die Fähigkeiten im Umgang mit den eigenen Limitierungen gefördert.

4.10.4 Häufige Muster der Verwicklung

In der Körperpsychotherapie gibt es eine lange und sich weiter entwickelnde Tradition der **Charakterkunde**, die über Wilhelm Reich, Alexander Lowen, Ron Kurtz und andere bis in die heutige Zeit führt. In ihren entwicklungspsychologischen Grundannahmen berücksichtigt sie als einzige Theorie die körperliche Entwicklung und verfolgt ihre Spuren bis ins Erwachsenenalter (Bentzen 2006; Johnson 2007; Weiss 2006). Sie beschreibt **zentrale existenzielle Themen** des Menschen und wie es sich auf den Köper, seine Struktur und Funktion, auf das Erleben und Verhalten auswirkt, wenn die diesbezüglichen, dem Menschen inhärenten Bedürfnisse nicht angemessen erfüllt werden können. Auch wenn die Selbstorganisation jedes Menschen einzigartig ist, kann eine solche Charakterkunde doch dazu beitragen, die im Einzelfall relevanten Grundthemen zu erfassen.

Diese Themen und der Umgang mit ihnen werden mit acht verschiedenen »Typen«, »Stilen« oder »Zuständen« in Zusammenhang gebracht. So wird z. B. angenommen, dass Personen, die sehr früh einen Mangel an Sicherheit erfahren mussten oder gar lebensbedrohlichen Situationen ausgesetzt waren, dazu neigen können, mit einem »schizoiden« Muster zu reagieren, das unter anderem durch eine hohe Körperspannung, Zurückgezogenheit, Distanziertheit, soziale Unsicherheit und einen eher mentalen Stil charakterisiert ist. Es lässt sich nachvollziehen, dass ein solcher Zustand eines Menschen auch bei anderen etwas auslösen kann, z. B. eine große Vorsicht, Unsicherheit und das Gefühl, abgelehnt zu werden, oder Impulse, diesen Menschen zu lockern, und den Wunsch, Zugang zu ihm zu finden und etwas von seinen Gefühlen zu erfahren. Solche durch andauernde Zustände des Klienten ausgelöste Reaktionen können Therapeuten auf die grundlegenden Themen ihrer Klienten hinweisen. Therapeuten, die dazu in der Lage sind, sich selbst gut zu beobachten, die ihre eigenen Stärken und Schwächen sowie die Charakteristika ihrer eigenen Zustände gut kennen, können das in der Therapie sinnvoll nutzen.

Fallbeispiel

Supervision mit einer sich in Ausbildung befindenden Therapeutin: Die Supervisandin berichtet, dass sie einer Klientin gegenüber mit der Zeit immer ablehnender wird. Es ist ihr peinlich, wenn sie beobachtet, dass sie ärgerlich wird und den Impuls hat, die Klientin zu kritisieren, wenn diese »mit nichts zufrieden« sei. Es stellte sich heraus, dass die Zustände der Klientin durch »Oralität« gekennzeichnet sind. Das sind Zustände, die oft dazu führen, dass ein Mensch ständig etwas von anderen braucht und manchmal unersättlich erscheint. In diesem Fall reagierte die Supervisandin deshalb sehr heftig, weil ihre Mutter auf ähnliche Weise bedürftig und für sie eine gewaltige Last gewesen war.

Die Klientin war energielos, unselbstständig, oft weinerlich und voller Vorwürfe anderen Menschen gegenüber. Sie hatte der Supervisandin ständig Fragen gestellt und erwartete immer wieder Sonderbehandlungen. Das alles hatte sich ganz langsam eingeschlichen. Die Supervisandin hatte die Klientin zunächst als sehr nett und sozial kompetent erlebt und erst mit der Zeit gespürt, dass in ihr selbst Schutzreaktionen aktiviert wurden.

Auf Menschen in einem »oralen« Zustand gibt es ganz typische Reaktionen, wie (1.) große Hilfsbereitschaft und der Wille, Verantwortung zu übernehmen; (2.) Rückzug und Sich-Verschließen oder (3.) Wut und Ärger. Viele Therapeuten neigen aufgrund von innerem Rückzug oder großem Ärger dazu, die an sie gerichteten Wünsche des Klienten abzuweisen und ihn zu mehr Selbstständigkeit erziehen zu wollen. Die Neugier geht verloren und ein zielorientiertes Verhalten setzt ein.

Aus der Sicht der Hakomi-Methode ist das für den Klienten nicht günstig, da es jene grundlegenden und nicht bewussten Überzeugungen verstärkt, die mit seinen Modellen der Wirklichkeit verbunden sind. Es hilft aber auch nicht, einfach die Wünsche des Klienten zu erfüllen und sich damit tief in dessen Welt hineinziehen zu lassen.

Der in Achtsamkeit geschulte Therapeut kann die eigenen emotionalen Reaktionen schon zu einem Zeitpunkt bemerken, an dem sie noch subtil sind. Er kann sie dazu nutzen, die eigene Selbstorganisation zu untersuchen, und sich selbst dabei unterstützen, immer größere Handlungsfreiheit zu gewinnen. Auf der anderen Seite kann er dem Klienten gegenüber neugierig bleiben und das »Unangenehme« einladen und untersuchen. Ohne die

Bedürfnisse des Klienten erfüllen zu müssen, kann er sie als eine Spur erkennen, die ihn zu prägenden existenziellen Erlebnissen des Klienten führt. Und er wird feststellen, dass es in der Regel hilfreich ist, mit diesen Verletzungen anders umzugehen, als es den Automatismen der in ihm aktivierten beschützenden Anteile entspricht.

Insgesamt erleichtert es die Achtsamkeit, limitierende Interaktionsformen frühzeitig zu bemerken, sie nicht zu unterdrücken und neugierig zu bleiben. Sie hilft, Handlungsimpulsen nicht nachzugeben, die aus dem eigenen Bedürfnis nach Schutz entstehen, und dabei auch unangenehme Erfahrungen interessiert zu beobachten. Gute Kenntnisse der Entwicklungspsychologie und der Charakterkunde erlauben es dann, die in den Zuständen des Klienten verborgenen existenziellen Themen sehr differenziert aufzuspüren und ihnen Raum zu geben, ohne dass etwas verändert oder vermieden werden muss.

4.10.5 Joots

Die Praxis der Achtsamkeit stärkt die Fähigkeit, Abstand zum Geschehen zu finden und Erfahrungen von einer »höheren« Warte aus zu beobachten. Disidentifikation ist das Ergebnis der Betrachtung von einer solchen Meta-Ebene aus, die es erlaubt, die Strukturen und Muster der eigenen emotionalen Reaktionen zu erkennen, statt in ihnen verloren zu gehen. Wichtige Grundlagen dazu wurden in den 1960er-Jahren in Palo Alto am Mental Research Institute mit bahnbrechenden Theorien zu Lösungsstrategien entwickelt. Die Forschergruppe rund um Gregory Bateson und Paul Watzlawick unterschied zwei Arten von Lösungen: **Lösungen erster Ordnung** beschränkten sich meist auf ein »mehr desselben« und suchten das Problem innerhalb der Regeln der bestehenden Struktur zu lösen. Bei den **Lösungen zweiter Ordnung** – *Second Order Change* – ergaben sich der Wandel und die Schritte der Befreiung durch einen **Sprung auf eine Meta-Ebene** (Watzlawick et al. 1974; Watzlawick et al. 2013).

Indem ein achtsamer Therapeut aus der Perspektive des Beobachters sich selbst, den Klienten und die Wechselwirkungen studiert, begibt er sich ebenfalls auf eine Metaebene. Die entscheidenden Interventionen ergeben sich aus der Betrachtung des Geschehens von dort aus. So können etwa Kontaktaussagen und Experimente den Fokus der Therapie auf die entsprechenden Metaebenen lenken.

Fallbeispiel

Therapie mit einem älteren Versicherungsmathematiker: Der Therapeutin wird im Laufe der Therapie immer deutlicher bewusst, wie sehr sie sich abmüht, dem Klienten zu mehr Klarheit über seine inneren Prozesse zu verhelfen. Sie war sehr kreativ im Entwerfen von Experimenten und sie nahm sich viel Zeit, mit ihm bei seinen Erfahrungen zu verweilen, um sie zu vertiefen. Was immer sie versuchte, es endete im Unklaren und Ungewissen. Beide strengten sich zunehmend an, noch besser und genauer zu arbeiten, noch feinere Experimente zu entwerfen, noch langsamer und sorgfältiger zu untersuchen. Aber nichts nützte. Es gab keinen Ausgang aus dem Rahmen, in den sich die beiden durch hoch wirksame, aber nicht bewusste strukturierende Ziele und Regeln begeben hatten – wie die, dass man genau forschen müsse, um prägende Erfahrungen aufzudecken.
Der Therapeutin wurde mit der Zeit klar, dass beide gemeinsam in einem starren System feststeckten. Als Hakomi-Therapeutin lud sie ihren Klienten weiter zu Experimenten ein, sie veränderte aber den Fokus ihrer Beobachtung. Sie achtete jetzt vor allem darauf, wie es genau passierte, dass der Prozess immer wieder unklar wurde und sie versuchte all das auf sich wirken zu lassen, was den Sinn dieses Systems enthüllen könnte. Aus der Charakterkunde vertraute Elemente halfen ihr

dabei, sich darüber klar zu werden, dass das eigentliche Thema *das* war: Seine Selbstorganisation schützte den Klienten möglicherweise vor Einsichten, die er nicht ertragen oder verarbeiten könnte. Daher entwarf sie ein Experiment, das sich auf diese Metaebene bezog. Sie arbeitete mit einer »Sonde«, die lautete: »Es ist okay, nichts zu wissen«. Zu seinem großen Erstaunen bemerkte der Klient, dass sich nach dem Hören dieses Satzes augenblicklich eine tiefe Entspannung einstellte. Dabei hatte er keinerlei Vorstellung davon, warum das passierte. Die Fortsetzung der Arbeit auf diesem Weg führte in eine immer größere Ruhe sowie zur Vertiefung der Erkenntnis auf der Metaebene, wie wichtig es für den Klienten war, nicht sehen und erkennen zu müssen. Die Therapeutin kreierte dann weitere Experimente zur Erforschung dieser neuen Ebene. Eines davon war, zu beobachten, was passiert, wenn sich der Klient die Augen zuhält. Zu erkennen und anzuerkennen, dass ein Anteil im Klienten verhindert, etwas zu sehen, und zu würdigen, dass dieser Teil eine wichtige Schutzfunktion übernimmt, vermittelte dem Klienten eine neue Sicherheit. Die Automatismen, die das drängende Forschen abwehrten, beruhigten sich und konnten ihrerseits erforscht werden. Ihr Sinn wurde klar und anerkannt, und die Therapiesituation wurde für ihn sicherer und kontrollierbarer. In den folgenden Monaten tauchten dann ganz allmählich Bruchstücke von Erinnerungen auf, die auch auf der vorher verschlossenen Ebene zu Einsichten führten. Und schließlich war es möglich, sich ganz langsam an Bilder heranzutasten und sie zu verarbeiten, Bilder einer Vergewaltigung seiner Mutter, die er als Dreijähriger miterleben musste.

In der Hakomi-Methode wird der Sprung auf die Metaebene »Joots« genannt, das Akronym für *Jumping Out Of The System* (Fisher 2015). Während das System wertgeschätzt und erhalten wird, springt die Aufmerksamkeit auf die Metaebene, um es genau zu untersuchen. Indem ein Hindernis zum Objekt und zum eigentlichen Ort der therapeutischen Untersuchung wird, hört es auf, ein Hindernis zu sein. Es soll ein Raum entstehen, seinen Sinn und seine Aufgabe in der Gesamtorganisation des Klienten zu verstehen. Gerade auch das, was als Schwierigkeit im Prozess auftaucht, hat immer einen tiefen Sinn. Das Hindernis hat organisierende Kraft und hält den Klienten in seiner Gefangenschaft. Dagegen anzugehen kostet Kraft und führt oft dazu, dass es eher gestärkt wird, insbesondere dann, wenn Sicherheit gebende Schutzfunktionen bedroht sind.

Aus Sicht der Hakomi-Methode muss daher zunächst der übergeordneten Organisation die Aufmerksamkeit geschenkt werden, um sie zu untersuchen und zu verstehen. Dabei hilft es oft, ihre Funktion zu unterstützen und zu würdigen. Erst dann können sich die Elemente der untergeordneten Ebene mit neu gewonnener Leichtigkeit weiterbewegen.

4.11 Fazit: Integration der Wirkfaktoren

In einer Gesamtsicht auf die Hakomi-Methode wird deutlich, wie die sieben beschriebenen Faktoren in allen therapeutischen Aktivitäten wirksam werden. Sie bilden den Leitfaden für das Vorgehen und die Gestaltung der Zusammenarbeit mit dem Klienten. Einzeln betrachtet kann man sie während des gesamten Therapieprozesses wiederfinden:

1. **Die therapeutische Beziehung**
   Als basaler Wirkfaktor hat die Gestaltung der therapeutischen Beziehung eine herausragende Bedeutung. Ron Kurtz sieht in der *Loving Presence* die zentrale Leistung des Therapeuten. Er versteht darunter einen Zustand, der sich durch eine lang geübte

achtsame Haltung verwirklicht, der dem Klienten Sicherheit gibt und es ihm ermöglicht, sich zu öffnen. Die Qualitäten der Achtsamkeit, wie Präsenz, anteilnehmende Neugierde, Akzeptanz, Langsamkeit und Mitgefühl, generieren ein interpersonales Feld des Wohlwollens und des gemeinsamen Untersuchens, auf dem etwaige Vorlieben des Therapeuten möglichst weitgehend in den Hintergrund treten.

2. **Aufmerksamkeitssteuerung**
   Mit der grundlegenden Strategie, Lösungsorientierung durch ein experimentelles Vorgehen zu ersetzen, wird die Aufmerksamkeit im Therapieverlauf auf Erkundung und Erforschung ausgerichtet. Dabei lässt die Achtsamkeit eine Steuerung der Aufmerksamkeit auf zwei Ebenen zu:
   - Bezüglich der Richtung auf bestimmte Objekte wie den Körper oder Gefühle. Sie bilden einen Ausgangspunkt für die Erkundung der Selbstorganisation und führen damit über ein Verweilen und Vertiefen zu »formenden« Erfahrungen.
   - Bezüglich der spezifischen Qualitäten der Aufmerksamkeit: insbesondere Akzeptanz, Interesse, Überparteilichkeit, Selbstmitgefühl und Verzicht auf Bewertungen.
3. **Disidentifikation**
   Das von Anfang an und durch den gesamten therapeutischen Prozess getragene Bemühen des Therapeuten, den »Inneren Beobachter« zu erwecken und zu kultivieren, erlaubt eine wachsende Disidentifikation von allen Arten auftretender oder befürchteter Zustände. *Tracking, Contacting, Accessing*, Externalisierung, die Erforschung von Persönlichkeitsanteilen, das experimentelle Vorgehen und viele andere Interventionsformen dienen dem Ziel, sich selbst von einer Metaebene aus zu betrachten, während gleichzeitig das Erleben innerer Anteile genauer und intensiver wird. Durch diesen Wechsel der Perspektive und die damit einhergehenden neuronalen Veränderungen erhöht sich auch die Toleranz gegenüber dem eigenen Erleben und es erschließen sich neue Möglichkeiten der Selbstregulation.
4. **Akzeptanz, Gleichmut und Selbstmitgefühl**
   Die spezifische Gestaltung der Rolle des Therapeuten dient auch dazu, dem Klienten eine akzeptierende Haltung sich selbst gegenüber vorzuleben. Der Therapeut wird zum Modell dafür, dass ein Mensch seiner inneren Welt mit Interesse und Wohlwollen begegnen kann. Indem er nicht nach Lösungen sucht, enthält das Verhalten des Therapeuten keinerlei implizite Botschaften, dass etwas am Klienten nicht in Ordnung sei und geändert werden müsse. In der Art der Begegnung mit allen Anteilen der Psyche, und indem selbst Widerständen gegenüber Neugier und Freundlichkeit herrscht, vermittelt der Therapeut eine durchgehende Haltung der Akzeptanz, des Mitgefühls und des Gleichmuts, die der Klient mit der Zeit verinnerlichen kann.
5. **Lernen durch neue Erfahrungen**
   Die Nutzung der Achtsamkeit macht es über den Weg von Fokussierung, Vertiefung und der Belebung von belastenden Erfahrungen relativ leicht möglich, implizite Modelle der Wirklichkeit sichtbar und erlebbar werden zu lassen und – neurobiologisch betrachtet – entsprechende zentrale Netzwerke zu aktivieren. Dadurch wird es auch möglich, fehlende Erfahrungen zu identifizieren und nachzuholen, sowie zu »rekonsolidieren«. So »lernt« das körperlich-neuronale Ganze über neue Erfahrungen und kann in einem achtsamen Zustand seine impliziten Modelle erweitern.
6. **Bedeutungs- und Sinngebung**
   Mithilfe des achtsamen Vorgehens erschließen sich dem Klienten während der vorsichtigen Erkundung der eigenen Selbstorganisation laufend neue Informationen. Diese bilden neue Kontexte und eröffnen

Perspektiven, die dem Klienten zuvor nicht zugänglich waren. Auf diese Weise können sich unabgeschlossene Narrative füllen oder belastende Erzählungen sich verändern. In *Bottom-up-Prozessen* ergeben sich aus neuen Informationen und neuen Erfahrungen neue Bedeutungen, wodurch die Lebensgeschichte einen veränderten Sinn und der Klient eine erweiterte Orientierung und eine befriedigendere Ausrichtung auf die Zukunft gewinnt.

7. **Differenzieren und Integrieren**
   Aus der Perspektive des Beobachters auf die innere »Teilelandschaft« differenziert sich das Erleben und das Bild der eigenen Persönlichkeit. Strukturen können bewusst werden, die kaum zugänglich sind, solange ein Klient automatisierten und identifizierten Zuständen ausgeliefert ist. Indem der Beobachter mit allen Anteilen Kontakt aufnimmt, sie tolerieren, verstehen und unterstützen kann, erfüllt er eine integrierende Funktion und verhilft jedem einzelnen von ihnen zu einem angemessenen Platz im Ganzen.

5. Teil: Störungsspezifische Anwendungen der Achtsamkeit

5.1 Einleitung

Die Anwendungsgebiete achtsamkeitsbasierter Verfahren erweitern sich stetig. Dies wird unter anderem im *Mindfulness Research Monthly* (Black 2015) deutlich, der in einem monatlich erscheinenden, mehrseitigen Newsletter aktuelle Publikationen zum Thema Achtsamkeit auflistet. Diese Ausweitung ist einerseits darauf zurückzuführen, dass achtsamkeitsbasierte Verfahren störungsübergreifende Wirkprinzipien nutzen, andererseits werden – einem allgemeinen Trend in der Psychotherapie folgend – bewährte Programme störungsspezifisch modifiziert. Die Zahl dieser Programme mit den unterschiedlichsten Abkürzungen wie MBCPM, MBCR, MB-EAT oder MBTSR (► Kap. 5.2) droht sogar, langsam unübersichtlich zu werden.

Die große Zahl an Studien wird auch in der Metaanalyse von Bassam Khoury und seiner Arbeitsgruppe (2013) sichtbar. Sie schließt 209 Studien mit über 12.000 Personen ein und kommt zu dem Ergebnis, dass achtsamkeitsbasierte Interventionen bei einer Vielzahl von psychischen Störungen effektiv einsetzbar seien, insbesondere bei Angst, Depression und Stress.

Wenn man im Standardwerk zu den klinischen Anwendungen der Achtsamkeit – dem »*Clinical Handbook of Mindfulness*« (Didonna 2009a) – nachschlägt, finden sich elf Störungsbilder, denen jeweils ein eigenes Kapitel gewidmet ist: Angst- und Zwangsstörungen, Depression, Borderline-Persönlichkeitsstörungen, Essstörungen und andere Suchterkrankungen, Traumafolgestörungen, ADHS, Psychosen, chronische Schmerzen und onkologische Erkrankungen.

Einen Bogen zwischen Symptomatik und Wirkmechanismen spannte die Arbeitsgruppe um Alethea Desrosiers (2013). In ihrer Studie fanden sich signifikante Korrelationen zwischen den fünf Facetten der *dispositionellen* Achtsamkeit (► Kap. 2.4.1) und vier Symptomclustern bei Menschen, die wegen Angst und Depression Hilfe suchten. Die Ergebnisse führten zur zentralen Hypothese, dass es abhängig von der im Vordergrund stehenden Symptomatik sinnvoll sein kann, bestimmte Facetten der Achtsamkeit besonders zu üben, während andere die Symptome unter bestimmten Umständen sogar verstärken können. So korrelierte **ängstliches Arousal** negativ mit den Faktoren »Beschreiben« und »Nicht-Reaktivität« und positiv mit »Beobachten«. Es klingt plausibel, dass eine intensivierte Selbstbeobachtung insbesondere dann dysfunktional werden und unter Umständen die Angst sogar erhöhen kann, wenn sie *ohne* die Kultivierung der anderen Facetten der Achtsamkeit erfolgt. Umgekehrt setzt die Fähigkeit, eine Erfahrung zu beschreiben, voraus, dass man sich ihr zuwendet und sie konkreter erfasst, anstatt sie zu vermeiden – Prinzipien, die auch in anderen Verfahren genutzt werden. »Nicht-Reaktivität« war mit verringertem Disstress verbunden und zwar sowohl bei Gedanken, die **ängstlichen Disstress** verursachten, als auch bei jenem sorgenvollen oder selbstverurteilenden Grübeln, das zu **depressivem Disstress** führte. Dies stimmt mit einer Studie überein, bei der sich die Wahrscheinlichkeit eines depressiven Rückfalls verringerte, wenn die »Nicht-Reaktivität« durch ein entsprechendes Training geschult wurde, etwa durch das Üben der Beobachtung des Atems (Kuyken et al. 2010).

»Nicht-Beurteilen« korrelierte invers sowohl mit depressivem Disstress als auch mit jener Form der Depression, bei der **Interesse- und Freudlosigkeit** im Vordergrund stand. Bei letzterer scheint neben dem Kultivieren von »Nicht-Reaktivität« das von »Nicht-Beurteilen« durch die Förderung von Liebender Güte oder Selbstmitgefühl empfehlenswert.

Im folgenden Abschnitt werden – gemäß der Thematik dieses Buches – störungsspezifische Aspekte der Anwendung von Achtsamkeit insbesondere unter dem Gesichtspunkt ihrer Wirkfaktoren beleuchtet. Dabei beziehen wir uns auf achtsamkeits*basierte* Methoden wie MBSR und MBCT und ihre Modifikationen, auf DBT und ACT und *nicht* auf achtsamkeits*zentrierte*, wie etwa Hakomi oder Focusing. Sechs Störungsbilder sollen ausführlicher dargestellt werden: Die Behandlung von **Depressionen** und **Borderline-Persönlichkeitsstörungen**, weil für sie umfassende Erfahrungen mit den Programmen der MBCT und der DBT zur Verfügung stehen; die Behandlung von **Angst** und **Schmerz** beispielhaft für alles, was Menschen ablehnen und zu bekämpfen versuchen; das Phänomen **Sucht** zur Erläuterung eines achtsamen Umgangs mit allem, an dem sie festhängen. Und schließlich soll der Umgang mit **psychotischen Störungen** erläutert werden, weil es in diesem Bereich die größten Bedenken gibt, dass Achtsamkeit schaden könne und daher kontraindiziert sei. Zum Abschluss bekommen noch gesundheitsfördernde Aspekte der Achtsamkeit einen größeren Raum. Sie führen über das Ziel der Verringerung von Leiden hinaus und unterstützen die Entfaltung menschlicher Potenziale.

5.2 Exkurs: Die Vielfalt der achtsamkeitsbasierten Programme

Als kleiner Einblick in die Vielfalt der achtsamkeitsbasierten Programme mögen zur Orientierung im Dschungel der Abkürzungen beispielhaft einige der in der Literatur beschriebenen Programme dienen:

- MBI: Mindfulness-Based Interventions (ein Überbegriff für achtsamkeitsbasierte Verfahren)
- ACT: Akzeptanz- und Commitment-Therapie
- CFT: Compassion Focused Therapy (► Kap. 2.2.8)
- CMT: Compassionate Mind Training
- DBT: Dialektisch-Behaviorale Therapie (► Kap. 2.2.5; ► Kap. 2.6.2; ► Kap. 5.5)
- MBAT: Mindfulness-Based Art Therapy
- MBCL: Mindfulness-Based Compassionate Living (► Kap. 3.7.3)
- MBCP: Mindfulness-Based Childbirth and Parenting Program
- MBCPM: Mindfulness-Based Chronic Pain Management
- MBCR: Mindfulness-Based Cancer Recovery
- MBCT: Mindfulness-Based Cognitive Therapy (► Kap. 2.6.2; ► Kap. 5.3)
- MBCT-C: Mindfulness-Based Cognitive Therapy for Anxious Children
- MBCT-Ca: Mindfulness-Based Cognitive Therapy for Cancer
- MB-EAT: Mindfulness-Based Eating Awareness Training
- MBEC: Mindfulness-Based Elder Care
- MBHP: Mindfulness Basics for Helping Professions (► Kap. 6.4)
- MBPI: Mindfulness-Based Program for Infertility
- MBRE: Mindfulness-Based Relationship Enhancement

- MBRP: Mindfulness-Based Relapse Prevention (► Kap. 5.6)
- MBSR: Mindfulness-Based Stress Reduction (► Kap. 2.2.3)
- MBSR-T: Mindfulness-Based Stress Reduction for Teens
- MBTI: Mindfulness-Based Therapy for Insomnia
- MBTSR: Mindfulness-Based Tinnitus Stress Reduction
- MBFT: Mindfulness-Based Feminist Therapy
- MEAL: Mindful Eating and Living
- MMFT: Mindfulness-Based Mind Fitness Training
- MSC Training: Mindful Self-Compassion Training (► Kap. 2.2.8; ► Kap. 3.7.3)

5.3 Depression

Rumination ist jener Mechanismus, dem von der Kognitiven Verhaltenstherapie in der Entstehung und beim Wiederauftreten von Depressionen eine zentrale Bedeutung zugemessen wird. Man versteht darunter das wiederholte und automatische Ablaufen von Gedankenketten. In der Zoologie beschreibt Ruminieren das Wiederkäuen von immer wieder hochgewürgter Nahrung. Im Gegensatz zum Tierreich trägt allerdings das Ruminieren bei depressiven Menschen keineswegs zur Verdauung und zur konstruktiven Verarbeitung der Denkinhalte bei, das Gedankenkreisen führt vielmehr in quälende und zunehmend eingeengte Zustände.

Einer der bedeutsamsten Wirkmechanismen der Achtsamkeit besteht nun darin, eben dieses Ruminieren als solches zu erkennen und eine innere Distanz zu den ablaufenden Gedanken zu finden. Achtsamkeit als Modus des reinen Wahrnehmens und zentrierten Seins wird in achtsamkeitsbasierten Programmen zur Rückfallprophylaxe von Depression dem Tun-Modus des Denkens und Ruminierens gegenübergestellt und geübt. Der **Tun-Modus** oder **Problemlösungsmodus** ist auf Veränderung ausgerichtet, der Sein-Modus auf Akzeptanz der jeweiligen Erfahrung. Ein problemlösendes Denken vergleicht ständig den Istwert mit dem Sollwert und arbeitet unablässig daran, den Sollwert zu erreichen. So grübelt man z. B. über die Ursachen des Unglücks nach, um es verhindern zu können. Oder man überlegt, was alles hätte anders laufen sollen. Durch diese Fokussierungen kommt es in depressiven Zuständen zu Schuld-, Versagens- und Insuffizienzgefühlen.

Das Leben von ehemals depressiven Menschen muss aber *nicht durchgehend* von solchen dysfunktionalen Grundannahmen und negativen Gedankenmustern dominiert sein. Es ist vielmehr so, dass die typischen Denk- und Gefühlsmuster besonders leicht durch bestimmte, etwa ängstlich-depressiv getönte Stimmungen, ausgelöst werden können. Zustände, die für viele Menschen zum Alltag gehören, führen bei jenen, die schon depressive Phasen durchgemacht haben, leichter zu besonders intensiven quantitativen und qualitativen Veränderungen ihrer Gedankenaktivität – etwa im Sinne von globalen Selbstverurteilungen mit Gefühlen von Hoffnungslosigkeit und Wertlosigkeit.

Der **diskrepanzbasierte** Problemlösungsmodus ist wesentlich dadurch gekennzeichnet, dass **sprachliche Repräsentationen** sowohl des gegenwärtigen als auch des erwünschten oder des zu vermeidenden Zustands gebildet werden. Erst dieser **sprachlich-konzeptuelle Modus** ermöglicht einen Vergleich zwischen Ist- und Sollwerten und erschafft aus Sicht der buddhistischen Psychologie auf diese Weise das Leiden. Die Akzeptanz- und Commitment-Therapie z. B. betont das **Wörtlich-Nehmen** und den absoluten Glauben an die sich innerlich wiederholenden Sätze. Der Wirkmechanismus der **Disidentifikation** nimmt den Gedanken ihre Macht. Indem man Gedanken als mentale Phänomene erkennt und sie einfach nur beobachtet, ohne ihnen glauben oder folgen zu müssen, verlieren sie an Einfluss und Bedeutung. Durch die Disidentifikation wird es möglich, sich aus dem Gefängnis der Gedanken zu befreien. Sie ist die Voraussetzung dafür, die **Aufmerksamkeit** von der Gedankenebene abzuziehen und sie z. B. auf den Atem oder eine gerade ausgeführte Tätigkeit zu richten. Wenn dies alles ohne zu bewerten und mit **Selbstmitgefühl** geschieht, wird den destruktiven Teufelskreisen der Rumination der Boden entzogen (vgl. Michalak et al. 2012).

Eine Metaanalyse (Piet u. Hougaard 2011) referiert sechs randomisierte und kontrollierte Studien mit 593 Patienten und kommt zum Schluss, dass MBCT eine effektive Form der Rückfallprophylaxe bei rezidivierenden Formen der Depression darstelle, zumindest bei Personen mit zwei und mehr vorangegangenen Episoden in ihrer Geschichte. Eine weitere Metaanalyse von Untersuchungen zu achtsamkeitsbasierten Interventionen bei aktueller depressiver Symptomatik (Strauss et al. 2014) weist auf eine vielversprechende Erweiterung des Anwendungsspektrums der Achtsamkeit in der Depressionsbehandlung hin. Bei akut depressiven Patienten ist aber die Ergänzung des Gruppensettings durch Einzelbehandlungen auf jeden Fall empfehlenswert.

Obwohl sich die empirischen Studien zur Anwendung von MBCT bisher ausschließlich auf ein Gruppensetting bezogen, kann es durchaus sinnvoll sein, einzelne Elemente des Programms auch in die **Einzeltherapie** einzubauen. Die Minimalform bestünde darin, jene Erfahrungen, die die Klienten mit den Übungen aus dem MBCT-Selbsthilfebuch (Williams et al. 2013) machen, zu besprechen und die Umsetzung der Übungen im Alltag zu unterstützen. Man kann auch einzelne Übungen, wie die Rosinenübung, den Bodyscan oder die Atembeobachtung, in der Therapiestunde anleiten und die Erfahrungen besprechen. Der Klient kann dann zu Hause mithilfe einer CD üben. Eine weitere Möglichkeit besteht darin, den Klienten zu ermutigen, einen **MBCT-Kurs parallel zur Einzeltherapie** zu besuchen. Damit kämen die Vorteile *beider* Settings zum Tragen: Die Gruppe mit der Vielfalt an Möglichkeiten, auch von den Erfahrungen der anderen Gruppenmitglieder zu lernen, und das Einzelsetting, bei dem individueller auf den Einzelnen eingegangen werden kann und das einen geschützteren Rahmen bietet, auf den manche Menschen angewiesen sind, um sich öffnen zu können (vgl. Michalak et al. 2012).

5.4 Angst

Christopher Germer (2009b) beschreibt Prinzipien von achtsamkeitsbasierten und einsichtsorientierten Einzelpsychotherapien bei Panikstörungen. Sein Vorgehen ist von wertvollen Einsichten geprägt, die in der therapeutischen Praxis gewonnen wurden. Diese Einsichten kann jeder Mensch im Rahmen seiner Achtsamkeitspraxis auch selbst erlangen.

> (1.) Angst ist eine Tatsache des Lebens. Sie schützt uns vor Gefahren. Sie ist in unser Nervensystem eingebaut und unvermeidlich. (2.) Wir können nicht genau kontrollieren, wann, wo und was wir fühlen oder denken. Mentale Ereignisse geschehen im Gehirn, oft bevor wir uns dessen bewusst sind. (3.) Zu versuchen, unsere Erfahrung zu kontrollieren oder zu vermeiden, ist sinnlos – oft macht Kontrolle alles nur noch schlimmer. (4.) Das Gehirn macht Fehler. Wenn wir mit Panik reagieren, wird das Gehirn Gefahr wahrnehmen, wo keine ist. (5.) Probleme ereignen sich, wenn wir den Reaktionen des Körpers (falscher Alarm des Gehirns) Glauben schenken. Wir leiden unter einer schrecklichen Illusion. (6.) Panik ist nie permanent. Sie hat einen Anfang, eine Mitte und ein Ende. (7.) Behandlung ist ein Stufenprozess, die Aufmerksamkeit wieder der Furcht zuzuwenden, sie in ihren Einzelheiten zu explorieren, sobald sie auftaucht, und sich mit ihr anzufreunden. (8.) Unser Fortschritt

wird nicht daran gemessen, wie selten wir mit Angst reagieren, sondern in welchem Maß wir unsere Angst akzeptieren. (9.) Der Behandlungserfolg beinhaltet, von unseren Befürchtungen desillusioniert zu werden. Sie werden zu gewöhnlichen mentalen Ereignissen, die im Gehirn vorkommen.

(Germer 2009b, S. 230)

In den von Germer formulierten Einsichten lassen sich wichtige Aspekte der vier edlen Wahrheiten erkennen: Leid und Veränderung als Tatsachen des Lebens; Befreiung vom Leiden durch Akzeptanz sowie durch die Auflösung der Illusion, Gedanken seien die Realität. Eine andere Studie (Hoge et al. 2013b) weist auf Achtsamkeit und Selbstmitgefühl als Faktoren hin, die bei generalisierten Angststörungen protektiv wirken können.

5.5 Borderline-Persönlichkeitsstörungen

5.5.1 Grundlagen der DBT

Dass neben jenen Wirkprinzipien der Psychotherapie, die auf Veränderung abzielen, noch zusätzlich andere sinnvoll sind, wurde Marsha Linehan aufgrund ihrer eigenen Erfahrungen bewusst (► Kap. 2.2.5). Vor allem in ihrer Arbeit mit chronisch suizidalen Frauen, die an einer Borderline-Störung litten, stieß sie auf andere Bedürfnisse. Diese Frauen kamen meist aus einem **invalidierenden Umfeld**, in dem bestimmte Gefühle nicht akzeptabel waren. Ihnen wurde schon als Kind vermittelt, dass sie das, was sie fühlten, gar nicht wirklich fühlten, sondern dass sie nur überempfindlich oder undiszipliniert seien. So konnten sie nicht lernen, angemessen mit ihren Gefühlen umzugehen. Ob eine darüber hinausgehende **biologische Vulnerabilität** genetisch bedingt ist oder die Folge von traumatischen Erfahrungen, wird weiterhin kontrovers diskutiert. Auf jeden Fall war sichtbar, dass die emotionale Instabilität zu Schwierigkeiten in den zwischenmenschlichen Beziehungen führte und zu einem extrem schwankenden Selbstbild. Viele der Verhaltensweisen – von Impulsdurchbrüchen über Substanzmissbrauch bis hin zu lebensbedrohenden Selbstschädigungen – verstand sie als Selbstregulationsversuche.

Auf diesem Hintergrund entwickelte Marsha Linehan (1996) die **Dialektisch-Behaviorale Therapie** (DBT) ursprünglich als ambulante Therapie. Sie kombinierte vier Bausteine: Fertigkeitentrainings in der Gruppe, Einzeltherapie, Telefonkontakte zwischen den Sitzungen sowie Unterstützung für die Therapeuten, die sich koordinieren und Rückhalt in der Supervisons- bzw. Intervisionsgruppe finden. Das wöchentliche, zweistündige Skills-Training wird von zwei Therapeuten geleitet. Es hat Workshop-Charakter, die Atmosphäre wird experimentell-partnerschaftlich gestaltet und die Gruppendynamik nur soweit wie unbedingt notwendig thematisiert. Die in der Gruppe erlernten Fertigkeiten werden in der Einzeltherapie mit den individuellen Verhaltensanalysen und Handlungsplänen verknüpft. Im Sinne eines dialektischen Prinzips versucht der Therapeut, eine Balance zu finden zwischen Validierung im Sinne von Wertschätzung und dem Verstehen der Probleme einerseits und dem Erarbeiten von Veränderungsstrategien andererseits. In 12 bis 20 Gruppensitzungen werden **vier Module** behandelt: Ein Modul zur inneren Achtsamkeit, eines zum Umgang mit Gefühlen, ein Modul zur Stresstoleranz und eines zu zwischenmenschlichen Fähigkeiten.

Im **Modul zur inneren Achtsamkeit** lernen die Klienten sechs Skills: die sogenannten Was- und Wie-Fertigkeiten. Als Gegenpol zu der ansonsten oft hervorgehobenen *distanzierenden* Komponente des Beobachtens wird als eine der **drei Was-Fertigkeiten** das **Teilhaben** (*Participating*) an einer Erfahrung geübt. Damit ist das unmittelbare gegenwärtige Aufgehen in einer

Tätigkeit, einer Wahrnehmung, Aktivität oder einem Gefühl gemeint, ein Verschmelzen und Eins-Sein mit dem, was gerade ist, allerdings *ohne* sich darin zu verlieren. Diese Fertigkeit betont den Aspekt der Teilhabe am Leben überhaupt, auch im Gegensatz zu oft als isolierend erfahrenen dissoziativen Zuständen. Die zweite Was-Fertigkeit ist das **Wahrnehmen**, das konkrete unmittelbare gegenwärtige Erleben und Erfahren, *ohne* unmittelbar zu handeln. Die dritte Was-Fertigkeit – das **Beschreiben** – beinhaltet die Fähigkeit, das Wahrgenommene mit Worten möglichst differenziert und detailliert zu beschreiben und sich Formulierungen anzueignen wie »Im Moment habe ich den Gedanken, dass …«. Dieses Beschreiben sorgt wiederum für das Einnehmen einer Beobachterposition und damit für Abstand zum Wahrgenommenen. Die **drei Wie-Fertigkeiten** sind erstens der **Verzicht auf Bewertungen**, zweitens die **Konzentration auf den Augenblick** und drittens das **wirkungsvolle Handeln**, das alle Handlungen meint, die zum einen an die gegenwärtige Situation, zum anderen aber auch an die individuellen Möglichkeiten der jeweiligen Person angepasst sind. Diese sechs Skills fördern die bewusste Wahrnehmung im Alltag, sie wirken über die Verbesserung der Selbstregulationsfähigkeiten stabilisierend und ermöglichen ein angemessenes Pendeln zwischen Distanzierung und Teilhabe. Gefühl und Verstand kommen mehr miteinander in Einklang, ein »weiseres« Handeln wird möglich.

- In den **Modulen zum Umgang mit Gefühlen**, zur **Stresstoleranz**, zu den **zwischenmenschlichen Fertigkeiten** und zum **Selbstwert** werden weitere Fertigkeiten vermittelt, die insgesamt ebenso darauf abzielen, auch bei heftigen Gefühlen und Spannungszuständen eine angemessene Kontroll- und Handlungsfähigkeit zu erhalten. All diese **Veränderungsstrategien** beinhalten jedoch eine Gefahr, die den Kernwerten der Achtsamkeit widerspricht, nämlich dass bei ihrer Vermittlung viele Betroffene zumindest implizit Botschaften heraushören, die sie aus ihrem Leben zur Genüge kennen: »Du bist nicht in Ordnung, so wie Du bist! Du solltest anders sein! Du bist selbst schuld!« Aus diesem Grund führte Linehan das Prinzip der **Validierung** und die **Akzeptanzstrategien** ein. Wenn diese allerdings ausschließlich im Vordergrund stehen – so Linehan –, fühlen sich die Klienten in ihrem Leiden nicht ernst genommen und in ihrem Veränderungsbedarf nicht genügend erkannt. Die **dialektische Philosophie**, die Linehan in diesem Dilemma zu Hilfe nahm, bezieht sich auf die wechselseitige Bedingtheit von solchen Gegensätzen. So pendeln DBT-Therapeuten möglichst spielerisch zwischen den Polen von Akzeptanz- und Veränderungsstrategien und versuchen auf diese Weise, auch ihre Klienten dazu zu bringen, flexibel unterschiedliche Positionen einnehmen zu können, etwa indem sie als »Advocatus Diaboli« provokante Fragen stellen.
- Ein zentraler Ansatzpunkt der DBT ist der Umgang mit Gefühlen und inneren Spannungszuständen. Eine kontinuierlich geübte Achtsamkeit ist die Voraussetzung dafür, den momentanen Spannungszustand sowie Gedanken, Gefühle und Körperempfindungen wahrzunehmen. Die **Fünf-Sinne-Achtsamkeit** soll dazu dienen, über das Sehen, Hören, Tasten, Riechen und Schmecken im Kontakt mit der gegenwärtigen Umwelt, sowie handlungsfähig zu bleiben.

Die Achtsamkeit, wie sie in der DBT vermittelt wird, steht als Fertigkeit (*skill*) klar im Dienste der Verhaltensänderung. Sie soll – wie das Programm insgesamt – dabei helfen, Verhaltensautomatismen zu unterbrechen: jene, welche zu Suizidalität und Selbstschädigung führen, dann jene, welche die Therapie gefährden, und zuletzt jene, welche die Lebensqualität der Betroffenen beeinträchtigen. Im Skills-Training werden alternative kognitive, emotionale und handlungsbezogene Fertigkeiten geübt, die sowohl kurz- als auch langfristig zu einem Maximum an positiven und einem Minimum an negativen Ergebnissen führen.

5.5.2 Wirkfaktoren in der DBT

Eine ausführliche Übersicht über potenzielle Wirkmechanismen der DBT primär aus lerntheoretischer Sicht findet sich bei Thomas R. Lynch et al. (2006). Auf unsere Systematik der sieben Wirkfaktoren bezogen wirken die **Validierungsstrategien** auf der Ebene der **therapeutischen Beziehung** und der **Beziehung zu inneren Anteilen**. Sie entsprechen der Akzeptanz durch den Therapeuten und stärken die therapeutische Allianz, indem sie als Gegenpol zu den veränderungszentrierten Strategien für Balance sorgen. Sie verstärken als wertschätzendes Feedback die Fortschritte, die der Klient macht. Dazu bilden sie ein Modell für die Selbstvalidierung und das Selbstmitgefühl der Klienten. Gerade bei den für Störungen in der Beziehung sehr sensiblen Klienten helfen sie, Brüche wieder zu reparieren (► Kap. 3.4.4).

Durch das Training der **Aufmerksamkeitslenkung** auf die Gegenwart versucht der Ansatz jene Probleme zu reduzieren, die sich daraus ergeben, dass Menschen mit einer emotional instabilen Persönlichkeitsstörung Schwierigkeiten dabei haben, ihre Aufmerksamkeit von emotional besetzten Stimuli wieder abzuziehen. Insofern trägt allein schon die Übung der Fähigkeit, die Aufmerksamkeit zu lenken, zur Verbesserung der Emotionsregulation bei. In Spannungszuständen ist dann die Fünf-Sinne-Achtsamkeit mit dem **Fokus Außen** (► Kap. 3.5.2) als regulierende Funktion vorgesehen, auch indem sie dysfunktionale Gedankenketten unterbricht. Die Fähigkeiten, Details zu erinnern, werden in konkreten Situationen geübt, um die ansonsten vorherrschenden Generalisierungstendenzen in Frage zu stellen, die einem negativen Selbstbild entspringen.

Im DBT-Skills-Training steht das **Lernen von neuem, alternativem Verhalten** im Vordergrund. Auf einem verhaltenstherapeutischen Hintergrund wird es zum Teil als **Exposition** verstanden. Zum einen besteht die Musterunterbrechung darin, Vermeidungsverhalten aufzugeben. Zum anderen besteht erst durch Konfrontation mit Vermiedenem die Möglichkeit, Neues zu lernen. Es mehren sich in diesem Zusammenhang die Hinweise, dass das ständige Bemühen, Erfahrungen zu kontrollieren, sie zu vermeiden, oder der Versuch, bestimmte Gedanken zu unterdrücken, nicht nur nicht erfolgreich sind, sondern die Symptomatik, speziell auch bei emotional instabilen Menschen verstärkt (Cheavens et al. 2005). Sich dem Vermiedenen zuzuwenden bedarf des Wirkprinzips der **Akzeptanz**, das – bis hin zur *radikalen* Akzeptanz in der DBT – auch in der Verhaltenstherapie eine besondere Rolle einnimmt. Sie wird ausführlicher im Kapitel zum Wirkfaktor der Akzeptanz dargestellt (► Kap. 3.7.1). Sie ist Ausdruck und Ergebnis der aus der buddhistischen Psychologie bekannten ausdrücklichen Bereitschaft und des Willens, auf eine wache und effektive Weise ins Leben einzutauchen und ihm ganz zu begegnen.

Als Hauptziel soll es in Linehans Vorgehen durch das Zusammenspiel unterschiedlichster Wirkprinzipien zu einer Verbesserung der **Emotionsregulation** kommen: Die validierende therapeutische Beziehung gibt Sicherheit, auf die über Telefonkontakte auch im Alltag zurückgegriffen wird. Die Aufmerksamkeitslenkung hilft, ins Hier und Jetzt zurückzukommen bzw. sie von hoch emotional besetzten Reizen abzuziehen. Das Beschreiben hilft dabei, Abstand zu bekommen und zu ordnen. Eine nicht-bewertende Haltung und die Akzeptanz der Gefühle helfen ebenso wie deren reine Beobachtung, sekundäre Gefühle und deren negative Folgen zu reduzieren. Durch das wahrnehmende, teilhabende Beobachten ohne zu handeln und das Erlernen von Verhaltensalternativen werden viele dysfunktionale Verhaltensbereitschaften erst gar nicht mehr aktiviert.

5.6 Alkoholabhängigkeit

Alan Marlatt ging bei der Einführung der Achtsamkeit in Programme zur *umfassenden* Unterstützung von Abhängigen deutlich über eine übliche verhaltenstherapeutisch orientierte Suchttherapie hinaus. Sein Vorgehen entspricht einem **mitfühlenden Pragmatismus** (Bayles 2014) und somit einer Grundhaltung, die den damals gängigen und auch noch heute weit verbreiteten Dogmen in der Behandlung von Abhängigkeit in wesentlichen Punkten widerspricht. Es entspringt der Motivation, Leiden zu verringern, Menschen bedingungslos dort abzuholen, wo sie stehen, und sie bei der Erreichung ihrer *individuellen* Ziele zu unterstützen. Dies verträgt sich schlecht mit Krankheitsmodellen von Sucht, die Menschen in festschreibende Schemata und Zielvorgaben einbinden, und auch nicht mit moralisierenden Bewertungen, die in diesem Bereich keine Seltenheit sind. Marlatt entwickelte das Konzept der **Harm Reduction** (Leidensverringerung) zu einer Zeit, in der die beginnende Ausbreitung von AIDS unter Drogenabhängigen zu einem Umdenken zwang. So wurden z. B. in den Niederlanden Orte geschaffen, in denen Süchtige unter medizinischer Aufsicht Drogen konsumieren konnten, ohne sich zu infizieren. In Seattle arbeitete Marlatt mit alkoholabhängigen Obdachlosen, indem er unter anderem dafür sorgte, dass sie ein Dach über den Kopf bekamen. Er wurde dafür zunächst angefeindet, indem man ihm vorwarf, Steuergelder zu vergeuden. Als seine Studie zeigte, welche enormen Gesundheitskosten durch die Maßnahmen eingespart wurden, wurde sie dann doch in einem renommierten Medizinjournal veröffentlicht (Yalom u. Aponte 2011).

Marlatt stellte das Dogma der Abstinenz als einziges Ziel der Suchttherapie in Frage. Für ihn gehörten Rückfälle zur Problematik oder in einem weiteren Sinne zum menschlichen Leben. Etwas unbedingt haben zu wollen oder auch vollkommen abzulehnen, war für ihn ein allgemein menschliches Phänomen, dem es gilt, möglichst angemessen zu begegnen. In seinem **achtsamkeitsbasierten Programm zur Rückfallprävention** *(MBRP – Mindfulness-Based Relapse Prevention)* geht es ihm darum, zu lernen, »*skillful*« – geschickt und bewusst – mit einem heftigen Verlangen, dem **Craving**, umzugehen. Ganz im Sinne der Achtsamkeit zitiert Marlatt (Yalom u. Aponte 2011) in einem Interview Viktor Frankl mit dessen Aussage:

> Zwischen Reiz und Reaktion liegt ein Raum. In diesem Raum liegen unsere Freiheit und die Möglichkeit, unsere Antwort zu wählen. In unserer Antwort liegen unser Wachstum und unsere Freiheit.

Bei dieser Haltung gegenüber Rückfällen geht es nicht darum, stärker zu sein als die Droge oder ihr zu unterliegen, sondern vielmehr darum, sich selbst mitfühlend zu verstehen. Zum Verstehen helfen achtsames Beobachten und Analysieren von Situationen mit hohem Rückfallrisiko. Dies erfolgt im Hinblick auf das Zusammenspiel von überdauernden Anschauungen über sich selbst und die Sucht sowie von aktuellen Gedanken, Gefühlen, Belastungen und Verhalten. Im MBRP-Programm übt man, aktuelle Zustände zu beobachten und Automatismen zu unterbrechen. Man lernt, aus dem Autopilotenmodus auszusteigen, etwa über das »Nüchtern-Atmen«. Im Original heißt die Übung *SOBER-Breathing-Space*. Das Akronym SOBER nützt die Bedeutung des englischen Wortes »sober« (dt. nüchtern) für die fünf Schritte der Übung: *Stop* (Innehalten), *Observe* (Beobachten), *Breathe* (Atmen), *Expand* (Erweiterung der Aufmerksamkeit auf den ganzen Körper), *Respond* (bewusst auf die Situation antworten).

Die entscheidende im MBRP-Programm vermittelte Technik im Umgang mit dem Verlangen nach der Substanz oder einem bestimmten Zustand ist das **Urge Surfing** (*urge, engl. Verlangen*). Dabei werden die Teilnehmer dazu angeleitet, sich das Verlangen als eine

Welle im Ozean vorzustellen, die zunächst ganz klein beginnt, aber mit der Zeit immer größer wird. Während sie an Stärke zunimmt, geht es darum, auf ihr zu surfen, indem man ihr erlaubt, sich unter einem durchzubewegen und nicht von ihr überrollt und überwältigt zu werden. Es wird erklärt, dass die Wellen des Cravings meist erlernte Reaktionen sind, die von bestimmten inneren oder äußeren Reizen oder Situationen ausgelöst werden. So wie Wellen nehmen diese Reaktionen an Intensität zu, bis sie ein Maximum erreichen. Wenn man dem Verlangen auf dessen Höhepunkt nachgibt, verstärkt man das süchtige Verhalten, jedes Mal aber, wenn man dem Verlangen *nicht* folgt, schwächt das den eingeschliffenen Automatismus. So wie bei jeder Fähigkeit braucht es allerdings Übung und Zeit, bis man mit immer höherer Standfestigkeit auf dem Surfbrett der Achtsamkeit die Balance halten kann (vgl. Bowen et al. 2012).

Ein Rückfall stellt keineswegs einen Grund dar, die Zusammenarbeit mit dem Betroffenen zu unterbrechen. In diesem Sinne werden auch keine Schuld- und Schamgefühle hervorgerufen. Die explorative Haltung und das Verständnis für jene dem Craving zugrunde liegenden tieferen Sehnsüchte fördert im Gegensatz dazu das **Selbstmitgefühl**.

Diese Sichtweise kann auch das **Selbstwirksamkeitserleben** verstärken, weil schon minimale Variationen von Verhaltensweisen im Sinne eines Ausstiegs aus den Automatismen des Autopilotenmodus mithilfe der Achtsamkeit als Erfolge gelten. Ebenso wird das auf achtsame Weise differenzierte Beobachten der einzelnen Bestandteile der Erfahrung als Lernerfahrung genutzt.

5.7 Schmerz

Bei der folgenden Beschreibung eines achtsamen Umgangs mit chronischen Schmerzen steht dieser stellvertretend für alle Arten von aversivem Erleben, für alle Gefühle und Empfindungen, die schwer auszuhalten, aber kaum vermeidbar sind. Da dies auch eines der zentralen Themen des buddhistischen Befreiungswegs ist, soll die achtsamkeitsbasierte Bewältigung von Schmerz ausführlicher dargestellt werden.

»Sie werden lernen müssen, damit zu leben.« Diese Worte bekommen Schmerzpatienten nicht selten zu hören, wenn die Möglichkeiten der Medizin ausgeschöpft zu sein scheinen. Ein Achtsamkeitsprogramm kann diesen Menschen dabei helfen, mit dieser Situation umzugehen und sich selbst zu lehren, *wie* sie mit chronischen Schmerzen leben können. So begründete im Jahr 1982 **Jon Kabat-Zinn** die Entwicklung seines achtsamkeitsbasierten Programms – damals noch unter dem Namen »*Stress Reduction and Relaxation Program*«. Er sah es als Auffangnetz für jene Patienten, die im üblichen Gesundheitssystem durch das Netz fallen, für all jene, die von einer Behandlung nicht profitieren oder nach längerer Zeit mit den Ergebnissen der medizinischen Behandlung unzufrieden sind. Sein Programm baue darauf, systematisch die inneren Ressourcen der Patienten zu entwickeln. Es sei eine willkommene Ergänzung für motivierte Patienten und eine sinnvolle Möglichkeit für das medizinische Personal, dieser Patientengruppe etwas anbieten zu können – so schrieb er damals.

Dreißig Jahre später weist Stefan Schmidt (2012) von der Freiburger Arbeitsgruppe in eine ähnliche Richtung, wenn er die **Unterbrechung von Mustern** als einen wesentlichen Wirkmechanismus von achtsamkeitsbasierten Therapien bei chronischen Schmerzen beschreibt: Sie unterbrächen zwei in der medizinischen Versorgung stets vorhandene Muster von Annahmen: (1.) Heilung kommt immer von außen und durch ein starkes Mittel. (2.) Man müsse nur den richtigen Arzt – am besten eine Koryphäe auf seinem Gebiet –, das richtige Medikament oder die richtige Operation finden. Die Anwendung von Achtsamkeit betont im Gegensatz dazu jenen Teil der Verantwortung, der beim Patienten selbst liegt. Sie betont damit auch seine eigenen Möglichkeiten, etwas zur Linderung seiner Leiden beizutragen. MBSR-Lehrer und Therapeuten bestärken ihre Patienten darin, ihre Innenwelt zu erkunden und auf Basis dieser Entdeckungen sich selbst als die entscheidende Größe zu betrachten.

Doch zurück zu Kabat-Zinn ins Jahr 1982, in dem er die **Aufmerksamkeitslenkung** und die **Beobachterhaltung** als Wirkmechanismen beschrieb: Es gehe darum, darauf zu verzichten, nach Ablenkung zu suchen, und stattdessen die unangenehmen und schmerzhaften Empfindungen in den Fokus der Aufmerksamkeit zu nehmen – ein Weg, der für Menschen, die in unserer Kultur aufgewachsen sind, fast paradox erscheint. In buddhistischen Texten werde diese Form der Aufmerksamkeit empfohlen, um während meditativer Übungen auftretende Schmerzen zu bewältigen. Auch wenn Achtsamkeit in ihrem Ursprung keineswegs für diesen Zweck entwickelt wurde, lag es für Kabat-Zinn nahe, sie auch bei chronischen Schmerzzuständen zu nutzen. Es würde aber genau der Essenz der Achtsamkeit entsprechen, sich dem Leiden zuzuwenden und seine Entstehung zu erforschen. Durch wiederholte Praxis würde man absichtsvoll eine Haltung des distanzierenden Beobachtens (*Detached Observation*) einüben – gegenüber dem Schmerz und gegenüber den mit ihm verbundenen Gedanken, Gefühlen und Impulsen. Es gehe darum, von Augenblick zu Augenblick die schmerzhaften Empfindungen von den Gefühlen und Gedanken der automatischen Alarmreaktion zu entkoppeln. Auch wenn die Empfindungen gleich blieben, reduzierten sich dabei die emotionalen und kognitiven Komponenten der Schmerzerfahrung. Diese Entkopplung induziere ausdrücklich *keine* hypnotische Trance, sondern führe im Gegenteil zu einer Verfeinerung der bewussten Wahrnehmung. Die in der formalen Praxis erworbenen Fähigkeiten könnten dabei in den Alltag übertragen werden.

In buddhistischen Lehrreden werden der Schmerz und die ihn begleitenden automatischen Reaktionen mit **zwei Pfeilen** verglichen. Wird man von einem Pfeil getroffen, so entstehen Schmerzen. Katastrophengedanken und Dramatisierung wirken dann, als ob man von einem zweiten Pfeil getroffen würde, und der Schmerz wird verstärkt. Gerade beim chronischen Schmerz sind die aufrechterhaltenden und schmerzverstärkenden psychosozialen Faktoren von großer Bedeutung. Die **»buddhistische Leidensformel«** unterscheidet dabei zwischen Leiden und Schmerz (Schmidt 2012). Leiden ist gleich Schmerz mal Widerstand. Leiden vermehrt sich entsprechend dem Widerstand, der dem Schmerz entgegengebracht wird. In der anderen Richtung bedeutet das: Das Leiden verringert sich oft dramatisch, wenn ihm kein Widerstand entgegengesetzt wird.

Dies führt zum nächsten Wirkfaktor: der **Akzeptanz**. Stefan Schmidt (2012) sieht in ihr einen Schlüsselfaktor zur Selbstregulation. Für viele Patienten besteht ein entscheidender Schritt darin, sich von den vergeblichen Bemühungen zu verabschieden, den Schmerz wegmachen (lassen) zu wollen. Auf dem Weg der Achtsamkeit ist es essenziell, sich dem Schmerz und seinen Folgen in einer akzeptierend beobachtenden Grundhaltung zuzuwenden. Diese Haltung zu verinnerlichen schafft genug Abstand, um sich zunächst mit jenen festgefahrenen Automatismen zu beschäftigen, die sich als »zweiter Pfeil« ins Fleisch bohren und zusätzliches Leiden verursachen. Diese unmittelbaren Reaktionen versprechen zwar oft kurzfristig Linderung, können aber langfristig zu einer Chronifizierung beitragen. Wenn in der formalen Praxis eine Haltung des **Nicht-Reagierens** kultiviert wird, fällt es auch im Alltag leichter, dem starken Aufforderungscharakter der Schmerzen zu widerstehen, irgendetwas zu unternehmen.

Die Hinwendung zum Schmerz und zum ganzen Körper sowie deren ausdauernde und genaue Beobachtung in Achtsamkeit führen in mehrfacher Hinsicht zu Veränderungen. Man kann z. B. die Erfahrung machen, dass es im Körper in der Regel vom Schmerz unbeeinflusste Regionen gibt, in denen durchaus auch **angenehme Empfindungen** wahrzunehmen sind. Der Schmerz wird dann bei genauer Betrachtung als **veränderlich** erlebt und man erfährt, dass man *mehr* ist als sein Schmerz. Prozesse der **Disidentifikation** werden wirksam.

Wenn diese Faktoren ihre Wirkung entfalten, werden **neue, korrigierende Erfahrungen** möglich. Patienten erfahren, dass die Achtsamkeitspraxis zu einer Veränderung ihres Schmerzerlebens führt, und überspringen damit eine weitere Hürde. Sie erlangen wieder ein Stück **Kontrolle** und erleben **Selbstwirksamkeit**. Teufelskreise mit dem Gefühl, den Schmerzen hilflos ausgeliefert zu sein, die oft mit Hoffnungslosigkeit verbunden sind, werden unterbrochen. Aus passiv leidenden Patienten, die nur mehr ihren Schmerz beim Arzt abgeben wollen, werden aktive Menschen, die wieder **Verantwortung** für ihre Gesundheit übernehmen können.

Zwei **Metastudien** fassen zusammen, dass sich Achtsamkeitsinterventionen bei chronischen Schmerzerkrankungen lindernd auswirken können. Für Aussagen über *spezifische* Wirkungen reiche die Studienlage derzeit noch nicht aus. Im Gegensatz zu vielen anderen Interventionen, etwa einer medikamentösen Therapie, sind sie auch unabhängig von ihrer unmittelbaren Wirkung auf die Schmerzen nützlich, da sie Automatismen und Bewältigungsstrategien beeinflussen. Alberto Chiesa und Alessandro Seretti (2011) geben eine Übersicht über 10 Studien mit Kontrollgruppendesign, die hauptsächlich die Wirkung von MBSR und ähnlichen Programmen auf Schmerzen untersuchten. Keren Reiner und seine Arbeitsgruppe (2013) beziehen sich auf insgesamt 16 Studien, auch auf Studien ohne Kontrollgruppe und solche mit Akzeptanz- und Commitment-Therapie.

Die Akzeptanz- und Commitment-Therapie (ACT) hat als Wirkmechanismus das explizite Ziel, die **kognitive Flexibilität** zu erhöhen. Diese wird als die Fähigkeit definiert, in Abstimmung mit den persönlichen Werten und Zielen effektiv zu handeln, auch trotz der Gegenwart von potenziell störenden Gedanken und Gefühlen. Die Studie von Lance McCracken und Olga Gutiérrez-Martínez (2011) unternimmt den Versuch, einen Teil der oben angeführten Hypothesen empirisch zu untermauern. 168 Schmerzpatientinnen und -patienten wurden über drei bis vier Wochen mehrere Stunden täglich in der Gruppe mit ACT behandelt. In einem Follow-Up drei Monate später hatten sich als Outcome-Variablen Depressionen, schmerzbezogene Ängste und körperliche und psychosoziale Einschränkungen signifikant verbessert. Diese Veränderungen korrelierten mit den vier gemessenen Variablen der **kognitiven Flexibilität**, auf deren Erhöhung die Behandlung abzielte: (1.) die Akzeptanz des Schmerzes, aber darüber hinaus (2.) eine **umfassende Akzeptanz** etwa von ungewollten emotionalen Erfahrungen, Erinnerungen, Gedanken, Impulsen und körperlichen Symptomen; (3.) Kontakt mit dem gegenwärtigen Moment und (4.) wertebezogenes Handeln.

Vielversprechend sind auch Ergebnisse der Grundlagenforschung über Zusammenhänge zwischen Schmerzerleben und Achtsamkeit. So wurde an der Universität von Montreal die Wahrnehmung von einem durch Hitze verursachten Schmerz bei 13 Personen untersucht, die alle mehr als 1000 Stunden Erfahrung in Zen-Meditation hatten (Grant u. Rainville 2009). Um einen Schmerz auszulösen, brauchte es bei den Meditationserfahrenen in einem achtsamen Zustand signifikant höhere Temperaturen als im Alltagsbewusstsein. Auch war bei der Kontrollgruppe die Schmerzempfindlichkeit deutlich höher. Die höhere Schmerztoleranz korrelierte bei den Meditierenden sowohl mit der Meditationserfahrung als auch mit einer geringeren Atemfrequenz. Die größere Schmerztoleranz war mit höheren Werten auf den Selbsteinschätzungs-Skalen »Beobachten« und »Nicht-Reagieren« gepaart. Die oben postulierte **Veränderung der Schmerzwahrnehmung** in bestimmten Zuständen konnte damit als Wirkmechanismus nachgewiesen werden, allerdings nur bei Personen mit langer Meditationserfahrung.

Im Hinblick auf die Frage, bei welchen Personen achtsamkeitsbasierte Interventionen besonders wirksam sein könnten, ist eine Studie interessant, die eine kurze Achtsamkeitsinstruktion mit einer **Ablenkungsstrategie** verglich, dem Vorlesen einer Geschichte. Achtsamkeit war bei jenen Versuchspersonen, die generell zu Katastrophengedanken tendierten, wirksamer als die Ablenkung (Prins et al. 2014).

Sich etwas anderem zuzuwenden als dem Schmerz ist aber nicht in jedem Falle als eine Ablenkungsstrategie zu werten. Wenn die Art der Aufmerksamkeitslenkung dazu dient, Konzentration zu üben, Gleichmut zu kultivieren und zu Einsichten zu gelangen, dient sie durchaus den Zielen der Achtsamkeitspraxis. Wenn man sich etwa angenehmen Empfindungen im Körper zuwendet oder sich auf die Suche begibt nach Stille im Außen, nach Ruhe und Frieden im Inneren und dort verweilt, wenn man sie gefunden hat, entspricht das dem pragmatischen Modell der fünf Foci von Shinzen Young (► Kap. 3.5.2).

Wenn Young (2004) mit einem an Schmerzen leidenden Menschen arbeitet, leitet er diesen zunächst an, seine **Reaktionen** auf den Schmerz zu erforschen, indem er sie in ihre Einzelteile auffächert, seien es Gedanken, innere Bilder, Gefühle und auch körperliche Reaktionen wie Verspannungen oder Verhärtungen. Eine Variante der Übung besteht darin, alles Auftauchende mit einer inneren Stimme oder auch laut zu benennen, auf jeden Fall in einem sachlichen, aber freundlichen Tonfall. Das könnte etwa so lauten: »*... Gedanken (Warum das schon wieder?) ... Bild (ein glühendes Messer) ... Verspannung (Zusammenbeißen der Zähne) ... Ungeduld ... Angst ... Traurigkeit ... Interesse ... Friede.*« Anschließend lädt er dazu ein, sich **dem Schmerz zuzuwenden** – zunächst ganz offen wahrzunehmen, inwiefern er konstant ist und wo sich etwas verändert, etwa in seiner Intensität oder in der Ausbreitung. Das könnte sich so anhören: »*stabil ... ausstrahlend ... verändernd ... Wellen.*« Im dritten Schritt fragt er genauer nach Form und Ausdehnung und wie sich der Schmerz auf andere Teile des Körpers auswirkt. In einem weiteren Schritt regt er an, den Aufmerksamkeitsfokus auf Bereiche des Körpers zu lenken, die sich **neutral** oder gar **angenehm** anfühlen, etwa zu üben, sich auf den Atem zu konzentrieren und sich daran zu erfreuen, wie sich bei jedem Ausatmen etwas entspannt oder bei jedem Einatmen Sauerstoff und Energie fließen. Und schließlich rät er, möglichst langsam und behutsam in den Alltagszustand zurückzukommen und dabei mit dem Gleichmut, der Ruhe und dem Energiefluss in Kontakt zu bleiben.

Die **Wirkmechanismen**, die bei diesem Vorgehen zur Anwendung kommen, sind wiederum **Aufmerksamkeitslenkung** und **Akzeptanz**. Gerade wenn die meisten Menschen Schmerz und Leiden gleichsetzen oder mit dem Wort »Schmerz« eine Kombination aus beidem meinen, ist aus diesem Blickwinkel die Unterscheidung zwischen Leiden und Schmerzen sinnvoll. Die natürliche Funktion des Schmerzes bestehe darin, zu warnen und zu motivieren. Es sei daher manchmal notwendig, den Schmerz wahrzunehmen, es sei aber nicht notwendig, zu leiden.

Für Shinzen Young (2004) ist zusätzlich der Mechanismus der **Dekonstruktion** im Umgang mit Schmerzen von wesentlicher Bedeutung. Indem Erfahrungen in ihre Einzelteile zerlegt werden, verlieren sie ihre überwältigende Macht. Eine Metapher dafür wäre ein Stein von hundert Kilogramm, der mit Muskelkraft nicht zu bewegen ist, der sich aber tragen lässt, wenn man ihn in Stücke teilt. Young führt aus, dass zehn belastende Gedanken, zehn belastende innere Bilder, zehn belastende Gefühle, zehn belastende Empfindungen nach der Formel $10 \times 10 \times 10 \times 10$ eine Gesamtbelastung von 10.000 ergeben würden. Wenn man sie in einzelne Phänomene aufgliedert, entspräche das einer Addition und nicht einer Multiplikation: $10 + 10 + 10 + 10$ würde eine Gesamtbelastung von 40 ergeben, die somit handhabbar würde.

5.8 Psychosen

Wenn intensive Formen der Meditation unter Umständen Psychosen auslösen können, wenn sich in tiefen meditativen Erfahrungen die Ich-Grenzen aufzulösen scheinen, wenn die buddhistischen Lehren das Erfassen der Realität überhaupt in Frage stellen, dann klingt es paradox, dass Achtsamkeit für Menschen mit den Symptomen einer Psychose heilsam sein kann. Wie sich zeigt, kann Achtsamkeit, wie sie in der Psychotherapie vermittelt wird, aber durchaus Ich-stärkend wirken, Orientierung geben und das Leiden lindern, das mit einer Psychose verbunden ist. Denn auch wenn sich halluzinierte Stimmen im Rahmen von psychiatrischen Erkrankungen wesentlich von den inneren Dialogen unterscheiden, die fast alle Menschen täglich führen, so sind aus der hier vorgestellten Sicht die Prinzipien, mit ihnen umzugehen, doch ähnlich.

Speziell bei solchen chronischen Psychosen, die durch **innere Stimmen** das Leben eines Klienten massiv beeinträchtigen, kann die Achtsamkeit in ähnlicher Weise wirken wie die Achtsamkeitsbasierte kognitive Therapie beim depressiven Gedankenkreisen. Menschen, die Stimmen hören, können lernen, diesen auf neue Weise zu begegnen. Nicola Abba und ihre Mitarbeiter (2008) beschreiben auf der Basis von Interviews mit Teilnehmern eines achtsamkeitsbasierten Programms einen **dreistufigen Prozess**: Zunächst gehe es darum, sich zu verankern und zu **zentrieren**, etwa indem man sich auf den Atem oder bestimmte Körperteile konzentriert. Aus dieser Position heraus öffnet man sich gegenüber den Symptomen der Psychose und **erlaubt** den Stimmen, Gedanken und Bildern zu kommen und wieder zu gehen, ohne auf sie zu reagieren oder gegen sie anzukämpfen. Am Beginn dieses Schrittes geht es durchaus darum, die eigenen *Reaktionen* zu erkennen und sie von den zugrunde liegenden Phänomenen zu unterscheiden. Dies hilft dabei, stressauslösende Automatismen zu erkennen und zu unterbrechen. Auf der dritten Stufe verändert sich die Beziehung zur Psychose selbst, indem man sie und sich selbst akzeptiert und ihr keine Macht mehr gibt, sondern sich vielmehr wieder **selbst ermächtigt**, auf die Symptome zu reagieren oder eben auch nicht.

Wirksamkeitsstudien der **Akzeptanz- und Commitment-Therapie** bei Menschen mit Psychosen belegen, dass etwa die Häufigkeit von Krankenhausaufenthalten im Vergleich zur Kontrollgruppe abnimmt. Als Wirkmechanismus wird die Erhöhung der kognitiven Flexibilität genannt. Der Disstress, der aus den Halluzinationen erwächst, reduziert sich, wenn deren Glaubhaftigkeit als Folge der **Defusion** bzw. der Disidentifikation abnimmt. In der statistischen Analyse erwies sich als Mediator für die positiven Veränderungen nicht die Frequenz der Halluzinationen, sondern der Perspektivenwechsel, auf den die achtsamkeitsbasierten Therapien abzielen (Gaudiano et al. 2010).

Auch ein modifiziertes **MBCT-Programm** wurde mit Erfolg angewandt (Langer et al. 2012). Ebenso vielversprechend ist eine Studie, in der Stimmen hörende Menschen an einem **Mitgefühlstraining** teilnahmen. Es reduzierten sich Angst, Depression und andere Parameter und die Stimmen wurden als weniger bösartig, verfolgend und beunruhigend erlebt (Mayhew u. Gilbert 2008).

5.9 Förderung von Gesundheit, Wohlbefinden und Glück

Der störungsspezifische Einsatz der Achtsamkeit richtet seinen Blick auf die Symptome und Probleme der Menschen und damit auf deren kranke Anteile. Dies ist jedoch nur die eine, traditionelle Seite der Medaille. Martin Seligman ist wohl der prominenteste lebende Vertreter einer modernen Psychologie, der sich darum bemüht, die andere Seite zu ergänzen. Am ersten Tag seiner Präsidentschaft der Amerikanischen Psychologischen Gesellschaft (APA) stellte er fest:

> Mir ist bewusst geworden, dass mein Beruf unvollständig [half-baked] war. Es war nicht genug für uns, krankmachende Zustände aufzuheben und gegen Null zu bringen. Wir mussten fragen, was die befähigenden Bedingungen sind, die einen Menschen zum Aufblühen bringen? Wie kommen wir von Null auf plus Fünf?
>
> (Seligman 1998; zit. in Wallis 2005; Übersetzung durch die Autoren).

Als Förderer der sogenannten **positiven Psychologie** baut Seligman auf verschiedene andere Traditionen auf, wie die Flow-Forschung von Mihály Csíkszentmihályi, die des *Human Potential Movements*, der Humanistischen Psychologie sowie der Philosophen, die sich mit Glück und Lebenskunst auseinandergesetzt haben, aber auch auf Weisheitslehren wie die des Buddhismus. Die Achtsamkeit diente in ihrer ursprünglichen Anwendung ebenfalls nicht nur zur Befreiung von Leiden, sondern zur vollständigen Verwirklichung menschlichen Potenzials, der »Buddha-Natur«. Es würde der Achtsamkeit keinesfalls gerecht, sie auf einen Coping-Mechanismus zur Stressbewältigung zu reduzieren oder in ihr lediglich ein *skill* zur Symptomreduktion zu sehen. Achtsamkeit dient damals wie heute auch als Weg, Menschen nicht nur vor dem Verwelken zu bewahren, sondern zum Erblühen zu bringen. Aus diesem Grund soll der folgende Abschnitt als Gegengewicht zur störungsbezogenen Sicht das menschliche Potenzial zu Freiheit, innerem Frieden und Glück betonen.

Der wohl bedeutendste Forscher, der sich mit dem Gegenpol zur Krankheit, der Gesundheit und ihrer Entstehung – der **Salutogenese** – gewidmet hat, war der amerikanisch-israelische Soziologe Aaron Antonovsky. Er erweiterte den Blick auf kranke Menschen, indem er ein **Gesundheits-Krankheits-Kontinuum** beschrieb, auf dem man sich hin und her bewegt, solange man lebt, manchmal mehr in Richtung des Pols der Gesundheit, dann wieder in Richtung Krankheit. Im Gegensatz zur damaligen Sicht der Stressforschung sah er den Umgang mit Stressoren als Normalfall an. Für ihn war **Gesundheit ein lebenslanger aktiver Prozess**, bei dem es gelingt, auf die Herausforderungen und Belastungen, die das Leben mit sich bringt, oder wie Jon Kabat-Zinn es nannte, auf die »Katastrophen des Lebens« (► Kap. 2.2.3), angemessen zu antworten. Es komme darauf an, zwischen den unvermeidbaren Belastungen und den für deren Bewältigung notwendigen Ressourcen ein Gleichgewicht zu finden (Dodge et al. 2012). Als eine wesentliche **Ressource** sah Antonovsky (1997) das **Kohärenzgefühl** – den *Sense of Coherence*. Die darin enthaltene generelle Einstellung dem Leben gegenüber ist dadurch charakterisiert, dass man (1.) den Eindruck hat, zu verstehen, was im Leben geschieht, (2.) das Gefühl hat, es handhaben zu können, und dass es (3.) einen positiven Sinn hat (*Comprehensability, Manageability, Meaningfulness*).

Dass die **Stärkung des Kohärenzgefühls** als ein gesundheitsfördernder Wirkfaktor der Achtsamkeit angesehen werden kann, liegt nahe. In mehreren Studien wurde nachgewiesen, dass achtsamkeitsbasierte Programme das Kohärenzgefühl stärken: bei Patienten mit Fibromyalgie (Weissbecker et al. 2002), bei Frauen mit Brustkrebs nach der Behandlungsphase (Matousek u. Dobkin 2010), bei gemischten Patienten einer Ambulanz (Gimpel et al. 2014) und bei Krankenpflegepersonen und Hebammen (Ando et al. 2011; Foureur et al. 2013). In einer weiteren qualitativen Studie erlebten Patienten mit unterschiedlichen Formen von Krebs neben der Offenheit gegenüber Veränderung das Teilen von Erfahrungen, spirituelles Erleben, persönliches Wachstum und Selbstkontrolle als wesentliche Auswirkungen eines Achtsamkeitstrainings (Mackenzie et al. 2007). Das Gefühl von Selbstkontrolle überschneidet sich dabei mit dem der Handhabbarkeit, das von Spiritualität mit dem von Sinnhaftigkeit. Parallelen zu unseren Wirkfaktoren der Bedeutungs- und Sinngebung und der Integration drängen sich auf.

Mit der Salutogenese hat sich auch der deutsche Bildungswissenschaftler Nils Altner beschäftigt, er beschreibt »Achtsamkeit als Weg zu einer integralen Salutogenese«. Darunter versteht er den Versuch, das

> … weite Spektrum von der physikalischen, emotionalen und mentalen Ebene über die soziale, ökologische und politische bis hin zur spirituellen Dimension im prozessorientierten Verständnis von Gesundheit durchscheinend und präsent zu halten.
>
> (Altner 2004, S. 603)

Mit dem Begriff »integral« meint er

> … im Sinne des Schweizer Philosophen Gebser (1949) die Stufe der Bewusstseinsentwicklung, auf der der Geist fähig wird, die komplexe Vielfalt der Erscheinungen nicht nur rational differenzierend zu erfassen, um sie bewerten, kontrollieren und verändern zu müssen, sondern sie auch als durchscheinendes Ganzes in Geistesgegenwart achtsam sein lassen zu können.
>
> (ebd., S. 604)

Aus der Sicht Altners lege die Achtung vor dem Sein einen verantwortungsvollen Umgang mit sich selbst einschließlich des Körpers nahe, wobei sich in einem integralen Verständnis der Achtsamkeit **die individuelle Gesundheit, die soziale, ethische und ökologische Verantwortung** als interdependente Sphären erschließen. Altner weist auch auf gesundheitsfördernde Wirkungen von **Spiritualität** hin, die sich durch eine Achtsamkeitspraxis entwickeln kann. Spirituelle Gesundheit kann in diesem Zusammenhang verstanden werden als:

> Ein hohes Maß von Vertrauen, Hoffnung und »Commitment« in Beziehung zu einer gut definierten Weltsicht oder einem Glaubenssystem, das der Existenz ganz generell ein Gefühl von Sinn und Bestimmung vermittelt und einen ethischen Weg zu persönlicher Erfüllung anbietet, der die Verbindung mit sich selbst, anderen Menschen und einer höheren Macht oder einer umfassenderen Realität einschließt.
>
> (Hawks 1994, S. 4; Übersetzung durch die Autoren)

Ein weiteres, sehr umfassendes Kontinuum ist das von Verwelken und Aufblühen, von *Languishing* und *Flourishing* (Keyes 2002). Es beinhaltet Aspekte des Gesundheits-Krankheits-Kontinuums und des Kohärenzgefühls, weist aber darüber hinaus darauf, dass Gesundheit mehr ist als die Abwesenheit von Krankheit oder die Wiederherstellung der Balance nach einer Störung. *Flourishing* wurde zu einem Markenzeichen der positiven Psychologie, indem es »positive« menschliche Fähigkeiten und Kompetenzen umfasst wie Güte, Kreativität, persönliches Wachstum und Resilienz. Ein Versuch, dieses komplexe Konstrukt zu operationalisieren, führte zu folgenden acht Items eines Fragebogens zur Selbsteinschätzung (Esch et al. 2013):

- Ich führe ein absichtsvolles und sinnvolles Leben.
- Meine sozialen Beziehungen sind unterstützend und bereichernd.

- Ich bin engagiert und an meinen täglichen Aktivitäten interessiert.
- Ich trage aktiv zum Glück und Wohlergehen anderer bei.
- Ich bin kompetent und geeignet für die Aktivitäten, die mir wichtig sind.
- Ich bin ein guter Mensch und lebe ein gutes Leben.
- Ich blicke optimistisch in meine Zukunft.
- Die Menschen respektieren mich.

Andere Autoren bewerten *Flourishing* nach dem Vorhandensein von drei Kerncharakteristika: positive Gefühle, Interesse und Einsatz sowie Sinn und Bedeutung. Als weitere Faktoren werden Selbstwert, Optimismus, Resilienz und gute Beziehungen genannt (Malinowsky 2010).

Wie es gelingt, dass Menschen aufblühen, statt zu verwelken, versuchte Barbara Fredrickson (2004; Garland et al. 2010) mit ihrer **Broaden-and-Build-Theorie** zu erfassen. Sie beschreibt eine spiralförmige Aufwärts-Bewegung, die durch positive Emotionen angetrieben wird. Positive Emotionen seien mit Zuständen verbunden, in denen sich die Aufmerksamkeit und die Wahrnehmung im Sinne einer **Erweiterung** (*Broaden*) verändern, womit sich neue Handlungsspielräume eröffnen. Diese offenere und weitere Art der Aufmerksamkeit ermöglicht es, Aspekte der Realität wahrzunehmen, die ihr in anderen Zuständen verschlossen bleiben. Fredrickson meint, dass Emotionen wie Angst und Wut dem individuellen Überleben in Bedrohungssituationen dienen, indem sie die Aufmerksamkeit auf die Gefahrenquelle *einengen* und damit auf Kampf oder Flucht vorbereiten. Positive Emotionen dienen im Gegensatz dazu dem längerfristigen kollektiven Überleben, indem sich durch die *erweiterte* Wahrnehmung speziell auch soziale Ressourcen erschließen und **aufgebaut** werden können (*Build*). In einer Interventionsstudie (Fredrickson et al. 2008) konnte sie ihre Theorie bestätigen und nachweisen, dass Personen, die regelmäßig Liebende-Güte-Meditation praktizierten, vermehrt positive Emotionen erlebten. Das führte zum Aufbau von Ressourcen, wie einem Gefühl von Lebenssinn und sozialer Unterstützung. Diese wiederum waren Prädiktoren für eine erhöhte Lebenszufriedenheit und für eine Reduktion depressiver Symptome.

Wie Achtsamkeit dazu beitragen kann, aufzublühen, beschreibt Peter Malinowsky (2010) in seinem Buch »Flourishing: Welches Glück hätten Sie gern?« Er unterscheidet in der Sicht auf das Phänomen des Glücks zwei Traditionen: Die **hedonistische Tradition** sieht Glück im Wesentlichen als angenehme Erfahrungen und Zustände ohne Einschränkung bezüglich ihrer Ursachen oder Hintergründe. Die subjektive Beurteilung erfolgt anhand von Gegensatzpaaren wie angenehm/unangenehm, froh/traurig, gut/schlecht oder zufrieden/unzufrieden. Die moderne Glücksforschung entdeckt neben dem, was Vergnügen und unmittelbares Wohlbefinden hervorruft, zunehmend auch die Bedeutung eines **eudaimonischen Glücks**. Dieses zielt weniger auf vorübergehende Vergnügungen ab, sondern vielmehr auf Lebenseinstellungen und Werte, die angestrebt werden, selbst wenn dies kurzzeitig nicht mit den angenehmsten Erfahrungen verbunden ist. So wie Aristoteles sie verstanden hat, bedeutet Eudaimonie ein Leben und Handeln im Einklang mit dem eigenen wahren Selbst, ein Streben nach Vervollkommnung und Erfüllung des eigenen Potenzials.

Für Malinowsky bringen das Konzept des *Flourishing* und die *Broaden-and-Build-Theorie* beide Ansätze zusammen, indem hedonistische Freuden positive Emotionen auslösen, diese die Wahrnehmung verändern und so zum Aufbau von Ressourcen sowie zur dauerhafteren Form des eudaimonischen Glücks führen. Malinowsky ergänzt die beiden Konzepte durch buddhistische Sichtweisen, wobei die Achtsamkeit auch dabei helfen könne, die Antennen der Aufmerksamkeit in die von Fredrickson beschriebenen zehn Formen der Positivität auszurichten: Freude, Dankbarkeit, heitere Gelassenheit, Neugier, Hoffnung, Stolz, Erheiterung, Inspiration, Ehrfurcht und Liebe.

Ryan M. Nimiec (2014) beschreibt den achtsamkeitsbasierten Weg zum *Flourishing* über die **Entwicklung von Tugenden und Stärken**. Bei den Stärken bezieht er sich auf die Klassifikation von Peterson und Seligman, deren Handbuch (2004) als Gegenentwurf der positiven Psychologie zum *Diagnostic and Statistical Manual of Mental Disorders (DSM)* gilt. Es beschreibt sechs Cluster von Tugenden: (1.) Weisheit und Wissen; (2.) Mut; (3.) Liebe und Humanität/Menschlichkeit; (4.) Gerechtigkeit; (5.) Mäßigung; (6.) Spiritualität und Transzendenz.

Wenn man die Vorstellung weiter verfolgt, Achtsamkeit trage zur Förderung menschlichen Aufblühens bei, so stellt sich die Frage, *wie* sie es bewirkt, dass äußere und innere Gegebenheiten zu positiven Emotionen führen, und wie man diese dann auch wirklich auskosten und genießen kann.

Die Theorie des *Savoring* (Bryant u. Veroff 2007; Bryant et al. 2011) geht der Frage der Regulation *positiver* Emotionen systematisch nach. Da ist zunächst die **Zeitperspektive**, welche in Zuständen von Achtsamkeit bewusst wird. Auf der hedonistischen Ebene erkennt man auf die Zukunft gerichtete Begierden und Wünsche, nimmt gegenwärtige positive Emotionen bewusst auch in ihrer körperlichen Dimension wahr und genießt das Schwelgen in positiven Erinnerungen. Im Sinne des Wohlbefindens kann man die Vorstellung antizipierter Freuden genießen, in der Gegenwart das Flow-Erleben und anschließend Dankbarkeit für die geschenkte Erfahrung empfinden. Das eudaimonische Glück wird gefördert, indem man sich für zukünftige Aktivitäten an seine Werte erinnert, selbstbestimmt und bewusst die Gegenwart gestaltet und im Rückblick Erfüllung und Bedeutung erfährt (vgl. Durayappah 2011). Achtsamkeit hilft dabei, *Killjoy Thinking* zu erkennen und zu unterbrechen; das sind jene Gedankengänge, die positive Erfahrungen verderben, abwerten oder gar nicht aufkommen lassen. Um positive Fakten zu positiven Erfahrungen zu machen, muss man sie zunächst einmal wahrnehmen und sich ihnen zuwenden. Achtsamkeit hilft, indem leichter in der Gegenwart und damit bei der unmittelbaren Erfahrung verweilt werden kann.

»Um das Gute in sich aufzunehmen« gilt es, etwas länger bei dem angenehmen Erleben zu verweilen, als es den bisherigen Automatismen der Aufmerksamkeitslenkung entspricht. Rick Hanson (Hanson u. Mendius 2010) nennt Zeiträume von 5, 10 oder 20 Sekunden und empfiehlt anschließend einen dritten Schritt: Die Erfahrung auch in ihrer körperlichen Dimension einsinken zu lassen und aufzusaugen wie Wasser in einen Schwamm oder wie die Wärme der Sonne in ein T-Shirt. Die Erfahrung »emotionaler Episoden« braucht Zeit, damit sie sich auch auf der neurobiologischen Ebene niederschlagen kann (Lewis u. Todd 2005). Das von Rick Hanson (2013) genutzte Akronym *»HEAL«* soll das Einlassen auf positive Erfahrungen beschreiben: HEAL: (1.) **H**ave – eine positive Erfahrung haben, sie bemerken oder schaffen. (2.) **E**nrich – Reichere die Erfahrung an, indem Du sie andauern lässt, ihre Intensität verstärkst, sie auf verschiedene Arten wahrnimmst und Neuartiges oder persönlich Relevantes erlebst. (3.) **A**bsorb – Nimm die Erfahrung in Dich auf, indem Du sie absichtsvoll und nachspürend in Dich einsinken lässt, während Du Dich in sie versenkst. (4.) **L**ink – verbinde positive und negative Erfahrungen.

Da Achtsamkeit auch zu Einsichten in die Automatismen der Aufmerksamkeitslenkung führt, wird dem Übenden häufig klar, dass er in der Regel dazu neigt, eher Negatives und Bedrohliches wahrzunehmen als Positives, ein Mechanismus, der als *Negativity Bias* bezeichnet wird. Diese Erkenntnis ermöglicht es auch, immer wieder aus diesem Automatismus auszusteigen und das Verhältnis umzukehren.

Hanson (Hanson u. Mendius 2010) bringt dazu zwei Metaphern: Der entstehende Gleichmut könne das Anhaften von Negativem wie eine Teflonbeschichtung verhindern; das Verweilen beim Positiven vergleicht er mit einem Klettverschluss.

»Es gibt keinen Weg zum Glück. Glück ist der Weg.« Widerspricht dieser Thich Nhat Hanh zugeschriebene Satz all dem, was bisher über die Wege zum Glück gesagt wurde? Tatsächlich bestätigt er das Konzept von *Broaden-and-Build:* Ein Zustand gleichmütig entspannten Glücks führt zu mehr und anderen Formen von Glück. Eine Orientierung auf das Glück kann eine heilsame Richtung vorgeben, sie kann Anreiz sein, Achtsamkeit zu üben und Weisheit und Mitgefühl zu kultivieren. Zum anderen droht aber auch die »**Glücksfalle**«: Man rennt am Glück vorbei, wenn man ihm hinterherjagt. Anders sein zu wollen, als man ist, kann einengen, blind und sogar krank machen. Man kann sich aber auch davor schützen, in der Glücksfalle stecken zu bleiben, indem man eine erwartungslos erkundende Haltung einnimmt und dabei die Intentionen und die Auswirkungen der Praxis im Auge behält.

6. Teil: Die Achtsamkeit des Psychotherapeuten

6.1 Einleitung

Was die Achtsamkeit des Therapeuten zur Gestaltung der therapeutischen Beziehung beitragen kann, wurde ausführlich dargestellt (► Kap. 3.4). Es gibt inzwischen auch empirische Studien, die der Frage nachgingen, wie sich die Achtsamkeit der Therapeuten auf deren Therapieerfolg auswirkt. Von neun Studien und deren widersprüchlichen Ergebnissen berichtet ein Review (Escuriex u. Labbé 2011). Die Komplexität, der man beim Versuch begegnet, diese Frage zu beantworten, wird anschließend anhand von drei Studien beleuchtet. Es folgen Überlegungen zur Achtsamkeitsschulung im Rahmen der Ausbildung von Psychotherapeuten und Anregungen zu deren Gesundheitsförderung durch eine entsprechende Praxis.

6.2 Sind achtsame Therapeuten wirksamer?

Die umfangreichste und aussagekräftigste Studie zu diesem Thema ist prospektiv, randomisiert und kontrolliert. Sie wurde in der Inntal-Klinik in Simbach, einer Fachklinik für integrierte Psychosomatik und Ganzheitsmedizin, in den Jahren 2004 bis 2006 durchgeführt (Grepmair et al. 2007; Grepmair u. Nickel 2007). Um das Ergebnis vorwegzunehmen: Es zeigte sich eine **höhere Effektivität** von Therapeutinnen mit Achtsamkeitstraining.

Jeweils neun Psychologinnen in Psychotherapie-Ausbildung wurden per Zufall einer täglichen Meditationsgruppe oder einer Kontrollgruppe zugewiesen. Die Therapeutinnen der von einem Zen-Meister geleiteten Meditations-Gruppen übten an jedem Arbeitstag von 7.00–8.00 Uhr morgens im Wesentlichen stilles Sitzen und Atembeobachtung, zum Teil mit, zum Teil ohne Anleitung. Als Psychotherapeutinnen führten sie im Rahmen eines integrativen psychotherapeutischen Konzepts mit jeweils über 60 Patientinnen und Patienten wöchentlich je zwei Einzelgespräche. Diese füllten am Ende jeder Sitzung einen »Stundenbogen« aus. Diese Bögen zeigten eine signifikant höhere Bewertung der Einzelpsychotherapie der Therapeutinnen aus der Zen-Trainingsgruppe in der Dimension der Klärungsperspektive und Problemlösungsperspektive. In der Beziehungsperspektive war – erstaunlicherweise – kein Unterschied feststellbar. Die subjektive Einschätzung des Erfolgs der gesamten stationären Behandlung fiel bei den Patienten mit den meditationsgeübten Therapeutinnen bei der Entlassung gegenüber der Kontrollgruppe signifikant besser aus. Auch auf der Symptomebene erreichten die Patienten der Therapeutinnen aus der Meditationsgruppe signifikant mehr Veränderungen.

Eine andere Studie (Stanley et al. 2006) führte zu gegenteiligen Ergebnissen. Sie wurde im Rahmen eines Kurses mit Studenten durchgeführt, in dem basale psychotherapeutische Fähigkeiten vermittelt wurden. Diese Studenten der Klinischen Psychologie hatten *keinen* speziell definierten Bezug zur Achtsamkeit und *keine* diesbezügliche Schulung, sie schätzten das Ausmaß ihrer *dispositionellen* Achtsamkeit mittels Fragebogen selbst ein. Die insgesamt 23 Studenten sollten an 144 Klienten manualisierte Therapien durchführen, zumeist verhaltenstherapeutische Interventionen. Das Ergebnis: Die Klienten der achtsameren Psychologiestudenten hatten nach Therapieende ein schlechteres Funktionsniveau als jene ihrer weniger achtsamen Kollegen. Auch die Symptomatik verbesserte sich in geringerem Ausmaß.

Die Autoren erklären sich die Ergebnisse dadurch, dass Achtsamkeit bei der Ausführung von den in Manualen vorgegebenen Therapieschritten hinderlich sein kann. Besonders achtsame Therapeuten können von dem im Manual vorgezeichneten Weg deshalb abkommen, weil sie mehr mit der gegenwärtigen Erfahrung der Klienten und den eigenen inneren Vorgängen beschäftigt sind, als dass sie auf die korrekte Durchführung der Vorgaben im Manual achten. Auch widerspricht die mit der Achtsamkeit verknüpfte De-Automatisierung dem strikten Befolgen der Anweisungen aus Manualen. Eine andere Erklärung wäre die, dass sich Patienten gegenüber den achtsameren Therapeuten besser öffnen können und sie daher am Therapieende die Symptomatik weniger beschönigen müssten (Escuriex u. Labbé 2011).

Bei der Komplexität der Psychotherapieforschung ist es fraglich, welche Aussagekraft Korrelationen von Outcome-Variablen mit einer einzigen Therapeutenvariable – wie etwa deren Achtsamkeit – überhaupt haben können. Zu hinterfragen ist auch das in der jeweiligen Studie verwendete Konstrukt von Achtsamkeit. So wurde etwa in der Studie von Stanley et al. (2006) die *Mindful Attention Awareness Scale* (MAAS) eingesetzt. Sie misst eindimensional die Aufmerksamkeitskomponente der Achtsamkeit. Der Selbsteinschätzungs-Fragebogen erhebt zudem auch nicht das Vorhandensein dieser Dimension der Achtsamkeit, sondern fragt vielmehr nach deren *Abwesenheit*, das heißt nach dem Fehlen der Aufmerksamkeit für das gegenwärtige Erleben und nach automatischem Funktionieren. Aus geringer Unachtsamkeit wird auf Achtsamkeit geschlossen. Achtsamkeit ist aber sicher mehr als das Fehlen von Unaufmerksamkeit (vgl. Grossman u. van Dam 2011).

Eine andere Studie untersuchte 26 Klienten-Therapeuten-Dyaden (Ryan et al. 2012). Die Therapeuten, die z. T. schon mehrjährige Berufserfahrung hatten, führten meist wöchentlich insgesamt 30 Sitzungen Kognitiver Verhaltenstherapie oder *Brief Relational Therapy* durch. Mittels KIMS (*Kentucky Inventory of Mindfulness Skills*) wurde ebenfalls die *dispositionelle* Achtsamkeit der Therapeuten ohne spezielle Achtsamkeitsschulung erhoben, die Qualität der »Therapeutischen Allianz« nach der dritten Sitzung, die Selbstbeziehung der Therapeuten und als Outcome-Variable die Symptome (SCL-90 und GSI) und interpersonales Funktionieren (IIP-32). Das erste bedeutsame Ergebnis war das zur **Selbstbeziehung**: Die achtsameren Therapeuten wiesen eine freundlichere Beziehung zu sich selbst auf. In welcher Richtung diese Korrelation wirkt, lassen die Autoren allerdings offen. Zur **therapeutischen Beziehung**: Zwischen der Gesamt-Achtsamkeit des Therapeuten und der durch ihn selbst eingeschätzten Qualität der therapeutischen Allianz zeigte sich eine positive Korrelation. Die Korrelation zwischen ihrer Qualität aus der Sicht der Klienten und der Achtsamkeit der Therapeuten erreichte *fast* Signifikanzniveau. Auf den Subskalen gab es signifikante Korrelationen zwischen der Komponente »Akzeptieren ohne zu beurteilen« und der Allianz aus Therapeutensicht; zwischen »Handeln mit Bewusstheit« und der Allianz aus Sicht der Klienten. Beim **Therapie-Outcome** zeigten sich zwischen der Achtsamkeit der Therapeuten und der Veränderung auf der Symptomebene *keine* Zusammenhänge. Die Klienten der achtsameren Therapeuten hatten aber sehr wohl bessere Werte in ihrem interpersonalen Funktionieren. In der Diskussion meinen die Autoren, dass die erhobenen Zusammenhänge zwischen erhöhter Achtsamkeit der Therapeuten, ihrer größeren Selbstakzeptanz und dem erfolgreicheren therapeutischen Prozess wert wären, sie weiter zu verfolgen.

Eine **grundsätzliche Problematik der Forschung** in diesem Bereich besteht in der **Selbsteinschätzung** von Achtsamkeit. Diese kann dadurch verfälscht werden, dass achtsamere Menschen ihre Unachtsamkeit eher bemerken als weniger achtsame. Auf diese Weise fällt dann der Achtsamkeits-Score der unachtsamen Versuchspersonen höher aus als jener der wirklich achtsamen. Dies gilt insbesondere für Personen ohne Vorwissen und Bezug zur Achtsamkeit.

6.3 Achtsamkeit in der Psychotherapieausbildung

Zwischen den verschiedenen psychotherapeutischen Schulen besteht wahrscheinlich eine ziemlich umfassende Übereinstimmung darüber, welche basalen Fähigkeiten und Qualitäten Psychotherapeuten für ihre Arbeit mitbringen oder erlernen sollten, auch wenn sie oft nicht klar benannt sind. Über die Wege, wie diese im Rahmen der Ausbildung erworben werden sollen, gibt es allerdings sehr unterschiedliche Auffassungen. Viele Therapeuten, die sich mit Achtsamkeit auseinandergesetzt und sie geübt haben, sehen in der eigenen Achtsamkeitspraxis einen wertvollen und wesentlichen Beitrag zum Erwerb, zur Entwicklung und Weiterentwicklung ihrer therapeutischen Fähigkeiten und Qualifikationen (Fulton 2009; Gehart u. McCollum 2010).

> Es ist zwar am wenigsten ersichtlich, aber der meditierende Therapeut als quasi verborgenes Element kann sehr richtungsweisend sein, um Achtsamkeit in die Therapie zu integrieren. In der Tat kann Achtsamkeitspraxis eine unerschlossene Ressource für das Training von Therapeuten sein, gleich welcher theoretischen Überzeugung, denn sie bietet ihnen ein Mittel, solche Faktoren zu beeinflussen, die den Behandlungserfolg am deutlichsten ausmachen.
>
> (Fulton 2009, S. 85)

Wozu eine regelmäßige Achtsamkeitspraxis beitragen kann, soll im Folgenden als Überblick aufgelistet werden: Zunächst all das, was primär den Klienten zugutekommt und was über eine bewusst achtsame Beziehungsgestaltung zur Realisierung von Wirkfaktoren in der Therapie beiträgt. Achtsamkeitspraxis dient darüber hinaus auch der Burnout-Prophylaxe (Harrer 2013) und der Gesundheitsförderung der Psychotherapeuten selbst sowie der Förderung ihrer Kompetenz zur Selbstfürsorge (► Kap. 6.4).

Eine beständige Achtsamkeitspraxis kann dazu dienen, klar beschreibbare **Zustände** kennenzulernen und sie dann im Therapieraum zur Verfügung zu haben. Diese sind durch folgende – auch schon früher erläuterte – Qualitäten gekennzeichnet:

- Präsenz, auch in ihrer körperlichen Dimension (► Kap. 3.4.2).
- Offenheit und interessierte Neugier.
- Zuwendung aus ganzem Herzen – *Wholehearted Attention* (Horney 1951).
- Eine akzeptierende, nicht bewertende Haltung, die auch die eigenen Persönlichkeitsanteile mit einschließt (► Kap. 3.4.6).
- Mitgefühl und Selbstmitgefühl (► Kap. 3.4.5 und ► 3.7.3).
- Geringe Reaktivität – der Therapeut *muss* nicht unmittelbar handeln, kann innehalten und abwarten, um dann angemessen und bewusst zu handeln (*Acting with Awareness*) (► Kap. 3.8.4).
- Die Fähigkeit, intensive Gefühle der Klienten auszuhalten (*Containing* bzw. *Holding Function*).
- Die Fähigkeit, eigene Gefühle zu regulieren.

Diese Elemente eines Zustands können als *Loving Presence* zusammengefasst werden. Dabei führt die in der Achtsamkeitspraxis geübte **Aufmerksamkeitssteuerung**

- zu einem erhöhten und selbstverständlich gewordenen Bewusstsein darüber, worauf die Aufmerksamkeit in jedem Moment

gerichtet ist (*Metacognitive Awareness*, ► Kap. 3.6.2),
- zu einer stabileren und höheren Fähigkeit zur Aufmerksamkeitslenkung sowie zur Konzentration auf Wesentliches,
- zur Fähigkeit zu »bifokaler« (► Kap. 3.4.2) bzw. »bidirektionaler« (► Kap. 4.4.7) Wahrnehmung, insbesondere auch der differenzierten Wahrnehmung eigener körperlicher Befindlichkeiten und Reaktionen.

Darüber hinaus führen die in der Achtsamkeitspraxis erlangten **Einsichten**
- zu einem tieferen Verständnis darüber, wie Menschen – auch Therapeuten – auf jeweils einzigartige Weise ihre eigene Welt erschaffen,
- zu mehr Vertrauen in Prozesse der Selbstorganisation,
- zur Erkenntnis eigener Automatismen, Vorlieben und Abneigungen – auch methodenbedingter – mit der Möglichkeit, diesen auch *nicht* zu folgen,
- zu einer Stärkung der Fähigkeit, Theorien und Modelle als solche zu erkennen, sie somit weniger als »Wahrheit« zu sehen und dadurch nicht so sehr an sie gebunden zu sein,
- zu einem besseren Umgang mit den eigenen Bedürfnissen – bezogen auf das Selbstbild und den Selbstwert –, die sich im therapeutischen Prozess als Hindernis erweisen können,
- zu einer höheren Akzeptanz der eigenen Grenzen.

Einige der genannten Punkte bestätigten sich in Interviews, Fokus-Gruppen und Tagebucheinträgen im Rahmen der qualitativen Studie von John Christopher und Judy Maris (2010). Diese wurde mit Auszubildenden durchgeführt, die neben ihrer Therapie- oder Beraterausbildung eine entsprechende Schulung (15 Wochen, jede Woche zweimal 2,5 Stunden) absolvierten. Sie erlebten unter anderem eine **verringerte Reaktivität**, eine erhöhte Fähigkeit, **wach** und **präsent** zu bleiben, und eine **Disidentifikation** von inneren Dialogen, insbesondere von inneren Kritikern. Sie hatten weniger das Bedürfnis, alles kontrollieren, alles wissen und perfekt sein zu müssen, und entwickelten mehr **Selbstmitgefühl** und **Mitgefühl** für andere. In den Beratungen hielten sie die **Pausen** der Stille besser aus. Sie waren weniger mit sich selbst beschäftigt und stattdessen präsenter und aufmerksamer für ihre Klienten. Das Bewusstsein über die eigenen inneren Kritiker half ihnen dabei, ähnliche Dynamiken bei ihren Klienten zu entdecken und ihnen dabei zu helfen, von der negativen Selbstbewertung zu einem mitfühlenden Beobachten zu kommen. Indem sie schwierige Emotionen besser tolerierten, steigerte sich die Fähigkeit, ein »*Holding Environment*« im Sinne Winnicotts zur Verfügung zu stellen. Darüber hinaus fiel es ihnen leichter, die Klienten darin zu unterstützen, ihre Gefühle auch mehr in ihrer körperlichen Dimension wahrzunehmen. Diese Veränderungen erwiesen sich als nachhaltig: In einer Nachuntersuchung – durchschnittlich 4,5 Jahre später – gaben die Teilnehmer an, dass die Achtsamkeitspraxis ihre Erfahrung, Therapeut zu sein, die therapeutische Beziehung und die Auswahl der Konzepte, die sie zum Verstehen ihrer Klienten heranzogen, überdauernd verändert hatte.

6.4 Achtsamkeit zur Gesundheitsförderung bei Psychotherapeuten

Die Achtsamkeit der Psychotherapeuten hat aber nicht nur Auswirkungen auf die therapeutische Beziehung und die Klienten, sondern auch auf die Therapeuten selbst. Auch bei ihnen wirkt Achtsamkeit gesundheitsfördernd (► Kap. 5.9), stressreduzierend und Burnout vorbeugend. Escuriex und Labbé (2011) fassen zusammen, dass Achtsamkeitstrainings in den unterschiedlichsten Formaten die **psychischen Funktionen** bei Helfern in Gesundheitsberufen verbessern. Sie referieren dazu die durchgängig positiven Ergebnisse aus insgesamt elf Studien mit Personen, die zum Teil mit körperlich, zum anderen Teil mit psychisch Kranken arbeiteten. So fanden etwa Michael Krasner et al. (2009) nach einem achtwöchigen Achtsamkeitstraining bei Ärzten mehr emotionale Stabilität, weniger Stimmungsschwankungen und weniger Burnout-Symptome.

Gerhard Zarbock und eine Arbeitsgruppe (2012) entwickelten auf der Basis von MBSR einen achtwöchigen Kurs für Menschen in helfenden Berufen: **Mindfulness Basics for Helping Professions** (MBHP). Sie betrachten drei Faktoren als wesentliche Agenzien: (1.) Steuerung des inneren und äußeren »Reizstromes« durch eine de-automatisierte, bewusste Aufmerksamkeitslenkung auf gegenwärtiges Erleben statt auf Erwartungen. (2.) Hinwendende Wahrnehmung statt Vermeidung und Verleugnung. (3.) Nicht wertende Akzeptanz statt Kampf und Widerwillen.

In der oben erwähnten qualitativen Studie (Christopher u. Maris 2010) berichteten die Therapeuten und Berater, welche Auswirkungen die Integration von Achtsamkeit in ihrer Ausbildung hatte – unter anderem über eine neue Form des Vertrauens in den eigenen Körper, den sie auch mehr akzeptierten. Sie waren überdies besser dazu in der Lage, körperliche Stress-Symptome wahrzunehmen, was ihnen auch dabei half, sich regelmäßig über ihren jeweiligen Gesamtzustand klar zu werden. Darüber hinaus führten sie auch Veränderungen im Lebensstil, z. B. der Essgewohnheiten, auf das Training zurück.

Speziell in der Arbeit mit traumatisierten Klienten wurde das Phänomen der **Mitgefühlsmüdigkeit** beschrieben (Figley 1995). Christopher Germer (2010) ist einer der Autoren, die sich intensiv mit Achtsamkeit und Mitgefühl in der Psychotherapie auseinandergesetzt haben. Er meint, dass es Mitgefühlsmüdigkeit gar nicht gibt. Denn wenn man Mitgefühl im buddhistischen Sinn versteht, sei das Wort falsch gewählt. Es müsse vielmehr Empathiemüdigkeit oder noch treffender **Anhaftungsmüdigkeit** heißen. Wir werden dann müde, wenn wir an Vorstellungen festhalten, wie der Klient sein, was er erreichen und wie er sich entwickeln sollte. Vor allem belasten uns Vorstellungen darüber, wie wir als Psychotherapeuten sein und was wir bewirken sollten. Sie können sogar krank machen, wenn wir uns allzu sehr anstrengen, sie zu erfüllen, und dabei an die Grenzen des Erfüllbaren kommen.

7. Teil: Kritik, Grenzen und Gefahren der Anwendung von Achtsamkeit in der Psychotherapie

7.1 Einleitung

Ob Achtsamkeit in der psychotherapeutischen Praxis oder im klinischen Bereich mit Erfolg wirksam werden kann, hängt von einer Reihe von Faktoren ab. Diese betreffen den Therapeuten, den Klienten und den Kontext, in dem beide zusammenarbeiten. Zunächst müssen das **Welt- und Menschenbild** und das **Heilungsverständnis**, aus dem die Achtsamkeit erwächst, mit jenem des Therapeuten kompatibel sein. Er sollte selbst positive Erfahrungen mit Achtsamkeit gemacht haben. Ein achtsamkeitsbasiertes Vorgehen muss darüber hinaus mit der **Psychotherapiemethode** verträglich sein, die der Therapeut anwendet.

Auf der Seite der Klienten ergibt sich manchmal ein **religiöser Loyalitäts- oder Schuldkonflikt**, falls sie es ihrer eigenen Religion gegenüber als Untreue oder Missachtung erleben, wenn sie sich der aus dem Buddhismus stammenden Achtsamkeit zuwenden. Bei manchen Klienten ist es ein langer Entwicklungsprozess, bis sie die Fähigkeit erwerben, Achtsamkeit für den therapeutischen Prozess zu nutzen.

Achtsamkeit kann auch auf die kulturell-weltanschaulichen Grenzen des **Anwendungskontextes** stoßen. Ihr Welt- und Menschenbild steht in zentralen Bereichen im Widerspruch zu dem einer **»Reparaturmedizin«** und des Gesundheitssystems, das die aktuelle Psychotherapielandschaft prägt. Für die Therapeuten und ihre Klienten gilt es, Widersprüche auszuhalten: zwischen den Konzepten und Zwängen zur diagnostischen Einordnung und störungsspezifischen, zielorientierten und bisweilen sogar manualisierten Vorgehensweisen auf der einen Seite und einer bewusst ohne feste Konzepte im Anfängergeist gestalteten Begegnung mit einem prozessorientierten Vorgehen auf der anderen Seite. Die Haltung der Ergebnisoffenheit steht auch sehr oft in einem Spannungsfeld zu den Veränderungsansprüchen der Klienten, den Anforderungen des Gesundheitssystems und der Therapeuten an sich selbst.

Der folgende Abschnitt beschäftigt sich zunächst mit kritischen Gedanken zum Transfer traditionell buddhistischer Konzepte der Achtsamkeit in die moderne Medizin und Psychotherapie und anschließend mit den Voraussetzungen, die ein Therapeut erfüllen sollte, um Achtsamkeit wirksam in die Therapie zu integrieren, sowie damit, was ein Klient zur Arbeit mit Achtsamkeit mitbringen sollte. Den Abschluss bilden potenzielle Gefahren und Nebenwirkungen einer Achtsamkeitspraxis.

7.2 Kritik am Transfer buddhistischer Konzepte in die moderne Medizin

Zunächst stellt sich die grundsätzliche Frage, inwieweit alte buddhistische Konzepte und Lehren und die mit ihnen verbundene Übungspraxis einerseits und die moderne Welt mit ihren Gesundheitssystemen andererseits überhaupt zusammenpassen. Sind die beiden kompatibel, ohne dem einen oder anderen Gewalt anzutun? Dass die Erkenntnisse der buddhistischen Traditionen die moderne Medizin und Psychotherapie bereichern, steht inzwischen wohl außer Frage. Kritische Stimmen merken aber an, dass das, was rund um die Achtsamkeit aus dem Gesamtgebäude der buddhistischen Lehren herausgelöst wurde, Grundlegendes und Wesentliches, das ihren Kern ausmacht, *nicht* enthalte. Das Importprodukt »*McMindfulness*« habe wenig mit seinen Ursprüngen zu tun.

Arjahn Amaro (2015), ein englischer Lehrer der Theravada-Tradition, signalisiert Verständnis dafür, dass die Gründer von MBSR und MBCT anfangs beschlossen hatten, die buddhistischen Wurzeln *nicht* explizit zu benennen, war es doch ihr Anliegen, die Verfahren einer möglichst breiten Bevölkerungsgruppe zugänglich zu machen. Der offen deklarierte Bezug auf die buddhistischen Wurzeln wäre zu dieser Zeit auf Vorurteile und Widerstände auf den unterschiedlichsten Ebenen gestoßen. Er plädiert dafür, diese **Ursprünge offen anzuerkennen**, denn damit eröffne sich ein umfangreicher Erfahrungsschatz, der durchaus erschlossen und nutzbar gemacht werden könnte.

Auch die deutlich artikulierte Integration der buddhistischen **ethischen Prinzipien** könnte eine Bereicherung darstellen. Dabei ist es für Menschen aus dem jüdisch-christlichen Kulturkreis wichtig zu betonen, dass die buddhistische Ethik keineswegs dogmatisch ist. Nach Amaro gehe es nicht um richtig und falsch oder um moralische Bewertung, sondern darum, ob eine Handlung Leiden verringert oder vermehrt und somit insgesamt heilsam oder unheilsam ist. Die ursprüngliche buddhistische Ethik sei eher pragmatisch als dogmatisch. Ihre Absicht sei keineswegs, die Menschen zu lehren, was sie tun sollen oder zu unterlassen haben. Es liege vielmehr in der Verantwortung des Einzelnen, für sich zu klären, was für ihn zutrifft, indem er darauf achtet, was für ihn und sein Umfeld heilsam ist.

In unserer Zeit könne man die im Ursprung der Achtsamkeit enthaltenen ethischen Standards sinngemäß etwa folgendermaßen präsentieren: »Hier sind einige Leitlinien zum menschlichen Verhalten, die Ihren Stress reduzieren und Ihnen auch dabei helfen können, befriedigender zu leben. Wenn Sie daran interessiert sind, können Sie sie ausprobieren und prüfen, zu welchen Effekten sie führen.«

Amaro unterscheidet in Analogie zu den drei Pali-Begriffen *sati*, *sati-sampajañña* und *sati-paññā* drei Stufen der Achtsamkeit: eine mechanistische, eine informierte und eine holistische Form. Als **mechanistische Achtsamkeit** bezeichnet er, die Aufmerksamkeit einfach nur absichtsvoll im gegenwärtigen Moment und ohne zu beurteilen auf etwas zu richten. In diesem Sinne könne durchaus auch ein Heckenschütze achtsam sein. **Informierte Achtsamkeit** nennt es Amaro dann, wenn diese absichtsvolle, nicht wertende Aufmerksamkeit zu Einsichten führt, wenn sie den Kontext von Zeit, Ort und Situation ebenso berücksichtigt wie ihre Ursprünge sowie mögliche Konsequenzen und wenn sie Mitgefühl mit einschließt. Wenn sich Achtsamkeit dann noch mit Weisheit verbindet, erhalte sie jene Qualität, die zum vollen Aufblühen und Wohlbefinden führt: Dies sei **holistische Achtsamkeit**. Phänomene werden dann als Teil allen Entstehens und Vergehens bewusst. Dimensionen wie Mögen oder Nicht-Mögen, innen oder außen, mein und dein verlieren ihre Bedeutung. Dies ermögliche dem Individuum, weise Entscheidungen zu treffen, alltägliche und lebensentscheidende, und zwar für sich selbst und in Beziehungen zu anderen Menschen. Es kann sich eine Lebensweise entwickeln, bei der man wie selbstverständlich zu Handlungen neigt, die den größten Nutzen und den geringsten Schaden für einen selbst und andere bringen. Das werde dann genauso selbstverständlich wie den linken Schuh für den linken Fuß auszuwählen. Amaro betont, dass die weit verbreitete Reduktion der Achtsamkeit auf ihre mechanistische Form ihr keineswegs gerecht werde.

Im Gegensatz zu vielen Vertretern früherer Generationen von Achtsamkeitslehrern fühle sich eine neue Generation nicht mehr mit den buddhistischen Ursprüngen verbunden und nicht in den entsprechenden Traditionen verwurzelt. Sie finde ihre primären Quellen eher in der MBSR und MBCT (Cullen 2011). So verändere sich auch bei jenen Personen, welche die Achtsamkeit vermitteln, die Bedeutung der buddhistischen Wurzeln der Achtsamkeit. In Bezug auf die Fundierung in einem bestimmten Menschenbild bahne sich diesbezüglich ein Generationswechsel an.

7.3 Die Anforderungen an die Therapeuten

Ein achtsamkeitszentriertes Vorgehen stellt für Psychotherapeuten in mehrfacher Hinsicht eine besondere Herausforderung dar. Für einige von jenen, die innerhalb des Gesundheitssystems z. B. in Kliniken tätig sind, bedarf es eines bewussten Wechsels von einer Rolle des Experten für psychische Krankheiten und deren gezielte Behandlung zu einem Experten des freien Forschens, der keine Antworten in Bezug auf das präsentierte Problem oder seine Lösung hat. Stattdessen ist er kompetent darin, eine heilungsfördernde Beziehung anzubieten und Prozesse mit offenem Ausgang gestalten zu können. Es ist für viele Therapeuten keineswegs leicht, die durchaus auch Sicherheit gebende Expertenrolle abzulegen und die damit verbundenen Automatismen – veränderungszentriert und lösungsorientiert zu denken – aufzugeben. Es bedarf eines deutlich anderen **inneren Zustands** des Therapeuten, um achtsamkeitszentriert zu arbeiten, als etwa im Rahmen einer systemischen Therapie hypothesengeleitete zirkuläre Fragen zu stellen. Die Einübung solcher Zustände und die Fähigkeit, umzuschalten, kann allein durch eine gründliche Ausbildung und die eigene Achtsamkeitspraxis gewährleistet werden. Ganz ähnlich wie bei der in den meisten Therapieausbildungen geforderten »Lehrtherapie« ist das Erleben achtsamkeitszentrierter Arbeit »am eigenen Leib« Voraussetzung dafür, sie bei anderen anwenden zu können.

Wie in jeder anderen Therapieschule hängt die Qualität der Arbeit auch von der Qualifikation jener ab, die sie umsetzen. So wurden etwa für Achtsamkeitslehrer, die mit MBSR und für Therapeuten, die mit MBCT arbeiten, Qualitätskriterien entwickelt (Crane et al. 2012) und in einem Beurteilungsbogen operationalisiert, den *Mindfulness-Based Interventions – Teaching Assessment Criteria (MBI-TAC)* (Crane et al. 2013). Zu fordern sind regelmäßige Reflexion in Form von Supervision, Weiterbildung und die Einbindung in ein Behandler-Netzwerk, auf das bei Bedarf zurückgegriffen werden kann. Ebenso bedeutsam ist eine Bewusstheit über die eigenen Grenzen und die der einzelnen Methoden.

7.4 Voraussetzungen zur Anwendung von Achtsamkeit in der Therapie

Die Bindungsforschung liefert uns ein spezifisches Hintergrundwissen darüber, wie unterschiedlich Menschen Beziehungsangebote erleben und für sich nutzen können, auch die ihrer Therapeuten. Das Wissen um **strukturelle Reifungsprozesse** macht klar, welche Leistung darin besteht, sich konzentrieren, den eigenen Körper überhaupt oder gar differenziert wahrnehmen und Gefühle generieren, spüren, benennen und regulieren zu können oder sich gar beim Denken »zuhören« zu können. Es ist darüber hinaus keineswegs für alle Menschen möglich und selbstverständlich, sich in andere, aber auch in sich selbst einzufühlen. Die eigenen Motivationen zu reflektieren, sie von jenen der anderen zu unterscheiden und dann auch hinterfragen zu können, ist eine reife Leistung. Die Fähigkeit, spielerisch Möglichkeitsräume zu erforschen und dann Spiel und Wirklichkeit wieder trennen zu können, wird auch erst im Laufe der Persönlichkeitsentwicklung erworben und ist nicht für alle Klienten zugänglich.

Ein achtsamkeitszentriertes Vorgehen in der Einzelpsychotherapie, wie es etwa in der Hakomi-Methode oder im Focusing praktiziert wird, ist dann möglich, wenn

1. ein waches, orientiertes Bewusstsein ohne bedeutende Trübungen und Wahrnehmungseinschränkungen zur Verfügung steht;
2. die Fähigkeit und Bereitschaft zur Introspektion, Selbstwahrnehmung und inneren Achtsamkeit – wenn auch nur phasenweise – besteht;
3. der Aufbau des »Inneren Beobachters« mit seiner Kapazität, sich zeitweise von bestimmten Erlebensweisen zu disidentifizieren und diese zu betrachten, möglich wird. Ist z. B. die Identifikation mit strengen und wertenden Kritiker-Anteilen – die man als strafende Über-Ich-Anteile verstehen kann – sehr dominant und ich-synton, muss dieses Phänomen erst einmal bewusst gemacht werden, bevor eine nicht bewertende Selbstwahrnehmung möglich wird, und
4. die Fähigkeit des Klienten vorhanden ist, sich im Wesentlichen an die mit einer therapeutischen Beziehung verknüpften Vereinbarungen zum Setting zu halten. Es sollte zumindest ansatzweise möglich sein, die zur Selbstexploration einladenden »Als-ob«-Interventionen und experimentellen Angebote als solche verstehen zu können (vgl. Günther 2015).

Falls diese Voraussetzungen nicht gegeben sind, kann ein achtsamkeitsorientiert arbeitender Psychotherapeut seine Interventionen so anlegen, dass der Klient die notwendigen Fähigkeiten mit der Zeit entwickelt, um zu einem späteren Zeitpunkt die Achtsamkeit in die Arbeit integrieren zu können.

7.5 Individuelle Nebenwirkungen und Gefahren

Eine achtsame Selbsterforschung anzuregen ist eine Einladung, sich mit vielem zu **konfrontieren**, das oft ungewohnt ist oder ansonsten sogar vermieden wird. Sich *nicht* abzulenken, es still werden zu lassen, kann **Angst** auslösen. Es gibt vielleicht eine Angst vor innerer Leere, Angst, von Gefühlen überschwemmt zu werden, Angst vor den Ungeheuern, die manchmal im Unbewussten vermutet werden und aufgeweckt werden könnten, oder auch Angst davor, von den Schatten der Vergangenheit eingeholt zu werden. Allein schon in einer Gruppe zu sitzen und etwas sagen zu müssen oder die Intimität einer therapeutischen Zweierbeziehung kann als so bedrohlich wahrgenommen werden, dass eine erhöhte Anspannung Zustände von Achtsamkeit verhindert. In achtsamkeitszentrierten Therapien geht es daher zunächst oft darum, jene Mechanismen, die sie *verhindern*, respektvoll und wertschätzend wahrzunehmen und anzuerkennen sowie sie unter Umständen in ihrem biografischen Hintergrund und ihrer Funktion zu würdigen, zu erforschen und zu verstehen.

In den meisten Therapien gelingt es allerdings mit der Zeit, dass die Klienten in der **therapeutischen Beziehung** immer mehr Sicherheit gewinnen und sich öffnen. Sie können dann die neue Erfahrung machen, dass sich ihr Therapeut auch solchen Eigenschaften und Erfahrungen mit Interesse und Wohlwollen zuwenden kann, die zuvor beschämend, schlimm oder unerträglich schienen. Mit der Zeit kann es dann auch gelingen, die beobachtende und nicht wertende **Haltung des Therapeuten zu verinnerlichen**. Die Klienten lernen dann, dass die Achtsamkeit genau bei all dem hilft, wovor sie zuvor Angst hatten und was sie daher zu vermeiden suchten. Allmählich wird immer klarer, dass das tiefe Hineinschauen zum Gegenteil von dem führt, was sie befürchtet hatten. Mit der Zeit kann erfahren werden, dass die bewusste Aufmerksamkeitslenkung und das Erforschen und Hineinspüren aus der Beobachterhaltung auch die **Emotionen regulieren** kann. Was zunächst mithilfe des Therapeuten erlebt wird, befähigt sie, ähnliches später aber auch für sich allein zu tun, z. B. beim Wiederaufflackern traumatischer Erinnerungen die Erregung aus einem Zustand des Hyper- oder Hypoarousal in den Bereich des *Windows of Tolerance* soweit zurückzuregulieren, dass Achtsamkeit möglich wird. Ein Klient kann auch erleben, wie sich bedrohliche Leere in erfüllende Stille verwandeln kann. Was als dunkle Schatten in der Vergangenheit erschreckte, kann – in der **Gegenwart** wahrgenommen – das Leben erhellen. Damit das gelingt, ist es förderlich, wenn sich auch der Therapeut sicher fühlen und seine eigenen Emotionen regulieren kann.

Alles was wirkt, kann zu unerwünschten Nebenwirkungen führen, auch Achtsamkeitsübungen. Diese Gefahr besteht insbesondere dann, wenn sie nicht angemessen angewendet werden. Es finden sich aber erstaunlich *wenige* Berichte über solche Nebenwirkungen. Die vorhandenen beziehen sich nicht auf die Anwendung von Achtsamkeit in der Psychotherapie, sondern auf längerdauernde, intensive Meditations-Retreats (Shapiro 1992). So begegnete Roger Walsh (Walsh u. Roche 1979) im Rahmen seiner umfassenden Erfahrungen mit mehreren Tausend Menschen, die ein intensives Meditationstraining absolvierten, zwei jungen Frauen und einem Mann, die im Zusammenhang mit einem solchen Training eine **psychotische Symptomatik** entwickelten. Walsh meint, dass die intensive, bis zu 18 Stunden am Tag dauernde Meditation, die fehlende Kommunikation mit anderen Menschen, das Fasten, der Schlafmangel, eine Vorgeschichte von Schizophrenie sowie das Absetzen der antipsychotischen Medikation massive Stressfaktoren seien, die eine psychotische Episode oder einen erneuten psychotischen Schub auslösen können. Die Sorge, dass Achtsamkeit im psychotherapeutischen Rahmen zu einer psychischen Dekompensation führen kann, wird von Martin Bohus und Martina Wolf (2009) allerdings entkräftet: Sie betonen, dass sie bei ihren über 500 mit der DBT behandelten Borderline-Patientinnen während oder nach Achtsamkeitsübungen noch nie eine psychotische Entgleisung beobachtet haben.

Bei manchen weniger dramatischen Auswirkungen von Achtsamkeitsübungen stellt sich die Frage, ob sie als unerwünschte Nebenwirkungen oder als **Teile eines natürlichen Entwicklungsprozesses** verstanden werden sollen. Darunter fallen körperliche Veränderungen wie ein vermindertes Schlafbedürfnis, verringerter Appetit oder Gewichtsverlust, Veränderungen der Wahrnehmung des eigenen Körpers und der Umwelt, oft dahingehend, dass die Sensibilität für bestimmte Reize zunimmt. Wenn sich Werte verändern, nicht selten im Sinne einer Abkehr von vielem, was bisher Bedeutung hatte, bleibt das meist nicht ohne Einfluss auf die zwischenmenschlichen Beziehungen (Kaplan et al. 2012).

Nicht zuletzt ist der Aufwand zu erwähnen, der zeitlich und finanziell oft mit dem Besuch von Therapien, Kursen oder Retreats verbunden ist. Aber auch er ist im Vergleich zu anderen Aufwendungen zu sehen, die ansonsten für Krankheitsbekämpfung, Heilung, Gesundheitsförderung, die persönliche Entwicklung oder für Wellness getätigt werden. Für das Gesundheitswesen wären achtsamkeitsbasierte Therapien zweifellos günstiger als die alternativ anfallenden Medikamentenkosten oder Arbeitsausfälle.

7.6 Anforderungen an die Klienten und Kontraindikationen

Die Teilnahme an achtsamkeitsbasierten Gruppenangeboten stellt hohe Anforderungen. So bedarf es beim MBSR-Programm etwa der Fähigkeit, den 2,5-stündigen Gruppensitzungen einigermaßen konzentriert zu folgen, in der Gruppe Auskunft über die persönlichen Erfahrungen zu geben sowie der Motivation, über acht Wochen täglich eine dreiviertel Stunde zu üben. Wenn es aus inneren oder äußeren Gründen nicht möglich ist, diesen Anforderungen nachzukommen, müssen sie an die Möglichkeiten der Teilnehmer angepasst und modifiziert werden.

Aus diesen Anforderungen und den potenziellen Risiken und Nebenwirkungen meditativer Praxis ergibt sich die Forderung, vor dem Beginn eines achtsamkeitsbasierten Programms mit den Teilnehmern ein Vorgespräch zu führen (Dobkin et al. 2012). Im Falle von MBSR sollte geklärt werden, ob die Person

- ihre Affekte regulieren kann,
- sich der Gegenwart zuwenden, zuhören und auf Fragen antworten kann,
- technische Hilfsmittel wie Audio-CDs nutzen und den Anweisungen des Gruppenleiters folgen kann,
- im Gruppenraum bleiben kann,
- Yoga oder entsprechende andere Körperübungen durchführen kann,
- ihre Gedanken ordnen, die logistischen Anforderungen zur Teilnahme an den Gruppensitzungen meistern und die notwendige Zeit aufbringen kann.

Darüber hinaus sollte man nach psychiatrischen Problemen und Suchtverhalten fragen. Bezüglich posttraumatischer Belastungsreaktionen ist der Erhebung von Intrusionen, von Vermeidungsverhalten und erhöhtem Arousal mit körperlicher Anspannung sinnvoll. Die Autoren nennen keine absoluten Kontraindikationen; die Zulassung zur Gruppe sei jeweils im Einzelfall zu entscheiden. Sie geben allerdings an, niemanden mit einem sich aktuell manifestierenden Suchtproblem in ihre Gruppen aufzunehmen.

Für die Teilnahme an einer stationären Achtsamkeitsgruppe gelten im Wesentlichen die gleichen Kriterien wie für andere Psychotherapiegruppen. Didonna (2009b) schließt folgende Patienten aus seiner Achtsamkeitsgruppe aus: jene in einer akuten depressiven Phase, die affektiv so eingeschränkt sind, dass sie keinen Rapport zum Gruppenleiter oder der Gruppe herstellen können; Patienten mit den Symptomen einer akuten Psychose oder mit einem umfassenden systematisierten Wahnsystem; jene mit bipolaren Störungen in akut manischen Zuständen; Patienten mit einem erhöhten Risiko für dissoziative Krisen; Patienten mit schweren kognitiven Einschränkungen, die entweder stark verlangsamt oder agitiert sind oder die über wenig Einsichtsfähigkeit verfügen; wenig motivierte oder überkritische Patienten, die dazu neigen, in Opposition zu gehen; die nicht bereit oder unfähig sind, mit der Gruppe zusammenzuarbeiten; Patienten, die unter Alkohol- oder Drogeneinfluss stehen.

Als Alternative zu den Gruppenangeboten bietet sich auch eine achtsamkeitsbasierte Einzelpsychotherapie an, in der sich Therapeut und Klient gemeinsam – Prozesse der Nachreifung unterstützend – schrittweise an die Möglichkeit der Nutzung von Achtsamkeit herantasten.

7.7 Gefahr des »Spiritual Bypassing«

Eine potenzielle Gefahr liegt in einer auf eine spezielle Weise falsch verstandenen Achtsamkeitspraxis. John Welwood (1984) prägte dafür den Begriff des *Spiritual Bypassing*. Er beschreibt damit die Tendenz mancher Personen, zu versuchen, ihre basalen menschlichen Bedürfnisse und Gefühle gar nicht wahrzunehmen oder zu verleugnen, Entwicklungsaufgaben nicht anzunehmen sowie Unangenehmes und Schmerzliches zu vermeiden. In diesem Sinne stellt es für manche Meditierende eine große, allerdings meist nicht bewusste Versuchung dar, den Herausforderungen des Lebens durch eine Flucht in religiöse oder vermeintlich spirituelle Welten auszuweichen.

Für Menschen mit sogenannten strukturellen Störungen kann der Buddhismus eine besondere Anziehungskraft ausüben. Dabei ist es die Konzeption des Nicht-Ich, das ihre fehlende Selbstintegration und ihre Gefühle der **inneren Leere** zu erklären, zu rationalisieren oder zu legitimieren scheint. Die Vorstellung der Erleuchtung oder zumindest einer fortgeschrittenen spirituellen Entwicklung erlaubt ihnen und auch anderen Menschen Fantasien der **Grandiosität** und Überlegenheit. Häufig finden sich in religiösen Gruppen auch charismatische Führer, die sich für idealisierende Übertragungen und die Entwicklung von Abhängigkeitsbeziehungen anbieten. Es sind dann aber gerade auch die Defizite in den Ich-Funktionen, die für die in einer solchen Weise gefährdeten Menschen in ihrer meditativen Praxis zum Hindernis werden. In diesem Bereich kann die westliche Psychotherapie mit ihrem Verständnis von strukturellen Defiziten die buddhistische Psychologie grundsätzlich gut ergänzen. Sie kann aus ihrem Blickwinkel auf differenzierte Weise die Schwierigkeiten erklären, auf die jemand im Rahmen seiner meditativen Praxis stößt. Und sie kann vielleicht auch auf Wege hinweisen, sie zu überwinden (Engler 1984).

8. Teil: Neurobiologische Wirkungen der Achtsamkeitspraxis

8.1 Einleitung

Die ersten elektroenzephalografischen (EEG) Studien stammen aus den 50er- und 60er-Jahren des letzten Jahrhunderts, in denen bei indischen Yogis und Zen-Mönchen die in außergewöhnlichen Bewusstseinszuständen auftretenden, damals exotisch erscheinenden Phänomene untersucht wurden. Ab den 70er-Jahren galt das Forschungsinteresse mehr den Aspekten der Entspannung durch Meditation (*Relaxation Response*). Inzwischen hat sich das Wissen um das Wirkungsspektrum der Geistesschulung erheblich erweitert. Sie kann nicht nur zu einer Umschaltung im vegetativen Nervensystem führen, sondern unter anderem auch die Fähigkeiten erhöhen, Aufmerksamkeit und Emotionen zu regulieren (vgl. Ott u. Hölzel 2011).

Die Veränderungen, zu denen eine Meditations- bzw. Achtsamkeitspraxis führt, sind nicht nur subjektiv erlebbar, sondern im Gehirn und Körper auf der strukturellen und funktionellen Ebene nachweisbar. Unser Gehirn verändert sich benutzungsabhängig. Zunächst kommen wir so verdrahtet zur Welt, dass wir Kontakt zueinander suchen (Siegel 2010; Fishbane 2007). Wie sich unser Gehirn dann weiterentwickelt, hängt wesentlich davon ab, welche Erfahrungen wir machen, insbesondere in unseren Beziehungen. **Neuroplastizität** ist der etablierte Begriff dafür, dass das Prinzip des ständigen Wandels auch für unser Gehirn gilt. Durch lebenslang ablaufende Lernprozesse verändert sich in jedem Augenblick, welche Nervenzellnetzwerke aktiviert sind, welche Nervenzellen sich dadurch intensiver miteinander verknüpfen und wie sich die Überträgersubstanzen in den Synapsen verteilen, damit die elektrischen Impulse weitergeleitet werden. Die dabei kontinuierlich entstehenden Strukturen bilden dann die körperliche Seite dessen, was wir als Wahrnehmen, Denken, Erinnern, Fühlen und Verhalten selbst erleben.

Die Achtsamkeit wird in diesem Buch unter dem Gesichtspunkt ihrer Wirkfaktoren beleuchtet. Daher wird auch die neurobiologische Seite der Achtsamkeit in den Kapiteln zu den jeweiligen Wirkfaktoren dargestellt. Dies betrifft die **Aufmerksamkeitssteuerung** und die strukturellen Korrelate des **Körpergewahrseins** (► Kap. 3.5.4), die neurobiologischen Aspekte der **Emotionsregulation** (► Kap. 3.8.4) und des **Selbsterlebens** (► Kap. 3.5.5). Die folgenden Abschnitte greifen in einer kurzen Zusammenschau nur einige der Befunde heraus.

8.2 Funktionelle und strukturelle Veränderungen im Gehirn

Die unzähligen Befunde, die mittels bildgebender Verfahren bei Meditierenden erhoben wurden, sind z. T. recht unterschiedlich, manchmal sogar widersprüchlich. Dies lässt sich zum einen darauf zurückführen, dass verschiedene Formen der Meditation untersucht wurden, zum anderen auf das unterschiedliche Ausmaß an Meditationspraxis der untersuchten Personen. Manche Studien untersuchen die dispositionelle Achtsamkeit von »Novizen« ohne jegliche Praxis, andere legen Experten in den Scanner, die schon Jahrzehnte ihres Leben der Geistesschulung gewidmet haben. Wieder andere untersuchen in Interventionsstudien die Auswirkungen eines achtwöchigen Kurses oder eines mehrmonatigen Retreats. Zum Dritten beziehen sich die Ergebnisse auf Vergleiche mit unterschiedlichen Kontrollgruppen. Dennoch finden sich im Gehirn von Menschen im Zustand der Meditation bestimmte Regionen, die in unterschiedlichen Forschungsdesigns regelmäßig auf den Bildschirmen der Forscher aufleuchteten (vgl. Metastudie von Fox et al. 2014).

Im Zusammenhang der Wirkfaktoren sind insbesondere jene Strukturen im Gehirn von Bedeutung, die bei der Selbstwahrnehmung und Selbstregulation eine Rolle spielen. So fand sich in der **rechten vorderen Inselregion** von Meditierenden eine vergleichsweise höhere Dichte der grauen Substanz (Lazar et al. 2005; Hölzel et al. 2008). Das ist jenes Areal, in dem der »gefühlte Leib« repräsentiert wird. An der Körperwahrnehmung sind auch **sekundäre somatosensorische Rindenareale** (S2) beteiligt, in denen sich Veränderungen finden.

Eine solche höhere Dichte findet sich auch im **orbitofrontalen Cortex** (OFC) (Hölzel et al. 2008; Luders et al. 2009). Diese Regionen sind bei emotionalen Lernprozessen von Bedeutung, wenn in unangenehmen Situationen neue Reaktionsweisen gelernt und abgerufen werden. Wenn es z. B. Klienten im Rahmen von Therapien gelingt, ihre phobischen Ängste zu überwinden, zeigt sich dort eine verstärkte Aktivität.

Interventionsstudien konnten strukturelle Auswirkungen eines MBSR-Trainings im Vergleich mit einer Wartelisten-Kontrollgruppe nachweisen, und zwar in Form der Verdichtung der grauen Substanz im **Hippocampus** (Hölzel et al. 2010; Hölzel et al. 2011). Dieser ist Teil des limbischen Systems und wichtig für das Gedächtnis und das Zusammenspiel mit den Mandelkernen für die Regulation von Erregung in emotionalen Situationen. Im Dauerstress bei hohem Cortisolspiegel im Blut schrumpft die graue Substanz im Hippocampus. Stressreduktion scheint zu einem gegenteiligen Effekt zu führen.

Veränderungen im **Default-Mode-Netzwerk** werden mit dem Gedankenwandern in Zusammenhang gebracht, seine Aktivität ist in meditativen Zuständen verringert.

In einer dänischen Studie wurde festgestellt, dass erfahrene Meditierende im **Hirnstamm** mehr graue Substanz aufweisen als nicht meditierende Kontrollpersonen. Dies betrifft genau jene Region, die als zentrale Schaltstelle für die Regulation der Herz-Kreislauf-Funktionen gilt, insbesondere den Nucleus tractus solitarius, der den basalen Atemrhythmus kontrolliert, und den dorsalen motorischen Kern des Vagus, von dem aus das Herz, die Lunge und der Darm versorgt werden (Vestergaard-Poulsen et al. 2009). Omar Singleton aus der Arbeitsgruppe um Sara Lazar und Britta Hölzel (2014) fand nach einem MBSR-Training Veränderungen der grauen Substanz ebenfalls in Regionen des Hirnstamms, die über die Freisetzung von Neurotransmittern wie Noradrenalin und Serotonin mit der Regulation von Erregung und Stimmung in Zusammenhang gebracht werden.

Der im Laufe des **Alterns typische Abbauprozess** grauer Substanz konnte bei Meditierenden *nicht* gefunden werden (Lazar et al. 2005). Dies könnte als Hinweis für die Förderung und Erhaltung der geistigen Flexibilität durch Meditation gedeutet werden, was durch die im Kontrollgruppenvergleich *fehlende* Abnahme der Leistungsfähigkeit in der Meditationsgruppe bestätigt wurde (Pagnoni u. Cekic 2007).

Eine differenzierte Zusammenschau der Ergebnisse vieler Studien findet sich bei Fadel Zeidan (2015). Sie lässt die Bandbreite des Potenzials erahnen, das sich durch unterschiedliche Intensitäten einer Achtsamkeitspraxis erschließen lassen.

In Zuständen von Achtsamkeit **ohne besondere Schulung,** etwa beim Benennen von Emotionen oder bei erhöhtem Körpergewahrsein mit verringertem Gedankenwandern, finden sich Aktivierungen im präfrontalen Cortex (PFC), eine Hemmung der Amygdalae und eine verringerte Aktivität des Default-Mode-Netzwerks (DMN).

Nach einem **kurzen Achtsamkeitstraining** (< 1 Woche) finden sich ebenfalls erhöhte Aktivitäten in Regionen, die beim Körpergewahrsein eine Rolle spielen: in der rechten vorderen Inselregion und in sekundären somatosensorischen Rindenarealen (S2). Die Aktivität des DMN ist reduziert (weniger Gedankenwandern), der orbitofrontale Cortex aktiver (Belohnungszentren), ebenso der rostrale anteriore cinguläre Cortex (rACC; gemeinsam mit dem PFC verbesserte kognitive Kontrolle und Emotionsregulation), und die Amygdalae sind weniger aktiviert (Emotionsregulation).

Nach einem **achtwöchigen MBSR-Kurs** finden sich erhöhte Aktivierungen im PFC (kognitive Kontrolle), in der rechten vorderen Insel und in S2. An strukturellen Veränderungen finden sich eine verringerte Dichte der grauen Substanz in den Amygdalae, eine erhöhte Dichte im Hippocampus (Gedächtnis), am temporoparietalen Übergang (TPJ) und im hinteren cingulären Cortex (PCC) (selbstreferentielle Funktionen).

Bei **Langzeitmeditierenden** (> 1000 Stunden) zeigen sich während der Meditation Aktivierungen im rACC, in der rechten vorderen Insel, im Putamen und im PFC; das DMN ist deaktiviert. Überdauernde Veränderungen fanden sich in S2, im Thalamus und in der hinteren Inselregion, hingegen weniger Aktivierung im PFC und im DMN.

8.3 Elektrophysiologische Veränderungen im Gehirn

Gehirnströme tibetischer Mönche zeigten im Zustand der Meditation allumfassenden Mitgefühls ein sehr ungewöhnliches Aktivierungsmuster. Über vordere und hintere Regionen des Gehirns und zwischen rechter und linker Hemisphäre traten **phasensynchronisiert Gamma-Wellen** mit sehr hoher Amplitude auf. Die Gamma-Aktivität in Ruhe war umso höher, je länger die Mönche schon Meditation praktiziert hatten (Lutz et al. 2004). Eine Hypothese besagt, dass im Alltagsbewusstsein ein fein abgestimmtes System von hemmenden und erregenden Schaltkreisen für ein geordnetes Nebeneinander und Nacheinander von Bewusstseinsinhalten sorgt. Möglichweise ist die Synchronisierung Ausdruck von fehlender Trennung bzw. der subjektiv wahrgenommenen Verschmelzung von Repräsentanzen der Innen- und Außenwelt, wie sie bei mystischen Erfahrungen beschrieben wird (Ott 2010). Andere Autoren geben eine Übersicht der EEG-Veränderungen während meditativer Zustände und bringen die erhöhte Gamma-Aktivität in hinteren Bereichen des Gehirns während einer Vipassana-Meditation mit einer größeren Klarheit der Wahrnehmung in Zusammenhang (Cahn et al. 2010).

Richard Davidson (► Kap. 2.3) ist ein führender Forscher im Bereich der Zusammenhänge zwischen EEG und Emotionen. Er fand heraus, dass sich bei positiven Emotionen das Verhältnis der Aktivität der präfrontalen Gehirnrinde von der rechten Seite zur linken hin verschiebt. In einem Kontrollgruppenvergleich mit einer MBSR-Gruppe fand sich genau eine solche signifikante Verschiebung hin zu einer **größeren linksseitigen Aktivität im präfrontalen Cortex** (Davidson et al. 2003b).

8.4 Veränderungen im Immunsystem

Die erste kontrollierte Studie, die Richard Davidson zusammen mit Jon Kabat-Zinn (Davidson et al. 2003a) mit Angestellten einer Biotechnologiefirma durchführte, endete im November 1999, sodass es sich anbot, vor Beginn der Grippesaison die Teilnehmer des MBSR-Kurses und die Kontrollpersonen gegen Grippe zu impfen, um anschließend den Anstieg der Antikörpertiter zu messen. Dabei stellte sich heraus, dass die Teilnehmer am MBSR-Kurs mehr Antikörper bildeten als jene der Kontrollgruppe. Es fand sich außerdem bei jenen Personen ein höherer Anstieg der Antikörper, deren EEG-Veränderungen mehr in Richtung Linksverschiebung ging. Dies bestätigte eine der Hypothesen Davidsons, dass positive Emotionen das Immunsystem stärken und sich damit günstig auf die Widerstandskraft und das körperliche Wohlbefinden auswirken.

Andere Untersuchungen bestätigten positive Auswirkungen von MBSR auf das Immunsystem bei Krebsbetroffenen (Carlson et al. 2003) und bei HIV-Infizierten (Creswell et al. 2009). Eine diesbezügliche Meta-Studie findet sich bei Rachel Lerner (Lerner et al. 2012).

8.5 Zelluläre Veränderungen

Die Länge der **Telomere** gilt als Biomarker für die Lebensfähigkeit von Zellen, für die Zellalterung und auch als Hinweis dafür, inwieweit sich Belastungen wie Stress auf der zellulären Ebene ausgewirkt haben. Die Telomere bestehen aus DNA und Protein und finden sich in den Zellkernen. Sie schützen die Enden der Chromosomen und sorgen für die **Stabilität der Erbsubstanz**. Eine Verkürzung der Telomere findet sich bei verschiedensten Erkrankungen z. B. der Gefäße sowie bei Diabetes oder bei Krebs. Auch im Rahmen von Alterungsprozessen nimmt die Länge der Telomere ab.

Das Enzym **Telomerase** sorgt normalerweise dafür, dass die Länge der Telomere bei der Zellteilung konstant bleibt. Eine Messung ihrer Aktivität kann daher ebenfalls auf Auswirkungen von Stress hinweisen. Um die Auswirkungen von meditativer Praxis auf die zelluläre Ebene zu erforschen, lag es nahe, ihre Aktivität zu messen. Es zeigte sich, dass die Telomerase nach der Teilnahme an einem Retreat aktiver war als bei einer Kontrollgruppe. Auch der Faktor des Erlebens von Sinn im Leben erwies sich als Mediator (Jacobs et al. 2011). Und Männer und Frauen, die regelmäßig Liebende-Güte-Meditation praktizierten, zeigten im Vergleich zu einer Kontrollgruppe auch einen Trend in Richtung längerer Telomere. Bei der Gruppe der Frauen war der Unterschied sogar signifikant (Hoge et al. 2013a).

Ein MBSR-Kurs bei Frauen mit Brustkrebs führte im Vergleich zur Kontrollgruppe zwar zu einem stetigen Ansteigen der Telomerase-Aktivität, allerdings hatte die Länge der Telomere im Vergleich zur Kontrollgruppe nicht zugenommen. (Lengacher et al. 2014). In einer Metaanalyse, die vier Studien mit insgesamt 190 Teilnehmern berücksichtigt, wurde für die Wirkung von Achtsamkeitsmeditation auf die Telomeraseaktivität in mononukleären Zellen im Blut eine Effektstärke von 0,46 errechnet (Schutte u. Malouff 2014). Es gibt allerdings auch einige Interventionsstudien, die nur Trends, aber keine Signifikanzen fanden, etwa für MBSR bei Krebs (Carlson et al. 2015) und bei adipösen Frauen (Daubenmier et al. 2012).

8.6 Neurobiologische Modelle als Metaphern

Der Enthusiasmus über die beeindruckenden Ergebnisse der Neurowissenschaften wird von vielen Forschern mit Vorbehalten betrachtet. Denn sie werden nie erklären können, was Glück, Liebe oder Glaube ist, wenn man auf einem Bildschirm bestimmte Gehirnregionen hell aufleuchten sieht, wenn die Kurven eines Elektroenzephalogramms besonders hohe Ausschläge zeigen oder die Konzentration eines bestimmten Botenstoffes irgendwo im Gehirn sehr hoch ist. Das alles erklärt nur *einen* Aspekt: die materielle Seite. Über die subjektive Erfahrung eines Menschen erfahren wir auf diese Weise nichts.

Mit ihren Modellen und Metaphern kann die Neurobiologie allerdings sehr nützlich sein, z. B. um bestimmte Wirkmechanismen der Achtsamkeit auch auf dieser Ebene zu betrachten. Für Klienten kann sie manchmal hilfreich sein, wenn eine problematische Reaktion als ein natürlicher Vorgang beschreibbar ist. Für viele Menschen ist es z. B. entlastend, sich vorzustellen, die Mandelkerne hätten für eine bestimmte Zeit die Kontrolle übernommen, solange bis sie aus dem Frontalhirn einen »GABA-Cocktail« angeboten bekommen (GABA = Gamma-Amino-Buttersäure, ein hemmender Botenstoff) und damit beruhigt werden (vgl. Siegel 2010). Aus der Neurobiologie entlehnte **Metaphern** erhalten somit eine für die Psychotherapie oft wertvolle orientierende und beruhigende Wirkung.

Nachwort

Die gesundheitsfördernde und transformatorische Kraft der Achtsamkeit liegt uns Autoren sehr am Herzen. Daher beschäftigen wir uns seit Jahrzehnten mir ihr und gehören zu jenen Psychotherapeuten, die sich bemühen, sie auf eine Weise in den Dienst von Klienten und Patienten zu stellen, dass sie ihr enormes Potenzial möglichst umfassend entfalten kann.

Wir hoffen, dass unsere Darstellungen soweit anschlussfähig sind, dass sie Therapeuten aller Traditionen inspirieren, für sie sinnvolle Elemente der uralten Lehre in ihre Haltung, ihre Arbeit und in ihr Leben einfließen zu lassen. Möge die Achtsamkeit sie stärken und ihre Arbeit verfeinern.

Die Leser, die uns bis hierher gefolgt sind, laden wir herzlich dazu ein, uns Rückmeldungen darüber zu geben, welche Beiträge das vorliegende Buch zu ihrer Arbeit leisten konnte, inwieweit etwa die Betrachtung der Achtsamkeit aus der Perspektive der Wirkfaktoren dazu anregte, die Charakteristika der eigenen Arbeitsmodelle und des eigenen Vorgehens zu klären bzw. sich durch Elemente der Achtsamkeit bereichern zu lassen.

Wir hoffen auch, dass die vorliegenden Ausführungen über die tieferen Aspekte der Achtsamkeit ein Feld entstehen lassen, das zu einem Diskurs führt, der darauf abzielt, das Besondere der eigenen Vorgehensweisen ebenso zu erkennen und anzuerkennen wie das der anderen Berufskollegen. So wiederholen wir an dieser Stelle die schon in der Einführung ausgesprochene Einladung zu einer Diskussion auf der Website www.achtsamkeitinderpsycho therapie.at.

Am Ende des Buches wollen wir uns noch bei den Menschen bedanken, die uns bei der Entwicklung der vorgetragenen Ideen und bei der Umsetzung dieses Buches gefördert und unterstützt haben. Da ist in allererster Linie Ron Kurtz zu erwähnen, der unserer Meinung nach mit seinen Visionen und seinen unorthodoxen Wegen bei der Integration der Achtsamkeit in die Psychotherapie Pionierarbeit geleistet hat. Wir hatten das große Privileg, von ihm all das zu lernen, was wir nun weiterzugeben versuchen. Aber auch Wulf Bertram und seine Mitarbeiter vom Schattauer Verlag – insbesondere unsere Lektorin Frau Ruth Becker – müssen unbedingt erwähnt werden, weil sie ohne zu zögern und mit sagenhafter Geduld die Entstehung dieses Buches unterstützt haben. Dann geht noch ein besonderer Dank an Frau Barbara Gieseler, die aus Liebe zu einer achtsamen Psychotherapie unseren Entwurf durchgesehen, korrigiert und den Index geschaffen hat. Ebenso danken wir Frau Ass. Prof. Christel Frank für ihren feinen Spürsinn, ihr Sprachgefühl, ihr Wohlwollen und ihre Ausdauer bei der Endkorrektur. Und schließlich müssen wir als Wiederholungstäter auch diesmal wieder bei unseren Partnerinnen und Familien um Vergebung bitten für all die Hunderte von Stunden, die eigentlich ihnen gebührt hätten und die wir stattdessen am Schreibtisch verbracht haben. Ganz, ganz vielen Dank.

Literaturverzeichnis

Abba N, Chadwick P, Stevenson C. Responding mindfully to distressing psychosis: A grounded theory analysis. Psychother Res 2008; 18(1): 77–87. doi: 10.1080/10503300701367992.

Alexander F, French TM. Psychoanalytic therapy: Principles and application. New York: Ronald Press 1946.

Altner N. Achtsamkeitspraxis als Weg zu einer integralen Salutogenese. In: Heidenreich T, Michalak J (Hrsg). Achtsamkeit und Akzeptanz in der Psychotherapie. Tübingen: dgvt 2004; 595–628.

Altner N. Der Wunsch nach Verbundensein – Achtsamkeitspraxis und die Entwicklung beraterischer Qualitäten. Gruppendynamik 2008; 39(4): 376–90. doi: 10.1007/s11612-008-0039-6.

Amaro A. A holistic mindfulness. Mindfulness 2015; 6(1): 63–73. doi: 10.1007/s12671-014-0382-3.

Amendt-Lyon N. Kontakt allein genügt nicht! Was wirkt in der Integrativen Gestalttherapie? In: Hochgerner M, Wildberger E (Hrsg). Was heilt in der Psychotherapie? Wien: Facultas 2000; 279–91.

Analayo B. Der direkte Weg. Satipatthana. Stammbach: Beyerlein & Steinschulte 2010.

Anderssen-Reuster U. Einleitung: Was ist Achtsamkeit? In: Anderssen-Reuster U (Hrsg). Achtsamkeit in Psychotherapie und Psychosomatik. Stuttgart: Schattauer 2007a; 1–4.

Anderssen-Reuster U. Ich-Stärkung oder Selbst-Überwindung? In: Anderssen-Reuster U (Hrsg). Achtsamkeit in Psychotherapie und Psychosomatik. Stuttgart: Schattauer 2007b; 53–65.

Anderssen-Reuster U. Selbstkonzeption in Psychotherapie und Buddhismus. In: Anderssen-Reuster U, Meibert P, Meck S (Hrsg). Psychotherapie und buddhistisches Geistestraining. Methoden einer achtsamen Bewusstseinskultur. Stuttgart: Schattauer 2013; 105–20.

Ando M, Natsume T, Kukihara H, Shibata H, Ito S. Efficacy of mindfulness-based meditation therapy on the sense of coherence and mental health of nurses. Health 2011; 3(2): 118–22. doi: 10.4236/health.2011.32022.

Antonovsky A. Salutogenese: Zur Entmystifizierung der Gesundheit. Franke A (Hrsg). Tübingen: dgvt 1997.

Assagioli R. Psychosynthese und transpersonale Entwicklung. Paderborn: Junfermann 1992.

Assagioli R. Die Schulung des Willens. Methoden der Psychotherapie und der Selbsttherapie. 7. Aufl. Paderborn: Junfermann 1994.

Auckenthaler A. Die therapeutische Beziehung in der Gesprächspsychotherapie. In: Hermer M, Röhrle B (Hrsg). Handbuch der therapeutischen Beziehung. Tübingen: dgvt 2008; 1195–211.

Ayan S. Blick zurück nach vorn. Gehirn & Geist 2007; 10: 22–5.

Baer RA (ed). Assessing mindfulness and acceptance processes in clients: Illuminating the theory and practice of change. Oakland, CA: New Harbinger Publications 2010.

Baer RA. Self-compassion as a mechanism of change in mindfulness- and acceptance-based treatments. In: Baer RA (ed). Assessing mindfulness and acceptance processes in clients: Illuminating the theory and practice of change. Oakland, CA: New Harbinger 2010; 135–53.

Baer RA, Smith GT, Hopkins J, Krietemeyer J, Toney L. Using self-report assessment methods to explore facets of mindfulness. Assessment 2006; 13(1): 27–45. doi: 10.1177/1073191105283504.

Baldwin M. Interview with Carl Rogers on the use of the self in therapy. In: Baldwin M (ed). The use of self in therapy. 2nd ed. New York: Haworth Press 2000; 29–38.

Balint M. Die Urformen der Liebe und die Technik der Psychoanalyse. München: Klett-Cotta bei dtv 1988.

Bandler R, Grinder J. Neue Wege in der Kurzzeit-Therapie: Neurolinguistische Programme. Paderborn: Junfermann 1981.

Bandler R, Grinder J. Metasprache der Psychotherapie: Die Struktur der Magie I. Paderborn: Junfermann 2010.

Barnard LK, Curry JF. Self-compassion: Conceptualizations, correlates, & interventions. Rev Gen Psychol 2011; 15(4): 289–303. doi: 10.1037/a0025754.

Barrett-Lennard GT. The empathy cycle: Refinement of a nuclear concept. J Couns Psychol 1981; 28(2): 91–100. doi: 10.1037/0022-0167.28.2.91.

Barth FD. Frozen in time: Idealization and parent-blaming in the therapeutic process. Clin Soc Work J 2010; 38(3): 331–40. doi: 10.1007/s10615-009-0237-x.

Bateson G. Geist und Natur. Frankfurt/M.: Suhrkamp 1987.

Batson CD. These things called empathy: Eight related but distinct phenomena. In: Decety J, Ickes WJ (eds). The social neuroscience of empathy. Cambridge: MIT Press 2011; 3–15.

Bayles C. Using mindfulness in a harm reduction approach to substance abuse treatment: A literature review. Int J Behav Consult Ther 2014; 9(2): 22–25.

BBC. Mindfulness on BBC breakfast. 20. April 2012. https://www.youtube.com/watch?v=sM-sUGB_KV7 s (20 Mai 2015).

Beck AT. Cognitive therapy of depression. New York: Guilford 1979. [Dt. Kognitive Therapie der Depression. Weinheim: Beltz 1999].

Beck AT, Emery G, Greenberg RL. Anxiety disorders and phobias. A cognitive perspective. New York: Basic Books 1985.

Beddoe AE, Murphy SO. Does mindfulness decrease stress and foster empathy among nursing students? J Nurs Educ 2004; 43(7): 305–12. PMID: 15303583.

Beebe B, Lachmann FM. Infant research and adult treatment. Co-constructing interactions. Hillsdale: Analytic Press 2002.

Beisser AR. Wozu brauche ich Flügel? Ein Gestalttherapeut betrachtet sein Leben als Gelähmter. Wuppertal: Hammer 1997.

Beneke C, Merten J, Krause R. Über die Bedeutung des intersubjektiven Feldes in der Psychotherapie. Psychotherapie 2000; 5(2): 73–80. München: CIP-Medien.

Benson H. The relaxation response. New York: Morrow 1975.

Bentzen M. Formen des Erlebens. Neurowissenschaft, Entwicklungspsychologie und somatische Charakterbildung. In: Marlock G, Weiss H (Hrsg). Handbuch der Körperpsychotherapie. Stuttgart: Schattauer 2006; 304–32.

Berking M, Känel Mv. Achtsamkeitstraining als psychotherapeutische Interventionsmethode: Konzeptklärung, klinische Anwendung und aktuelle empirische Befundlage. Psychother Psych Med 2007; 57(3/4): 170–7. doi: 10.1055/s-2006-951956.

Bernard H, Burlingame G, Flores P, Greene L, Joyce A, Kobos JC, Leszcz M, MacNair-Semands RR, Piper WE, McEneaney AM, Feirman D. Clinical practice guidelines for group psychotherapy. Int J Group Psychother 2008; 58(4): 455–542. doi: 10.1521/ijgp.2008.58.4.455.

Bion W. Attention and interpretation. London: Tavistock Publication 1970. [Dt. Aufmerksamkeit und Deutung. Frankfurt/M.: Brandes & Apsel 2006].

Birnie K, Speca M, Carlson LE. Exploring self-compassion and empathy in the context of mindfulness-based stress reduction (MBSR). Stress Health 2010; 26(5): 359–71. doi: 10.1002/smi.1305.

Black DS (ed). Mindfulness resesearch monthly. American Mindfulness Research Association 2015. https://goamra.org/publications/mindfulness-research-monthly/ (11 Mai 2015).

Bleichenbacher M, Preiswerk V. Interpersonelle Psychotherapie (IPT), Multimodale Verhaltenstherapie (MVT), Dialektisch-behaviorale Therapie (DBT) – Analyse und Vergleich von Wirkmechanismen. Unveröffentlichte Lizentiatsarbeit, Institut für Psychologie der Universität Bern 1998.

Bohart AC, Elliott R, Greenberg LS, Watson JC. Empathy. In: Norcross JC (ed). Psychotherapy relationships that work: Therapist contributions and responsiveness to patient needs. New York: Oxford University Press 2002; 89–108.

Bohus M, Huppertz M. Wirkmechanismen achtsamkeitsbasierter Psychotherapie. Z Psychiatr Psychol Psychother 2006; 54(4): 265–76. doi: 10.1024/1661-4747.54.4.265.

Bohus M, Wolf M. Interaktives SkillsTraining für Borderline-Patienten. Stuttgart: Schattauer 2009.

Bordin ES. The generalizability of the psychoanalytic concept of the working alliance. Psychotherapy: Theory, Research & Practice 1979; 16(3): 252–60. doi: 10.1037/h0085885.

Bornemann G, Singer T. Das ReSource-Trainingsprotokoll. In: Singer T, Bolz M (Hrsg). Mitgefühl in Alltag und Forschung. Ebook. München: Max-Planck-Gesellschaft 2013; 836–63.

Bowen S, Chawla N, Marlatt GA. Achtsamkeitsbasierte Rückfallprävention bei Substanzabhängigkeit: Das MBRP-Programm. Basel: Beltz 2012.

Bowlby J. Attachment and loss: Attachment. New York: Basic Books 1969.

Brach T. Cultivating a forgiving heart. In: Radical acceptance: Guided meditations. Boulder: Sonds true 2007.

Brach T. Mit dem Herzen eines Buddha: Heilende Wege zu Selbstakzeptanz und Lebensfreude. München: Barth 2013.

Brewer JA, Bowen S, Smith JT, Marlatt GA, Potenza MN. Mindfulness-Based treatments for co-occurring depression and substance use disorders: What can we learn from the brain? Addiction 2010; 105(10): 1698–706. doi: 10.1111/j.1360–0443.2009.02890.x.

Brink E, Koster F. Mitfühlend leben: Mit Selbst-Mitgefühl und Achtsamkeit die seelische Gesundheit stärken: Mindfulness-Based Compassionate Living – MBCL. München: Kösel 2013.

Brisch KH. Bindungsstörungen. Von der Bindungstheorie zur Therapie. 12. Aufl. Stuttgart: Klett-Cotta 2013.

Bry A. Inside psychotherapy: Nine clinicians tell how they work and what they are striving to accomplish. New York: Basic Books 1972.

Bryant FB, Chadwick ED, Kluwe K. Understanding the processes that regulate positive emotional experience: Unsolved problems and future directions for theory and research on savoring. Int J Wellbeing 2011; 1(1): 107–26. doi: 10.5502/ijw.v1i1.18.

Bryant FB, Veroff J. Savoring: A new model of positive experience. Mahwah: Lawrence Erlbaum Associates 2007.

Buddhaghosa, Nyanatiloka. Der Weg zur Reinheit: Die größte und älteste systematische Darstellung des Buddhismus = Visuddhi-magga. 8. Aufl. Uttenbühl: Jhana-Verlag 2002. http://www.palikanon.com/visuddhi/vis_idx.html (13 August 2014).

Bühler K. Tatsachen und Probleme zu einer Psychologie der Denkvorgänge. Über Gedanken. Archiv für Psychologie 1907; 9: 297–365.

Bundschuh-Müller K. Ein Netzwerk für die Seele knüpfen. In: Feuerstein H, Müller D, Weiser Cornell A. Focusing im Prozess – Ein Lesebuch. Köln: Ges. für wiss. Gesprächstherapie 2000; 26–37.

Bundschuh-Müller K. »Es ist was es ist …« Achtsamkeit und Akzeptanz in der Personzentrierten und Experientiellen Psychotherapie. In: Heidenreich T, Michalak J (Hrsg). Achtsamkeit und Akzeptanz in der Psychotherapie. Ein Handbuch. Tübingen: dgvt 2004; 405–55.

Cahn BR, Delorme A, Polich J. Occipital gamma activation during Vipassana meditation. Cogn Process 2010; 11(1): 39–56. doi: 10.1007/s10339-009-0352-1.

Cahn BR, Polich J. Meditation states and traits: EEG, ERP, and neuroimaging studies. Psychol Bull 2006; 132(2): 180–211. doi: 10.1037/0033–2909.132.2.180.

Carey B. Expert on mental illness reveals her own fight. The New York Times: Health. 23. Juni 2011. http://www.nytimes.com/2011/06/23/health/23lives.html?_r=0 (03 Mai 2015).

Carlson LE, Beattie TL, Giese-Davis J, Faris P, Tamagawa R, Fick LJ, Degelman ES, Speca M. Mindfulness-Based cancer recovery and supportive-expressive therapy maintain telomere length relative to controls in distressed breast cancer survivors. Cancer 2015; 121 (3): 476–84. doi: 10.1002/cncr.29063.

Carlson LE, Speca M, Patel KD, Goodey E. Mindfulness-Based stress reduction in relation to quality of life, mood, symptoms of stress, and immune parameters in breast and prostate cancer outpatients. Psychosom Med 2003; 65(4): 571–81. doi: 10.1097/01.PSY.0000074003.35911.41.

Carmody J, Baer RA, Lykins ELB, Olendzki N. An empirical study of the mechanisms of mindfulness in a mindfulness-based stress reduction program. J Clin Psychol 2009; 65(6): 613–26. doi: 10.1002/jclp.20579.

Carroll L. Alice im Wunderland. Wien: Ueberreuter 2009.

Chadwick D. Zen is right here: Teaching stories and anecdotes of Shunryu Suzuki. Boston: Shambhala 2007. http://www.cuke.com/ZIRH/anecdotes/106-birds.htm (06 Mai 2015).

Chambers R, Gullone E, Allen NB. Mindful emotion regulation: An integrative review. Clin Psychol Rev 2009; 29(6): 560–72. doi: 10.1016/j.cpr.2009.06.005.

Cheavens JS, Rosenthal MZ, Daughters SB, Nowak J, Kosson D, Lynch TR, Lejuez CW. An analogue investigation of the relationships among perceived parental criticism, negative affect, and borderline personality disorder features: The role of thought suppression. Behav Res Ther 2005; 43(2): 257–68. doi: 10.1016/j.brat.2004.01.006.

Cherniss C, Goleman D. The emotionally intelligent workplace: How to select for measure, and improve emotional intelligence in individuals, groups, and organizations. San Francisco: Jossey-Bass 2001.

Chiesa A, Serretti A. Mindfulness-Based interventions for chronic pain: A systematic review of the evidence. J Altern Complement Med 2011; 17(1): 83–93. doi: 10.1089/acm.2009.0546.

Chödrön P. Comfortable with uncertainty. Boston, MA: Shambhala 2003.

Christensen A, Jacobson NS. Reconcilable differences. New York: Guilford Press 2000.

Christopher JC, Maris JA. Integrating mindfulness as self-care into counselling and psychotherapy training. Couns Psychother Res 2010; 10(2): 114–25. doi: 10.1080/14733141003750285.

Cloud J. The third wave of therapy. Time Magazine. 13. Februar 2006.

Cole JD, Ladas-Gaskin C, Morrison L, Gaither D, Johanson GJ. Mindfulness centered therapies: An integrative approach. Seattle: Silver Birch 2007.

Corcoran KM, Segal ZV. Metacognition in depressive and anxiety disorders: Current directions. Int J Cogn Ther 2008; 1(1): 33–44. doi: 10.1521/ijct.2008.1.1.33.

Cozolino L. Die Neurobiologie menschlicher Beziehungen. Kirchzarten: VAK Verlag 2007.

Crane RS, Eames C, Kuyken W, Hastings RP, Williams JMG, Bartley T, Evans A, Solverton S, Soulsby JG, Surawy C. Development and validation of the mindfulness-based interventions – Teaching assessment criteria (MBI:TAC). Assessment 2013; 20(6): 681–8. doi: 10.1177/1073191113490790.

Crane RS, Kuyken W, Williams JMG, Hastings RP, Cooper L, Fennell MJV. Competence in teaching mindfulness-based courses: Concepts, development and assessment. Mindfulness 2012; 3(1): 76–84. doi: 10.1007/s12671-011-0073-2.

Creswell JD, Myers HF, Cole SW, Irwin MR. Mindfulness meditation training effects on CD4+ T lymphocytes in HIV-1 infected adults: A small randomized controlled trial. Brain Behav Immun 2009; 23(2): 184–8. doi: 10.1016/j.bbi.2008.07.004.

Creswell JD, Way BM, Eisenberger NI, Lieberman MD. Neural correlates of dispositional mindfulness during affect labeling. Psychosom Med 2007; 69(6): 560–5. doi: 10.1097/PSY.0b013e3180f6171f.

Crosby L. The relation of maternal empathic accuracy to the development of self concept. Unpublished doctoral thesis. Santa Barbara: The Fielding Institute 2002.

Cullen M. Mindfulness-Based interventions: An emerging phenomenon. Mindfulness 2011; 2(3): 186–93. doi: 10.1007/s12671-011-0058-1.

Dalai Lama. Foreword. In: Germer CK, Siegel RD (eds). Wisdom and compassion in psychotherapy. Deepening mindfulness in clinical practice. New York: Guilford Press 2012; XVII–XVIII.

Damasio AR. Ich fühle, also bin ich – Die Entschlüsselung des Bewusstseins. München: List 2000.

Damasio AR. Descartes Irrtum. München: List 2004.

Damasio AR. Der Spinoza-Effekt: Wie Gefühle unser Leben bestimmen. München: List 2005.

Damasio AR. Self comes to mind. Constructing the conscious brain. London: Vintage 2012.

Daubenmier J, Lin J, Blackburn E, Hecht FM, Kristeller J, Maninger N, Kuwata M, Bachetti P, Havel PJ, Epel E. Changes in stress, eating, and metabolic factors are related to changes in telomerase activity in a randomized mindfulness intervention pilot study. Psychoneuroendocrinology 2012; 37(7): 917–28. doi: 10.1016/j.psyneuen.2011.10.008.

Davidson RJ, Begly S. Warum wir fühlen, wie wir fühlen. München: Arkana 2012.

Davidson RJ, Kabat-Zinn J, Schumacher J, Rosenkranz M, Muller D, Santorelli SF, Urbanowski F, Harrington A, Bonus K, Sheridan JF. Alterations in brain and immune function produced by mindfulness meditation. Psychosom Med 2003a; 65(4): 564–70. doi: 10.1097/01.PSY.0000077505.67574.E3.

Davidson RJ, Scherer KR, Hill Goldsmith H (eds). Handbook of affective sciences. Oxford: Oxford University Press 2003b.

Daye M. The myth of the resistant client. http://www.eabp.org/docs/THE_MYTH_OF_THE_RESISTANT_CLIENT.doc (12 Mai 2015).

Deatherage G. The clinical use of »mindfulness« meditation techniques in short-term psychotherapy. J Transp Psychol 1975; 7(2): 133–143.

Deikman AJ. The observing self. Mysticism and psychotherapy. Boston: Beacon Press 1982.

Desbordes G, Gard T, Hoge EA, Hölzel BK, Kerr C, Lazar SW, Olendzki A, Vago DR. Moving beyond mindfulness: Defining equanimity as an outcome measure in meditation and contemplative research. Mindfulness 2015; 6(2): 356–72. doi: 10.1007/s12671-013-0269-8.

Desrosiers A, Klemanski DH, Nolen-Hoeksema S. Mapping mindfulness facets onto dimensions of anxiety and depression. Behav Ther 2013; 44(3): 373–84. doi: 10.1016/j.beth.2013.02.001.

Didonna F (ed). Clinical handbook of mindfulness. New York: Springer 2009a.

Didonna F. Mindfulness-Based interventions in an inpatient setting. In: Didonna F (ed). Clinical handbook of mindfulness. New York, NY: Springer 2009b; 447–62.

Dietz I, Dietz T. Selbst in Führung: Achtsam die Innenwelt meistern; Wege zur Selbstführung in Coaching und Selbst-Coaching. Paderborn: Junfermann 2007.

Dobkin PL, Irving JA, Amar S. For whom may participation in a mindfulness-based stress reduction program be contraindicated? Mindfulness 2012; 3(1): 44–50. doi: 10.1007/s12671-011-0079-9.

Dobmeier P, Kapfhammer H-P. Konzept und Geschichte der Dissoziation. Psychotherapie 2001; 6(1): 97–104. München: CIP-Medien.

Dodge R, Daly A, Huyton J, Sanders L. The challenge of defining wellbeing. Int J Wellbeing 2012; 2(3): 222–35. doi: 10.5502/ijw.v2i3.4.

Duncan BL. The legacy of Saul Rosenzweig: The profundity of the dodo bird. Journal of Psychotherapy Integration 2002; 12(1): 32–57. doi: 10.1037/1053-0479.12.1.32.

Dunn R, Callahan JL, Swift JK, Ivanovic M. Effects of pre-session centering for therapists on session presence and effectiveness. Psychother Res 2013; 23(1): 78–85. doi: 10.1080/10503307.2012.731713.

Durayappah A. The 3P model: A general theory of subjective well-being. J Happiness Stud 2011; 12(4): 681–716. doi: 10.1007/s10902-010-9223-9.

Eberwein W, Thielen M (Hrsg). Humanistische Psychotherapie. Gießen: Psychosozial-Verlag 2014.

Ecker B, Ticic R, Hulley L. Schlüssel zum emotionalen Gehirn: Mit Gedächtniskonsolidierung die Ursachen von Problemen beseitigen. Paderborn: Junfermann 2015.

Eckert J, Biermann-Ratjen E-M. Ein heimlicher Wirkfaktor: Die »Theorie« des Therapeuten. In: Tschuschke V, Czogalik D (Hrsg). Psychotherapie – Welche Effekte verändern? Berlin, Heidelberg: Springer 1990; 272–87.

Eisenberg N, Eggum ND. Empathic responding: Sympathy and personal distress. In: Decety J, Ickes WJ (eds). The social neuroscience of empathy. Cambridge, Mass.: MIT Press 2011; 71–83.

Ekman P. Moving toward global compassion. San Francisco: Paul Ekman Group 2014.

Elhardt S. Tiefenpsychologie. Stuttgart: Kohlhammer 2001.

Elliotson J. Human Physiology. London: Longman, Orme, Browne, Green, and Longman 1835. Retrieved 25 March 2013; 646.

Elliott R, Bohart AC, Watson JC, Greenberg LS. Empathy. Psychotherapy 2011; 48(1): 43–9. doi: 10.1037/a0022187.

Engler J. Therapeutic aims in psychotherapy and meditation: Developmental stages in the representation of self. Journal of Transpersonal Psychology 1984; 16(1): 25–61.

Engler J. Being somebody and being nobody: A reexamination of the understanding of self in psychoanalysis and Buddhism. In: Safran JD (ed). Psychoanalysis and Buddhism. Boston: Wisdom Publications 2006.

Epstein M. Gedanken ohne den Denker. Das Wechselspiel von Buddhismus und Psychoanalyse. Frankfurt/M.: Krüger 1996.

Epstein M. Going on being: Buddhism and the way of change. London: Continuum 2001.

Epstein M. Beziehungsgestaltung bei Winnicott und Parallelen zum Buddhismus. In: Anderssen-Reuster U, Meibert P, Meck S (Hrsg). Psychotherapie und buddhistisches Geistestraining. Methoden einer achtsamen Bewusstseinskultur. Stuttgart: Schattauer 2013; 121–31.

Esch T, Jose G, Gimpel C, Scheidt C von, Michalsen A. Die Flourishing Scale (FS) von Diener et al. liegt jetzt in einer autorisierten deutschen Fassung (FS-D) vor: Einsatz bei einer Mind-Body-medizinischen Fragestellung. Forsch Komplementärmed 2013; 20(4): 267–75. doi: 10.1159/000354414.

Escuriex BF, Labbé EE. Health care providers' mindfulness and treatment outcomes: A critical review of the research literature. Mindfulness 2011; 2(4): 242–53. doi: 10.1007/s12671-011-0068-z.

Farb NAS, Segal ZV, Mayberg H, Bean J, McKeon D, Fatima Z, Anderson AK. Attending to the present: Mindfulness meditation reveals distinct neural modes of self-reference. Soc Cogn Affect Neurosc 2007; 2(4): 313–22. doi: 10.1093/scan/nsm030.

Fehmi L, Robbins J. Open Focus Aufmerksamkeitstraining. München: Goldmann 2008.

Feldenkrais M. Bewusstheit durch Bewegung: Der aufrechte Gang. Frankfurt/M.: Suhrkamp 1978.

Ferenczi S. Ohne Sympathie keine Heilung: Das klinische Tagebuch von 1932. Frankfurt/M.: Fischer 1988.

Fields R. How the swans came to the lake. A narrative history of Buddhism in America. Boston, New York: Shambala 1992.

Figley CR (ed). Compassion fatigue: Coping with secondary traumatic stress disorder in those who treat the traumatized. New York: Brunner/Mazel 1995.

Fischer C. Der Traum in der Psychotherapie. Ein Vergleich Freud'scher und Jung'scher Patienträume. München: Minerva 1978.

Fishbane MD. Wired to connect: Neuroscience, relationships and therapy. Fam Proc 2007; 46(3): 395–412. doi: 10.1111/j.1545-5300.2007.00219.x.

Fisher J, Ogden P. Sensorimotor psychotherapy. In: Courtois CA, Ford JD (eds). Treating complex traumatic stress disorders. An evidence-based guide. New York: Guilford Press 2009; 312–28.

Fisher R. Jumping out of the system. In: Weiss H, Johanson G, Monda L (eds). Hakomi: Mindfulness centered somatic psychotherapy. A comprehensive guide to theory and practice. New York: Norton 2015; 242–51.

Fletcher LB, Schoendorff B, Hayes SC. Searching for mindfulness in the brain: A process-oriented approach to examining the neural correlates of mindfulness. Mindfulness 2010; 1(1): 41–63. doi: 10.1007/s12671-010-0006-5.

Fonagy P, Gergely G, Jurist E, Target M. Affektregulierung, Mentalisierung und die Entwicklung des Selbst. Stuttgart: Klett-Cotta 2004.

Fonagy P, Target M, Allison L. Gedächtnis und therapeutische Wirkung. Psyche 2003; 57: 841–56.

Foureur M, Besley K, Burton G, Yu N, Crisp J. Enhancing the resilience of nurses and midwives: Pilot of a mindfulness-based program for increased health, sense of coherence and decreased depression, anxiety and stress. Contemp Nurse 2013; 45(1): 114–25. doi: 10.5172/conu.2013.45.1.114.

Fox KCR, Nijeboer S, Dixon ML, Floman JL, Ellamil M, Rumak SP, Sedlmeier P, Christoff K. Is meditation associated with altered brain structure? A systematic review and meta-analysis of morphometric neuroimaging in meditation practitioners. Neurosci Biobehav Rev 2014; 43: 48–73. doi: 10.1016/j.neubiorev.2014.03.016.

Frank JD. Die Heiler: Wirkungsweisen psychotherapeutischer Beeinflussung. 2. Aufl. Stuttgart: Klett-Cotta 1997. [Original: Frank JD, Frank JB. Persuasion and Healing: Comparative Study of Psychotherapy. 3rd. ed. Baltimore: Johns Hopkins 1993].

Frankl VE. Die Psychotherapie in der Praxis. 3. Aufl. Wien: Deutike 1975.

Frankl VE. Die Sinnfrage in der Psychotherapie. 3. Aufl. München: Piper 1988.

Frauchinger M. Psychotherapeutische Modelle und ihre Wirkfaktoren. Lizentiatsarbeit Bern 1997. http://www.psychotherapeut-bern.ch/wirkfaktoren.htm (01 Mai 2019).

Fredrickson BL. The broaden-and-build theory of positive emotions. Philosophical transactions of the Royal Society of London. Series B, Biological sciences 2004; 359(1449): 1367–78. doi: org/10.1098/rstb.2004.1512.

Fredrickson BL, Cohn MA, Coffey KA, Pek J, Finkel SM. Open hearts build lives: Positive emotions, induced through loving-kindness meditation, build consequential personal resources. Journal of Personality and Social Psychology 2008; 95(5): 1045–62. doi: 10.1037/a0013262.

Fresco DM, Moore MT, van Dulmen MHM, Segal ZV, Ma SH, Teasdale JD, Williams JMG. Initial psychometric properties of the experiences questionnaire: Validation of a self-report measure of decentering. Behav Ther 2007a; 38(3): 234–46. doi: 10.1016/j.beth.2006.08.003.

Fresco DM, Segal ZV, Buis T, Kennedy S. Relationship of posttreatment decentering and cognitive reactivity to relapse in major depression. J Consult Clin Psychol 2007b; 75(3): 447–55. doi: 10.1037/0022-006X.75.3.447.

Freud S. Brief an Romain Rolland vom 19. Januar 1930. Projekt Gutenberg – DE Siegmund Freud: Briefe: Auszüge – Kapitel 33. 21. Mai 2012. http://gutenberg.spiegel.de/buch/6433/33 (14 Januar 2014).

Freud S. Die Traumdeutung. Studienausgabe Band II. Frankfurt/M.: Fischer 1982 [1900].

Freud S. Die Zerlegung der psychischen Persönlichkeit. In: Neue Folge der Vorlesungen zur Einführung in die Psychoanalyse. Studienausgabe Band I 1982 [1933]; 496–516.

Freud S. Ratschläge für den Arzt bei der psychoanalytischen Behandlung. In: Gesammelte Werke VIII. Frankfurt/M.: Fischer 1999 [1912]; 375–87.

Freud S. Eine Schwierigkeit der Psychoanalyse. Gesamtwerke XII. Band. Frankfurt/M.: Fischer 1999 [1917]; 3–12.

Friedman M. Dialogue, philosophical anthropology and gestalt therapy. Gestalt Journal 1990; 13(1): 7–40.

Fromm E. Memories of Dr. D. T. Suzuki. The eastern buddhist (New Series). Kyoto: Kawakita Printing 1967; (II): 86–9.

Fromm E. Zen-Buddhismus und Psychoanalyse. Frankfurt/M.: Suhrkamp 1971.

Fuchs T. Das Gehirn – ein Beziehungsorgan. 3. Aufl. Stuttgart: Kohlhammer 2010.

Fuchs T. Leib und Lebensraum – Das eingebettete Selbst in der Psychotherapie. Psychotherapeutenjournal 2013; 12(2): 124–30.

Fulton PR. Achtsamkeit als klinisches Training. In: Germer CK, Siegel R, Fulton P (Hrsg). Achtsamkeit in der Psychotherapie. Freiamt/Schwarzwald: Arbor 2009; 85–110.

Galantino ML, Baime M, Maguire M, Szapary PO, Farrar JT. Association of psychological and physiological measures of stress in health-care professionals during an 8-week mindfulness meditation program: Mindfulness in practice. Stress Health 2005; 21(4): 255–61. doi: 10.1002/smi.1062.

Gallese V. Intentional attunement: A neurophysiological perspective on social cognition and its disruption in autism. Brain Res 2006; 1079(1): 15–21. PMID: 16680812.

Gallese V. Mirror neurons, embodied simulation, and the neural basis of social identification. Psychoanalytic Dialogues 2009; 19(5): 519–36. doi: 10.1080/10481880903231910.

Gard T, Hölzel BK, Sack AT, Hempel H, Lazar SW, Vaitl D, Ott U. Pain attenuation through mindfulness is associated with decreased cognitive control and increased sensory processing in the brain. Cereb Cortex 2012; 22(11): 2692–702. doi: 10.1093/cercor/bhr352.

Garland EL, Fredrickson B, Kring AM, Johnson DP, Meyer PS, Penn DL. Upward spirals of positive emotions counter downward spirals of negativity: Insights from the broaden-and-build theory and affective neuroscience on the treatment of emotion dysfunctions and deficits in psychopathology. Clin Psychol Rev 2010; 30(7): 849–64. doi: 10.1016/j.cpr.2010.03.002.

Garland EL, Gaylord SA, Fredrickson BL. Positive reappraisal mediates the stress-reductive effects of mindfulness: An upward spiral process. Mindfulness 2011; 2(1): 59–67. doi: 10.1007/s12671-011-0043-8.

Garland EL, Gaylord SA, Park J. The role of mindfulness in positive reappraisal. Explore (NY) 2009; 5(1): 37–44. doi: 10.1016/j.explore.2008.10.001.

Gasiorek J, Giles H. Communication, volunteering, and aging: A research agenda. International Journal of Communication 2013; 7: 2659–77.

Gaudiano BA, Herbert JD, Hayes SC. Is it the symptom or the relation to it? Investigating potential mediators of change in acceptance and commitment therapy for psychosis. Behav Ther 2010; 41(4): 543–54. doi: 10.1016/j.beth.2010.03.001.

Gebser J. Ursprung und Gegenwart. Stuttgart: Dt. Verlags-Anstalt 1949.

Gehart D, McCollum EE. Therapeutischer Präsenz den Weg ebnen. In: Hick SF, Bien T (Hrsg). Achtsamkeit in der therapeutischen Beziehung. Freiburg/B.: Arbor 2010; 251–74.

Geller SM, Greenberg LS. Therapeutic presence: Therapist's experience of presence in the psychotherapy encounter. In: Person-Centered and Experiential Psychotherapies 2002; 1(1–2): 71–86. doi: 10.1080/14779757.2002.9688279.

Geller SM, Greenberg LS. Therapeutic presence: A mindful approach to effective therapy. Washington, DC: American Psychological Association 2012.

Gelso CJ. The real relationship in psychotherapy: The hidden foundation of change. Washington: American Psychological Association 2011.

Gendlin T. Focusing-orientierte Psychotherapie. München: Pfeiffer 1998.

Germer CK. Achtsamkeit: Was ist das? Wozu dient sie? In: Germer CK, Siegel R, Fulton P (Hrsg). Achtsamkeit in der Psychotherapie. Freiamt/Schwarzwald: Arbor 2009a; 15–49.

Germer CK. Angststörungen. Sich mit der Furcht anfreunden. In: Germer CK, Siegel R, Fulton P (Hrsg). Achtsamkeit in der Psychotherapie. Freiamt/Schwarzwald: Arbor 2009b; 221–51.

Germer CK. Der achtsame Weg zur Selbstliebe: Wie man sich von destruktiven Gedanken und Gefühlen befreit. Freiburg/B.: Arbor 2010.

Germer CK, Siegel RD (eds). Wisdom and compassion in psychotherapy. Deepening mindfulness in clinical practice. New York: Guildford 2012. [Dt: Weisheit und Mitgefühl in der Psychotherapie: Achtsame Wege zur Vertiefung der therapeutischen Praxis. Freiburg/B.: Arbor 2014].

Geuter U. Körperpsychotherapie. Grundriss einer Theorie der klinischen Praxis. Heidelberg: Springer 2015.

Gilbert P. Compassion focused therapy. Paderborn: Junfermann 2013.

Gimpel C, Scheidt C von, Jose G, Sonntag U, Stefano GB, Michalsen A, Esch T. Changes and interactions of flourishing, mindfulness, sense of coherence, and quality of life in patients of a mind-body medicine outpatient clinic. Forsch Komplementärmed (är ERG) 2014; 21(3): 154–62. doi: 10.1159/000363784.

Goleman D. Meditation as meta-therapy: Hypotheses toward a proposed fifth state of consciousness. Journal of Transpersonal Psychology 1971; 3(1): 1–25.

Goleman D. Dialog mit dem Dalai Lama. Wie wir destruktive Emotionen überwinden können. München, Wien: Hanser 2003.

Gottschalk R, Nyanaponika. Die Wurzeln von Gut und Böse: Buddhistische Texte. 2. Aufl. Stammbach: Beyerlein & Steinschulte 2008.

Grabovac AD, Lau MA, Willett BR. Mechanisms of mindfulness: A buddhist psychological model. Mindfulness 2011; 2(3): 154–66. doi: 10.1007/s12671-011-0054-5.

Grant JA, Courtemanche J, Duerden EG, Duncan GH, Rainville P. Cortical thickness and pain sensitivity in Zen meditators. Emotion 2010; 10(1), 43–53. doi: 10.1037/a0018334.

Grant JA, Courtemanche J, Rainville P. A non-elaborative mental stance and decoupling of executive and pain-related cortices predicts low pain sensitivity in Zen meditators. Pain 2011; 152(1): 150–6. doi: 10.1016/j.pain.2010.10.006.

Grant JA, Rainville P. Pain sensitivity and analgesic effects of mindful states in Zen meditators: A cross-sectional study. Psychosom Med 2009; 71(1): 106–14. doi: 10.1097/PSY.0b013e31818f52ee.

Grawe K. Psychologische Therapie. Göttingen: Hogrefe 1998.

Grawe K. Neuropsychotherapie. Göttingen: Hogrefe 2004.

Grawe K, Donati R, Bernauer F. Psychotherapie im Wandel: Von der Konfession zur Profession. Göttingen: Hogrefe 1994.

Greenberg LS, Watson JC, Lietaer G. Handbook of experiential psychotherapy. New York: Guilford Press 1998.

Greenson RR. Technik und Praxis der Psychoanalyse. 8. Aufl. Stuttgart: Klett-Cotta 2000.

Grepmair LJ, Mitterlehner F, Loew T, Nickel M. Promotion of mindfulness in psychotherapists in training: Preliminary study. European Psychiatry 2007; 22(8): 485–9. doi: 10.1016/j.eurpsy.2007.02.004.

Grepmair LJ, Nickel MK. Achtsamkeit des Psychotherapeuten. Wien: Springer 2007.

Gross JJ. The emerging field of emotion regulation: An integrative review. Rev Gen Psychol 1998: 271–99.

Grossman P. Das Üben von Achtsamkeit: Eine einzigartige klinische Intervention für die Verhaltenswissenschaften. In: Heidenreich T, Michalak J (Hrsg). Achtsamkeit und Akzeptanz in der Psychotherapie. Ein Handbuch. Tübingen: dgvt 2004; 69–101.

Grossman P, Van Dam NT. Mindfulness, by any other name…: Trials and tribulations of sati in western psychology and science. Contemp Buddhism 2011; 12(1): 219–39. doi: 10.1080/14639947.2011.564841.

Gunaratna VF. The satipatthana sutra and its application to modern life. Kandy, Sri Lanka: Buddhist Publication Society 1970.

Günther U. Strengths and limitations of the Hakomi method: Indications and contraindications for clients with significant clinical disturbances. In: Weiss H, Johanson G, Monda L (eds). Hakomi: Mindfulness centered somatic psychotherapy. A comprehensive guide to theory and practice. New York: Norton 2015; 281–93.

Gusnard DA, Akbudak E, Shulman GL, Raichle ME. Medial prefrontal cortex and self-referential mental activity: Relation to a default mode of brain function. Proc Natl Acad Sci USA 2001; 98(7): 4259–64. doi: 10.1073/pnas.071043098.

Haken H, Schiepek G. Synergetik in der Psychologie: Selbstorganisation verstehen und gestalten. 2. Aufl. Göttingen: Hogrefe 2010.

Haley J. Typisch Erickson. Muster seiner Arbeit. Paderborn: Junfermann 1996.

Halifax J. Mitgefühl im klinischen Umfeld verstehen und kutivieren. Das A. B. I. D. E. Compassion Modell. In: Singer T, Bolz M (Hrsg). Mitgefühl in Alltag und Forschung. Ebook. München: Max-Planck-Gesellschaft 2013a; 390–423.

Halifax J. »Being with Dying«. Ein Lehrplan für die professionelle Weiterbildung in mitfühlender Sterbebegleitung. In: Singer T, Bolz M (Hrsg). Mitgefühl in Alltag und Forschung. Ebook. München: Max-Planck-Gesellschaft 2013b; 864–89.

Hanson R. Das Gute in sich aufnehmen. Vortrag in Berlin am 12. Juni 2013. http://media.rickhanson.net/slides/Taking_In_The_Good_Berlin_2013_in_German.pdf (12 Mai 2015).

Hanson R, Mendius R. Das Gehirn eines Buddha: Die angewandte Neurowissenschaft von Glück, Liebe und Weisheit. Freiburg/B.: Arbor 2010.

Harrer ME. Wirkkonzepte in der Hypnosepsychotherapie. Imagination 2008; 30(1): 5–37.

Harrer ME. Achtsamkeit und Hypnosepsychotherapie. Imagination 2010; 32(1): 18–38.

Harrer ME. Burnout und Achtsamkeit. Stuttgart: Klett-Cotta 2013.

Hawks S. Spiritual health: Definition and theory. Wellness Perspectives 1994; 10(4), 3–13.

Hayes SC. Career Influences and a brief intellectual autobiography. Steven C. Hayes. January 2008. https://stevenchayes.com/about/career-influences-and-a-brief-intellectual-autobiography/ (01 Mai 2019).

Hayes SC, Follette VM, Linehan MH. Achtsamkeit und Akzeptanz: Das Erweitern der kognitiv-behavioralen Tradition. Tübingen: dgvt 2012.

Hayes SC, Levin ME, Plumb-Vilardaga J, Villatte JL, Pistorello J. Acceptance and commitment therapy and contextual behavioral science: Examining the progress of a distinctive model of behavioral and cognitive therapy. Behav Ther 2013; 44(2): 180–98. doi: 10.1016/j.beth.2009.08.002.

Hebb D. The organization of behavior. New York: Wiley & Sons 1949.

Heidenreich T, Michalak J (Hrsg). Achtsamkeit und Akzeptanz in der Psychotherapie. Ein Handbuch. 3. Aufl. Tübingen: dgvt 2009

Heller M. Body psychotherapy. History, concepts, methods. New York: Norton 2012.

Henry WP, Schacht TE, Strupp HH. Patient and therapist introject, interpersonal process, and differential psychotherapy outcome. J Consult Clin Psychol 1990; 58(6): 768–74. doi: 10.1037/0022-006X.58.6.768.

Henry WP, Strupp HH. The therapeutic alliance as interpersonal process. In: Horvath AO, Greenberg LS (eds). The working alliance: Theory, research and practice. New York: Wiley and Sons 1994; 51–84.

Herbold W, Sachsse U, Bolle R, Reichel A. Das so genannte Innere Kind: Vom Inneren Kind zum Selbst. 2. Aufl. Stuttgart: Schattauer 2012.

Hesse H. Freund Peter 1959. Zit in: Lieben, das ist Glück: Gedanken aus seinen Werken und Briefen. Suhrkamp 2008.

Hesse PU. Konzepte von der Multiplizität in ausgewählten Bereichen moderner Psychotherapie. Heidelberg: Carl Auer 2003.

Hick SF, Bien T (Hrsg). Achtsamkeit in der therapeutischen Beziehung. Freiburg/B.: Arbor 2009.

Hilgard ER. Divided consciousness in hypnosis: The implications of the hidden observer. In: Fromm E, Shor RE (eds). Hypnosis: Developments in research and new perspectives. New York: Aldine 1979; 45–80.

Hoge EA, Chen MM, Orr E, Metcalf CA, Fischer LE, Pollack MH, DeVivo I, Simon NM. Loving-kindness meditation practice associated with longer telomeres in women. Brain Behav Immun 2013a; 32: 159–63. doi: 10.1016/j.bbi.2013.04.005.

Hoge EA, Hölzel BK, Marques L, Metcalf CA, Brach N, Lazar SW, Simon NM. Mindfulness and self-compassion in generalized anxiety disorder: Examining predictors of disability. Evid Based Complement Alternat Med 2013b; ID: 576258. doi: 10.1155/2013/576258.

Holland JH. Hidden Order – How adaptation builds complexity. Cambridge: Perseus Books 1995.

Holland JH. Emergence – from chaos to order. New York: Oxford University Press 1998.

Hölzel BK, Carmody J, Evans KC, Hoge EA, Dusek JA, Morgan L, Pitman RK, Lazar SW. Stress reduction correlates with structural changes in the amygdala. Soc Cogn Affect Neurosci 2010; 5(1): 11–7. doi: 10.1093/scan/nsp034.

Hölzel BK, Carmody J, Vangel M, Congleton C, Yerramsetti SM, Gard T, Lazar SW. Mindfulness practice leads to increases in regional brain gray matter density. Psychiatry Res 2011; 191(1): 36–43. doi: 10.1016/j.pscychresns.2010.08.006.

Hölzel BK, Gard T, Ott U. Mechanismen der Achtsamkeit: eine Betrachtung aus konzeptueller und neuronaler Perspektive. In: Knuf A, Hammer M (Hrsg). Die Entdeckung der Achtsamkeit in der Arbeit mit psychisch erkrankten Menschen. Köln: Psychiatrie Verlag 2013a; 274–95.

Hölzel BK, Hoge EA, Greve DN, Gard T, Creswell JD, Brown KW, Feldman Barrett L, Schwartz C, Vaitl D, Lazar SW. Neural mechanisms of symptom improvements in generalized anxiety disorder following mindfulness training. NeuroImag Clin 2013b; 2:448–58. doi: 10.1016/j.nicl.2013.03.011.

Hölzel BK, Lazar SW, Gard T, Schuman-Olivier Z, Vago DR, Ott U. How does mindfulness meditation work? Proposing mechanisms of action from a conceptual and neural perspective. Perspect Psychol Sc 2011; 6(6): 537–59. doi: 10.1177/1745691611419671.

Hölzel BK, Ott U, Gard T, Hempel H, Weygandt M, Morgen K, Vaitl D. Investigation of mindfulness meditation practitioners with voxel-based morphometry. Soc Cogn Affect Neurosci 2008; 3(1): 55–61. doi: 10.1093/scan/nsm038.

Hölzel BK, Ott U, Hempel H, Hackl A, Wolf K, Stark R, Vaitl D. Differential engagement of anterior cingulate and adjacent medial frontal cortex in adept meditators and non-meditators. Neurosci Lett 2007; 421(1): 16–21. doi: 10.1016/j.neulet.2007.04.074.

Horney K. The quality of the analyst's attention. In: Paris BJ (ed). The therapeutic process. London: Yale University Press 1951 [1999].

Hupfeld J, Ruffieux N. Validierung einer deutschen Version der Self-Compassion Scale (SCS-D). Ztschr Klin Psychol Psychother 2011; 40(2): 115–23. doi: 10.1026/1616-3443/a000088.

Huppertz M. Die Bedeutung des Zen-Buddhismus für die Dialektisch-behaviorale Therapie. Psychother Psychosom Med Psychol 2003; 53(9–10): 376–83. doi: 10.1055/s-2003-42174.

Jacobs TL, Epel ES, Lin J, Blackburn EH, Wolkowitz OM, Bridwell DA, Zanesco AP, Aichele SR, Sahdra BK, MacLean KA, Kind BG, Shaver PR, Rosenberg EL, Ferrer E, Wallace BA, Saron CD. Intensive meditation training, immune cell telomerase activity, and psychological mediators. Psychoneuroendocrinology 2011; 36(5): 664–81. doi: 10.1016/j.psyneuen.2010.09.010.

Jantsch E. Die Selbstorganisation des Universums. München: dtv 1982.

Jha AP, Krompinger J, Baime MJ. Mindfulness training modifies subsystems of attention. Cogn Affect Behav Neurosci 2007; 7(2): 109–19. PMID: 17672382.

Johanson GJ. Non-linear science, mindfulness and the body in humanistic psychotherapy. The Humanistic Psychologist 2009; 37(2): 159–77. doi: 10.1080/08873260902892121.

Johanson GJ, Kurtz R. Sanfte Stärke – Heilung im Geiste des Tao te king. München: Kösel 1991.

Johnson SM. Charakter-Transformation: Veränderung durch Therapie. Bergisch Gladbach: EHP 2007.

Jordan JV. The role of mutual empathy in relational/cultural therapy. J Clin Psychol 2000; 56(8): 1005–16. PMID: 10946729.

Kabat-Zinn J. An outpatient program in behavioral medicine for chronic pain patients based on the practice of mindfulness meditation: Theoretical considerations and preliminary results. Gen Hosp Psychiatry 1982; 4(1): 33–47. PMID: 7042457.

Kabat-Zinn J. Indra's net at work: The mainstreaming of Dharma practice in society. In: Watson G, Batchelor S, Claxton G (eds). The psychology of awakening: Buddhism, science, and our day-to-day lives. London: Random House/Rider 1999; 225–49.

Kabat-Zinn J. Mindfulness-Based interventions in context: Past, present, and future. Clinical Psychology: Science and Practice 2003; 10 (2): 144–56. doi: 10.1093/clipsy/bpg016.

Kabat-Zinn J. Some reflections on the origin of MBSR, skillful means, and the trouble with maps. Contemp Buddh 2011a; 12(1): 281–306. doi: 10.1080/14639947.2011.564844.

Kabat-Zinn J. Gesund durch Meditation: Das große Buch der Selbstheilung. München: Knaur 2011b.

Kächele H. Korrigierende emotionale Erfahrung. Plenarvortrag im Rahmen der 55. Lindauer Psychotherapiewochen 2005. https://www.lptw.de/archiv/vortrag/2005/Kaechele-Horst-Korri gierende-emotionale-Erfahrungen-Lindauer-Psychotherapiewochen2005.pdf (01 Mai 2019).

Kahnemann D. Schnelles Denken, langsames Denken. München: Siedler 2012.

Kalff DM. Sandspiel: Seine therapeutische Wirkung auf die Psyche. 3. Aufl. München: Ernst Reinhardt 2000.

Kaplan C, Winget E, Fisher N, Britton W. Adverse effects and difficult stages of the contemplative path. Poster presented at the Mind and Life Summer Research Institute, June 16–22, 2012, Garrison, NY. Zit. in: https://sites.google.com/site/yogafuerskeptiker/literatur (11 Mai 2015).

Kaschke M. Untersuchung der Störungsspezifität ambulanter Körperpsychotherapien. Dissertation Universität Heidelberg 2010.

Kauffman SA. The origins of order: Self organization and selection in evolution. Oxford University Press 1993.

Kauffman SA. Der Öltropfen im Wasser: Chaos, Komplexität, Selbstorganisation in Natur und Gesellschaft. München: Piper 1996.

Kazdin AE. Mediators and mechanisms of change in psychotherapy research. Annu Rev Clin Psychol 2007; 3(1): 1–27. doi: 10.1146/annurev.clinpsy.3.022806.091432.

Keefe T. Meditation and the psychotherapist. Am J Orthopsychiatr 1975; 45(3): 484–9.

Keen S. Apology for wonder. New York: Harper & Row 1969.

Kegan R. Die Entwicklungsstufen des Selbst: Fortschritte und Krisen im menschlichen Leben. München: Kindt 1986.

Keyes CLM. The mental health continuum: From languishing to flourishing in life. J Health Soc Behav 2002; 43(2): 207–22. PMID: 12096700.

Khoury B, Lecomte T, Fortin G, Masse M, Therien P, Bouchard V, Chapleau M-A, Paquin K, Hofman SG. Mindfulness-Based therapy: A comprehensive meta-analysis. Clin Psychol Rev 2013; 33(6): 763–71. doi: 10.1016/j.cpr.2013.05.005.

Killingsworth MA, Gilbert DT. A wandering mind is an unhappy mind. Science 2010; 330(6006): 932. doi: 10.1126/science.1192439.

Klimecki O, Ricard M, Singer T. Empathie versus Mitgefühl. In: Singer T, Bolz M (Hrsg). Mitgefühl in Alltag und Forschung. Ebook. München: Max-Planck-Gesellschaft 2013; 508–31.

Koemeda-Lutz M, Kaschke M, Revenstorf D, Scherrmann T, Weiss H, Soeder U. Evaluation der Wirksamkeit von ambulanten Körperpsychotherapien – EWAK. Eine Multizenterstudie in Deutschland und der Schweiz. Psychother Psych Med 2006; 56(12): e6-e19. doi: 10.1055/s-2006-951848.

Koestler A. Das Gespenst in der Maschine. Wien: Molden 1968.

Kohut H. Die Zukunft der Psychoanalyse – Aufsätze zu allgemeinen Themen und zur Psychologie des Selbst. Frankfurt/M.: Suhrkamp 1975.

Kornfield J. Frag den Buddha und geh den Weg des Herzens. München: Kösel 1995.

Kornfield J, Goldstein J. Einsicht durch Meditation. Die Achtsamkeit des Herzens. Freiamt: Arbor 2006.

Krasner MS, Epstein RM, Beckman H, Suchman AL, Chapman B, Mooney CJ, Quill TE. Association of an educational programm in mindful communication with burnout, empathy and attitudes among primary care physicians. JAMA 2009; 302(12): 1284–93. PMID: 19773563.

Kriz J. Systemtheorie für Psychotherapeuten, Psychologen und Mediziner – Eine Einführung. Stuttgart: Uni-Taschenbücher 1999.

Kriz J. Personzentrierte Systemtheorie. Grundfragen und Kernaspekte. In: Schlippe Av, Kriz WC (Hrsg). Personzentrierung und Systemtheorie. Perspektiven für psychotherapeutisches Handeln. Göttingen: Vandenhoeck & Ruprecht 2004; 13–67.

Kriz J. Grundkonzepte der Psychotherapie. 6. Aufl. Weinheim: Beltz 2007.

Kriz J. »Humanistische Psychotherapie« als Verfahren. Ein Plädoyer für die Übernahme eines einheitlichen Begriffs. Psychotherapeutenjournal 2011; 4: 332–38.

Kriz J. Wissenschaftliche Grundlagen: Denkmodelle. In: Senf W, Broda M. Praxis der Psychotherapie: Ein integratives Lehrbuch. 5. Aufl. Stuttgart: Thieme 2012; 26–32.

Kuno T. An interpretation of unconditional positive regard from the standpoint of buddhist-based psychology. In: Bozarth JD, Wilkins P. Rogers' therapeutic conditions: Evolution, theory and practice. Vol. 3. Unconditional positive regard. Ross-on-wyw: pccs Books 2001; 210–9.

Kurtz R. Hakomi – Eine körperorientierte Psychotherapie. München: Kösel 1994.

Kurtz R. Körperausdruck und Erleben in der körperorientierten Psychotherapie. In: Marlock G, Weiss H (Hrsg). Handbuch der Körperpsychotherapie. Stuttgart: Schattauer 2006; 414–22.

Kurtz R. Body-centered psychotherapy: The Hakomi method: The integrated use of mindfulness, nonviolence, and the body. Mendocino, CA: LifeRhythm 2007. [Erstausgabe 1990].

Kurtz R, Prestera H. Botschaften des Körpers. Bodyreading: Ein illustrierter Leitfaden. München: Kösel 1979.

Kuyken W, Byford S, Taylor RS, Watkins E, Holden E, White K, Barrett B, Byng R, Evans A, Mullan E, Teasdale JD. Mindfulness-Based cognitive therapy to prevent relapse in recurrent depression. J Consult Clin Psychol 2008; 76(6): 966–78. doi: 10.1037/a0013786.

Kuyken W, Watkins E, Holden E, White K, Taylor RS, Byford S, Evans A, Radford S, Teasdale JD, Dalgleish T. How does mindfulness-based cognitive therapy work? Behav Res Ther 2010; 48(11): 1105–12. doi: 10.1016/j.brat.2010.08.003.

Lachmann FM, Beebe B. Optimal responsiveness in a systems approach to representational and selfobject transference. In: Bacal HA (ed). Optimal responsiveness: How therapists heal their patients. Northvale, London: Aronson 1998; 305–26.

Lambert MJ, Ogles BM. The efficacy and effectiveness of psychotherapy. In: Lambert MJ (ed). Bergin and Garfield's Handbook of Psychotherapy and Behavior Change. 6. ed. New York: John Wiley and Sons 2013; 169–218.

Langer AI, Cangas AJ, Salcedo E, Fuentes B. Applying mindfulness therapy in a group of psychotic individuals: A controlled study. Behav Cogn Psychother 2012; 40(1): 105–9. doi: 10.1017/S1352465811000464.

Lazar SW, Kerr CE, Wasserman RH, Gray JR, Greve DN, Treadway MT, McGarvey M, Quinn BT, Dusek JA, Benson H, Rauch SL, Moore CI, Fischl B. Meditation experience is associated with increased cortical thickness. Neuroreport 2005; 16(17): 1893–7. PMID: 16272874.

Leary MR, Tate EB, Adams CE, Allen AB, Hancock J. Self-compassion and reactions to unpleasant self-relevant events: The implications of treating oneself kindly. J Pers Soc Psychol 2007; 92(5): 887–904. doi: 10.1037/0022-3514.92.5.887.

LeDoux J. The emotional brain. New York: Touchstone 1996.

Lengacher CA, Reich RR, Kip KE, Barta M, Ramesar S, Paterson CL, Moscosco MS, Carranza I, Budhrani PH, Kim SJ, Park HY, Jacobsen PB, Schell MJ, Jim HS, Post-White J, Farias JR, Park JY. Influence of mindfulness-based stress reduction (MBSR) on telomerase activity in women with breast cancer. Biol Res Nurs 2014; 16(4): 438–47. doi: 10.1177/1099800413519495.

Lerner R, Kibler JL, Zeichner SB. Relationship between mindfulness-based stress reduction and immune function in cancer and HIV/AIDS. CCO 2012; 2(1): 62–72. doi: 10.5539/cco.v2n1p62.

Levine P. Traumaheilung. Essen: Synthesis 1998.

Lewis MD, Todd RM. Getting emotional: A neural perspective on emotion, intention, and consciousness. Journal of Consciousness Studies 2005; 12(8–10): 210–35.

Libet B. Unconscious cerebral initiative and the role of conscious will in voluntary action. Behav Brain Sci 1985; 8(4): 529–66. doi: 10.1017/S0140525X00044903.

Libet B. Mind Time: Wie das Gehirn Bewusstsein produziert. Frankfurt/M.: Suhrkamp 2005.

Lieberman MD, Eisenberger NI, Crockett MJ, Tom SM, Pfeifer JH, Way BM. Putting feelings into words: Affect labeling disrupts amygdala activity in response to affective stimuli. Psychol Sci 2007; 18(5): 421–8. doi: 10.1111/j.1467-9280.2007.01916.x.

Linehan MM. Dialektisch-Behaviorale Therapie der Borderline-Persönlichkeits-Störung. München: CIP-Medien 1996.

Luders E, Toga AW, Lepore N, Gaser C. The underlying anatomical correlates of long-term meditation: Larger hippocampal and frontal volumes of gray matter. Neuroimage 2009; 45(3): 672–8. PMID: 19280691.

Ludewig K, Wilken U (Hrsg). Das Familienbrett: Ein Verfahren für die Forschung und Praxis mit Familien und anderen sozialen Systemen. Göttingen: Hogrefe 2000.

Lutz A, Greischar LL, Rawlings NB, Ricard M, Davidson RJ. Long-term meditators self-induce high-amplitude gamma synchrony during mental practice. Proc Natl Acad Sci USA 2004; 101(46): 16369–73. doi: 10.1073/pnas.0407401101.

Lutz A, Slagter HA, Dunne JD, Davidson RJ. Attention regulation and monitoring in meditation. Trends Cogn Sci 2008; 12(4): 163–9. doi: 10.1016/j.tics.2008.01.005.

Lynch TR, Chapman AL, Rosenthal MZ, Kuo JR, Linehan MM. Mechanisms of change in dialectical behavior therapy: Theoretical and empirical observations. J Clin Psychol 2006; 62(4): 459–80. doi: 10.1002/jclp.20243.

MacBeth A, Gumley A. Exploring compassion: A meta-analysis of the association between self-compassion and psychopathology. Clin Psychol Rev 2012; 32(6): 545–52. doi: 10.1016/j.cpr.2012.06.003.

Mackenzie MJ, Carlson LE, Munoz M, Speca M. A qualitative study of self-perceived effects of mindfulness-based stress reduction (MBSR) in a psychosocial oncology setting. Stress Health 2007; 23(1): 59–69. doi: 10.1002/smi.1120.

MacLean KA, Ferrer E, Aichele SR, Bridwell DA, Zanesco AP, Jacobs TL, King BG, Rosenberg EL, Sahdra BK, Shaver PR, Wallace BA, Mangun GR, Saron CD. Intensive meditation training improves perceptual discrimination and sustained attention. Psychol Sci 2010; 21(6): 829–39. doi: 10.1177/0956797610371339.

Malinowski P. Flourishing: Welches Glück hätten Sie gern? München: Irisiana 2010.

Marcuse H. Eros und Zivilisation. Boston: Beacon 1955.

Markose SM. Novelty and surprises in complex adaptive system (CAS) dynamics: A computational theory of actor innovation. Invited talk: Applications of Physics in Financial Analysis 4; Warsaw November 13–15 2003. https://pdfs.semanticscholar.org/477d/9172f9939a7fcf7523ce6298caf27c5e2640.pdf (01 Mai 2019).

Marlock G, Weiss H (Hrsg). Handbuch der Körperpsychotherapie. Stuttgart: Schattauer 2006.

Martin JR. Mindfulness: A proposed common factor. J Psychother Integr 1997; 7(4): 291–312. doi: 10.1023/B:JOPI.0000010885.18025.bc.

Martin JR. The common factor of mindfulness – An expanding discourse: Comment on Horowitz (2002). J Psychother Integr 2002; 12(2): 139–42. doi: 10.1037/1053-0479.12.2.139.

Matousek RH, Dobkin PL. Weathering storms: A cohort study of how participation in a mindfulness-based stress reduction program benefits women after breast cancer treatment. Curr Oncol 2010; 17(4): 62–70. doi: 10.1002/smi.1120.

Mayer JD, Salovey P. The intelligence of emotional intelligence. Intelligence 1993; 17: 433–42.

Mayhew SL, Gilbert P. Compassionate mind training with people who hear malevolent voices: A case series report. Clin Psychol Psychother 2008; 15(2): 113–38. doi: 10.1002/cpp.566.

McCracken LM, Gutiérrez-Martínez O. Processes of change in psychological flexibility in an interdisciplinary group-based treatment for chronic pain based on acceptance and commitment therapy. Behav Res Ther 2011; 49(4): 267–74. doi: 10.1016/j.brat.2011.02.004.

Meibert P. Der Weg aus dem Grübelkarussell: Achtsamkeitstraining bei Depression, Ängsten und negativen Selbstgesprächen. Das MBCT-Buch. München: Kösel 2014.

Mende M. Die Ökologie der emotionalen Grundbedürfnisse: Eine Speisekarte für bekömmliche Spitzenleistungen. In Leeb WA, Trenkle B, Weckenmann MF (Hrsg). Der Realitätenkellner. Hypnosystemische Konzepte in Beratung, Coaching und Supervision. Heidelberg: Carl Auer 2011; 248–61.

Mennin DS, Ellard KK, Fresco DM, Gross JJ. United we stand: Emphasizing commonalities across cognitive-behavioral therapies. Behav Ther 2013; 44(2): 234–48. doi: 10.1016/j.beth.2013.02.004.

Merleau-Ponty M. Das Auge und der Geist. Hamburg: Meiner 2003.

Michal M. Achtsamkeit und Akzeptanz in der Psychoanalyse. In: Heidenreich T, Michalak J (Hrsg). Achtsamkeit und Akzeptanz in der Psychotherapie. Ein Handbuch. Tübingen: dgvt 2004; 357–78.

Michalak J, Heidenreich T, Williams JMG. Achtsamkeit. Göttingen: Hogrefe 2012.

Miller A. Das Drama des begabten Kindes und die Suche nach dem wahren Selbst. 26. Aufl. Frankfurt/M.: Suhrkamp 2010.

Miller SD, Duncan BL, Hubble MA. Beyond integration: The triumph of outcome over process in clinical practice. Psychotherapy in Australia 2004; 10(2): 2–19.

Miller SD, Hubble MA, Duncan B. Supershrinks. Who they are? What can we learn from them? Psychotherapy Networker Nov/Dec 2007; 31(6): 26–35.

Mingyur Y. Heitere Weisheit. München: Goldmann Arkana 2009.

Mitmansgruber H, Beck TN, Höfer S, Schüßler G. When you don't like what you feel: Experiential avoidance, mindfulness and meta-emotion in emotion regulation. Personality and Individual Differences 2009; 46(4): 448–53. doi: 10.1016/j.paid.2008.11.013.

Modinos G, Ormel J, Aleman A. Individual differences in dispositional mindfulness and brain activity involved in reappraisal of emotion. Soc Cogn Affect Neurosci 2010; 5(4): 369–77. doi: 10.1093/scan/nsq006.

Monda L. Eisman J. Hakomi character informed interventions. In: Weiss H, Johanson G, Monda L (eds). Hakomi: Mindfulness centered somatic psychotherapy. A comprehensive guide to theory and practice. New York: Norton 2015; 252–71.

Morrell F (ed). Kindling and synaptic plasticity: The legacy of Graham Goddard. Berlin: Springer 1991.

Nadel L. Multiple memory systems: What and why. In: Schacter DT, Tulving E (eds). Memory systems. Cambridge, MA: MIT Press 1994; 39–63.

Nader K. Memory traces unbound. Trends Neurosci 2003; 26(2): 65–72. doi: 10.1016/S0166-2236(02)00042-5.

Neff KD. The science of self-compassion. In: Germer C, Siegel R (eds). Wisdom and compassion in psychotherapy. New York: Guildford 2012a; 79–92.

Neff KD. Selbstmitgefühl. Wie wir uns mit unseren Schwächen versöhnen und uns selbst der beste Freund werden. München: Kailash 2012b.

Neff KD, Germer CK. A pilot study and randomized controlled trial of the mindful self-compassion program. J Clin Psychol 2013; 69(1): 28–44. doi: 10.1002/jclp.21923.

Niebuhr HR. The meaning of revelation. Louisville: Westminster John Knox 2006 [1941].

Nimiec RM. Mindfulness and character strengths: A practical guide to flourishing. Boston, Göttingen: Hogrefe 2014.

Nyanaponika. Geistestraining durch Achtsamkeit. 8. Aufl. Herrnschrot: Beyerlein & Steinschulte 2000. Freie Version http://www.palikanon.com/diverses/satipatthana/satipattana.html (03 Mai 2015). [Original: The power of mindfulness. Kandy, Sri Lanka: The Buddhist Publication Society 1968].

Ogden P, Minton K, Pain C. Trauma und Körper: Ein sensumotorisch orientierter psychotherapeutischer Ansatz. Paderborn: Junfermann 2010.

Ott U. Meditation für Skeptiker: Ein Neurowissenschaftler erklärt den Weg zum Selbst. München: Barth 2010.

Ott U, Hölzel B. Meditationsforschung: Neuroanatomische Befunde. Dt Ztschr Akupunktur 2011; 54(3): 17–9. doi: 10.1016/j.dza.2011.07.006.

Pagnoni G, Cekic M. Age effects on gray matter volume and attentional performance in Zen meditation. Neurobiol Aging 2007; 28(10): 1623–7. doi: 10.1016/j.neurobiolaging.2007.06.008.

Perls FS, Hefferline RF, Goodman T. Gestalttherapie. Grundlagen der Lebensfreude und Persönlichkeitsentfaltung. Stuttgart: Klett-Cotta 2006. [Original: Gestalt therapy, excitement and growth in human personality. New York: Dell Publishing Co 1951].

Petersen SE, Posner MI. The attention system of the human brain: 20 years after. Annu Rev Neurosci 2012; 35(1): 73–89. doi: 10.1146/annurev-neuro-062111-150525.

Peterson C, Seligman MEP. Character strengths and virtues: A handbook and classification. Washington, New York: American Psychological Association; Oxford University Press 2004.

Petzold HG. Integrative Therapie. Modelle, Theorien und Methoden für eine schulenübergreifende Psychotherapie. Paderborn: Junfermann 2003.

Petzold HG. Auf dem Wege zu einer »Allgemeinen Psychotherapie« und zur »Neuropsychotherapie«. Zum 1. Todestag von Klaus Grawe. Psychologische Medizin 2006a; 17(2): 37–45.

Petzold HG. Der »informierte Leib«: »Embodied and embedded« – ein Metakonzept für die Leibtherapie. In: Marlock G, Weiss H (Hrsg). Handbuch der Körperpsychotherapie. Stuttgart: Schattauer 2006b; 100–18.

Phillips M, Frederick C. Handbuch der Hypnotherapie bei posttraumatischen und dissoziativen Störungen. Heidelberg: Carl Auer 2003.

Piet J, Hougaard E. The effect of mindfulness-based cognitive therapy for prevention of relapse in recurrent major depressive disorder: A systematic review and meta-analysis. Clin Psychol Rev 2011; 31(6): 1032–40. doi: 10.1016/j.cpr.2011.05.002.

Pollani E. Stufen der Persönlichkeitsintegration. Handout zum Seminar der ÖGATAP »Hypnosepsychotherapie in Behandlung und Prävention von Burnout« in Bad Radkersburg im September 2013.

Polster E, Polster M. Gestalttherapie. Therapie ohne Widerstand. Gestaltkritik 2002 (1). http://www.gestalt.de/polster_widerstand.html (07 Mai 2015).

Pöppel E. Grenzen des Bewusstseins. Über Wirklichkeit und Welterfahrung. Stuttgart: Deutsche Verlags-Anstalt 1985.

Posner MI, Petersen SE. The attention system of the human brain. Ann Rev Neurosci 1990; 13: 25–42. doi: 10.1146/annurev.ne.13.030190.000325.

Prigogine I, Stengers I. Dialog mit der Natur – Neue Wege naturwissenschaftlichen Denkens. München: Piper 1983.

Prins B, Decuypere A, van Damme S. Effects of mindfulness and distraction on pain depend upon individual differences in pain catastrophizing: An experimental study. Eur J Pain 2014; 18(9): 1307–15. doi: 10.1002/j.1532-2149.2014.491.x.

Reik T. Hören mit dem dritten Ohr. Die innere Erfahrung eines Psychoanalytikers. Frankfurt/M.: Fischer 1983.

Reiner K, Tibi L, Lipsitz JD. Do mindfulness-based interventions reduce pain intensity? A critical review of the literature. Pain Med 2013; 14(2): 230–42. doi: 10.1111/pme.12006.

Rilke RM, Kappus FX. Briefe an einen jungen Dichter. Frankfurt/M.: Insel-Verlag 1985.

Rogers CR. The necessary and sufficient conditions of therapeutic personality change. J Consult Psychol 1957: 21(2): 95–103. doi: 10.1037/0033-3204.44.3.240.

Rogers CR. Die klient-bezogene Gesprächstherapie. München: Kindler 1972.

Rogers CR. Entwicklung der Persönlichkeit. Psychotherapie aus der Sicht eines Therapeuten. Stuttgart: Cotta'sche Buchhandlung 1976.

Rogers CR. A way of being. Boston: Houghton Mifflin 1980.

Rogers CR. Der neue Mensch. Stuttgart: Klett-Cotta 1981.

Rosen S. Die Lehrgeschichten von Milton H. Erickson. Hamburg: Iskopress 1985.

Rosenzweig S. Some implicit common factors in diverse methods of psychotherapy. Am J Orthopsychiatry 1936; 6(3): 412–5. doi: 10.1111/j.1939-0025.1936.tb05248.x.

Rosenzweig S. Schools of psychology. A complementary pattern. Philosophy of Sciences 1937; 4: 96–106.

Roshi DGM. Big Mind. Großer Geist – großes Herz. Bielefeld: Aurum in Kamphausen 2008.

Roth G. Fühlen, Denken, Handeln. Frankfurt/M.: Suhrkamp 2003.

Rousseau J-J. Emile oder über die Erziehung. Stuttgart Reclam 1963 [1762].

Rubin JB. Close encounters of a new kind. Towards an integration of psychonalysis and Buddhism. In: Segall SR. Encountering Buddhism: Western psychology and buddhist teachings. Albany: State University of New York Press 2003; 31–60.

Ryan A, Safran JD, Doran JM, Muran JC. Therapist mindfulness, alliance and treatment outcome. Psychother Res 2012; 22(3): 289–97. doi: 10.1080/10503307.2011.650653.

Safran JD. Psychoanalysis and Buddhism: An unfolding dialogue. Boston: Wisdom Publications 1995.

Safran JD. Achtsamkeit und interaktionelle Ablaufmuster in der Psychoanalyse. PiD 2006; 7(3): 244–51. doi: 10.1055/s-2006-940039.

Sandler J. Die Beziehungen zwischen psychoanalytischen Konzepten und psychoanalytischer Praxis. Psyche 1983; 7: 577–95.

Sandler J, Sandler AM. The »second censorship«, the »three box model« and some technical implications. Int J Psychoanal 1983; 64 (Pt 4): 413–25. PMID: 6384093.

Santorelli S. Zerbrochen und doch ganz. Die heilende Kraft der Achtsamkeit. Freiburg/B.: Arbor 2006.

Sauer S. Wirkfaktoren von Achtsamkeit: Wirkt Achtsamkeit durch Verringerung der affektiven Reaktivität? Kröning: Asanger 2011.

Schade J. Gleichschwebende Aufmerksamkeit und Achtsamkeit. In: Anderssen-Reuster U (Hrsg). Achtsamkeit in Psychotherapie und Psychosomatik. Stuttgart: Schattauer 2007; 86–92.

Schiepek G. Die neuronale Selbstorganisation von Persönlichkeit und Identität. Psychotherapie 2006; 11(2): 192–201. München: CIP-Medien.

Schiepek G, Zellweger A, Kronberger H, Aichhorn W, Leeb W. Psychotherapie. In: Schiepek (Hrsg). Neurobiologie der Psychotherapie. 2. Aufl. Stuttgart: Schattauer 2010; 567–93.

Schleeger BM. …und wo ist das Problem? Zen-Buddhismus und Gestalttherapie. 2. Aufl. Wuppertal: Peter Hammer 2011.

Schmidt G. Konferenzen mit der inneren Familie [Audiokassetten]. Mühlheim: Auditorium 1989.

Schmidt G. Einführung in die hypnosystemische Therapie und Beratung. Heidelberg: Carl Auer 2005.

Schmidt S. Mindfulness and healing intention: Concepts, practice, and research evaluation. J Altern Complement Med 2004; 10(supplement 1): S7–14.

Schmidt S. Achtsamkeit bei Schmerzen. In: Zimmermann M, Spitz C, Schmidt S (Hrsg). Achtsamkeit. Ein buddhistisches Konzept erobert die Wissenschaft. Bern: Huber 2012; 115–34.

Schooler JW, Mrazek MD, Franklin MS, Baird B, Mooneyham BW, Zedelius C, Broadway JM. The middle way. In: Ross BH (ed). The psychology of learning and motivation. Waltham: Academic Press 2014; 1–33. doi: 10.1016/B978-0-12-800090-8.00001-9.

Schore AN. Affektregulation und die Reorganisation des Selbst. Stuttgart: Klett-Cotta 2007.

Schulte D. Klaus Grawe: Auf dem Weg zu einer psychologischen Therapie. Eine Würdigung. Verhaltenstherapie und psychosoziale Praxis 2007; 39(2), 283–94.

Schutte NS, Malouff JM. A meta-analytic review of the effects of mindfulness meditation on telomerase activity. Psychoneuroendocrinology 2014; 42: 45–8. doi: 10.1016/j.psyneuen.2013.12.017.

Schutz W. Joy. Expanding human awareness. London: Atlantic Books 1967.

Schwartz RC. Systemische Therapie mit der inneren Familie. 3. Aufl. Stuttgart: Klett-Cotta 2002. [Original: Internal family systems therapy. New York: Guilford Press 1995.]

Schwartz RC. IFS. Das System der Inneren Familie. Ein Weg zu mehr Selbstführung. Norderstedt: Books on Demand 2008.

Segal ZV, Williams JMG, Teasdale J. Die achtsamkeitsbasierte kognitive Therapie der Depression: Ein neuer Ansatz zur Rückfallprävention. Tübingen: dgvt 2008.

Shapiro DH. Adverse effects of meditation: A preliminary investigation of long-term meditators. Int J Psychosom 1992; 39(1–4): 62–7.

Shapiro SL, Astin JA, Bishop SR, Cordova M. Mindfulness-Based stress reduction for health care professionals: Results from a randomized trial. Int J Stress Manag 2005; 12(2): 164–76. doi: 10.1037/1072-5245.12.2.164.

Shapiro SL, Carlson LE, Astin JA, Freedman B. Mechanisms of mindfulness. J Clin Psychol 2006; 62(3): 373–86. doi: 10.1002/jclp.20237.

Shapiro SL, Izett CD. Meditation. Ein universales Instrument zur Kultivierung von Empathie. In: Hick SF, Bien T (Hrsg). Achtsamkeit in der therapeutischen Beziehung. Freiburg/B.: Arbor 2010; 231–50.

Shapiro SL, Schwartz GE, Bonner G. Effects of mindfulness-based stress reduction on medical and premedical students. J Behav Med 1998; 21(6): 581–99. PMID: 9891256.

Shaver PR, Lavy S, Saron CD, Mikulincer M. Social foundations of the capacity for mindfulness: An attachment perspective. Psychological Inquiry 2007; 18(4): 264–71. doi: 10.1080/10478400701598389.

Siegel DJ. Wie wir werden, die wir sind: Neurobiologische Grundlagen subjektiven Erlebens und die Entwicklung des Menschen in Beziehungen. Paderborn: Jungfermann 2006. [Original: The Developing Mind. New York: Guilford Press 1999].

Siegel DJ. Toward an interpersonal neurobiology of the developing mind: Attachment relationships, »mindsight«, and neural integration. Infant Mental Health Journal 2001; 22(1–2), 67–94.

Siegel DJ. An interpersonal neurobiology approach to psychotherapy. Psychiatr Ann 2006; 36(4): 248–56.

Siegel DJ. Das achtsame Gehirn. Freiamt: Arbor 2007.

Siegel DJ. Die Alchemie der Gefühle. Wie die moderne Hirnforschung unser Seelenleben entschlüsselt – das Navigationssystem zu emotionaler Klarheit. München: Kailash 2010.

Siegel DJ. Der achtsame Therapeut. München: Kösel 2012.

Singer W. Der Beobachter im Gehirn: Essays zur Gehirnforschung. Frankfurt/M.: Suhrkamp 2002.

Singh NN, Lancioni GE, Winton ASW, Adkins AD, Wahler RG, Sabaawi M, Singh J. Individuals with mental illness can control their aggressive behavior through mindfulness training. Behav Modif 2007; 31(3): 313–28. doi: 10.1177/0145445506293585.

Singleton O, Hölzel BK, Vangel M, Brach N, Carmody J, Lazar SW. Change in brainstem gray matter concentration following a mindfulness-based intervention is correlated with improvement in psychological well-being. Front Hum Neurosci 2014; 8: 33. doi: 10.3389/fnhum.2014.00033.

Snyder R, Shapiro S, Treleaven D. Attachment theory and mindfulness. J Child Fam Stud 2012; 21(5): 709–17. doi: 10.1007/s10826-011-9522-8.

Sogyal, Rinpoche. Das tibetische Buch vom Leben und vom Sterben: Ein Schlüssel zum tieferen Verständnis von Leben und Tod. 8. Aufl. Frankfurt/M.: Fischer 2004.

Staemmler F. Das Geheimnis des Anderen – Empathie in der Psychotherapie: Wie Therapeuten und Klienten einander verstehen. Stuttgart: Klett-Cotta 2009.

Stanley S, Reitzel LR, Wingate LR, Cukrowicz KC, Lima EN, Joiner TE. Mindfulness: A primrose path for therapists using manualized treatments? J Cogn Psychother 2006; 20(3): 327–35. doi: 10.1891/jcop.20.3.327.

Stark M. Modes of therapeutic action. Northvale: Jason Aronson 1999.

Sterba RF. Erinnerungen eines Wiener Psychoanalytikers. Stuttgart: Fischer 1985.

Stern DN. Affect attunement. In: Call JD, Galenson E, Tyson RL (eds). Frontiers in Infant Psychiatry. New York: Basic Books 1985; (2): 3–14.

Stern DN. Der Gegenwartsmoment. Veränderungsprozesse in Psychoanalyse, Psychotherapie und Alltag. Frankfurt/M.: Brandes & Apsel 2005.

Stern DN. Mutter und Kind, die erste Beziehung. Stuttgart: Klett-Cotta 2006.

Stewart I. Eric Berne. London: SAGE 1992.

Stolorow RD, Brandchaft B, Atwood GE. Psychoanalytische Behandlung. Ein intersubjektiver Ansatz. Frankfurt/M.: Fischer 1996.

Stone H, Stone S. Du bist viele: Das 100fache Selbst und seine Entdeckung durch die Voice-Dialogue-Methode. 4. Aufl. München: Heyne 2000.

Strauss C, Cavanagh K, Oliver A, Pettman D, Laks J. Mindfulness-Based interventions for people diagnosed with a current episode of an anxiety or depressive disorder: A meta-analysis of randomised controlled trials. PLoS ONE 2014; 9(4): e96110. doi: 10.1371/journal.pone.0096110.

Suzuki S. Zen-Geist Anfänger-Geist. Berlin: Theseus 1975.

Sze J, Kemeny M. Die Kunst der emotionalen Balance. In: Singer T, Bolz M (Hrsg). Mitgefühl in Alltag und Forschung. EBook. München: Max-Planck-Gesellschaft 2013; 600–35.

Tang YY, Lu Q, Fan M, Yang Y, Posner MI. Mechanisms of white matter changes induced by meditation. Proc Natl Acad Sci USA 2012; 109(26): 10570–4. doi: 10.1073/pnas.1207817109.

Tang YY, Lu Q, Geng X, Stein EA, Yang Y, Posner MI. Short-term meditation induces white matter changes in the anterior cingulate. Proc Natl Acad Sci USA 2010; 107(35): 15649–52. doi: 10.1073/pnas.1011043107.

Tang YY, Ma Y, Wang J, Fan Y, Feng S, Lu Q, Yu Q, Sui D, Rothbart MK, Fan M, Posner MI. Short-term meditation training improves attention and self-regulation. Proc Natl Acad Sci USA 2007; 104(43): 17152–6. doi: 10.1073/pnas.0707678104.

Taylor VA, Grant J, Daneault V, Scavone G, Breton E, Roffe-Vidal S, Courtemanche J, Lavarenne AS, Beauregard M. Impact of mindfulness on the neural responses to emotional pictures in experienced and beginner meditators. Neuroimage 2011; 57(4): 1524–33. doi: 10.1016/j.neuroimage.2011.06.001.

Tart CT. Die innere Kunst der Achtsamkeit: Ein Praxisbuch für das Leben im gegenwärtigen Moment. Freiamt/Schwarzwald: Arbor 1996.

Tart CT. Mind science: Meditation training for practical people. Novato: Wisdom Editions 2001a.

Tart CT. Meditation: Some kind of (self-)hypnosis? A deeper look. Presented at the 109th Annual Convention of the APA at San Francisco August 26, 2001b.

Teasdale JD, Moore RG, Hayhurst H, Pope M, Williams S, Segal ZV. Metacognitive awareness and prevention of relapse in depression: Empirical evidence. J Consult Clin Psychol 2002; 70(2): 275–87. PMID: 11952186.

The Boston Change Process Study Group. Change in psychotherapy. A unifying paradigm. New York, London: Norton 2010. [Dt. Stern DN. Veränderungsprozesse: Ein integratives Paradigma. Frankfurt/M.: Brandes & Apsel 2012].

Thich Nhat Hanh. Schritte der Achtsamkeit. Freiburg/B.: Herder 1998.

Thich Nhat Hanh. Ärger. Befreiung aus dem Teufelskreis destruktiver Emotionen. München: Goldmann 2002.

Thich Nhat Hanh. Jeden Augenblick genießen. Berlin: Theseus 2004.

Thich Nhat Hanh. Das Wunder der Achtsamkeit. Neuaufl. Berlin: Theseus 2009.

Tronick E. Dyadically expanded states of consciousness and the process of therapeutic change. Infant Mental Health Journal 1998; 19(3): 290–9.

Tronick E. The neurobehavioral and social-emotional development of infants and children. New York: Norton 2007.

Tschuschke V, Dies RR. Intensive analysis of therapeutic factors and outcome in long-term inpatient groups. Int J Group Psychother 1994; 44(2): 185–208. PMID: 8005718.

Tuckett D. Wie können Fälle in der Psychoanalyse verglichen und diskutiert werden? Psyche 2007; 61: 1042–71.

Tulving E, Thomson DM. Encoding specificity and retrieval processes in episodic memory. Psychol Rev 1973; 80(5): 352–73. doi: 10.1037/h0020071.

Vago DR, Silbersweig DA. Self-awareness, self-regulation, and self-transcendence (S-ART): A framework for understanding the neurobiological mechanisms of mindfulness. Front Hum Neurosci 2012; 6: 296. doi: 10.3389/fnhum.2012.00296.

Van den Hurk PAM, Giommi F, Gielen SC, Speckens AEM, Barendregt HP. Greater efficiency in attentional processing related to mindfulness meditation. Q J Exp Psychol (Hove) 2010; 63(6): 1168–80. PMID: 20509209.

Van IJzendoorn M. Adult attachment representations, parental responsiveness, and infant attachment: A meta-analysis on the predictive validity of the adult attachment interview. Psychol Bull 1995; 117(3): 387–403. PMID: 7777645.

Van Vreeswijk M, Broersen J, Schurink G. Achtsamkeit und Schematherapie. Praxishandbuch. Lichtenau: Probst 2012.

Varela FJ, Thompson E, Rosch E. The embodied mind. Cambridge: MIT Press 1991.

Vestergaard-Poulsen P, van Beek M, Skewes J, Bjarkam CR, Stubberup M, Bertelsen J, Roepstorff A. Long-term meditation is associated with increased gray matter density in the brain stem. Neuroreport 2009; 20(2): 170–4. doi: 10.1097/WNR.0b013e328320012a.

Waldrop MM. Inseln im Chaos. Die Erforschung komplexer Systeme. Reinbek bei Hamburg: Rowohlt 1993.

Wallace BA. The buddhist tradition of Samatha: Methods of refining and examining consciousness. Journal of Consciousness Studies 1999; 6(2–3): 175–87.

Wallace BA. Die Achtsamkeits-Revolution. Aktivieren Sie die Kraft der Konzentration. Frankfurt/M.: Barth 2008.

Wallace RK, Benson H, Wilson AF. A wakeful hypometabolic physiologic state. Am J Physiol 1971; 221(3): 795–9. PMID: 5570336.

Wallin DJ. Attachment in psychotherapy. New York: Guilford Press 2007.

Wallis C. The new science of happiness. Time Magazine. January 17, 2005. http://content.time.com/time/magazine/article/0,9171,1015832,00.html (12 Mai 2015).

Walsh R, Roche L. Precipitation of acute psychotic episodes by intensive meditation in individuals with a history of schizophrenia. Am J Psychiatry 1979; 136 (8): 1085–6. PMID: 380368.

Walsh RA. Achtsamkeit und Empathie. Ein hermeneutischer Zirkel. In: Hick SF, Bien T (Hrsg). Achtsamkeit in der therapeutischen Beziehung. Freiburg/B.: 2010; 111–30.

Wampold BE. The great psychotherapy debate. Models, methods, and findings. New York, London: Routledge 2001.

Watkins JG, Watkins HH. Ego States – Theorie und Therapie: Ein Handbuch. Heidelberg: Carl Auer 2003.

Watzlawick P, Beavin JH, Jackson DD. Menschliche Kommunikation: Formen, Störungen, Paradoxien. 4. Aufl. Bern: Huber 1974.

Watzlawick P, Weakland J, Fish R. Lösungen. Zur Theorie und Praxis menschlichen Wandels. 8. Aufl. Bern: Huber 2013. [Original: Change: Principles of problem formation and problem resolution. New York: Norton 1974.]

Weidenfeller S, Heidenreich T, Michalak J. Die Achtsamkeit des Psychotherapeuten als therapeutischer Wirkfaktor. In: Anderssen-Reuster U, Meibert P, Meck S (Hrsg). Psychotherapie als buddhistisches Geistestraining. Stuttgart: Schattauer 2013; 302–17.

Weiser Cornell A. Die Kunst des Annehmens. Leben und Arbeiten mit Focusing. Norderstedt: Books on Demand 2013.

Weiss H. Die existentielle Dimension der großen Charakterthemen. In: Marlock G, Weiss H (Hrsg). Handbuch der Körperpsychotherapie. Stuttgart: Schattauer 2006; 934–42.

Weiss H. The use of mindfulness in psychodynamic and body oriented psychotherapy. International Journal for Body, Movement und Dance in Psychotherapy 2009; 4(1): 5–16.

Weiss H, Harrer M. Der Körper und die Wahrheit. In: Marlock G, Weiss H (Hrsg). Handbuch der Körperpsychotherapie. Stuttgart: Schattauer 2006; 273–80.

Weiss H, Harrer M, Dietz T. Das Achtsamkeits-Übungsbuch. 6. Aufl. Stuttgart: Klett-Cotta 2016.

Weiss H, Harrer M, Dietz T. Das Achtsamkeits-Buch. 7. Aufl. Stuttgart: Klett-Cotta 2015.

Weiss H, Johanson G, Monda L (eds). Hakomi – Achtsamkeitszentrierte Körperpsychotherapie: Theorie und Praxis. Stuttgart: Klett-Cotta 2019.

Weissbecker I, Salmon P, Studts JL, Floyd AR, Dedert EA, Sephton SE. Mindfulness-Based stress reduction and sense of coherence among women with fibromyalgia. J Clin Psychol Medical Settings 2002; 9(4): 297–307. doi: 10.1023/A:1020786917988.

Welwood J. Principles of inner work: Psychological and spiritual. The Journal of Transpersonal Psychology 1984; 16 (1), 63–73.

Wendt H. Persönliche Mitteilung 1988.

Wengenroth M. Therapie-Tools Akzeptanz- und Commitmenttherapie (ACT). Weinheim: Beltz 2012.

Wengenroth M, Heidenreich T. Das Leben annehmen: So hilft die Akzeptanz- und Commitmenttherapie (ACT). Bern: Huber 2008.

Werner H. Comparative psychology and mental development. Chicago: Follett 1948.

Wetzel S. Achtsamkeit und Mitgefühl. Mut zur Muße statt Hektik und Burnout. Stuttgart: Klett-Cotta 2014.

White M. Landkarten der narrativen Therapie. Heidelberg: Carl Auer 2010.

White M, Epston D. Die Zähmung der Monster: Literarische Mittel zu therapeutischen Zwecken. Heidelberg: Carl Auer 1990.

Wilber K. Eros, Kosmos, Logos. Eine Jahrtausend-Vision. 3. Aufl. Frankfurt/M.: Fischer 2002.

Wilber K. Einfach »Das«. Tagebuch eines ereignisreichen Jahres. 3. Aufl. Frankfurt/M.: Fischer 2006.

Williams JMG. Mindfulness, depression and modes of mind. Cogn Ther Res 2008; 32(6): 721–33. doi: 10.1007/s10608-008-9204-z.

Williams JMG. Mindfulness and psychological process. Emotion 2010; 10(1): 1–7. doi: 10.1037/a0018360.

Williams JMG, Kuyken W. Mindfulness-Based cognitive therapy: A promising new approach to preventing depressive relapse. BJP 2012; 200(5): 359–60. doi: 10.1192/bjp.bp.111.104745.

Williams M, Teasdale J, Segal ZV, Kabat-Zinn J. Der achtsame Weg durch die Depression. 4. Aufl. Freiburg/B.: Arbor 2013.

Winnicott DW. Playing and Reality. London, New York: Routledge 1971.

Wolinsky S. Die alltägliche Trance: Heilungsansätze in der Quantenpsychologie. Freiburg/B.: Lüchow 1993.

Wöller W, Kruse J. Tiefenpsychologisch fundierte Psychotherapie: Basisbuch und Praxisleitfaden. Stuttgart: Schattauer 2010.

Wyatt C, Harper B, Weatherhead S. The experience of group mindfulness-based interventions for individuals with mental health difficulties: A meta-synthesis. Psychother Res 2013; 24(2): 214–28. doi: 10.1080/10503307.2013.864788.

Yalom ID. Der Panama-Hut oder was einen guten Therapeuten ausmacht. München: btb 2002.

Yalom V, Aponte R. Alan Marlatt on harm reduction therapy. 1. November 2011. https://www.psychotherapy.net/interview/marlatt-harm-reduction (11 Mai 2015).

Yapko MD. Mindfulness and hypnosis: The power of suggestion to transform experience. New York: Norton 2011.

Young C (ed). About relational body psychotherapy. Stow, Galashiels: Body Psychotherapy Publications 2012.

Young JE, Klosko JS, Weishaar ME. Schematherapie. Ein praxisorientiertes Handbuch. Paderborn: Junfermann 2005.

Young Shinzen. Break through pain. A step-by-step mindfulness meditation program for transforming chronic and acute pain. Boulder: Sounds True 2004.

Young Shinzen. 5 ways to know yourself as a spiritual being. 2011. https://www.shinzen.org/wp-content/uploads/2016/08/FiveWaystoKnowYourself_ver1.6.pdf (01 Mai 2019).

Zarbock G, Ammann A, Ringer S. Achtsamkeit für Psychotherapeuten und Berater: Mit Online-Materialien. Weinheim, Basel: Beltz 2012.

Zeidan F. The neurobiology of mindfulness meditation. In: Brown KW, Creswell JD, Ryan RM (eds). Handbook of mindfulness: Theory, research, and practice. New York: The Guilford Press 2015; 171–89.

Zeig L. Interview: Marsha Linehan, Ph.D. The Milton H. Erickson Foundation Newsletter 2010; 30(1): 1–24.

Zettle RD. The evolution of a contextual approach to therapy: From comprehensive distancing to ACT. Int J Behav Consult Ther 2011; 7(1): 78–84.

Zimmer HR. Philosophies of India. New York: Pantheon 1951. [Dt. Philosophie und Religion Indiens. Frankfurt/M.: Suhrkamp 2001].

Zwiebel R. Was macht einen guten Psychoanalytiker aus? Grundelemente professioneller Psychotherapie. Stuttgart: Klett-Cotta 2013.

Personenverzeichnis

A

B

C

D

E

F

G

H

I

J

K

L

M

N

O

P

R

S

T

V

W

Y

Z

Sachverzeichnis

Hauptfundstellen sind durch **fette Hervorhebung** gekennzeichnet.

A

E

F

G

H

I

T

U

V

W

Y

Z

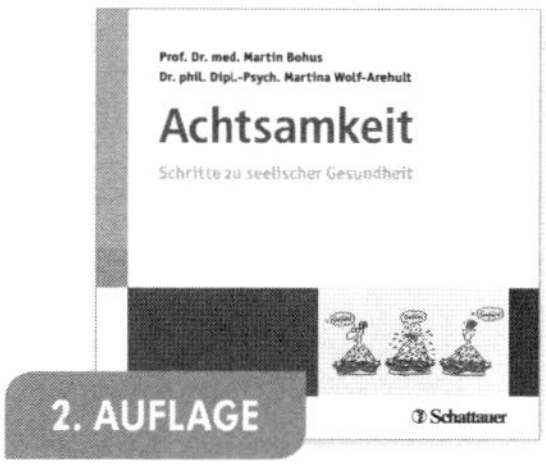

Martin Bohus, Martina Wolf-Arehult

Achtsamkeit

Schritte zur seelischen Gesundheit

Achtsamkeit wird zunehmend im therapeutischen Kontext eingesetzt, auch bei Menschen mit schwereren Störungen der Emotionsregulation. Professor Martin Bohus entwickelte in Zusammenarbeit mit Dr. Martina Wolf-Arehult im Rahmen des „Skills-Training für Borderline-Patienten" ein umfassendes Achtsamkeits-Modul, das im breiten therapeutischen Rahmen, aber auch als wertvolle Begleitung auf jedem Lebensweg zur Wirkung kommen kann. Dieser effektive Zugang zur Achtsamkeit liegt nun als Extrakt komplett auf zwei Audio-CDs vor.

Besonderes Plus: Online-Zugang zu den originalen Info- und Arbeitsblättern des Achstamkeits-Moduls mit vielen weiterführenden Informationen und Anleitungen – aufgelockert durch schwarz-humorige Cartoons von Renate Alf.

2. Aufl. 2018, 4. Nachpressung 2011. Audio-CD mit 16-seitigem Booklet,
71 Min. CD inkl. Download Material (Online)
€ 19,99 (D) | ISBN 978-3-608-45185-6

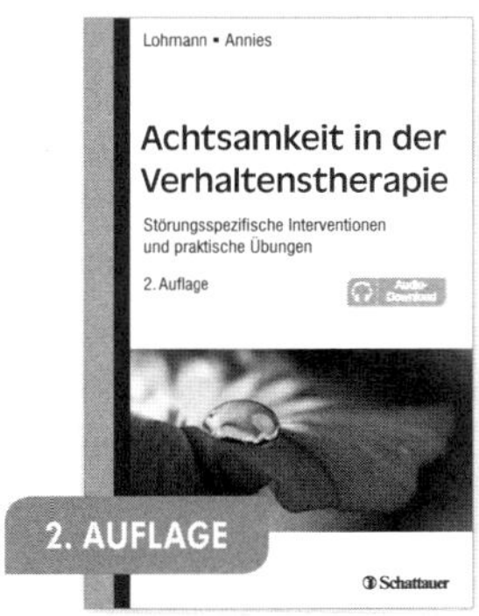

Bettina Lohmann, Susanne Annies

Achtsamkeit in der Verhaltenstherapie

Störungsspezifische Interventionen und praktische Übungen

- **Kurz und prägnant:** Was Sie über achtsamkeitsbasierte Interventionen in der Verhaltenstherapie wissen müssen.
- **Praxisnah:** Über 30 praktische Übungen
- **Störungsorientiert:** Auf die Krankheitsbilder zugeschnittene Übungsempfehlungen
- **Plus:** Audiodateien zu 11 ausgewählten Übungen stehen online zum Download bereit.

Kurz und prägnant gehen die Verhaltenstherapeutinnen Bettina Lohmann und Susanne Annies auf die wichtigsten Ansatzpunkte für achtsamkeitsbasierte Interventionen ein und empfehlen für unterschiedliche therapeutische Situationen geeignete Übungen.

2. Auflage 2016. 166 Seiten, broschiert, inkl. Audio-Dateien zum Download
€ 24,99 (D) | ISBN 978-3-608-43182-7

Wissen & Leben (Herausgegeben von Wulf Bertram)

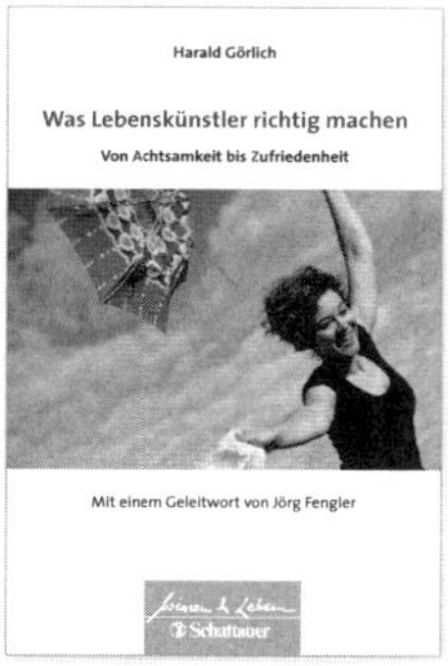

Harald Görlich

Was Lebenskünstler richtig machen

Von Achtsamkeit bis Zufriedenheit

Lebenskünstler nutzen die „Ressource Ich", um vital, ausgeglichen und rundum zufrieden zu bleiben. Dieses Buch regt an, die eigenen Glücksquellen zu finden und zu nutzen. In einem ganz besonderen ABC der wichtigsten Begriffe der Lebenskunst gibt es Anstöße zur Selbstreflexion, um diese Quellen anzuzapfen.

Diese konkrete und alltagstaugliche Form der Selbstsorge ist dabei keinesfalls egoistisch, sondern bezieht auch andere mit ein. Sie basiert auf den langjährigen Erfahrungen des Autors in seiner Beratungs- und Seminarpraxis und auf neuesten Forschungserkenntnissen.

Lesen Sie, wie Sie den Lebenskünstler in sich erwecken – **konkret, alltagsauglich und realistisch!**

Reihe Wissen & Leben
Mit einem Geleitwort von Jörg Fengler
2017. 332 Seiten, broschiert
€ 19,99 (D) | ISBN 978-3-608-43213-8

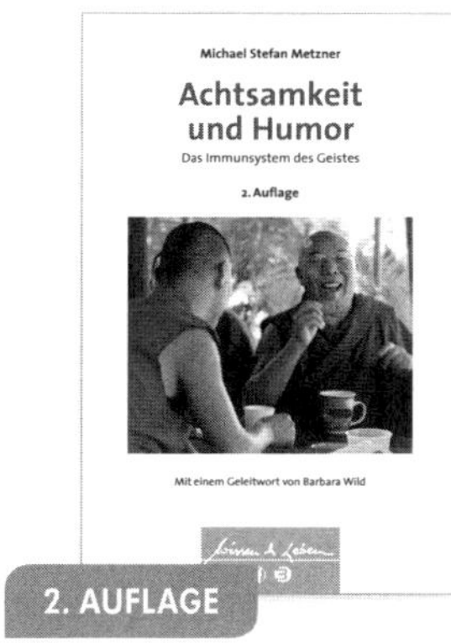

Michael Stefan Metzner

Achtsamkeit und Humor

Das Immunsystem des Geistes

Eine Hommage an zwei der wertvollsten menschlichen Eigenschaften.

Stress, Ärger, trübe Gedanken? Als Rezept für einen besseren Umgang mit dem „ganz normalen Wahnsinn" unseres Lebens empfiehlt der Psychotherapeut Michael Metzner, sich auf zwei menschliche Grundqualitäten zurückzubesinnen: Achtsamkeit und Humor.

Der Autor zeigt ganz konkret auf, wie wir Achtsamkeit und Humor pflegen können: von traditionellen Achtsamkeitsübungen über achtsames Essen bis hin zu solchen Übungen, die man zu zweit oder in einer (Therapie-) Gruppe durchführen kann.

Reihe Wissen & Leben
Mit einem Vorwort von Barbara Wild
2., erweiterte Aufl. 2016. 208 Seiten, 25 Abb. inkl. Yogaübungen zum Ausdrucken, broschiert
€ 19,99 (D) | ISBN 978-3-608-43164-3

Schattauer